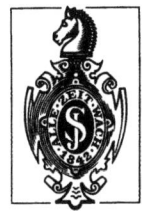

M. Gloor

Pharmakologie dermatologischer Externa

Physiologische Grundlagen - Prüfmethoden - Wirkungseffekte

Mit 104 Abbildungen und 32 Tabellen

Springer-Verlag
Berlin Heidelberg New York 1982

Prof. Dr. med. Max Gloor,
Direktor der Hautklinik
am Klinikum der Stadt Karlsruhe
Moltkestraße 18, D-7500 Karlsruhe 1

ISBN-13:978-3-540-11703-2   e-ISBN-13:978-3-642-68681-8
DOI: 10.1007/978-3-642-68681-8

CIP-Kurztitelaufnahme der Deutschen Bibliothek
Gloor, M.:
Pharmakologie dermatologischer Externa: physiolog. Grundlagen – Prüfmethoden – Wirkungseffekte / M. Gloor. – Berlin; Heidelberg; New York: Springer, 1982.
ISBN-13:978-3-540-11703-2

Das Werk ist urheberrechtlich geschützt. Die dadurch begründeten Rechte, insbesondere die der Übersetzung, des Nachdruckes, der Entnahme von Abbildungen, der Funksendung, der Wiedergabe auf photomechanischem oder ähnlichem Wege und Speicherung in Datenverarbeitungsanlagen, bleiben, auch bei nur auszugsweiser Verwertung, vorbehalten.
Die Vergütungsansprüche des § 54, Abs. 2 UrhG werden durch die „Verwertungsgesellschaft Wort", München, wahrgenommen.
©Springer-Verlag Berlin Heidelberg 1982

Die Wiedergabe von Gebrauchsnamen, Handelsnamen, Warenbezeichnungen usw. in diesem Werk berechtigt auch ohne besondere Kennzeichnung nicht zu der Annahme, daß solche Namen im Sinne der Warenzeichen- oder Markenschutz-Gesetzgebung als frei zu betrachten wären und daher von jedermann benutzt werden dürfen.

Satz: Daten- und Lichtsatz-Service, Würzburg

2127/3321-543210

Gewidmet

Herrn Prof. Dr. Dr. h. c. U. W. Schnyder
Direktor der Dermatologischen
Universitätsklinik Zürich

Zum Geleit

Die Behandlung von Hautkrankheiten hat für den Außenstehenden vielfach etwas Undurchschaubares, Obskures. Das Vorurteil, die Dermatotherapie beruhe im wesentlichen auf Empirie und der einzige Fortschritt sei die Einführung der externen Cortikosteroidbehandlung, ist weit verbreitet.

Es ist unbestreitbar, daß die Empirie im Sinne von Erfahrung und Fingerspitzengefühl beim Einsatz überlieferter, wenn auch nicht in jeder Hinsicht exakt definierter, so doch bewährter Behandlungsmethoden eine große Rolle spielt und den erfolgreich dermatologisch tätigen Arzt auszeichnet. Ebenso steht außer Zweifel, daß die externe Cortikosteroidbehandlung bei richtiger Anwendung eine der segensreichsten Weiterentwicklungen in der Therapie der Hautkrankheiten darstellt.

Daß die heutige Dermatotherapie nicht allein auf Empirie und Cortikosteroidbehandlung beruht, beweist das vorliegende Buch. Es zeigt die Vielfalt der heute zur Verfügung stehenden Möglichkeiten und macht vor allem klar, daß über die pathophysiologischen und pharmakologischen Grundlagen exakte Kenntnisse bestehen. Der Bereich der Empirie im Gesamtfeld der Dermatotherapie ist vor allem in den letzten 20 Jahren erheblich geschrumpft.

Eigene, langjährige wissenschaftliche Tätigkeit auf dem Gebiet der Pathophysiologie und der Pharmakotherapie, die Möglichkeit der Auseinandersetzung mit in verschiedenen Kliniken (Tübingen, Marburg und Heidelberg) geübten Behandlungsmethoden und didaktisches Geschick zur Darstellung einer vielschichtigen Materie vor dem Hintergrund einer großen Literaturfülle machen Herrn Prof. Max Gloor in besonderem Maße als Autor des vorliegenden Werkes geeignet.

Es gehört keine hellseherische Fähigkeit dazu, um der „Pharmakologie dermatologischer Externa" den Rang eines Standardwerkes vorauszusagen.

D. Petzoldt   Heidelberg, im Juni 1982

Inhaltsverzeichnis

Vorwort XIX

1	**Externagrundlagen und ihre Eigenwirkungen**	1
1.1	Systematik der Externagrundlagen	1
1.1.1	Wasser, Alkohole und organische Lösungsmittel . .	1
1.1.2	Wäßrige tensidhaltige Zubereitungen	1
1.1.3	Puder	2
1.1.4	Lipophile Salbengrundlagen	3
1.1.5	Emulgatorhaltige, wasserfreie Fettbasen	3
1.1.6	Mischungen Puder/Wasser (Schüttelmixturen) . . .	4
1.1.7	Emulsionsgrundlagen	4
1.1.8	Mischungen Puder/Fettbase (Pasten)	5
1.1.9	Gele	5
1.1.10	Polyäthylenglykolgele	5
1.2	Hilfsstoffe in Externa und Inkompatibilitäten . . .	5
1.2.1	Hilfsstoffe	5
1.2.1.1	Feuchthaltemittel	5
1.2.1.2	Konservierungsmittel	7
1.2.1.3	Antioxidanzien	7
1.2.1.4	Propylenglykol	7
1.2.2	Inkompatibilitäten	8
1.3	Eigenwirkungen der Externagrundlagen	8
1.3.1	Beeinflussung der Hornschichtoberfläche	8
1.3.1.1	Scanningelektronenmikroskopie und Mikrophotographie	15
1.3.1.2	Messung der Rauhigkeit der Haut	16
1.3.1.3	Messung des Reibungswiderstandes der Haut . . .	16
1.3.1.4	Profilometrie der Hautoberfläche	16
1.3.2	Hydratisierende Wirkung von Externagrundlagen	16
1.3.3	Fettende und entfettende Wirkung von Externagrundlagen	17
1.3.3.1	Fettende Wirkung	17
1.3.3.2	Entfettende Wirkung von Tensiden	18
1.3.3.3	Ölbadezusätze	18
1.3.4	Wirkung von Externagrundlagen auf die Entzündung	20
1.3.5	Hautschutzsalben	22
1.3.5.1	Pathophysiologie	22

1.3.5.2	Prüfung von Hautschutzsalben	25
1.3.5.2.1	In-vitro-Prüfungen	25
1.3.5.2.2	In-vivo-Prüfungen	25
1.3.5.3	Hautschutzsalben	26
1.3.6	Beeinflussung der Wundheilung durch Externagrundlagen	27
1.3.6.1	Physiologische Grundlagen	27
1.3.6.2	Prüfmethoden	27
1.3.6.2.1	Prüfung der Wundkontraktion	27
1.3.6.2.2	Prüfung der Granulation	27
1.3.6.2.3	Prüfung der Epithelisation	28
1.3.6.2.4	Prüfung der Wundheilung insgesamt	28
1.3.6.3	Wirkung von Externagrundlagen	28
	Literatur	28

2	**Wirkstofffreigabe, Wirkstoffpenetration und Wirkstoffkonzentration in Epidermis und Dermis**	**33**
2.1	Wirkstofffreigabe	33
2.1.1	Vorbemerkungen	33
2.1.2	Wirkstofffreigabemessung	35
2.1.3	Schlußfolgerungen	37
2.2	Hornschichtdepot	38
2.2.1	Vorbemerkungen	38
2.2.2	Messung des Depoteffektes	40
2.2.3	Praktische Bedeutung des Hornschichtdepots	40
2.3	Wirkstoffpenetration durch gesunde Haut	40
2.3.1	Physiologie der Wirkstoffpenetration	40
2.3.2	Meßmethoden	44
2.3.3	Ergebnisse und Schlußfolgerungen	46
2.4	Hornschichtpermeation bei geschädigter Hornschicht	48
2.4.1	Hornschichtschädigung bei Hautkrankheiten	48
2.4.2	Hornschichtschädigung durch konventionelle Externabestandteile	50
2.4.3	Hornschichtveränderungen durch Penetrationsvermittler	51
2.5	Verfügbarkeit des Wirkstoffes am Erfolgsorgan	52
2.6	Systemische Nebenwirkungen	52
	Literatur	54

3	**Hydratisierende Wirkung auf die Hornschicht**	**61**
3.1	Physiologische Grundlagen	61
3.1.1	Hornschichtfeuchtigkeit und Aussehen der Haut	61
3.1.2	Regulation der Hornschichtfeuchtigkeit	62
3.2	Testverfahren für die moisturizierende Wirkung	64
3.2.1	In-vitro-Verfahren	64

3.2.1.1	Ermittlung der Gleichgewichtsfeuchte	64
3.2.1.2	Direkte Messung der Wasserretention der Hornschicht in vitro	65
3.2.1.3	Elastizitätsmessung der Hornschicht in vitro	67
3.2.1.4	Messung des elektrischen Widerstandes der Haut	68
3.2.1.5	Methoden zur Charakterisierung des Zustandes von Wasser in der Hornschicht	68
3.2.2	In-vivo-Methoden	69
3.2.2.1	Transepidermaler Wasserverlust	69
3.2.2.2	Photoakustische Spektroskopie und Infrarotspektroskopie	71
3.2.2.3	Fluvographie	72
3.2.2.4	Messung mechanischer Eigenschaften	74
3.2.2.5	Messung elektrischer Eigenschaften	76
3.2.2.6	Beurteilung der Oberflächenstruktur der Hornschicht	77
3.3	Einfluß von Externa auf die Hornschichtfeuchtigkeit	77
3.3.1	Einfluß der Externagrundlagen	77
3.3.1.1	Lipophile, wasserfreie Grundlagen	77
3.3.1.2	Emulsionen	78
3.3.1.3	Waschaktive Substanzen	80
3.3.2	Moisturizer	82
3.3.2.1	Harnstoff	82
3.3.2.2	Kochsalz	84
3.3.2.3	Glycerin	85
3.3.2.4	Pyrrolidoncarbonsäure-Na	85
3.3.2.5	Natriumlaktat und Milchsäure	86
3.3.2.6	Polyhydroxycarbonsäure-Na-Partialsalz (Hydagen F)	86
3.3.2.7	Gemische mit moisturizierender Wirkung	86
	Literatur	87
4	**Antimikrobielle Wirkung**	91
4.1	Pathophysiologie mikrobiell verursachter Erkrankungen	91
4.1.1	Erreger-Wirt-Beziehung	91
4.1.2	Dispositionelle Faktoren bei mikrobiellen Erkrankungen	94
4.1.2.1	Prädisponierende epidermale Faktoren	94
4.1.2.1.1	Hornschichthydratation	94
4.1.2.1.2	Kohlenhydrate in der Hornschicht	94
4.1.2.1.3	Hautoberflächenlipide	95
4.1.2.1.4	Andere Hornschichtfaktoren	95
4.1.2.2	Dermale prädisponierende Faktoren	95
4.1.3	Saprophytäre und pathogene Keime auf der Haut	96
4.2	Methoden zur Prüfung antimikrobieller Pharmaka	98
4.2.1	In-vitro-Bestimmungen der MHK	98

4.2.1.1	Verdünnungstests	98
4.2.1.2	Diffusionstest	99
4.2.1.3	Antimykotikaprüfung auf Tesafilmabrissen	100
4.2.1.4	Virostatikaprüfung	100
4.2.1.5	Messung des Sauerstoffverbrauches in der Warburg-Apparatur	100
4.2.1.6	Ergänzende elektronenmikroskopische Untersuchungen	101
4.2.2	Tierexperimentelle Modelle	101
4.2.2.1	Modelle für bakteriologische Untersuchungen	101
4.2.2.2	Modelle für mykologische Untersuchungen	101
4.2.2.3	Modelle für virologische Untersuchungen	103
4.2.3	Modellversuche beim Menschen	103
4.2.3.1	Bakteriologische Untersuchungen mit Aerobiern	103
4.2.3.2	Untersuchungen mit antimikrobiellen Akne- und Kopfhauttherapeutika	105
4.2.3.3	Mykologische Untersuchungen	106
4.2.4	Untersuchungen zur Resistenzinduktion	106
4.2.4.1	In-vitro-Untersuchungen	106
4.2.4.2	In-vivo-Untersuchungen	107
4.2.5	Spezielle Gesichtspunkte bei der Prüfung von Desinfektions- und Konservierungsmitteln	107
4.2.5.1	Desinfektionsmittel	107
4.2.5.2	Konservierungsmittel	108
4.3	Antimikrobielle Therapeutika	108
4.3.1	Grundlagen antimikrobieller Externa	108
4.3.2	Antibiotische Wirkstoffe	108
4.3.3	Antimykotische Wirkstoffe	110
4.3.3.1	Einteilung	110
4.3.3.2	Bedeutung	111
4.3.4	Antiseptika und Konservierungsmittel	113
4.3.5	Virostatika	116
	Literatur	116
5	**Entzündungshemmende Wirkung**	**125**
5.1	Pathophysiologie der Entzündung	125
5.1.1	Vorgang der Entzündung	125
5.1.1.1	Störungen im zellulären Bereich	125
5.1.1.2	Störungen der Blutzirkulation	125
5.1.1.3	Die entzündliche Exsudation	126
5.1.1.4	Die entzündliche Infiltration	126
5.1.1.5	Die entzündliche Proliferation	127
5.1.2	Mediatoren der entzündlichen Reaktion	127
5.2	Verfahren zur Testung entzündungshemmender Wirkstoffe	129
5.2.1	Messung des Blanchingeffektes	129
5.2.2	UV-Erythemhemmtest	134
5.2.3	Andere Erythemhemmtests	135

5.2.3.1	Pyrexal-Erythemhemmtest	135
5.2.3.2	Trichloräthylen-Erythemhemmtest	135
5.2.3.3	Rubefaziens-Erythemhemmtest	136
5.2.3.4	Histamin-Erythemhemmtest	137
5.2.3.5	Kontaktekzemhemmtest	137
5.2.4	Tests mit vorwiegender Erfassung der antiexsudativen Wirkung	138
5.2.4.1	Krotonölentzündung	138
5.2.4.2	Andere tierexperimentelle Ödemmodelle	138
5.2.5	Beeinflussung der Granulombildung	139
5.2.6	Epidermishyperplasiehemmtest	139
5.3	Entzündungshemmende Wirkstoffe in Externa	140
5.3.1	Die wichtigsten Wirkstoffe	140
5.3.1.1	Nichtsteroidale Wirkstoffe	140
5.3.1.2	Steroidale Wirkstoffe	141
5.3.1.3	Wirkstoffe mit ausschließlicher Proliferationshemmung	143
5.3.2	Wirkungen der entzündungshemmenden Agenzien	143
	Literatur	144

6	**Beeinflussung der Zellproliferation in der Haut**	**149**
6.1	Physiologische und pathophysiologische Grundlagen	149
6.1.1	Physiologie der Zellproliferation	149
6.1.1.1	Zellzyklus	149
6.1.1.2	Differenzierung	150
6.1.1.3	Steuerung der Proliferation und Differenzierung	150
6.1.1.4	Abhängigkeit der Zellproliferation	151
6.1.2	Pathophysiologische Befunde zur Zellproliferation	152
6.1.2.1	Psoriasis vulgaris	152
6.1.2.2	Pityriasis simplex capillitii	154
6.1.2.3	Ekzeme	154
6.1.2.4	Neoplasien	155
6.1.2.5	Keloid	155
6.1.2.6	Steroidatrophie	155
6.2	Untersuchungsmethoden	155
6.2.1	Untersuchungen an Gewebe- und Zellkulturen	155
6.2.2	Chemische Untersuchungen an der Haut	157
6.2.3	Messungen der Dicke der Epidermis und der Dermis	157
6.2.3.1	Messungen der Epidermisdicke	157
6.2.3.2	Dickenmessung der Dermis	158
6.2.4	Analysen der epidermalen Zellkinetik	159
6.2.4.1	Colcemidmethode	159
6.2.4.2	Einfachmarkierung mit ^{3}H-Thymidin	159
6.2.4.3	Doppelmarkierungsverfahren	161
6.2.4.4	„Prozent-markierte-Mitosen"-Verfahren	162
6.2.4.5	Bestimmung des DNS-Syntheseleistungsindex	164

6.2.4.6	Flow Cytometry	164
6.2.4.7	Bestimmung der Verweildauer der Epidermiszellen	164
6.2.5	Untersuchungen am Stratum corneum	164
6.2.5.1	Bewertung der Korneozyten	164
6.2.5.2	Hornschichtdickenmessung	165
6.2.5.3	Lipidanalysen	165
6.2.5.4	Klinische Untersuchungen an Schuppenpatienten	166
6.3	Einfluß von Externa auf die Zellproliferation	166
6.3.1	Stimulierende Wirkung	166
6.3.1.1	Effekt von Grundlagen	166
6.3.1.2	Vitamin-A-Säure	167
6.3.1.3	Östrogene	167
6.3.2	Proliferationshemmende Wirkstoffe	168
6.3.2.1	Einfluß von Externagrundlagen	168
6.3.2.2	Kortikosteroide	168
6.3.2.3	Teere	171
6.3.2.4	Dithranol	174
6.3.2.5	8-Methoxypsoralen	176
6.3.2.6	Harnstoff	177
6.3.2.7	Zytostatika im engeren Sinn	177
6.3.2.8	Schuppentherapeutika	178
	Literatur	179
7	**„Keratolytische" und komedogene Wirkung**	**185**
7.1	Grundlagen	185
7.1.1	Nomenklatur	185
7.1.2	Morphologie der Hornschicht	185
7.1.3	Biochemische Aspekte	187
7.1.4	Verhornung unter pathologischen Bedingungen	188
7.1.4.1	Acne vulgaris	188
7.1.4.2	Genetisch bedingte Keratosen	189
7.1.4.3	Ekzem, Psoriasis und Kopfschuppen	190
7.2	Untersuchungsmethoden	190
7.2.1	Tierexperimentelle Komedonenmodelle	190
7.2.2	Komedonenmodell am Menschen	191
7.2.3	Hornschichtdarstellung	191
7.2.4	In-vivo-Messung der Hornschichtreißfestigkeit	192
7.2.5	In-vivo-Bestimmung der Hornschicht-Turn-over-Zeit	192
7.2.6	Korneozytencount und Analyse der Hautoberflächenlipide	192
7.2.7	Scanningelektronenmikroskopie	193
7.2.8	Elektronenmikroskopie	193
7.3	Wirkung von Externabestandteilen	193
7.3.1	Keratolytische Wirkstoffe im engeren Sinn	193
7.3.2	Keratoplastische Wirkstoffe	194
7.3.2.1	Vitamin-A-Säure	194
7.3.2.2	Salizylsäure	195

7.3.2.3	Benzoylperoxid	197
7.3.2.4	Schwefel	198
7.3.2.5	α-Hydroxysäuren	199
7.3.2.6	Tenside	200
7.3.2.7	Propylenglykol	200
7.3.3	Komedogene Wirkung	201
	Literatur	201

8 Beeinflussung der Talgdrüsensekretion 205

8.1	Physiologie und Pathophysiologie der Talgdrüse	205
8.1.1	Menge und Zusammensetzung des Talgdrüsensekretes	205
8.1.2	Steuerung der Talgdrüsensekretion	207
8.1.2.1	Hautoberflächenlipide und Talgdrüsensekretion	207
8.1.2.2	Talgdrüsenchalone	208
8.1.2.3	Hormonelle Steuerung	209
8.1.2.4	Physikalische Faktoren	209
8.1.3	Physiologische Bedeutung der Talgdrüsenlipide	210
8.1.4	Klinische Bedeutung der Talgdrüsenlipide	211
8.1.4.1	Seborrhö	211
8.1.4.2	Acne vulgaris	211
8.1.4.3	Neurodermitis atopica	211
8.2	Methoden zur Analyse der Talgdrüsensekretion	212
8.2.1	Analysen der Zellkinetik in der Talgdrüse	212
8.2.1.1	Untersuchungsmaterial	212
8.2.1.2	Methoden	213
8.2.1.2.1	Colchicinmethode	213
8.2.1.2.2	^{3}H-Thymidin-Einfachmarkierung	213
8.2.1.2.3	Doppelmarkierung	214
8.2.1.2.4	Prozent-markierte-Mitosen-Verfahren	214
8.2.1.2.5	Bestimmung des DNS-Syntheseleistungsindex	214
8.2.1.2.6	Bestimmung der an der Basallamina haftenden markierten Zellen	214
8.2.1.2.7	Beurteilung der chemischen Lipogenese	214
8.2.2	Bestimmung der Talgdrüsengröße	214
8.2.3	Bestimmung der Hautoberflächenlipidmenge	215
8.2.3.1	Grundsätzliche Bemerkungen	215
8.2.3.2	Methodische Möglichkeiten	216
8.2.3.2.1	Direkte Extraktionsmethoden	216
8.2.3.2.2	Absorptionsmethoden mit direkter Lipidbestimmung	216
8.2.3.2.3	Absorptionsmethoden mit indirekter Lipidbestimmung	216
8.2.4	Squalen- und Wachsesterbestimmungen	217
8.3	Beeinflussung der Talgdrüsensekretion durch Externa	218
8.3.1	Einfluß der Externagrundlagen	218
8.3.1.1	Entfettende Externagrundlagen	218

8.3.1.2	Fettende Externagrundlagen	219
8.3.2	Hormonelle Wirkstoffe	220
8.3.3	Nichthormonelle sebosuppressive Wirkstoffe	220
8.3.3.1	Teer	220
8.3.3.2	Benzoylperoxid	222
8.3.3.3	Therapeutisch nicht verwendete Wirkstoffe	224
8.3.4	Talgdrüsensekretionssteigernde Wirkstoffe	224
8.3.4.1	Selendisulfid	224
8.3.4.2	Pyrithione	225
8.3.4.3	Therapeutisch nicht verwendete Substanzen	226
	Literatur	227

9 Sonstige Wirkungseffekte 231

9.1	Lichtschutz	231
9.1.1	Wirkung des Lichtes auf die Haut	231
9.1.1.1	Physikalische und physiologische Grundlagen	231
9.1.1.2	Physiologischer Lichtschutz	231
9.1.1.3	Schädigung der Haut durch Licht	233
9.1.1.3.1	Sonnenbrand	233
9.1.1.3.2	Chronische Lichtschädigung der Haut	234
9.1.1.3.3	Lichtkarzinom	234
9.1.1.3.4	Lichtdermatosen	235
9.1.2	Testung von Lichtschutzmitteln	235
9.1.2.1	In-vitro-Messung der Lichtabsorption	235
9.1.2.2	In-vitro-Messung der Lichtabsorption unter Verwendung von Tierhaut	236
9.1.2.3	Beurteilung der Absorption eines Lichtschutzmittels in der Hornschicht	236
9.1.2.4	In-vivo-Untersuchungen an Tieren	237
9.1.2.5	In-vivo-Untersuchungen am Menschen	238
9.1.3	Lichtschutzmittel	240
9.1.3.1	Bedeutung der Grundlagen	240
9.1.3.2	Lichtschutzsubstanzen	241
9.1.3.3	Lichtschutz durch Bräunungsmittel und Pigmente	244
9.2	Antiperspiranzien	244
9.2.1	Klinische Grundlagen	244
9.2.2	Testmethoden	245
9.2.2.1	Tierexperimentelle Untersuchungen	245
9.2.2.2	Untersuchungen am Menschen	245
9.2.3	Wirkstoffe mit schweißhemmender Wirkung	247
9.2.3.1	Wirkstoffe, die eine Obstruktion des Schweißdrüsenausführungsganges bedingen	247
9.2.3.1.1	Aluminiumsalze	247
9.2.3.1.2	Andere Wirkstoffe	248
9.2.3.2	Pharmaka mit Angriffspunkt an der nervalen Steuerung	248
9.2.3.2.1	Lokalanästhetika	248

9.2.3.2.2	Anticholinergika	249
9.2.3.3	Pharmaka mit Angriffspunkt an der Schweißdrüse	250
9.3	Depigmentierende Wirkstoffe	250
9.3.1	Melaninsynthese	251
9.3.2	Prüfmethoden für bleichende Externa	251
9.3.3	Wirkstoffe mit Bleichwirkung	251
9.4	Antipruriginosa	251
9.4.1	Pathophysiologie	251
9.4.2	Prüfmethoden für Antipruriginosa	253
9.4.2.1	Histaminquaddel	253
9.4.2.2	Trypsinmethode	253
9.4.2.3	Mechanische Methode	253
9.4.2.4	Quantifizierung eines anästhesierenden Effektes	253
9.4.2.5	Quantifizierung eines kühlenden Effektes	253
9.4.3	Antipruriginöse Wirkstoffe	253
9.5	Enzympräparate	254
9.5.1	Pathophysiologie	254
9.5.2	Prüfmethoden	254
9.5.2.1	In-vitro-Methode	254
9.5.2.2	In-vivo-Methode	254
9.5.2.3	Erweiterte Tierversuche	255
9.5.2.4	Untersuchungen am Menschen	255
9.5.3	Enzyme	255
	Literatur	255
10	**Nebenwirkungen der topischen Therapie**	**261**
10.1	Irritierende Wirkung	261
10.1.1	Wirkungsmechanismus	261
10.1.2	Irritationsbereitschaft der Haut	263
10.1.2.1	Endogene Faktoren	263
10.1.2.2	Exogene Faktoren	263
10.1.2.3	Erkrankungen	264
10.1.3	Testverfahren	264
10.1.3.1	In-vitro-Tests	264
10.1.3.1.1	Zeintest	264
10.1.3.1.2	Hämolysetest	264
10.1.3.1.3	Saccharasetest	264
10.1.3.1.4	Zellschädigungstest	264
10.1.3.2	Tierversuche	265
10.1.3.2.1	Akanthosetest	265
10.1.3.2.2	Intrakutantest bei der Maus	265
10.1.3.2.3	Epikutantests beim Tier	265
10.1.3.2.4	Schleimhauttest am Auge	266
10.1.3.3	Untersuchungen am Menschen	266
10.1.3.3.1	Immersionstest	267
10.1.3.3.2	Patch-Test	267
10.1.3.3.3	Duhring-Kammertest	268

10.1.4	Irritierende Substanzen	268
10.1.5	Anti-Irritants	269
10.2	Sensibilisierende Wirkung	270
10.2.1	Wirkungsmechanismus	270
10.2.2	Sensibilisierungsbereitschaft	272
10.2.3	Tests zur Vorhersage des Sensibilisierungsrisikos	272
10.2.3.1	Tests am Tier	273
10.2.3.1.1	Offener epikutaner Test	273
10.2.3.1.2	Repeated-Insult-Patch-Test	273
10.2.3.1.3	Kammertest	273
10.2.3.1.4	Offener Test mit Irritation der Haut	273
10.2.3.1.5	Patch-Test mit Irritation der Haut	273
10.2.3.1.6	Draize-Test	274
10.2.3.1.7	Maximisationstest	274
10.2.3.1.8	Optimisationstest	274
10.2.3.1.9	Test mit komplettem Freund-Adjuvans	274
10.2.3.2	Tests am Menschen	275
10.2.3.2.1	Repeated-Insult-Patch-Test	275
10.2.3.2.2	Maximisationstest	275
10.2.4	Sensibilisierungspotenz von Externabestandteilen	275
10.3	Phototoxische und photosensibilisierende Wirkung	276
10.3.1	Wirkungsmechanismus	276
10.3.2	Testverfahren	277
10.3.2.1	Prüfung der phototoxischen Wirkung	277
10.3.2.2	Prüfung der photoallergischen Wirkung	278
10.3.3	Phototoxische und photoallergische Externabestandteile	279
10.4	Kanzerogene Wirkung	279
	Literatur	281
	Sachverzeichnis	287

Vorwort

Im dermatologischen und pharmakologischen Schrifttum der letzten Jahrzehnte findet sich keine umfassende Übersicht über Methoden und Ergebnisse pharmakologischer Forschung im Bereich der dermatologischen Lokaltherapie. Dem steht eine große Fülle von Originalarbeiten gegenüber. Die vorliegende Monographie stellt einen Versuch dar, einen Überblick über den Stand der Forschung in diesem Bereich zu bieten. Lücken sind dabei wegen des großen Umfangs der Literatur und wegen der Breite des Themas nicht zu vermeiden.

Ich hoffe, daß das Werk all denen, die sich wissenschaftlich mit der Pharmakologie dermatologischer Externa befassen, einen Nutzen bringt, gleichgültig ob es sich um Dermatologen, Pharmakologen, Pharmazeuten oder Chemiker handelt. Ich könnte mir aber auch vorstellen, daß es dem praktizierenden Dermatologen hilfreich sein könnte. Zwar eignet es sich sicher nicht dazu, dem Anfänger therapeutische Anleitungen zu geben. Es könnte aber dem erfahrenen Therapeuten ermöglichen, seine therapeutischen Gewohnheiten in dem einen oder anderen Fall zu modifizieren und mit dem Stand der wissenschaftlichen Forschung in Übereinstimmung zu bringen. Gewicht wurde auch auf die Darstellung der wissenschaftlichen Grundlagen der Kosmetik gelegt, da sich im kosmetologischen Schrifttum zahlreiche Publikationen finden, die auch für die Dermatologie von Bedeutung sind und da in der Literatur der jüngeren Zeit auch dazu eine zusammenfassende Übersicht fehlt.

Zu großem Dank verpflichtet bin ich zahlreichen Persönlichkeiten, die zu der Entstehung des vorliegenden Werkes direkt oder indirekt beigetragen haben. Herr Prof. Dr. W. Schneider, Tübingen, und Herr Prof. Dr. H. Tronnier, Dortmund, haben mir während meiner Tätigkeit an der Universitäts-Hautklinik Tübingen das Interesse an der Dermatopharmakologie vermittelt. Einen sehr großen Anteil an der Entstehung dieses Werkes hat Herr Prof. Dr. Dr. h.c. U. W. Schnyder. Für weite Teile des Buches wurden die Grundlagen in gemeinsamen Gesprächen gelegt, die in der Zeit geführt wurden, als Herr Prof. Schnyder die Universitäts-Hautklinik Heidelberg leitete. Herr Prof. Dr. D. Petzoldt hat mich wiederholt von der Klinikarbeit freigestellt und mich auch sonst in jeder erdenklichen Weise unterstützt. Einzelne Kapitel haben freundlicherweise durchgesehen Herr Dr. A. Asche, Basel, Herr Priv. Doz. Dr. U. Höffler, Köln, Herr Dr. H. J. Jörs, Hamburg, Herr Prof. Dr. K. Thoma, München, sowie aus der Heidelberger Hautklinik Herr Oberarzt Dr. H. Wirth und Herr Dr. Th. Stuhlert. Meine Doktoranden Herr G. Hirsch und Herr B.

Heymann haben mich in vielfältiger Weise, insbesonders bei der Überprüfung des Literaturverzeichnisses und der Anfertigung der Zeichnungen, unterstützt. Frau L. Stewig hat die umfangreichen Schreibarbeiten mit großer Sorgfalt ausgeführt. Schließlich haben all diejenigen zum Gelingen des Werkes beigetragen, die mir die Übernahme von Tabellen und Abbildungen gestattet haben.

Heidelberg, im Februar 1982　　　　　　　　　　　　　　　M. Gloor

1 Externagrundlagen und ihre Eigenwirkungen

1.1 Systematik der Externagrundlagen

1.1.1 Wasser, Alkohole und organische Lösungsmittel

Wasser kommt in erster Linie beim feuchten Umschlag zur Anwendung. Unter den Alkoholen werden in der dermatologischen Rezeptur vor allem Äthanol und Isopropanol, sehr häufig auch Äthanol- bzw. Isopropanol-Wasser-Gemische angewendet. Vor allem in Kosmetika werden daneben eine Vielzahl anderer ein-, zwei- und dreiwertiger Alkohole benützt. Eine detaillierte Aufstellung findet sich bei Futterer (1981). Unter den organischen Lösungsmitteln haben für die Rezeptur Diäthyläther und Aceton eine Bedeutung.

1.1.2 Wäßrige tensidhaltige Zubereitungen

Tenside sind Substanzen, in deren Aufbau man einen hydrophilen und einen lipophilen Anteil unterscheiden kann. Sie vermindern die Oberflächenspannung gegenüber Wasser und sind imstande, Mizellen zu bilden. Diese Eigenschaften sind eng mit der reinigenden Wirkung verbunden (Abb. 1.1). Bei tensidhaltigen wäßrigen Zubereitungen handelt es sich um Reinigungs- oder Desinfektionslösungen. Bei den ionogenen Tensiden unterscheidet man anionenaktive und kationenaktive Tenside. Erstere werden in großem Umfang in Reinigungslösungen eingesetzt, letztere vor allem zum Zweck der Desinfektion. Der hydrophile Anteil des Moleküls ist die ionogene

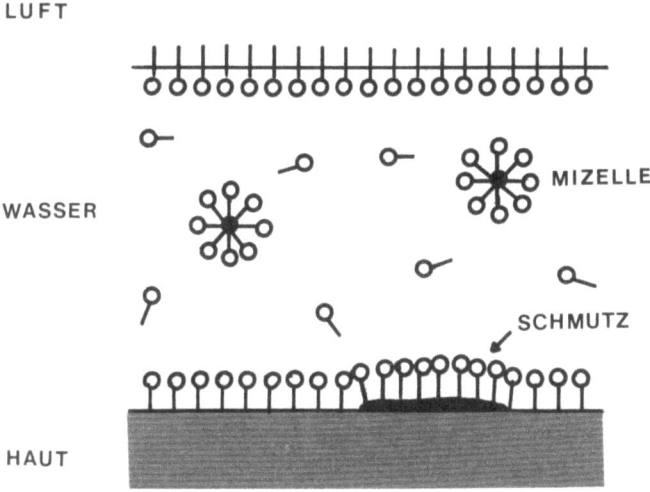

Abb. 1.1. Anreicherung von Tensidmolekülen an den Oberflächen und Mizellbildung

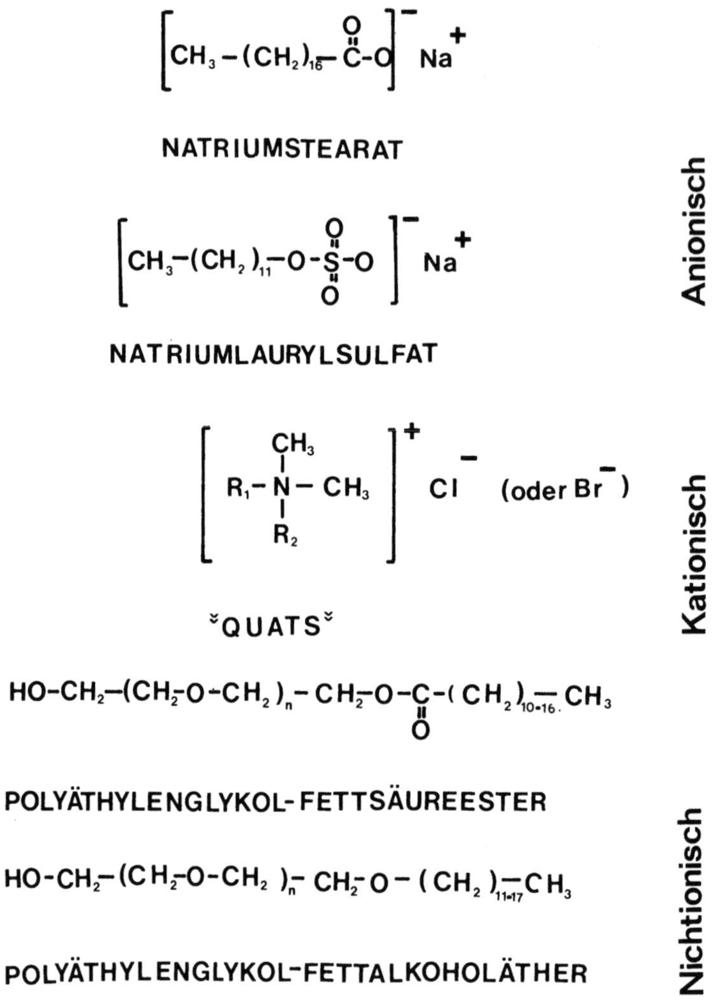

$$\left[CH_3-(CH_2)_{16}-\overset{O}{\underset{\|}{C}}-O\right]^- Na^+$$

NATRIUMSTEARAT

$$\left[CH_3-(CH_2)_{11}-O-\overset{O}{\underset{\underset{O}{\|}}{S}}-O\right]^- Na^+$$

NATRIUMLAURYLSULFAT

Anionisch

$$\left[\begin{array}{c}CH_3\\|\\R_1-N-CH_3\\|\\R_2\end{array}\right]^+ Cl^- \text{ (oder } Br^-)$$

˅QUATS˅

Kationisch

$$HO-CH_2-(CH_2-O-CH_2)_n-CH_2-O-\underset{\|}{C}-(CH_2)_{10-16}-CH_3$$
$$O$$

POLYÄTHYLENGLYKOL-FETTSÄUREESTER

$$HO-CH_2-(CH_2-O-CH_2)_n-CH_2-O-(CH_2)_{11-17}-CH_3$$

POLYÄTHYLENGLYKOL-FETTALKOHOLÄTHER

Nichtionisch

Abb. 1.2. Beispiele für verschiedene Tensidtypen

Gruppe. Amphotere Tenside enthalten sowohl eine anionenaktive als auch eine kationenaktive Gruppe. Bei den nichtionogenen Tensiden wird die hydrophile Komponente überwiegend durch eine Polyäthylenglykol-Komponente dargestellt. Detaillierte Aufstellungen der gebräuchlichen Tenside finden sich bei Jellinek (1976), Lorenz (1981) sowie Schuster u. Pospischil (1981). Beispiele finden sich in Abb. 1.2.

1.1.3 Puder

Man unterscheidet anorganische und organische Puderbestandteile. Unter den anorganischen Puderbestandteilen werden in der Rezeptur vor allem Talkum DAB 8/Ph. Eur. III (Magnesiumsilikat), Zinkoxid DAB 8/Ph. Eur. I und weißer Ton DAB 8/Ph. Eur. III (Aluminiumsilikat) verwendet. Außerdem können eine Reihe von Aluminium-, Calcium-, Magnesium-, Titan- und Siliciumverbindungen angewendet werden (Fiedler 1981 a). Die beiden in Externa am meisten verwendeten Puderbestandteile

Zinkoxid und Talkum unterscheiden sich vor allem dadurch, daß Zinkoxid kein Wasser aufnimmt, gut abdeckt und wenig haftet, während Talkum etwas Wasser aufnimmt, schlecht abdeckt und gut haftet.

Unter den organischen Puderbestandteilen sind in erster Linie Stärkearten zu nennen. Gebräuchlich in der Rezeptur sind Amylum Solani (Kartoffelstärke) DAB 8/Ph. Eur. I, Amylum Tritici (Weizenstärke) DAB 8/Ph. Eur. I, Amylum Maydis (Maisstärke) DAB 8/Ph. Eur. I und Amylum Oryzae (Reisstärke) DAB 8/Ph. Eur. I. Stärkearten sind stark quellfähig. Amylopektin wird in Kosmetika und dermatologischen Spezialitäten verwendet.

Andere organische Puderkomponenten sind Cellulose und Stärkederivate. Cellulose quillt stark auf. Die Stärkederivate Amylum non mucilaginosum (ANM) (mit Tetramethylolacetylharnstoff verätherte Stärke), Nalcip (veräherte Stärke) und Fry-Flo (Aluminiumsalz eines niedrigsubstituierten Alkenylhalbesters der Maisstärke) weisen kaum eine quellende Eigenschaft auf. Zucker, insbesondere Laktose (Lactosum Ph. Eur. II), werden vor allem in Wundpudern verwendet, da sie sich völlig auflösen.

1.1.4 Lipophile Salbengrundlagen

Eine große Rolle spielen Kohlenwasserstoffgrundlagen. In der Rezeptur werden weiße Vaseline DAB 8, gelbe Vaseline DAB 7, Hartparaffin DAB 8 und dickflüssiges Paraffin DAB 8 verwendet. Silikonöle werden wegen ihrer ausgeprägten Hydrophobie in Hautschutzsalben benützt. Vaseline weist eine netzförmige Festkörperstruktur auf und kann als Nebenvalenzgel angesehen werden (Nürnberg 1979). Bei den pflanzlichen und tierischen Fettstoffen handelt es sich um Glyceride und Wachse. Als pflanzliche Fettbasen seien genannt Olivenöl DAB 8, Rizinusöl Ph. Eur. III und Erdnußöl DAB 8. Als tierische Fettbasen, seien erwähnt Wollwachs DAB 8, Walrat DAB 8, Schweineschmalz DAB 8, gebleichtes Wachs DAB 8 und gelbes Wachs DAB 8. Außerdem werden eine Fülle anderer tierischer und pflanzlicher Fettstoffe (vor allem gesättigte Glyceride und Ester von Fettsäuren und Alkoholen) verwendet. Bezüglich Details sei auf Schuster u. Domsch (1981) verwiesen.

1.1.5 Emulgatorhaltige, wasserfreie Fettbasen

Tenside werden nicht nur zu Reinigungszwecken eingesetzt, sondern können auch zur Emulgierung von lipophilen und hydrophilen Substanzen verwendet werden. Je nach der Art der Emulgatoren entstehen aus zwei nicht mischbaren wäßrigen und öligen (fetten) Phasen Wasser-in-Öl(W/O)-Emulsionen oder Öl-in-Wasser(O/W)-Emulsionen. Dementsprechend unterscheidet man Absorptionsbasen (Fettbasen, welche Emulgatoren enthalten und Wasser aufnehmen können) für W/O-Emulsionen sowie für O/W-Emulsionen.

W/O-Emulgatoren weisen eine ausgeprägte lipophile Gruppe und eine mäßig hydrophile Gruppe (meist-OH) auf. Beispiele sind der Cetylstearylalkohol DAB 8, das Glycerinmonostearat DAB 8 und vor allem das in den Wollwachsalkoholen DAB 8 enthaltene Cholesterin. Unter den synthetischen W/O-Emulgatoren spielen fast nur nichtionogene Emulgatoren eine Rolle. Zu nennen sind vor allem die Sorbitanfettsäureester vom Typ der Spans®, bei denen durch die Zahl und Länge der Fettsäureketten die hydrophil-lipophilen Eigenschaften (HLB-Wert) variiert werden können.

Als O/W-Emulgatoren werden anionenaktive und nichtionogene Emulgatoren verwendet. Beispiele für anionenaktive Emulgatoren sind das Natriumstearat, das Natriumlaurylsulfat und das Natriumcetylstearylsulfat (Cetylstearylschwefelsaures Natrium DAB 8; Lanette E). Unter den nichtionogenen O/W-Emulgatoren sind Ester und Äther der Polyäthylenglykole mit höheren Fettsäuren zu nennen. Beispiele sind Polyäthylenglykol-Sorbitan-Oleat (Polysorbat 80 Ph. Eur. II; Tween 80® und Polyoxyäthylenglycerolmonostearat DAC 79). Meist enthalten O/W-Emulsionen neben den O/W-Emulgatoren Stabilisatoren vom Typ der W/O-Emulgatoren. Ein Beispiel für einen derartigen Komplex ist der emulgierende Cetylstearylalkohol DAB 8 (Lanette N), ein Gemisch aus Natriumcetylstearylsulfat und Cetylstearylalkohol.

1.1.6 Mischungen Puder/Wasser (Schüttelmixturen)

Schüttelmixturen enthalten meist einen Puderanteil von 40–50%. Die flüssige Phase besteht meist neben Wasser aus Glycerin, evtl. zusätzlich aus Alkoholen. Solche Schüttelmixturen wie beispielsweise Lotio alba DRF und Lotio alba spirituosa DRF müssen vor der Anwendung aufgeschüttelt werden. Eine gewisse Stabilisierung von Schüttelmixturen kann durch Zugabe von anorganischen Gelbildnern z.B. Bentonit und von Tensiden erreicht werden.

1.1.7 Emulsionsgrundlagen

Wird Absorptionsbasen für W/O-Emulsionsgrundlagen Wasser zugegeben, so entsteht eine W/O-Emulsion, d.h. die wäßrige Phase ist in der Fettphase emulgiert. Absorptionsbasen für W/O-Emulsionen sind nur bis zu bestimmten Mengenanteilen wasseraufnahmefähig. W/O-Emulsionen sind schlecht von der Haut abwaschbar und wirken nicht kühlend, da der Wasseranteil nur langsam verdunstet. Zu ihnen gehören die offizinelle wasserhaltige Wollwachsalkoholsalbe DAB 8 (Eucerin® cum aqua) mit 50% Wasser sowie das Lanolin DAB 8 mit 20% Wasser. Zu unterscheiden von den echten W/O-Emulsionsgrundlagen sind die sog. Quasiemulsionsgrundlagen, bei denen der Wasseranteil in der durch den Wachsanteil bei Zimmertemperatur erstarrten äußeren Fettphase emulgiert gehalten wird. Sie brechen auf der Haut infolge des Temperaturanstieges, geben das Wasser frei und wirken dadurch kühlend. Ein Beispiel ist Unguentum leniens DAB 8.

Werden O/W-Absorptionsgrundlagen mit Wasser vermischt, so resultieren O/W-Emulsionen. Sie sind gut mit Wasser abwaschbar und wirken auf der Haut kühlend. Meist ist der Wasseranteil (ca. 50–70%) höher wie bei W/O-Emulsionen. Offizinelle wasserhaltige Salbengrundlagen dieses Typs sind die wasserhaltige hydrophile Salbe DAB 8 und die wasserhaltige nichtionische hydrophile Salbe DAC 79. Bei hohem Wasseranteil von 90–95% spricht man von Lotionen. Liegt der Tröpfchendurchmesser unter 1µm, so entstehen optisch klare Systeme, die als Mikroemulsionen bezeichnet werden.

Neue Vorstellungen über die Struktur von O/W-Emulsionen haben Untersuchungen von Junginger et al. (1979) ergeben. Diese Autoren konnten zeigen, daß die Komplexemulgatoren ein durch Wassereinlagerung gequollenes Gelgerüst bilden, das als kristalline, dreidimensionale, konsistenzgebende Komponente das Gesamtsystem durchzieht. In diesem Gelgerüst werden als inkohärente Phase die lipophilen Komponenten hauptsächlich mechanisch immobilisiert. Das Wasser ist teilweise interlammelär in das Gelgerüst eingelagert, teilweise in einer kohärenten äußeren Phase vorliegend.

1.1.8 Mischungen Puder/Fettbase (Pasten)

Pasten enthalten zwischen etwa 30% bis 50% Puderanteile. Beispiele sind die Pasta Zinci DAB 8, die aus je 25% Zinkoxid und Weizenstärke sowie 50% Vaseline besteht, und die Pasta Zinci mollis DAC 1979, die aus 30% Zinkoxid, 20% Olivenöl und 50% Lanolin zusammengesetzt ist. Je nach der Lipidkomponente können flüssige und höherkonsistente Zubereitungen entstehen. Eine flüssige Zubereitung ist Zinköl DAC 1979, das aus 50% Zinkoxid und 50% Olivenöl besteht.

1.1.9 Gele

Gele enthalten ein Gelgerüst. Im übrigen bestehen sie aus Wasser (Hydrogele), Alkohol (Alkoholgele) oder Lipiden (Lipogele). Als Hydrogelbildner werden für filmbildende Gele vorwiegend Cellulosederivate wie Methylcellulosen oder Carboxymethylcellulosen verwendet. Anorganische Hydrogele lassen sich mit Bentonit, einem Quellton, herstellen. Äthanolhaltige Gele mit ausgeprägter Tiefenwirkung können unter Verwendung von Polyvinylcarbonsäuren (Carbopol®) und Triäthanolamin erhalten werden. Als Lipogelbildner eignet sich Polyäthylen. Umfassende Angaben über Gelbildner finden sich bei Fiedler (1981 b) sowie Spirig u. Müller (1974).

1.1.10 Polyäthylenglykolgele

Sie sind wasserfrei, wasserlöslich und hygroskopisch. Es handelt sich dabei um Polyäthylenglykolgemische verschiedener Kettenlänge und damit auch verschiedener Konsistenz. In der Rezeptur wird Polyäthylenglykolsalbe DAB 8 (je 50% Polyäthylenglykol 300 und 1500) verwendet. Diese Grundlagen weisen mit verschiedenen Wirkstoffen Unverträglichkeiten auf.

Zusammenstellungen über die Zusammensetzung und die physikalischen Eigenschaften der verschiedenen Externagrundlagen finden sich in den Tabellen 1.1 und 1.2.

Wirkstoffe können in einer Grundlage grundsätzlich in gelöster oder in suspendierter Form vorliegen. Emulgatoren können Wirkstoffe u.U. dadurch inaktivieren, daß sie in Mizellen eingelagert werden.

1.2 Hilfsstoffe in Externa und Inkompatibilitäten

1.2.1 Hilfsstoffe

1.2.1.1 Feuchthaltemittel

Feuchthaltemittel sind ein unerläßlicher Bestandteil von Hydrogelen und O/W-Emulsionen, da bei ihrem Fehlen schnell eine Austrocknung der genannten Grundlagen erfolgen würde. Als Feuchthaltemittel wirken z.B. Glycerin, 1,2-Propylenglykol, D-Sorbit, Na-Laktat und Polyäthylenglykol 300. Angaben über weitere Feuchthaltemittel, die in der Kosmetikindustrie ihren Anwendungsbereich haben, finden sich bei Reese (1981).

Feuchthaltemittel sollen teilweise eine hydratisierende Wirkung auf die Hornschicht haben, worauf in Kap. 3 detailliert eingegangen werden wird.

Tabelle 1.1. Zusammensetzung der wichtigsten Externagrundlagen

Grundlage	Wasser	Alkohol	Feststoff	Fett	Emulgatoren	Gelbildner	Feuchthaltemittel
Feuchter Umschlag	++++						
Lösung	++++						
Waschlösungen	++++						
Tinktur		++++					
Puder			++++				
Fettbasen				++++			
Absorptionsbasen für W/O-Emulsionen				++++	W/O-Emulgator		
Absorptionsbasen für O/W-Emulsionen				++++	O/W-Emulgator und W/O-Stabilisator		
Schüttelmixturen	++	(+)	++				+
W/O-Emulsionen	++			++	W/O-Emulgator		
O/W-Emulsionen	++			++	O/W-Emulgator und W/O-Stabilisator		+
Quasiemulsionen	+			+++	(+)		
Mikroemulsionen	++			++	O/W-Emulgator		+
Pasten			++	++			
Weiche Pasten			+	+++			
Hydrogele	++++					+	+
Alkoholgele	+	+++				+	+
Lipogele				++++		+	
Polyäthylenglykolgele						++	++

Tabelle 1.2. Physikalische Eigenschaften der wichtigsten Externagrundlagen

Grundlagen	Mischbar mit Wasser	Mischbar mit Fett	Abwaschbarkeit
Feuchter Umschlag	+		+
Lösung	+		+
Waschlösungen	+	+	+
Tinktur	+		+
Puder	+	+	(+)
Fettbase		+	
Absorptionsbasen für W/O-Emulsionen	+	+	
Absorptionsbasen für O/W-Emulsionen	+	+	+
Schüttelmixturen	+		+
W/O-Emulsionen		+	
O/W-Emulsionen	+	(+)	+
Quasiemulsionen		(+)	
Mikroemulsionen	+		+
Pasten		+	Wenn emulgatorhaltig
Weiche Pasten		+	Wenn emulgatorhaltig
Hydrogele	+		+
Alkoholgele	+		+
Lipogele		+	
Polyäthylenglykolgele	+	(+)	+

1.2.1.2 Konservierungsmittel

Eine Konservierung ist vor allem bei Hydrogelen und O/W-Emulsionen notwendig. Verwendung finden in erster Linie phenolische Verbindungen wie p-Chlor-m-kresol, p-Hydroxybenzoesäuremethylester und p-Hydroxybenzoesäurepropylester. Außerdem werden Sorbinsäure, Kaliumsorbat und Natriumbenzoat verwendet. In jüngerer Zeit spielen zusätzlich das Chlorhexidin u.a. Substanzen eine Rolle. Auf Konservierungsmittel ist in Kap. 4 ausführlich eingegangen.

1.2.1.3 Antioxidanzien

Antioxidanzien sind notwendig, um das Ranzigwerden von Lipiden in Externa zu verhindern. Da dieses durch Lichtaufnahme geschieht, sollen Lipidgrundlagen stets unter Lichtschutz aufbewahrt werden. Als Antioxidanzien wirken z.B. α-Tokopherol, Propylgallat, Butylhydroxytoluol, Butylhydroxyanisol und Nordihydroguajaretsäure. Es dürfen nur sehr geringe Mengen beigegeben werden. Synergisten wie l-Ascorbinsäure, Zitronensäure und Phosphorsäure können den Effekt der Antioxidanzien verstärken.

1.2.1.4 Propylenglykol

Propylenglykol wird häufig in Externa als Lösungsmittel für Wirkstoffe eingesetzt. Außerdem penetriert Propylenglykol mit dem gelösten Wirkstoff durch die Hornschichtbarriere und übt so eine Schlepperfunktion für den Wirkstoff aus. Schließlich ersetzt es manchmal eine Konservierung.

1.2.2 Inkompatibilitäten

Dolder (1980) hat die verschiedenen Möglichkeiten von Inkompatibilitäten in Externa zusammengestellt. Tabelle 1.3 zeigt eine diesbezügliche Aufstellung, die der genannten Publikation entnommen ist. Der gleiche Autor publizierte eine detaillierte Übersicht über mögliche Inkompatibilitäten zwischen Hilfsstoffen und Wirkstoffen, zwischen Wirkstoffen untereinander und zwischen Wirkstoffen und Grundlagentypen. Die wichtigsten Angaben sind in den Tabellen 1.4–1.6 wiedergegeben. Bezüglich weiterer Angaben über Inkompatibilitäten zwischen Wirkstoffen einerseits und Polyäthylenglykolen bzw. Cellulosederivaten andererseits sei auf die Orginalmitteilung verwiesen. Als Beispiele für zahlreiche einschlägige Publikationen, aus denen Möglichkeiten des methodischen Vorgehens ersichtlich sind, seien Publikationen von Voigt et al. (1978) sowie Zesch u. Schäfer (1981) zitiert. In der erstgenannten Arbeit wird der hemmende Einfluß der Gelbildner Polyvinylpyrrolidon, Methylcellulose und Hydroxyäthylcellulose in Hydrogelen auf die Wirkstoffliberation für Chlorpromazin, Dioxopromethazin, Oxytetracyclin und Sulfathiazol überprüft. In der zweiten Arbeit wird gezeigt, daß die Penetration von Benzylnikotinat durch Äthylenglykolmonosalizylat bei gleichzeitiger Anwendung gehemmt wird.

Besonders wichtig für die dermatologische Therapie ist die Beeinflussung der Dithranolwirkung durch Zinkoxid und Salizylsäure. Comaish et al. (1971) fanden, daß es unter dem Einfluß von Zinkoxid zu einer Verfärbung dithranolhaltiger Zubereitungen kommt, die mit einem starken Wirkungsverlust einhergeht. Salizylsäure, Benzoesäure und andere organische Säuren verlangsamen diesen Prozeß. Hulsebosch u. Ponec-Waelsch (1972) bestätigten diese Ergebnisse und zeigten, daß die Oxidation von Dithranol zu 1,8-Dihydroxyanthrachinon durch Salizylsäure gehemmt wird. Lukacs u. Braun-Falco (1973) stellten die Hypothese auf, daß Zinkoxid mit Dithranol inaktive Komplexe bildet. Die Verhinderung dieser Komplexbildung durch Salizylsäure wird teilweise durch pH-Verschiebung in den sauren Bereich und teilweise durch die Bildung von Zinksalizylat erklärt. Raab u. Gmeiner (1974) kommen zu der Auffassung, daß die Bildung eines inaktiven Zink-Dithranol-Komplexes eine untergeordnete Rolle spielt. Wichtiger soll die Alkalisierung des Milieus durch die Bildung von $Zn(OH)_2$ sein, die die Oxidation von Dithranol zu inaktiven Produkten stark begünstigt. Salizylsäure verhindert diese Alkalisierung. Für die Praxis leitet sich aus diesen Ergebnissen die allgemein akzeptierte Forderung ab, dithranolhaltigen Zubereitungen Salizylsäure zuzusetzen, insbesondere wenn diese Zinkoxid enthalten.

1.3 Eigenwirkungen der Externagrundlagen

1.3.1 Beeinflussung der Hornschichtoberfläche

Externa beeinflussen die Hautoberflächenstruktur in unterschiedlicher Weise. Angestrebt wird bei pflegenden Externa eine Glättung und bei reinigenden Externa eine möglichst geringe Aufrauhung der Hautoberfläche. Die Zuordnung der beobachteten Effekte zu spezifischen Externawirkungen (fettende bzw. entfettende Wirkung, hydratisierende Wirkung, keratoplastische Wirkung etc.) ist problematisch und oft nicht

Tabelle 1.3. Zusammenstellung möglicher manifester und larvierter Inkompatibilitäten in Externa. (Aus Dolder 1980)

Manifeste Inkompatibilitäten

	Ⓐ	Ⓑ	Ⓒ	Ⓓ	Ⓔ
Ursachen:	Löslichkeits-änderung (physikalisch)	pH-Verschiebung (chemisch)	Ionenreaktionen (chemisch)	Nebenvalenz-reaktionen physikalisch-chemisch	Rheologische Veränderung (chemisch-physikalisch)
Phänomene:	Rekristallisation	Fällung	Fällung	Assoziationskolloide	Verflüssigung (Eutektikum)
	Kristallwachstum	Kristallisation	Flockung	Adsorptionskomplexe	Komplexierung mit Makromolekülen
	Aggregation	Vorzeitige Wirkstoffzersetzung	Koagulation	Einschlußverbindungen	Auftreten oder Verschwinden von Thixotropie
		Brechen von Emulsionen	Verfärbung	→	
		Reizwirkung freigesetzter Fettsäuren	Gasentwicklung	Hemmung der Wirkstoff-Freigabe (meist larviert)	Sedimentation von Suspensionen
		Mikrobiologische Inaktivierung		Brechen von Emulsionen	Aufrahmen von Pseudo-Emulsionen

Larvierte Inkompatibilitäten

	Ⓕ	Ⓖ	Ⓗ	Ⓘ
Ursachen:	Sorption Ionenaustausch	Komplexierung Salzbildung	Mizellbildung (Assoziate, Einschlüsse)	Verteilung zwischen zwei Phasen
	an anorganischen Hilfsstoffen	mit organischen Makromolekülen		
Auswirkung:	Inaktivierung, Wirkungsminderung	Inaktivierung, Wirkungsminderung	Hemmung der Wirkstoff-Freigabe gemäß (D)	Phasenweise Unterschreitung der minimalen Wirkstoffkonzentration
	Verkeimung	Verkeimung	Verkeimung	Verkeimung (evtl. partiell)

Tabelle 1.4. Zusammenstellung bekannter Inkompatibilitäten zwischen Wirkstoff und Hilfsstoffen. Bezeichnungen vgl. Tabelle 1.3. (Aus Dolder 1980)

	Hydrogelbildner																Tenside					Emulsionsbasen						Diversa					Sonderfälle
	Bentonite/Veegum	Siliciumdioxid (Aerosil)	Celluloseäther	Celluloseester (Na-Salz)	Natriumalginat	Alginsäureester	Pektinate	Traganth	Guar-Gummi	Gummi arabicum	Gelatine	Stärke (-Kleister)	Polymetacrylate	Polyvinylalkohol	Polyvinylpyrrolidon	Polyäthylenglykole Carboxygele	Anionaktive Emulgatoren	Kationaktive Emulgatoren	Nichtionogene Emulgatoren	Quats (Invertseifen)	Seifen	Ung. hydrophilica anionica	Ung. hydrophilica cationica	Ung. hydrophilica nonionica	Unguenta stearate	Wollwachse, -alkohole	Wollwachsester	Basen (Alkalien)	Säuren	Glycerin	Bolus/Kaolin	Zinkoxid	
Acriflavinchlorid	D			C	C			C								C	C											C	C				
Äthacridinlaktat	D			C	C			C								C	C																
Akaloidsalze																									B		C	B					
Aluminiumsalze			C	C	C		C										C											C					
Anthrarobin																																	
Anthrasol																C												B					
Antihistaminikasalze																												B					
Ascorbinsäure																																	
Axerophtholsäure																																	1
Azulen												D																					
Bacitracin																						C	C	C	C								
Benadryl				C																													
Benzoesäure																C												B					
Beta-Naphthol				C	C		C																	C	C			C					
Bleisalze				C	C																C												
Borax (NA-Tetraborat)																(C)																	
Borsäure																					B									B			
Chloramin																C																	
Chlorquinaldol																												C				C	
Chrysarobin																			D									C				C	2
Clioquinol (Vioform)																												C				C	
Corticosteroide																												C					
Dithranol																												C					
Ephedrinsalze				C																													
Formaldehyd										C																		C					
Fuchsin																												C					
Hexachlorcyclohexan																																	3
Hexachlorophen																	D																
Hydrochinon																												C					
Hydroxychinolin (Chinosol)																																C	

Zeichenerklärung zur nebenstehenden Tabelle: Die Symbole A bis E bezeichnen die Reaktionstypen gemäß SYSTEMATIK

Sonderfälle:
- 1 = Azulen + Cremophor HL → D
- 2 = Idochloroxychinolin + Oxidanzien → C
- 3 = Fuchsin + Oxidanzien oder Reduktanzien → C
- 4 = Kaliumpermanganat + Reduktanzien → C
- 5 = Lebertran + Schwermetallionen → C (Oxidationskatalyse)
- 6 = Chinchocain-Hydrochlorid + Na-CMC → C
- 7 = Salizylsäure + Eisenionen → C
- 8 = Schwefel + Oxidanzien → C
- 9 = Silbersalze + Chlorid → C
- 10 = Wismutsubnitrat + Phosphat → C
- 11 = Larvierte Inkompatibilitäten: Phenyl-Hg-salze + Säure → B
  Thiomersal + Alkali → B

Tabelle 1.5. Zusammenstellung bekannter Inkompatibilitäten zwischen Wirkstoffen untereinander. (Aus Dolder 1980)

	Acriflavinsalze	Äthacridinsalze	Äthanol	Äther	Alaun	Alkalien	Alkaloidsalze	Anthrarobin	Ascorbinsäure	Beta-Naphthol	Bleisalze	Borax	Borsäure	Chloralhydrat	Chlorquinaldol	Eisensalze	Gerbstoffe	Hexamin	Hydroxychinolin	Ichthyol	Jod, Jodide, Jodoform	Kampfer	Kaliseife	Kaliumpermanganat	Kupfersalze	Menthol	Methylenblau	Natriumsalizylat	Perubalsam	Phenole	Procainsalze	Proteine	Pyrogallol	Quecksilbersalze	Resorcin	Salizylsäure	Salol	Schwefel	Schwermetallsalze	Silberverbindungen	Subcutin	Tannin	Tetracainsalze	Tetracycline	Thiomersal	Thymol	Tumenol-Ammonium	Wismutsalze	Zinkoxid	Zinksalze
Acriflavinsalze						C					C	C												C										C													C			
Äthacridinsalze						C						C												C										C													C			
Äthanol																																																		
Äther					C																																													
Alaun											C	C		C		C	C	C		C	C			C	C		C	C						C	C	C	C					C		C						
Alkalien	C	C					B				B	B						C																C			C													
Alkaloidsalze						B					C	B												C										C								C							
Anthrarobin																																																		
Ascorbinsäure										C																				C																				
Beta-Naphthol																		E						C						E					E		E										E			
Bleisalze	C					B	C					C				C	C	E						C						E																				
Borax	C	C			C	B	B				C																																							
Borsäure																							C	E																										C
Chloralhydrat					C																			E						E																	E	C		E
Chlorquinaldol																											C																							
Eisensalze					C						C														C										C	C						C								
Gerbstoffe					C		C				C													C						C																	C	C		
Hexamin					C	C					E										E			C																						E			E	
Hydroxychinolin																																															C			
Ichthyol					C		C				C			C		C	C								C	C																								
Jod, Jodide, Jodoform					C	C	C										C	E					C	C						C				C															C	
Kampfer																		E						E						E					E											E				
Kaliseife							B			C																																								
Kaliumpermanganat	C	C	C	C			C		C								C																														C			
Kupfersalze													C																																					
Menthol																		E						E						E					E		E													
Methylenblau																		C						C						C																				
Natriumsalizylat									C																																									
Perubalsam																								C																									E	
Phenole										E				E		C		E				E				E											E										E			
Procainsalze																																																		
Proteine																													C							C														
Pyrogallol										E				E								E				E									E											E	C		E	
Quecksilbersalze	C	C					C			C																																C					C			
Resorcin					C					E				E								E				E										E										E	C		E	
Salizylsäure										C	C													C						E		E		E			E					C		E		E	C		E	
Salol																		E				E				E				E					E											E				
Schwefel																																						C												
Schwermetallsalze					C					C						C								C						C					C					C										
Silberverbindungen																														C																				
Subcutin																																																		
Tannin					C	C	C				C																																							
Tetracainsalze																																																		
Tetracycline				C	C	C																																									C			
Thiomersal																																																			
Thymol							E											E				E								E							E										C		E	
Tumenol-Ammonium	C	C																																													C		C	C
Wismutsalze																																																			
Zinkoxid																																																			C
Zinksalze																																		C																

Phenole																									E		
Procainsalze	C	C																					X		E	C	C
Proteine					C			E		C	E		E			E	C											
Pyrogallol			C	C		E		E		E		E	C	E		E	E								E			
Quecksilbersalze							C	E		C		E	C	E		E		C		C	C			C				
Resorcin			C		E	C		E		E		E		E		E	E								E	E		
Salizylsäure			E	C	E	C		E		C E		E		E		E	E								E		C	
Salol			C		E			E				E													E	C		
Schwermetallsalze					C	C		C			C																	
Silberverbindungen		X						C		C				X			C			C	C	C						
Subcutin																			C						C			
Tannin	C	C	C							C		C		C		C									C			
Tetracainsalze	C	C	C																					C			C	
Tetrazykline		C	C							C						C C												
Thiomersal																												
Thymol			E		E			E		C		E		E		E	E											
Tumenol-Ammon.	C	C			C					C		C		C		E	C										C	
Wismutsalze																	C											
Zinkoxid											C						C								C		C	C
Zinksalze					C							C					C								C		C	C

Zeichenerklärung: B pH-Verschiebung (mit Löslichkeitsverminderung, Ausfällung)
C chemische Reaktion, Ionenreaktion
E rheologische Veränderung (Eutektikum)
X Fällung mit Halogenidsalzen möglich

Subcutin = Ethoform, Benzocain, Äthyl-p-aminobenzoat, Anästhesin

Tabelle 1.6. Zusammenstellung bekannter Inkompatibilitäten zwischen Wirkstoffen und Grundlagentypen in Externa. (Aus Dolder 1980)

	Ung. alcohol. lanae (W/O)	Ung. hydrophil. anion. (O/W)	Ung. hydrophil. nonion (O/W)	Ung. polyaethylenglycoli
Acidum boricum	+++	++	+++	++
Acidum caprylicum	+++	+	+++	++
Acidum lacticum et salia	+++	+	+++	++
Acidum salicylicum	++	++	+	+
Acidum tannicum	+++	+	++	V
Acidum undecylenic. et salia	+++	+	++	++
Acriflavinium chloratum	+++	+	++	
Aethacridinium lacticum	+++	−	++	+(V)
Ammonium sulfobituminosum	−	+++	+++	++
Argentum nitricum	+++	+++	+++	−
Bacitracinum	++	−	−	−
Balsamum peruvianum	++	++	+++	++
Benzocainum (Ethoform)	+++	+++	+	+++
Benzylpenicillina	++	++	++	−
Camphora	++	++	+++	++
Capsaicinum	+++	++	++	++
Chloramphenicolum	+++	+++	+++	+++
Crysarobinum/Anthrarobinum	+++	++	−	V
Cocainum hydrochloricum	+++	+	+++	+++
Diphenhydramin. hydrochl.	+++	−	+++	+++
Hexachlorophenum	+++	+++	+	+++
Hydrargyrum oxidatum	+++	+++	−	−
Hydrargyr. praecipit. alb.	+++	+++	+	+
Hydrocortison. acetylatum	+++	+	+++	+
Iodum et salia	++	+	+	+
Neomycinum sulfuricum	+++	−	+++	+++
Penicillina G	++	++	−	−
Phenolum	++	+++	−	−
Pix Lithanthracis	−	+	++	++
Polydocanolum (Thesit)	−	−	++	++
Prednisolonum	+++	+	+++	+
Prednisolonum acetylatum	+++	+	+++	+
Procainum hydrochlor.	+++	+	+++	+++
Pyrogallolum	++	+++	−	−
Resorcinolum	++	+++	−	−
Sulfaisomidinum	+++	+++	−	V
Sulfathiazolum	+++	+++	+++	V
Sulfur praecipitatum	++	++	++	++
Tetracainum hydrochlor.	+++	+	+	+++
Tinct. carbonis detergens	−	+++	++	+
Titanum dioxidatum	+++	+++	+++	+++
Tumenol-Ammonium	−	+	+++	++
Tyrothricinum	+++	−	−	+++
Zincum oxidatum	+++	+++	+++	+++

Zeichenerklärung:
+++ in üblichen Konzentrationen verträglich
++ in höherer Konzentration unverträglich
+ nur in geringer Konzentration verträglich
V Verfärbung
(V) Verfärbung an der Oberfläche
− inkompatibel

möglich. Im einzelnen wurden folgende Verfahren zur Beurteilung der Hautoberfläche beschrieben:

1.3.1.1 Scanningelektronenmikroskopie und Mikrophotographie

Die standardisierte Mikrophotographie, die direkt an der Haut vorgenommen wird, erlaubt die Beurteilung der Hautoberfläche. Noch wesentlich eindrucksvollere Befunde ergibt die Scanningelektronenmikroskopie. Bei scanningelektronenmikroskopischen Untersuchungen wird von der Haut ein Negativabdruck abgenommen und von diesem ein Positivabdruck hergestellt (Abb. 1.3). Das morphologische Bild der Hautoberfläche kann durch Externabestandteile, die auf der Hautoberfläche liegen, ebenso beeinflußt werden wie durch eine Aufquellung der Korneozyten und einen keratoplastischen Effekt (Sarkany u. Caron 1965; Quattrone u. Laden 1976; Nicholls et al. 1978; Fanta 1978).

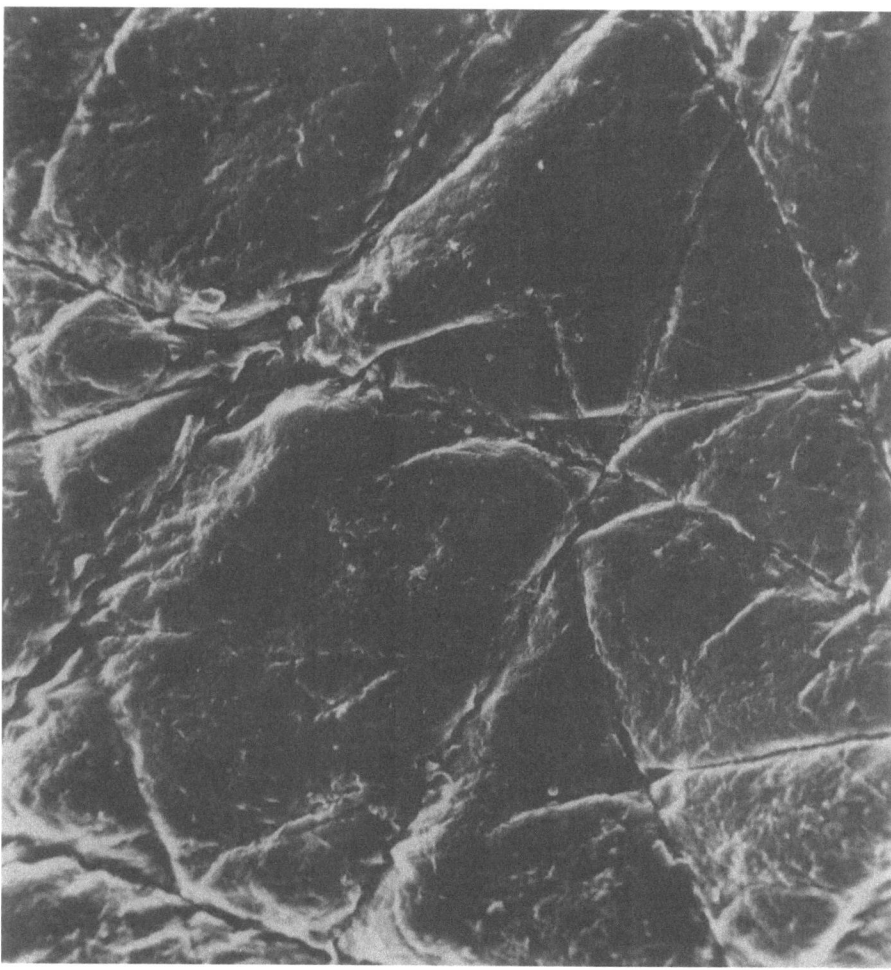

Abb. 1.3. Scanningelektronenmikroskopisches Bild der Hautoberfläche

1.3.1.2 Messung der Rauhigkeit der Haut

Eine Meßmethode beschreibt Tronnier (1980a u. b). Es wird ein wasserunlöslicher Farbstoff (Hostapermblau) auf die Haut aufgebracht. Dann wird mit einem Tensid der nicht an den Kanten von Korneozyten haftende Farbanteil abgewaschen. Bewertet wird die reflexionsphotometrisch gemessene Hautfarbe. Beeinflußt wird das Meßergebnis durch das Ausmaß der Hornschichthydratation, daneben aber auch durch glättende und aufrauhende Effekte anderer Art.

1.3.1.3 Messung des Reibungswiderstandes der Haut

Bei der Methode von Tronnier (1980 b) wird ein Stift mit einem bestimmten Auflagegewicht auf der Haut hin- und hergeführt. Gemessen wird die Kraft, die zur Bewegung des Stiftes nötig ist. Initial kommt es durch Wasser, Lösungsmittel etc. zu einem „Schmiereffekt" mit Verminderung des Reibungswiderstandes. Später wird häufig eine Zunahme des Reibungswiderstandes beobachtet, die in einen Zusammenhang mit einem Hydratationseffekt gebracht wird. Die Beschreibung eines ähnlichen Gerätes, bei dem der Widerstand der Hautoberfläche gegen die Rotation eines Ringes bei definiertem Auflagedurck gemessen wird, findet sich bei Nacht et al. (1981). Diese Autoren fanden, daß Externa, die vom Verbraucher als fettig empfunden werden, initial einen erheblichen „Schmiereffekt" aufweisen. Auch von diesen Autoren wird die in einer späteren Phase häufig beobachtete Zunahme des Reibungswiderstandes mit einem Hydratationseffekt in Zusammenhang gebracht.

1.3.1.4 Profilometrie der Hautoberfläche

Messungen des Hautoberflächenprofils werden ähnlich wie scanningelektronenmikroskopische Untersuchungen an Abdrücken der Haut vorgenommen. Das Oberflächenprofil der Haut kann durch eine Reihe von Parametern charakterisiert werden (Abb. 1.4). Eine diesbezügliche Darstellung findet sich bei Hoppe (1979). Dieser Autor konnte zeigen, daß Emulsionen das Oberflächenrelief der Haut glätten können. Eine Darstellung von Modifikationen dieses Verfahrens findet sich bei Cook (1980).

1.3.2 Hydratisierende Wirkung von Externagrundlagen

Die hydratisierende Wirkung von Externagrundlagen wird in Kap. 3 zusammen mit dem hydratisierenden Effekt von Moisturizern besprochen.

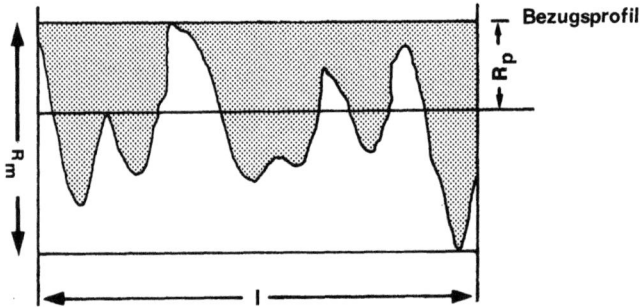

Abb. 1.4. Kurvenverlauf bei der Surfometrie der Hautoberfläche. Als Meßparameter sind eingezeichnet: R_m größte Einzelrauhtiefe im Bereich der Meßstrecke, R_p Glättungstiefe, d.h. mittlerer Abstand zwischen dem Bezugs- und dem Istprofil. Eine detaillierte Aufstellung weiterer möglicher Meßparameter findet sich bei Hoppe (1979)

1.3.3 Fettende und entfettende Wirkung von Externagrundlagen

1.3.3.1 Fettende Wirkung

Vor allem die Haut von alten Menschen und Neurodermitikern erscheint unangenehm rauh, schuppig und „trocken". Das gleiche gilt, wenn die Haut in starkem Maß durch Tenside oder Lösungsmittel entfettet wird, was in der Gewerbedermatologie von Bedeutung ist. Wie in Kap. 3 auszuführen sein wird, bestehen wahrscheinlich Zusammenhänge mit dem Hydratationszustand des Stratum corneum. Darüber hinaus dürfte jedoch auch der Mangel an Hautoberflächenlipiden für diesen Zustand eine Rolle spielen. Man versucht, das klinische Erscheinungsbild durch die Applikation von pflegenden Externa zu verbessern. Deren Wirkung dürfte teilweise mit einer aktiven oder okklusiven Hydratation der Hornschicht in einem Zusammenhang stehen, worauf in Kap. 3 einzugehen sein wird, teilweise ist sie jedoch sicher auch mit einer von der Hydratationswirkung unabhängigen weichmachenden Wirkung in Zusammenhang zu bringen. Der weichmachende Effekt kann meßtechnisch nicht befriedigend objektiviert werden. Dementsprechend muß er empirisch beurteilt werden.

Wichtig ist das Eindringvermögen der applizierten Lipide in die Interzellularräume des Stratum corneum. Das Eindringvermögen ist ein ausschlaggebender Faktor für die Akzeptanz. Als Meßmethode kommt die Bewertung des „Schmiereffektes" bei der Messung des Reibungswiderstandes der Haut in Betracht (Nacht et al. 1981). Eine weitere Meßmethode hat Jacobi (1971) angegeben. Dabei wird die Haut 6mal mit Tesafilm gestrippt. Nach jedem Tesafilmabriß wird ein Glasplättchen aufgedrückt. Beurteilt werden die sich auf dem Glasplättchen befindlichen Fettröpfchen. Eine Aufstellung über entsprechende Meßergebnisse bei einer Reihe von Öl- und Fettstoffen von Jacobi (1971) findet sich in Tabelle 1.7. Relativ gut ist das Eindringvermögen von Emulsionen, insbesondere solcher vom O/W-Typ.

Von großer Bedeutung ist die Verweildauer eines Externums auf der Haut. Die applizierten Lipide werden im wesentlichen durch Abrieb von der Haut entfernt. Wie

Tabelle 1.7. Eindringvermögen verschiedener Fette und Öle in die Hornschicht. (Aus Jacobi 1971)

I Kein bis ganz geringes Eindringvermögen	II Geringes Eindringvermögen	III Mäßiges Eindringvermögen	IV Gutes Eindringvermögen	V Sehr gutes Eindringvermögen
Isopropylmyristat	Reisschalenöl	Schweineschmalz	Linolsäure	Rizinusöl
Butylmyristat	Olivenöl	Weizenkeimöl	Ölsäure	Rizinolsäure
Cetiol	Aprikosenkernöl	Wollfett	Sesamöl	Atlas 120
Laurylalkohol		Avokadoöl	Mandelöl	
Kokosöl		Atlas 72		
Maisöl				
Mineralöl (Paraffinum subliquidum)				
Erdnußöl				

stark dieser Abrieb ist, hängt u.a. von der Adsorption der Lipide an das Keratin ab. Sie soll bei mineralischen Lipiden besser sein als bei pflanzlichen und tierischen Lipiden (Knox u. Ogura 1964). Auch im günstigen Fall dürfte eine Fettung der Haut maximal für 12–24 h möglich sein (Hellgren u. Vincent 1974). Die Verweildauer von Lipiden auf der Haut kann durch quantitative Lipidbestimmungen, die unter Abschn. 8.2.3 detailliert dargestellt sind, gemessen werden. Man kann sich jedoch auch der dünnschichtchromatographischen Technik zum Nachweis der Triglyceride, der freien Fettsäuren und der Paraffine bedienen (Hellgren u. Vincent 1974; Gloor et al. 1975a; vgl. auch unter Abschn. 8.2.4 und Abb. 8.6)

1.3.3.2 Entfettende Wirkung von Tensiden

Tenside, die in Reinigungslösungen enthalten sind, haben immer eine zusätzliche entfettende Wirkung. In eigenen umfangreichen Untersuchungen haben wir die Frage untersucht, ob sich die reinigende Wirkung parallel zur entfettenden Wirkung verhält. Die reinigende Wirkung wurde mit der von Tronnier (1965a) angegebenen Methodik ermittelt. Diese beruht im Prinzip darauf, daß die Haut mit einem Modellschmutz angefärbt wird, dann unter standardisierten Bedingungen in Kontakt mit der Reinigungslösung gebracht wird, und anschließend reflexionsphotometrisch die Hautfarbe gemessen wird. Es lassen sich auf diese Weise Beziehungen zwischen Waschzahl (definierter Meßwert für das Ergebnis des Waschversuchs) und Konzentration der waschaktiven Substanz ermitteln (Abb. 1.5). Diese Kurven erlauben die Bestimmung von Konzentrationen waschaktiver Substanz, die eine gleiche reinigende Wirkung aufweisen. Mit diesen Konzentrationen haben wir in weiteren Versuchen unter standardisierten Bedingungen die Haut entfettet. Die auf der Haut zurückgebliebenen Lipidmengen wurden mit der direkten Extraktion mit Petroläther und anschließender gravimetrischer Bestimmung der im Lösungsmittel enthaltenen Lipide gemessen (Gloor et al. 1972, 1974a und b).

Die Ergebnisse unserer Untersuchungen lassen sich wie folgt zusammenfassen:
a) Das Verhältnis zwischen reinigender und entfettender Wirkung einer waschaktiven Substanz ist für jede waschaktive Substanz und für jedes Gemisch waschaktiver Substanzen unterschiedlich.
b) Die Relation zwischen reinigender und entfettender Wirkung eines Tensidgemisches kann man nicht abschätzen aufgrund der entsprechenden Werte für die einzelnen Bestandteile.
c) Bei manchen Tensidgemischen ist die Relation zwischen reinigender und entfettender Wirkung mehr zur reinigenden Wirkung hin verschoben im Vergleich zu den Einzelsubstanzen.

Die praktisch wichtige Schlußfolgerung ist, daß es möglich ist, durch geeignete Tensidgemische eine ausreichende reinigende Wirkung bei einer geringen entfettenden Wirkung zu erzielen.

1.3.3.3 Ölbadezusätze

Ölbadezusätze werden vom Dermatologen mit unterschiedlicher Zielsetzung angewendet. Teilweise werden sie zur Reinigung nach externer Salbenbehandlung, z.B. beim Psoriatiker, verordnet. Dazu eignen sich nur Ölbadezusätze mit einer guten Reinigungswirkung. Der Ölzusatz soll der Entfettung durch die Tenside entgegenwir-

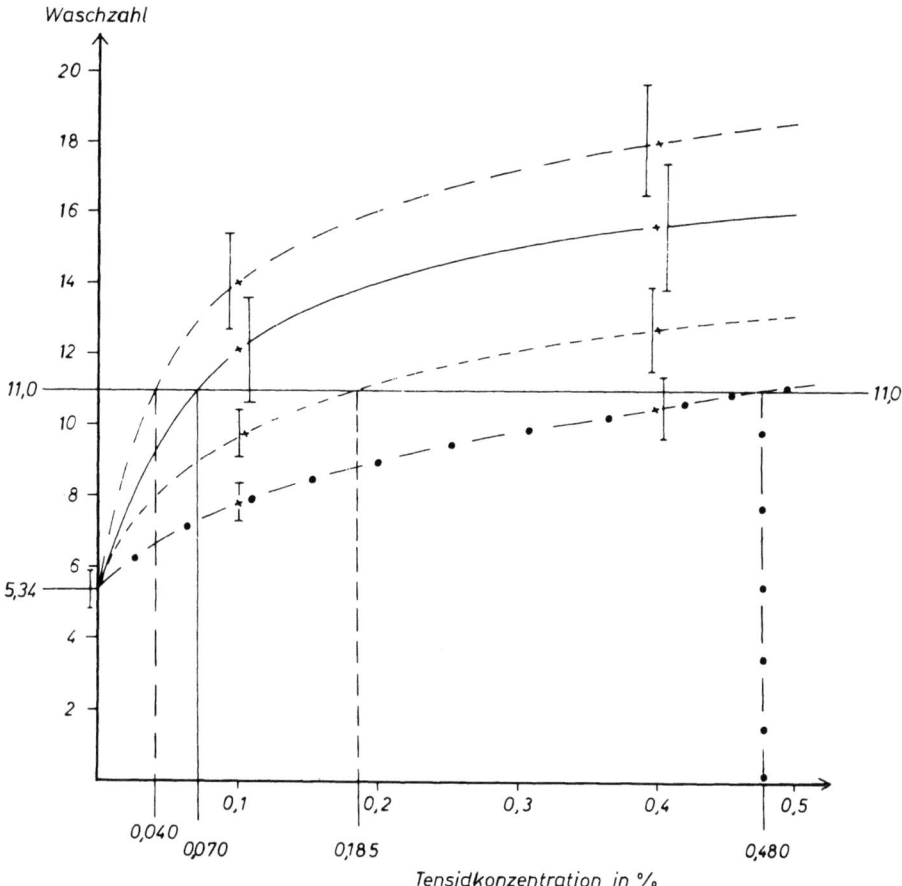

Abb. 1.5. Beziehung zwischen Wascheffekt beim standardisierten Waschversuch und Tensidkonzentration für vier verschiedene Tenside. – – – Natriumcocoylsulfat, ——— Triäthanolaminlaurylsulfat, ------ Polyäthylenglykolcetylstearyläther, – · – · – Polyoxyäthylenlauryläther (Aus Gloor et al. 1974a)

ken. Teilweise wird ein Ölbadezusatz jedoch weniger aus dem Gesichtspunkt der unvermeidbaren Körperreinigung heraus, sondern mit dem Ziel, der Haut aktiv Lipide zuzuführen, verordnet. In diesem Fall darf die reinigende Wirkung gering sein, während die fettende Wirkung ausgeprägt sein soll.

Für die Messung der rückfettenden Wirkung von Ölbadezusätzen bieten sich verschiedene Methoden an. Einmal kann nach standardisierter Exposition die Menge der Hautoberflächenlipide gemessen werden. Bei eigenen Versuchen haben wir uns der direkten Extraktion mit Petroläther und der anschließenden gravimetrischen Bestimmung der in dem Lösungsmittel enthaltenen Lipide bedient (Gloor et al. 1975a). Eine andere Möglichkeit ist die dünnschichtchromatographische Analyse der Hautoberflächenlipide. Je nach der Zusammensetzung des Ölbadezusatzes wird der Anteil der freien Fettsäuren, der Triglyceride und der Paraffine an den Hautoberflächenlipiden bewertet (Braig et al. 1974; Kadner u. Biesold 1974; Gloor et al. 1975a). Handelt es sich um chemisch gut definierte Rückfetter wie Isopropylmyristat, so kann man sich auch der Gaschromatographie bedienen (Tronnier u. Krattner 1968). Eine dritte Möglichkeit ist die Messung der Benetzbarkeit der Haut. Dabei kann der

Benetzungswinkel (Jordan u. Streckert 1980) oder die Tropfengröße (Kleine-Natrop 1974) bewertet werden. Die Haut ist um so besser benetzbar, je mehr Lipide auf der Haut vorhanden sind. Für In-vitro-Versuche kann man sich außerdem radioaktiv markierter Rückfetter bedienen. Die in der Haut nach einem standardisierten Kontakt mit der Ölbadlösung verbliebene Radioaktivität erlaubt Rückschlüsse auf die rückfettende Wirkung (Hermsdorf u. Peter 1981).

Die in der Literatur mitgeteilten Ergebnisse erlauben folgende verallgemeinernde Schlußfolgerungen:

a) Es ist grundsätzlich möglich, durch einen Ölbadezusatz gleichzeitig eine reinigende und eine fettende Wirkung zu erzielen.
b) Eine hohe Konzentration an waschaktiven Substanzen führt zu einer guten reinigenden Wirkung, setzt jedoch die fettende Wirkung deutlich herab (Gloor u. Ohrmann 1975).
c) Nach eigenen Untersuchungen (Gloor et al. 1975a) scheint der rückfettende Effekt nur wenig davon abhängig zu sein, ob mineralische oder pflanzliche resp. tierische Öle verwendet werden. Die früher von Taylor (1961) postulierte bessere rückfettende Wirkung von mineralischen Ölzusätzen konnten wir nicht bestätigen.
d) Eine Steigerung der Anwendungskonzentration eines Ölbadezusatzes ist nicht immer mit einer besseren rückfettenden Wirkung verbunden. So fanden wir bei einer 3fachen Erhöhung der von der Herstellerfirma empfohlenen Konzentration bei 3 verschiedenen Spezialitäten eine bessere Rückfettung. Eine Steigerung der Konzentration auf das 6fache verschlechterte jedoch die rückfettende Wirkung (Gloor et al. 1975b).
e) Am Beispiel von 3 Spezialitäten konnten wir zeigen, daß bei höherer Badewassertemperatur (38 °C) der rückfettende Effekt schlechter ist als bei niederer Temperatur (32 °C) (Gloor et al. 1975b).

Die rückfettende Wirkung von Ölbadezusätzen ist immer geringer als der fettende Effekt von lipophilen Salbengrundlagen. Hauptgrund für die Verordnung von Ölbädern ist, daß der Patient meist nicht bereit ist, das gesamte Integument in geringen Zeitabständen mit Pflegesalben zu behandeln.

1.3.4 Wirkung von Externagrundlagen auf die Entzündung

Zu der akuten Entzündung gehört die Hyperämie im subpapillären Gefäßplexus. Diese bedingt die rote Farbe entzündlicher Effloreszenzen und die Hyperthermie im Entzündungsherd. Zu der akuten Entzündung an der Haut gehört außerdem die interzelluläre Ödembildung in der Epidermis (Spongiose), die schließlich zur Bildung spongiotischer Bläschen führen kann. Klinisch führt die Blasenbildung zum Nässen. In manchen Fällen kann es auch zu einer intrazellulären Wasseransammlung in der Epidermis kommen, die ebenfalls Blasenbildung mit Nässen bedingen kann. Weitere Entzündungssymptome an der Haut, die in diesem Zusammenhang von geringerer Bedeutung sind, sind die Exsudation im oberen Corium und bei längerdauernder Entzündung die Akanthose und Papillomatose der Epidermis. Außerdem finden sich fast immer vor allem perivaskulär entzündliche Infiltrate.

Bei der Therapie der akuten nässenden Dermatitis muß versucht werden, eine Abdeckung der Haut durch die Grundlage des Externums oder durch Krustenmaterial zu vermeiden, da diese zu einem Wärme- und Flüssigkeitsstau führt. Durch Krustenbildung wird außerdem die sekundäre Infektion begünstigt. Daneben strebt man eine kühlende Wirkung an. Am besten geeignet für die Behandlung der akuten nässenden Dermatitis ist der feuchte Umschlag. Er bewirkt einerseits eine ständige Kühlung durch die Verdunstungskälte und verhindert andererseits jeden Flüssigkeitsstau. Voraussetzung für den Effekt ist allerdings, daß der feuchte Umschlag tatsächlich immer feuchtgehalten wird. Nachteilig ist, daß der feuchte Umschlag nicht als Vehikel zur Lokalapplikation entzündungshemmender Wirkstoffe in Frage kommt.

Unter den Externagrundlagen, in denen Wirkstoffe appliziert werden, kommen für die Behandlung der akuten nässenden Dermatitiden vor allem wäßrige Lösungen, Hydrogele, O/W-Emulsionen mit flüssiger Konsistenz und sog. Mikroemulsionen in Frage. Nicht geeignet sind Schüttelmixturen und Puder, da sie die Krustenbildung begünstigen. Außerdem kommen alkoholische Tinkturen und Alkoholgele nicht für die Behandlung akuter nässender Entzündungen der Haut in Frage, da Alkohole irritierend wirken.

Eine besondere Situation liegt vor, wenn eine Dermatose akuten Charakter aufweist, stark juckt, jedoch nicht näßt, wie beispielsweise die Urtikaria und die meisten Arzneimittelexantheme. In diesem Fall wird vor allem eine kühlende Wirkung angestrebt. Es eignen sich dazu vor allem Schüttelmixturen, O/W-Emulsionen mit flüssiger Konsistenz, Mikroemulsionen und Kühlsalben (Quasiemulsionen). Der Kühleffekt resultiert aus der Verdampfungskälte des Wassers. Er läßt sich an einem In-vitro-Modell messen, bei dem die Abkühlung von erwärmtem Wasser bei Kontakt mit dem Externum gemessen wird (Graf u. Hoheisel 1975). Außerdem kann er durch eine sensorische Prüfung der Kühldauer quantifiziert werden (Graf u. Hoheisel 1975).

Für subakute, nicht nässende Dermatitiden kommen auch andere Externagrundlagen in Frage. Geeignet sind O/W-Emulsionen mit cremiger Konsistenz, Pasten, weiche Pasten, W/O-Emulsionen, Quasiemulsionen und Polyäthylenglykolgele. Die

Tabelle 1.8. Eigenschaften der wichtigsten Externagrundlagen

Grundlage	Kühleffekt	Abdeckwirkung
Feuchter Umschlag	+	
Lösung	+	
Waschlösungen	+	
Tinktur	+	
Puder		
Fettbase inkl. Lipogel		+
Absorptionsbasen für W/O-Emulsionen		+
Absorptionsbasen für O/W-Emulsionen		+
Schüttelmixturen	+	
W/O-Emulsionen		(+)
O/W-Emulsionen	+	(+)
Quasiemulsionen	+	+
Mikroemulsionen	+	
Pasten		(+)
Weiche Pasten		+
Hydrogele	+	
Alkoholgele	+	
Polyäthylenglykolgele		

Tabelle 1.9. Eignung für die Behandlung akuter, nässender Dermatosen bei den wichtigsten Externagrundlagen

Grundlage	Geeignet	Nicht geeignet wegen Abdeckeffekt	Nicht geeignet wegen Begünstigung der Krustenbildung	Nicht geeignet wegen irritativer Wirkung
Feuchter Umschlag	+			
Lösung	+			
Waschlösungen				+
Tinktur				+
Puder			+	
Fettbase inkl. Lipogel		+		
Absorptionsbasen für W/O-Emulsionen		+		
Absorptionsbasen für O/W-Emulsionen		+		
Schüttelmixturen			+	
W/O-Emulsionen	(+)	(+)		
O/W-Emulsionen	+			
Quasiemulsionen		+		
Mikroemulsionen	+			
Pasten	(+)	(+)		
Weiche Pasten		+		
Hydrogele	+			
Alkoholgele				+
Polyäthylenglykolgele	+			

genannten Grundlagen weisen keine große Abdeckwirkung auf. Polyäthylenglykolgele können hygroskopisch sein. Fettbasen und Absorptionsbasen für W/O- bzw. O/W-Emulsionen werden wegen des erheblichen Abdeckeffektes vor allem bei chronischen Dermatosen angewendet.

Eine tabellarische Aufstellung zu dieser Problematik findet sich in den Tabellen 1.8–1.10.

1.3.5 Hautschutzsalben

1.3.5.1 Pathophysiologie

Die irritative Dermatitis spielt eine große Rolle in der Gewerbedermatologie. Sie ist einerseits als solche oft die Ursache für eine Berufsunfähigkeit. Andererseits spielt sie als Wegbereiterin des allergischen Kontaktekzems eine wichtige Rolle. Die Sensibilisierung bildet sich nämlich vielfach erst aus, wenn es zu einer erheblichen Penetration des Allergens durch die Hornschicht in Folge der durch die degenerative Hautschädigung bedingten Schädigung der Barrierefunktion gekommen ist. Noch größer ist die

Tabelle 1.10. Indikationen der wichtigsten Externagrundlagen

Grundlage	akuten nässenden Dermatosen	akuten nicht-nässenden Dermatosen	subakuten Dermatosen	chronischen Dermatosen	Seborrhö	Sebostase
Feuchter Umschlag	+					
Lösung	+	+				
Waschlösungen					+	
Tinktur				+	+	
Puder				+		
Fettbase inkl. Lipogel				+		+
Absorptionsbase für W/O-Emulsionen				+		+
Absorptionsbasen für O/W-Emulsionen				+		+
Schüttelmixturen		+				
W/O-Emulsionen			+			+
O/W-Emulsionen	+	+	+		+	
Quasiemulsionen			+			
Mikroemulsionen	+	+			+	
Pasten		(+)	+	+		
Weiche Pasten			+			
Hydrogele	+	+	+			
Alkoholgele			+	+	+	
Polyäthylenglykolgel	+	+	+	+	+	

Bedeutung des allergischen Kontaktekzems, dessen Manifestation bei bestehender Sensibilisierung durch Hautschutzsalben zu verhindern versucht wird. Bei besonderem Sensibilisierungsrisiko können Hautschutzsalben auch prophylaktisch zur Verhinderung einer Sensibilisierung eingesetzt werden.

Zur Pathogenese der irritativen Dermatitis hat in jüngster Zeit Malten (1981) Stellung genommen. Die Interpretationen dieses Autors stützen sich im wesentlichen auf Messungen des transepidermalen Wasserverlustes. Dieser kann bereits verstärkt sein, wenn noch keine klinischen Zeichen einer irritativen Dermatitis zu erkennen sind. Kommt es zu Hautschädigungen in größerem zeitlichen Abstand, so kann es, je nach der Stärke des Reizes, zu einer akuten irritativen Dermatitis oder zu einer klinisch nicht sichtbaren Reaktion kommen (Abb. 1.6). Ist der Zeitabstand zwischen den Schädigungen so kurz, daß die Haut nicht genügend Zeit hat, sich zu regenerieren, so treffen die Reizwirkungen auf eine bereits geschädigte Haut und der Effekt wird immer größer, so daß schließlich, trotz relativ kleiner Einzelreize, eine klinisch

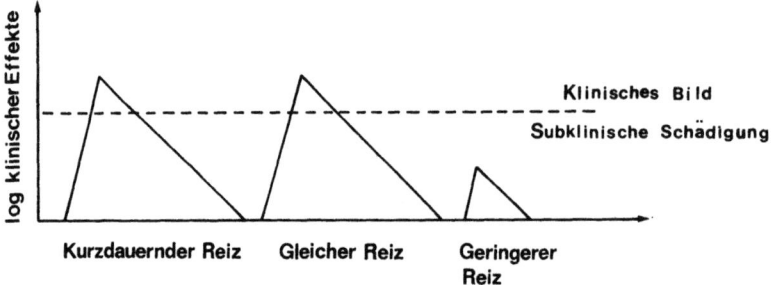

Abb. 1.6. Akute irritative Dermatitis. Der Einzelreiz kann so groß sein, daß ein klinischer Effekt sichtbar wird. Er kann jedoch auch so klein sein, daß nur klinisch nichtsichtbare Veränderungen (z. B. Erhöhung des transepidermalen Wasserverlustes) zustande kommen. (Nach Malten 1981, abgeändert)

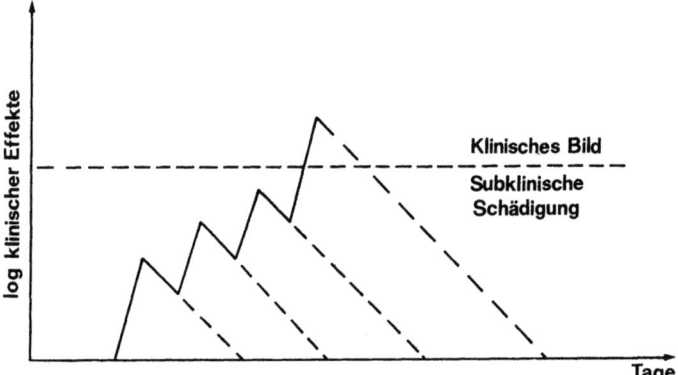

Abb. 1.7. Chronische irritative Dermatitis. Die Einzelschädigungen, die gleicher Art sind (z. B. bei häufigem Händewaschen), folgen so schnell aufeinander, daß die Haut sich nicht regenerieren kann und die Schädigung immer stärker wird. Nach einiger Zeit sind klinische Veränderungen feststellbar. (Nach Malten 1981, abgeändert)

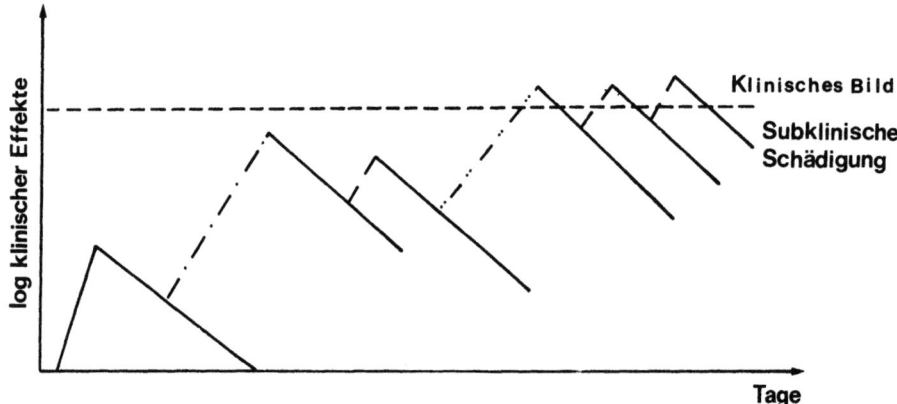

Abb. 1.8. Chronische irritative Dermatitis. Die Einzelschädigungen sind verschiedener Art. Der Zeitabstand zwischen den Einzelschädigungen ist so gering, daß sich die Haut nicht voll regenerieren kann. Nach einiger Zeit resultieren klinisch sichtbare Veränderungen. (Nach Malten 1981, abgeändert)

sichtbare Hautschädigung auftreten kann (Abb. 1.7). Es können sich dabei auch verschiedene sehr unterschiedliche Reizwirkungen addieren, die nur zum Teil beruflich bedingt sein können (Abb. 1.8).

Die Pathogenese des allergischen Kontaktekzems braucht in diesem Rahmen nicht beschrieben zu werden, da sie in der Literatur eingehend dargestellt ist und außerdem unter Abschn. 10.2.1 kurz besprochen ist.

In diesem Zusammenhang sei lediglich hervorgehoben, daß die Voraussetzung für eine Sensibilisierung die längerdauernde Penetration des Allergens in die Haut ist und daß beim Sensibilisierten nur dann sich ein allergisches Kontaktekzem manifestiert, wenn es zu einer Penetration des Allergens in die Haut kommt. Als ein möglicher Ansatzpunkt für die Verhinderung der Sensibilisierung bzw. der Manifestation des allergischen Kontaktekzems bietet sich ein Hautschutz an, der die Allergene in einer Hautschutzzubereitung vor ihrer Penetration in die Haut bindet.

1.3.5.2 Prüfung von Hautschutzsalben

Soweit nicht eine Bindung des Allergens an einen speziellen Bestandteil einer Hautschutzsalbe angestrebt wird, ist die wichtigste Eigenschaft eines Hautschutzstoffes, daß er undurchdringlich für das reizende Agens ist und daß er in diesem unlöslich ist (Schmid 1972). Diese Eigenschaften werden bei den meisten Verfahren geprüft. Andere Eigenschaften, wie Haftungsvermögen auf der Haut, fehlende Irritation der Haut, geringe Transpirationshemmung, leichte Auftragbarkeit und Entfernbarkeit sowie fehlende Beeinträchtigung des Arbeitsvorganges, sind von großer Bedeutung und müssen zusätzlich berücksichtigt werden.

1.3.5.2.1 In-vitro-Prüfungen

Beim Immersionstest wird geprüft, ob ein Schadstoff eine Hautschutzsalbe verändert. Zu diesem Zweck wird ein Objektträger mit der Hautschutzsalbe bestrichen und dann in den flüssigen Schadstoff gehängt. Beim Diffusionstest wird geprüft, ob ein Schadstoff durch eine Schicht Hautschutzsalbe penetriert. Die Penetration wird entweder durch einfache Beobachtung oder über eine Indikatorreaktion an der Unterseite der Hautschutzsalbenschicht nachgewiesen. Sehr detaillierte Versuchsanordnungen sind bei Tronnier (1964 u. 1965 b) beschrieben.

1.3.5.2.2 In-vivo-Prüfungen

Carrié (1955) prüfte die Grenzkonzentration eines Schadstoffes, die auf der mit der Hautschutzzubereitung behandelten Haut zu einer sichtbaren Irritation führte. Bei Burckhardt et al. (1956) findet sich die Beschreibung eines Tests, bei dem ein irritierendes Lösungsmittel auf die mit der Hautschutzsalbe vorbehandelte Haut gegeben wird. Überprüft werden die Zeitdauer, bis es zum Auftreten eines subjektiven Brennens kommt, und die objektiv faßbare entzündliche Spätreaktion. Kuske et al. (1956) überprüften die Alkaliresistenzreaktion mit und ohne Behandlung mit einer Hautschutzzubereitung. Steigleder u. Raab (1962) machten die Penetration durch eine Hautschutzsalbe dadurch sichtbar, daß α-Naphtylacetat durch die Esterasen der Haut in α-Naphtol aufgespalten wird, das mit einem Indikator eine Farbreaktion bewirkt. Schneider et al. (1959) maßen reflexionsphotometrisch, wie stark sich die Haut trotz einer Vorbehandlung mit Methylenblau anfärben läßt. Tronnier (1980a) prüfte, in welchem Maß eine Hautschutzsalbe das Nikotinsäureerythem unterdrücken kann.

Nach Guillemin et al. (1974) sowie Boman et al. (1982) können Lösungsmittel durch die Haut permeieren und in der Atemluft bzw. im Blut nachgewiesen werden. Eine effektive Hautschutzzubereitung müßte dementsprechend die Lösungsmittelmenge in Atemluft bzw. Blut reduzieren.

Möglich ist auch ein umgekehrtes Vorgehen, bei dem gemessen wird, ob eine Hautschutzzubereitung hauteigene Substanzen im Stratum corneum festhält. Schneider u. Tronnier (1958) bedienten sich dabei der Alkalineutralisationszeitbestimmung. Solange der Hautschutzfilm intakt ist, verlangsamt er die Alkalineutralisation, da der Kontakt zwischen den sauren Valenzen der Haut und der Alkalilösung verhindert wird. Ein anderes Verfahren gab Tronnier (1964) an. Dabei wird die Haut mit Methylenblau angefärbt und anschließend die Hautschutzzubereitung aufgetragen. Dann wird ein standardisierter Waschversuch mit dem Schadstoff durchgeführt und die Methylenblaumenge in der Waschlösung gemessen. Ähnliche Verfahren haben in jüngerer Zeit Sauermann et al. (1979) sowie Puschmann (1982) beschrieben. Sie prüften, wieviel Serin bzw. L-Alanin sich aus der Haut ohne bzw. nach Vorbehandlung mit einer Hautschutzzubereitung auswaschen läßt.

Soll die spezifische Bindung eines Allergens an einen Bestandteil einer Hautschutzzubereitung überprüft werden, so bedient man sich des üblichen Epikutantests und prüft, ob eine positive Reaktion gegen ein Allergen beim Sensibilisierten durch eine Hautschutzsalbenvorbehandlung verhindert werden kann (Schuppli 1970). Beim Tier kann man auch mit Isotopenmethoden die Absorption von Cr-Ionen durch die Haut direkt bestimmen (Wahlberg 1971).

1.3.5.3 Hautschutzsalben

Auch heute noch muß die Wirksamkeit protektiver Hautschutzzubereitungen skeptisch beurteilt werden (Tronnier 1980). Häufig angewendet werden fettfreie Zubereitungen und O/W-Emulsionen (meist auf Stereatbasis), da diese in der Anwendung angenehm sind und den Arbeitsprozeß meist wenig stören. Sie sind vor allem gegen Öle effektiv, während wäßrige Lösungen und Lösungsmittel nur wenig in ihrer schädigenden Wirkung beeinflußt werden. Gegen hydrophile Schadstoffe können Fettbasen wie Vaseline verwendet werden. Sie werden jedoch meist vom Verbraucher nicht akzeptiert. Eher akzeptiert werden W/O-Emulsionen. Sehr umstritten ist die Schutzwirkung von Silikonölen. Silikonöle stellen nach Tronnier (1980) nur einen unzureichenden Schutz gegen Wassereinwirkung dar. Völlig ablehnen kann man jedoch eine Schutzfunktion gegen Wassereinwirkung nicht (Sauermann et al. 1979).

Wahlberg (1971) hat am Meerschweinchen geprüft, inwieweit verschiedene Schutzsalben die Resorption von Cr^{6+}-Ionen hemmen. Ein Hemmeffekt war erst bei einer Schichtdicke von 1 mm nachweisbar; diese Schichtdicke ist bei praktischen Anwendungsbedingungen nicht erreichbar. Mit der gleichen Methode fand Wahlberg (1972) mit der in der Praxis ebenfalls nicht realisierbaren Schichtdicke von 0,5 mm eine relativ gute Schutzwirkung einer handelsüblichen Schutzsalbe mit einem Ionenaustauscher (6-Acetoxy-2,4-dimethyl-m-dioxan). Zu analogen positiven Ergebnissen kam Schuppli (1970, 1971) mit Epikutantestungen mit Cr^{6+} sowie mit praktischen Anwendungsversuchen bei derselben Zubereitung. Bei $3/4$ der Prüfpersonen ließ sich so beim Chromekzem die Arbeitsfähigkeit erhalten. Die Schwierigkeit der Anwendung besteht darin, daß der Anwender mehrmals am Tag die Hände waschen und die Salbe neu auftragen muß. Komplexbilder auf der Basis von EDTA sollen bei Nickel wirksam sein (Schuppli 1980), bei Chrom ließ sich jedoch keine Wirkung nachweisen

(Wahlberg 1972). Nach den Versuchen von Wahlberg (1972) ist es auch eher unwahrscheinlich, daß mit Ascorbinsäure ein Schutz gegen Chrom erzielt werden kann. Deren Anwendung fußt auf der Vorstellung, daß Cr^{6+} in Cr^{3+} reduziert wird. Cr^{3+} soll als Allergen weniger wirksam sein (Schuppli 1971).

1.3.6 Beeinflussung der Wundheilung durch Externagrundlagen

1.3.6.1 Physiologische Grundlagen

An der Wundheilung sind prinzipiell die Wundkontraktion, die Granulation und die Epithelisation beteiligt. Je nach der Lokalisation einer Wunde kann der Anteil dieser 3 Komponenten am Wundheilungsvorgang sehr unterschiedlich sein. Eigene Untersuchungen am Rücken des Meerschweinchens haben gezeigt, daß an dieser Stelle die Wundheilung in erster Linie durch die Wundkontraktion erfolgt (Gloor u. Ruprecht 1977). Auf der anderen Seite spielt die Wundkontraktion, beispielsweise beim venösen Ulcus cruris, in der Regel keine nennenswerte Rolle, so daß dort für die Wundheilung in erster Linie die Granulation und die Epithelisation maßgebend sind.

Die physiologische Wundheilung kann durch verschiedene Faktoren verzögert werden. So kann beim arteriellen Ulkus die arterielle Minderdurchblutung die Wundheilung verhindern. Auch ein Ödem im Wundgrund kann die Wundheilung stark verzögern. Ein Beispiel dafür ist das venöse Ulcus cruris. Eine Verzögerung der Wundheilung kann schließlich aus einer bakteriellen oder mykotischen Superinfektion resultieren. Hemmen können außerdem die Wundheilung Krusten und nekrotische Beläge auf der Wunde. Auf die antimikrobielle Behandlung ist in Kap. 4, auf die enzymatische Abdauung von Krusten und Nekrosen unter Abschn. 9.5 eingegangen.

1.3.6.2 Prüfmethoden

1.3.6.2.1 Prüfung der Wundkontraktion

Ein ausgezeichnetes tierexperimentelles Modell ist der experimentelle Hautdefekt am Meerschweinchenrücken, da dort die Wundheilung fast ausschließlich durch Wundkontraktion erfolgt. Bei eigenen Untersuchungen haben wir einen 7,6 cm^2 großen, die ganze Hautdicke umfassenden Hautdefekt gesetzt und die Wundkontraktion im Verlauf von 2 Wochen gemessen (Gloor u. Ruprecht 1977). Untersuchungen an Entnahmestellen von Stanzbiopsien am Menschen erlauben nicht die gleiche Aussage, da an den meisten Körperstellen die Wundkontraktion eine weit geringere Rolle spielt bei der Wundheilung, als dies am Meerschweinchenrücken der Fall ist.

1.3.6.2.2 Prüfung der Granulation

Bei der Beurteilung der Granulation des korialen Gewebes ist man im wesentlichen auf histologische Untersuchungen angewiesen, die sich allerdings meist schlecht quantifizieren lassen. Ein Beispiel für derartige Untersuchungen findet sich in der Publikation von Colman u. Roenigk (1978). Denkbar ist zusätzlich die autoradiographische Bestimmung des ^{3}H-Thymidin-Labelling-Index, wobei jedoch ebenso wie bei histologischen Untersuchungen quantitative Aussagen nur schwer zu machen sind. Rückschlüsse auf die Bindegewebsproliferation und die Kollagensynthese erlauben Untersuchungen der Reißfestigkeit experimenteller Wunden (Sixt et al. 1968). Die Bedeutung dieses Verfahrens bei der Bewertung einer externen Therapie ist allerdings gering.

1.3.6.2.3 Prüfung der Epithelisation

Die Beeinflussung der Epithelisation läßt sich relativ gut quantifizieren. Die Epidermis kann im Experiment mit Unterdruck (Blasenbildung nach Kiistala) entfernt werden (Tronnier u. Koch 1975; Devitt et al. 1978). Eine andere Möglichkeit ist die Entfernung der Epidermis mit einem Dermatom, beispielsweise beim Schwein (Eaglstein u. Mertz 1978). Die Epithelisierung wird in der Regel makroskopisch beurteilt.

1.3.6.2.4 Prüfung der Wundheilung insgesamt

Am Menschen kann der Wundverschluß von Entnahmestellen von Punchbiopsien überprüft werden (Knudson u. Snitker 1969). Der Nachteil des Verfahrens ist, daß je nach der Lokalisation der Anteil der Wundkontraktion am Wundverschluß unterschiedlich ist. Ein tierexperimentelles Verfahren, bei dem ein ischämisches Ulkus durch die Injektion eines Sklerosierungsmittels gesetzt wird, beschreiben Manna et al. (1982).

1.3.6.3 Wirkung von Externagrundlagen

Angaben über die Beeinflussung der Wundkontraktion durch Externagrundlagen finden sich bei Gloor u. Ruprecht (1977). Nach diesen am Meerschweinchenrücken erhobenen Befunden wird die Wundkontraktion durch Vaselinum album günstiger beeinflußt als durch Pasta Zinki mollis. Ein Puder (Amylum Maydis) liegt in seiner Wirkung dazwischen. Beim Vergleich von drei Pudern (Laktose, Talkum, Amylum Maydis) fand sich kein Unterschied.

Bezüglich der Beeinflussung der Granulation besteht weithin die Vorstellung, daß hygroskopische Puder unter bestimmten Umständen die Granulation begünstigen. Eine Begünstigung der Granulation durch ein dreidimensional vernetztes, stark hygroskopisches Dextranpolymer wiesen Lochbühler et al. (1978) nach. Dieser Effekt kann nicht durch eine antimikrobielle Wirkung erklärt werden, da die genannte Zubereitung die bakterielle Besiedelung des Ulkusgrundes nicht reduziert (Petzoldt u. Henkel 1979).

Eindeutige Vorstellungen bestehen über die Beeinflussung der Epithelisation. Nach Eaglstein u. Mertz (1978) beschleunigt ein Okklusivverband die Epithelisation erheblich. In Übereinstimmung damit sind Befunde von Tronnier u. Koch (1975) zu bringen, die eine günstigere Wirkung von abdeckenden fetten Salben und fetthaltigen Cremes auf die Epithelisation fanden als von anderen Externagrundlagen.

Bei zusammenfassender Bewertung deuten diese Befunde darauf hin, daß je nach der Lokalisation eines Hautdefektes und je nach dem Stadium der Wundheilung unterschiedliche Externagrundlagen Anwendung finden sollten. Zusätzlich berücksichtigt werden muß bei der Auswahl des Externums die Notwendigkeit einer antimikrobiellen und abdauenden Behandlung bei vielen Ulzera.

Literatur

Boman A, Wahlberg JE, Johansson G (1982) A method for the study of the effect of barrier creams and protective gloves on the percutaneous absorption of solvents. Dermatologica 164:157–160

Braig S, Tronnier H, Meinhard G, Teupel M, Gloxhuber C (1974) Rückfettung der Haut durch spezielle Badezusätze. Ärztl Kosmetol 4:85–89

Burckhardt W, Marti P, Sting W, Huber HP (1956) Untersuchungen über die Nützlichkeit der Hautschutzsalben. Dermatologica 113:260–278

Carrié C (1955) Zur Wirksamkeit von Hautschutzsalben. Hautarzt 6:363–365

Colman GJ, Roenigk HH jr. (1978) The healing of wounds in the skin of piglets treated with benzoyl peroxide. J Derm Surg Oncol 4:705–707

Comaish St, Smith J, Seville RH (1971) Factors affecting the clearance of psoriasis with dithranol (anthralin). Brit J Derm 84:282–289

Cook ThH (1980) Profilometry of skin – a useful tool for the substantiation of cosmetic efficacy. J Soc cosm Chem 31:339–359

Devitt H, Clark MA, Marks R, Picton W (1978) A quantitative approach to epidermal wound healing: the effect of dexamethasone on regenerating epithelium. Brit J Derm 98:315–323

Dolder R (1980) Dermatica – eine Übersicht über mögliche Incompatibilitäten. Pharmazeutische Verfahrenstechnik 1:9–14

Eaglstein WH, Mertz PM (1978) New method for assessing epidermal wound healing: the effects of triamcinolone acetonide and polyethelene film occulsion. J invest Derm 71:382–384

Fanta D (1978) Klinische und experimentelle Untersuchungen über die Wirkung von Benzoylperoxyd in der Behandlung der Akne. Hautarzt 29:481–486

Fiedler HP (1981a) Puder-Pudergrundlagen und Puderrohstoffe Ärztl Kosmetol 11:54–55

Fiedler HP (1981b) Hydrokolloide. Ärztl Kosmetol 11:49–53

Futterer E (1981) Lösungsmittel und Lösungsvermittler. Ärztl Kosmetol 11:38–48

Gloor M, Ohrmann R (1975) Zur Therapie der Sebostase mit Ölbadezusätzen. Akt Derm 1:273–279

Gloor M, Ruprecht K (1977) Beeinflussung der Wundkontraktion durch Externagrundlagen. Hautarzt 28:254–256

Gloor M, Munsch K, Friederich HC (1972) Über die Beeinflussung der Hautoberflächenlipide durch Körperreinigungsmittel. 1. Mitteilung: Vergleichende Untersuchungen über den reinigenden und entfettenden Effekt von Schmierseife und zwei synthetischen Tensiden. Derm Mschr 158:576–581

Gloor M, Tretow CW, Friederich HC (1974a) Über die Beeinflussung der Hautoberflächenlipide durch Körperreinigungsmittel. 2. Mitteilung: Vergleichende Untersuchungen über den reinigenden und entfettenden Effekt weiterer anionenaktiver und nicht ionogener Tenside. Derm Mschr 160:291–296

Gloor M, Schuhmacher H, Tretow CW, Friederich HC (1974b) Über die Beeinflussung der Hautoberflächenlipide durch Körperreinigungsmittel. 3. Mitteilung: Vergleichende Untersuchungen über den reinigenden und entfettenden Effekt reiner Tenside und Tensidgemische. Derm Mschr 160:297–304

Gloor M, Falk W, Friederich HC (1975a) Vergleichende Untersuchungen zur Wirkung verschiedener Ölbadezusätze. Z Hautkr 50:429–436

Gloor M, Falk W, Friederich HC (1975b) Über den Einfluß der Badezusatzkonzentration und der Badewassertemperatur auf den rückfettenden Effekt von Ölbadezusätzen. Hautarzt 26:589–592

Graf E, Hoheisel H (1975) Zur Objektivierung der Kühlwirkung von Kühlsalben, -gelen und Lotionen. Arch pharmac 308:2–11

Guillemin M, Murset JC, Lob M, Riquez J (1974) Simple method to determine the efficiency of a cream used for skin protection against solvents. Brit J industr Med 31:310–316

Hellgren L, Vincent J (1974) Skin surface retention of an applied ointment. Dermatologica 149:39–42

Hermsdorf H, Peter MG (1981) Quantitative Messung eines Rückfetters auf Human- und Schweineepidermis. J Soc cosm Chem 32:37–42

Hoppe U (1979) Topologie der Hautoberfläche. J Soc cosm Chem 30:213–239

Hulsebosch HJ, Ponec-Waelsch M (1972) The interaction of anthralin, salicylic acid and zinc oxide in pastes. Dermatologica 144:287–293

Jacobi O (1971) Methodische Prüfung von in Hautschutz- und Hautpflegemitteln einsetzbaren Öl- und Fettstoffen auf ihr Eindringvermögen in das Stratum corneum. Berufsdermatosen 19:207–215

Jellinek JSt (1976) Kosmetologie – Zweck und Aufbau kosmetischer Präparate. 3. Aufl. Hüthig, Heidelberg

Jordan R, Streckert G (1980) Benetzbarkeit der Haut nach dem Baden. Ärztl Kosmetol 10:397–398

Junginger H, Führer C, Ziegenmeyer J, Friberg S (1979) Strukturuntersuchungen von Salben. 2. Mitteilung: Strukturuntersuchungen an der wasserhaltigen hydrophilen Salbe DAB7. J Soc cosm Chem 30:9–23

Kadner H, Biesold C (1974) Untersuchungen zur Rückfettung der Haut durch Badepräparate mit Hilfe der Dünnschichtchromatographie. Derm Mschr 160:882–883

Kleine-Natrop HE (1974) Über Testmethoden der Rückfettung der Haut durch tensidhaltige Badelösungen mit Lipidzusätzen. Derm Mschr 160:873–881

Knox JM, Ogura R (1964) Adherence of bath oil to keratin. Brit med J 2:1048–1050

Knudsen EA, Snitker G (1969) Wound healing under plastic-coated pads. Acta derm-venereol 49:438–441

Kuske H, Klayman M, Schwarz K (1956) Zur Prüfung von Gewerbeschutzsalben. Dermatologica 112:316–322

Lochbühler H, Kaufmann W, Storz WL (1978) Ein neues Prinzip zur Behandlung infizierter Wunden. Therapiewoche 28:2665

Lorenz P (1981) Tenside in Kosmetika und Pharmazeutika. Ärztl Kosmetol 11:15–22

Lukacs St, Braun-Falco O (1973) Über das Verhalten von Dithranol (Cignolin) in Pasten und Lösungen und seine Beeinflußbarkeit durch Salicylsäure. Hautarzt 24:304–309

Malten KE (1981) Thoughts on irritant contact dermatitis. Cont Derm 7:238–247

Manna V, Bem J, Marks R (1982) An animal model for chronic ulceration. Brit J Derm 106:169–181

Nacht S, Close JA, Yeung D, Gans EH (1981) Skin friction coefficient: changes induced by skin hydration and emollient application and correlation with perceived skin feel. J Soc cosm Chem 32:55–65

Nicholls S, King CS, Marks R (1978) Short term effects of emmollients and a bath oil on the stratum corneum. J Soc cosm Chem 29:617–624

Nürnberg E (1979) Neue Entwicklungen in der Galenik externer Dermatika. Zbl Haut Geschl Kr 142:79–91

Petzoldt D, Henkel W (1979) Semiquantitative Untersuchungen über die bakterielle Besiedelung des Ulcusgrundes. Extr derm 3, Suppl 1:29–34

Puschmann M (1982) Aufrechterhaltung des Gehalts der Haut an physiologischen Feuchthaltefaktoren durch medizinische Hautschutzpräparate. Akt Dermatol 8:23–25

Quattrone AJ, Laden K (1976) Physical techniques for assessing skin moisturization. J Soc cosm Chem 27:607–623

Raab W, Gmeiner B (1974) The inhibition of glucose-6-phosphate dehydrogenase activity by dithranol (anthralin), zinc ions and/or salicylic acid. Arch Derm Forsch 251:87–94

Reese G (1981) Feuchthaltemittel. Ärztl Kosmetol 11:56–60

Sarkany I, Caron GA (1965) Microtopography of the human skin – Studies with metal-shadowed replicas from plastic impressions. J Anat 99:359–364

Sauermann G, Düsing HJ, Kopplow HJ, Römling E, Wittern W (1979) Zur Wirkung silikonölhaltiger Hautpflegeprodukte. Ärztl Kosmetol 9:110–116

Schmid O (1972) Hautschäden und Hautschutz in der Industrie. Parf Kosm 53:93–98

Schneider W, Tronnier H (1958) Untersuchungen über die Einwirkung von Schutzsalben und Waschmitteln auf die menschliche Haut unter Anwendung einer modifizierten Alkalineutralisationsprobe. Berufsdermatosen 6:1–19

Schneider W, Tronnier H, Bussius H (1959) Weitere Untersuchungen an Hautschutzsalben mit einer neuen Methodik. Hautarzt 10:205–208

Schuppli R (1970) Über einen neuen Typus von Schutzsalben gegen Chromatekzeme. Berufsdermatosen 18:350–355

Schuppli R (1971) Probleme des Hautschutzes. Z Haut Geschl Kr 46:751–754

Schuppli R (1980) Hautschutz gegen Metallionen. Arbeitsm Sozialm Prevent Med 15:10–13

Schuster G, Domsch A (1981) Unpolare Lipide – natürlichen und synthetischen Ursprungs. Ärztl Kosmetol 11:23–29

Sixt H, Spelsberg F, Klemm J, Meyer A, Postenrieder I (1968) Tierexperimentelle Untersuchung zur Beeinflussung der Wundheilung. Arzneim.-Forsch 18:1460–1462

Schuster G, Pospischil H (1981) Emulgatoren und Lösungsvermittler. Ärztl Kosmetol 11:30–37

Spirig H, Müller KH (1974) Systematik der Grundlagen für die lokale Dermotherapie unter Berücksichtigung von gebräuchlichen Formeln aus PhH, DAB, USP, Pharm. franc., PM. Therap Umsch 31:343–353

Steigleder GK, Raab WP (1962) Skin protection afforded by ointments. J invest Derm 38:129–131

Taylor EA (1961) Oil adsorption: a method for determining the affinity of skin to adsorb oil from aqueous dispersions of water-dispensable oil preparations. J invest Derm 37:69–72

Tronnier H (1964) Über Hautschutzsalben. 1. Mitteilung: Untersuchungen über die Diffusion von Schadensstoffen durch Hautschutzsalben. Berufsdermatosen 12:241–281

Tronnier H (1965a) Zur Standardisierung von Waschversuchen an der menschlichen Haut. Fette-Seifen-Anstrichmittel 67:512–514

Tronnier H (1965b) Über Hautschutzsalben. 2. Mitteilung: Weitere experimentelle Prüfungen an ausgewählten Rezepturen. Berufsdermatosen 13:129–159

Tronnier H (1980a) Experimentelle Ergebnisse im Spiegel der Praxis Arbeitsmed. Sozialmed Prev Med 15:5–10

Tronnier H (1980b) Differenzierte Feuchtigkeitsmessungen an der menschlichen Haut. Ärztl Kosmetol 10:291–308

Tronnier H, Koch E (1975) Über den Einfluß lokaler Behandlung auf die Epithelisierung experimenteller Defekte an der menschlichen Haut. Hautarzt 26:370–373

Tronnier H, Krattner R (1968) Untersuchungen zur Entfettung und Rückfettung durch Verwendung tensidhaltiger Lösungen mit Lipidzusätzen. Parf Kosm 49:279–283, 321–324

Voigt R, Gulde C, Fechner C (1978) Wechselwirkungen zwischen makromolekularen Hilfsstoffen und Arzneistoffen. 14. Mitteilung: Auswirkungen durch Gleichgewichtsdialysen erkannter Arzneistoff-Hilfsstoff-Bindungen auf das Liberationsverhalten bei Hydrogelen. Pharmazie 33:732–735

Wahlberg JE (1971) Absorption – inhibiting effect of barrier creams. Berufsdermatosen 19:197–207

Wahlberg JE (1972) Anti-chromium barrier creams. Dermatologica 145:175–181

Zesch A, Schäfer H (1981) Zur Wechselwirkung von Arzneistoffen an und in der Haut. Vergleichende Untersuchungen zur gegenseitigen Beeinflussung von Ethylenglykolmonosalicylat und Benzylnikotinat. Dermatosen 29:161–167

2 Wirkstofffreigabe, Wirkstoffpenetration und Wirkstoffkonzentration in Epidermis und Dermis

Bei den Externa im engeren Sinn soll lediglich eine Wirkung auf der Hautoberfläche oder im Stratum corneum erzielt werden. Dazu gehören vor allem antimikrobielle und keratoplastische Zubereitungen. Bei diesen Wirkstoffen ist die Penetration in die lebende Epidermis nicht erwünscht. Bei den sog. Dermatika strebt man eine Penetration des Wirkstoffs in die lebende Epidermis und in das Corium an. Da die Wirkung in der Haut erfolgen soll, ist eine rasche Aufnahme des Wirkstoffes in das Gefäßsystem nicht erwünscht. Letzteres wird angestrebt bei den sog. Percutantherapeutika, bei denen die Haut nicht das Erfolgsorgan sondern lediglich die Barriere darstellt, die der Wirkstoff auf dem Weg in das unter der Applikationsstelle liegende Gewebe oder die Gefäße überwinden muß.

Bei allen Externa ist es wichtig, in welcher Grundlage ein Wirkstoff appliziert wird, da es möglich ist, daß der Wirkstoff nur wenig freigesetzt und somit – ohne richtig zur Wirkung zu kommen – durch den natürlichen Abrieb wieder von der Hautoberfläche mit der Grundlage zusammen entfernt wird. Vor allem bei antimikrobiellen und keratoplastischen Wirkstoffen muß angestrebt werden, daß sie in die Hornschicht eingelagert werden, damit sie möglichst lange ihre Wirkung entfalten können. Wirkstoffe, deren Penetration durch die Hornschicht in die lebende Epidermis bzw. das Corium angestrebt wird, müssen in der Lage sein, die Hornschichtbarriere zu überwinden. Günstig ist es, wenn ein derartiger Wirkstoff eine Affinität zu den Epidermiszellen oder dem Coriumgewebe aufweist, weil in diesem Fall der Abtransport durch das Gefäßsystem langsamer erfolgt und dementsprechend die erwünschte Wirkung in Epidermis bzw. Corium länger anhält. Hingewiesen werden muß auf die Möglichkeit der Umwandlung eines Wirkstoffes in unwirksame Metaboliten in der Haut. Eine detaillierte Darstellung dazu findet sich bei Schäfer et al. (1981).

2.1 Wirkstofffreigabe

2.1.1 Vorbemerkungen

Das Problem der Wirkstofffreigabe muß differenziert betrachtet werden. Schwierig ist es, sich eine Vorstellung darüber zu machen, was im Einzelfall als Akzeptormedium für den Wirkstoff zu betrachten ist. Einfach sind die Verhältnisse bei Wirkstoffen, die zur externen, antimikrobiellen Aknetherapie verwendet werden. Die Propionibakterien, die durch eine solche Behandlung gehemmt werden sollen, kommen vor allem in den Talgdrüseninfundibula vor. In diesem Fall stellt das Talgdrüsensekret das Akzeptormedium dar. Nicht so einfach sind die Verhältnisse bei bakteriellen Hautinfektionen und Mykosen, da keine exakten Vorstellungen darüber bestehen, in welchem Milieu die Keime, deren Abtötung angestrebt wird, vorliegen. Schwierig ist es auch, Aussagen über das Akzeptormedium zu machen, wenn keratoplastische Agenzien angewendet werden, da deren Angiffspunkt chemisch nur wenig genau definiert ist. Extrem schwierig sind die Wirkstofffreigabeverhältnisse schließlich zu bewerten, wenn die Penetration eines Wirkstoffs angestebt wird, da der Penetrationsmechanismus nicht definitiv geklärt ist und insbesondere nicht klar ist, über welche molekularen Strukturen bei den verschiedenen Pharmaka die Diffusion in die Tiefe erfolgt.

Schwierigkeiten ergeben sich weiter aus der Tatsache, daß manchmal nur schwer Aussagen darüber gemacht werden können, in welcher Form die Wirkstoffe in einem Externum vorliegen und vor allem welche Veränderungen im Laufe der Zeit auf der Haut auftreten. Relativ einfach sind die Verhältnisse bei Lösungen zu beurteilen. Sie wurden von Hagerman (1973) am Beispiel einer Lösung von Triamcinolonacetonid dargestellt. Dieser Wirkstoff ist in Wasser unlöslich, jedoch in Alkohol löslich. In einem Handelspräparat befindet sich Triamcinolonacetonid in einem Lösungsmittel, das zur Hälfte aus Wasser und zur Hälfte aus Alkohol besteht. Wird diese Tinktur auf die Haut aufgetragen, so verdunstet der Alkohol schneller als das Wasser. Es entsteht sehr schnell eine übersättigte Lösung, und der Wirkstoff fällt auf der Hautoberfläche aus. Je mehr Lösungsmittel verdampft, um so mehr reichert sich der Wirkstoff auf der Haut an, bis schließlich nach Verdampfen des gesamten Lösungsmittels der Wirkstoff in kristalliner Form auf der Haut verbleibt. Wie von Wolter et al. (1970) mit Hilfe des Polarisationsmikroskopes an Tesafilmabrissen der Hornschicht gezeigt werden konnte, können Wirkstoffkristalle in der Hornschicht eingelagert werden. Ob es zu einer solchen Einlagerung kommt, hängt von Kristallform und -größe ab. Es ist also gut verständlich, daß Wirkstoffe aus alkoholischen oder wäßrigen Lösungen u.U. gut und über einen längeren Zeitraum verteilt in die Haut penetrieren.

Relativ gut sind auch die Verhältnisse bei Verwendung einphasiger lipophiler, hydrophiler oder amphiphiler Grundlagen, die frei von Emulgatoren und sonstigen Zusätzen sind, zu verstehen. Der Wirkstoff kann dabei in gelöster oder (und) suspendierter Form in der Grundlage vorliegen. Die Aufnahme von Wirkstoff in die Hornschicht ist bei direktem Kontakt suspendierter Wirkstoffpartikel mit der Hornschicht denkbar. In erster Linie ist jedoch für die Wirkstofffreigabe die Diffusion des Wirkstoffanteiles maßgebend, der im Vehikel gelöst ist. Bei Wirkstoffen wie Salizylsäure, die schnell aus der Grundlage in die Haut abgegeben werden, kann suspendierter Wirkstoff den Effekt deutlich erhöhen, da über längere Zeit eine gesättigte Lösung auf der Haut zur Verfügung steht. Wenig sinnvoll ist die Anwendung von Suspensionszubereitungen, wenn der Wirkstoff in der Grundlage sehr wenig gelöst wird. Immer ist es wichtig, daß der Wirkstoff in möglichst fein verteilter Form (geringe Partikelgröße) vorliegt. Am Beispiel der Salizylsäure konnten dies Wahlgren u. Führer (1976) mit einem In-vitro-Wirkstofffreigabemodell und über die In-vivo-Bestimmung der nicht von der Haut absorbierten Salizylsäure nach Externanwendung demonstrieren. Zu gleiche Schlußfolgerungen führten In-vivo-Untersuchungen von Barett et al. (1965) mit Fluocinolonacetonid in Vaseline.

Bei mehrphasigen Systemen kann der Wirkstoff sowohl in der hydrophilen als auch in der lipophilen Phase gelöst sein. Bei W/O-Emulsionen dürfte vor allem der in der lipophilen Phase gelöste Wirkstoff für die Wirkstofffreigabe entscheidend sein. Bei O/W-Emulsionen kann der Wirkstoff in der lipophilen Phase, in der freien wäßrigen Phase und in der mechanisch immobilisierten wäßrigen Phase vorliegen (Junginger et al. 1979; Führer 1981; Junginger et al. 1981). Da die äußere wäßrige Phase bei O/W Emulsionen schnell verdampft, dürfte nicht nur der in der äußeren wäßrigen Phase gelöste Wirkstoffanteil, sondern auch der in der lipophilen Phase befindliche Anteil für die Wirkstoffpenetration von Wichtigkeit sein.

2.1.2 Wirkstofffreigabemessung

Bei Wirkstofffreigabemessungen wird die Diffusion des Wirkstoffs aus dem Externum in eine Akzeptorphase gemessen. Es kann dabei die Donatorphase mit der Akzeptorphase in direkten Kontakt gebracht werden und die Zunahme der Konzentration des Wirkstoffs in der Akzeptorphase in Abhängigkeit von der Zeit gemessen werden (u.a. Wahlgren u. Führer 1976; Behr u. Kassebaum 1977). Eine Modifikation dieses einfachen Verfahrens wurde von Brunner (1971) angegeben. Es wird dabei die Akzeptorphase durch einen Rührer in Bewegung gehalten. Die Donatorphase wird von der Akzeptorphase durch eine großporige Membran aus Celluloseestern der deklarierten mittleren Porenöffnung von 5 µm getrennt, die keine Barrierefunktion ausübt. Optimalisiert wurde dieses Verfahren durch Rettig (1981) und Asche (1979). Es wird dabei die Akzeptorphase mit Hilfe einer Pumpe mit konstanter Geschwindigkeit an der Donatorphase vorbeigeführt. Ein Schema eines derartigen Versuchsaufbaues, wie es bei eigenen Untersuchungen zur Anwendung kam, findet sich in Abb. 2.1. Zimmermann u. Koch (1980) haben gezeigt, daß bei derartigen Modellen die Wirkstoffabgabe schneller erfolgt, wenn das Akzeptormedium bewegt wird und wenn auf eine Membrane zwischen Akzeptor- und Donatormedium verzichtet wird.

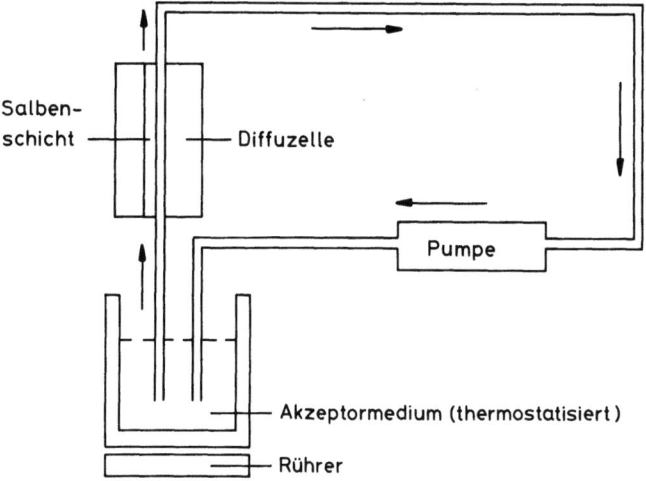

Abb. 2.1. Schema der In-vitro-Wirkstofffreigabemessung nach der Methode von Asche (1979) und Rettig (1981)

Bestimmt wird bei all diesen Methoden die Wirkstoffkonzentration im Akzeptormedium in Abhängigkeit von der Zeit. Dies kann mit chemischen Methoden (z.B. spektralphotometrische Bestimmung von Salizylsäure) oder mit Isotopenmethoden erfolgen. In Abb. 2.2 findet sich eine derartige Wirkstofffreigabekurve bei Verwendung von Salizylvaseline und dreier verschiedener Akzeptorphasen, die mit der Versuchsanordnung von Rettig und Asche gewonnen wurde. Bei allen Wirkstofffreigabemessungen ist es wichtig, daß die Temperatur streng konstant gehalten wird. Zahlreiche andere, meist weniger elegante Modifikationen für die Wirkstofffreigabemessung wurden in der Literatur beschrieben (z.B. Whitworth 1968; Salama et al. 1980; Petri 1981).

Mit einer erheblichen Problematik belastet ist die Wahl des Akzeptormediums bei derartigen Untersuchungen. In den meisten Fällen wurden wäßrige Akzeptormedien verwendet (u.a. Wahlgren u. Führer 1976; Brunner 1971; Behr u. Kassebaum 1977). Asche (1979) hat vorgeschlagen drei verschiedene Akzeptormedien zu wählen. Als hydrophile Phase schlägt er Pufferlösung pH 6, als intermediäre Phase n-Octanol, gesättigt mit Pufferlösung pH 6, und als lipophile Phase Isopropylpalmitat vor. Während z.B. bei der Prüfung topischer, antimikrobieller Aknetherapeutika – wie eingangs ausgeführt – ohne weiteres davon ausgegangen werden kann, daß die Akzeptor-

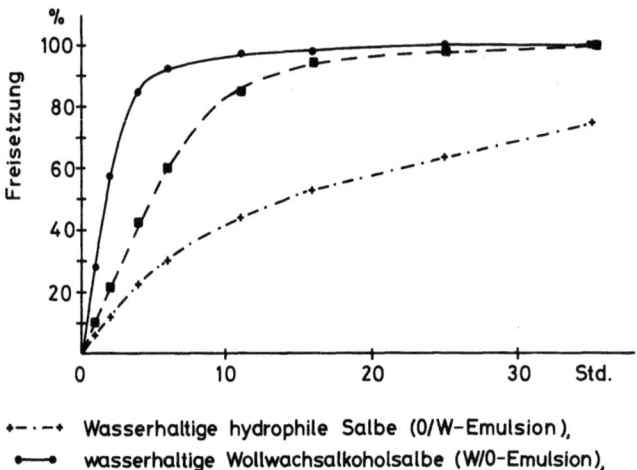

+–·–+ Wasserhaltige hydrophile Salbe (O/W-Emulsion),
•——• wasserhaltige Wollwachsalkoholsalbe (W/O-Emulsion),
■––■ Vaselinum album

Abb. 2.2. Wirkstofffreigabe von Salizylsäure aus 3 verschiedenen Grundlagen in die Akzeptorphase Isopropylpalmitat (Methode von Asche). (Aus Gloor und Klumpp 1981)

phase Isopropylpalmitat als repräsentativ gelten kann, ist in anderen Fällen eine solche Zuordnung schwierig. Gloor u. Klumpp (1981) haben überprüft, welches Akzeptormedium am besten gewählt wird, wenn keratoplastische Agenzien geprüft werden. Sie haben in vivo die Verbreiterung der Papillen der Fingerbeere durch Salizylsäure, die von Nowarra (1954) beschrieben wurde, bei Verwendung verschiedener Externagrundlagen überprüft. Dem stellten sie In-vitro-Wirkstofffreigabemessungen nach der Methode von Rettig und Asche mit den drei von diesen Autoren empfohlenen Akzeptormedien gegenüber. Es ergab sich eine Parallelität zwischen In-vivo-Wirkung und In-vitro-Wirkstoffabgabe in das Akzeptormedium Isopropylpalmitat. Bei der Prüfung antimikrobieller Externabestandteile mit Ausnahme der topischen Aknetherapeutika und der Externa zur Behandlung hyperkeratotischer Mykosen ist es wahrscheinlich sinnvoller, ein wäßriges Akzeptormedium zu wählen (Petri 1981). Wahrscheinlich nicht einheitlich zu beantworten ist die Frage, welches Akzeptormedium den physiologischen Verhältnissen am ehesten nahe kommt, wenn die Penetration eines Wirkstoffes angestrebt wird. Für den Wirkstoff Triamcinolonacetonid fanden Gloor u. Shabafrouz (1982), daß die Freigabe an Isopropylpalmitat am ehesten in Beziehung zur in-vivo Wirksamkeit gesetzt werden kann. Bei diesen Untersuchungen wurde der Abblaßeffekt der Kortikosteroide in vivo in eine Relation zur In-vitro-Wirkstofffreigabe gesetzt.

In allen Fällen, in denen das physiologische Akzeptormedium einen lipophilen Charakter hat, eignet sich ein Membranmodell für Wirkstofffreigabemessungen. Die Versuchsanordnung lehnt sich im Prinzip an das Resorptionsmodell von Stricker (1973) an, das ursprünglich für die Beurteilung der Wirkstoffresorption aus dem Magen-Darm-Trakt angegeben wurde. Bei diesem Modell wird die Hornschicht durch eine mit Lipiden (Laurylalkohol oder Laurylalkohol-Lecithin oder Laurylalkohol-Cholesterin) durchtränkte Cellulosemembran simuliert. In der Membran wird die Wirkstoffkonzentration dadurch niedrig gehalten, daß auf einer Seite Wasser an der Membran vorbeigeleitet wird. Auf der anderen Seite steht die Membran in Kontakt mit der Donatorphase (Holla 1979; Loth u. Hailer 1980). Bei manchen Fragestellungen kann man sich zur Wirkstoffabgabemessung auch eines Membranmodells bedienen, bei dem menschliche Haut die Membran darstellt (Loth u. Hailer 1980; vgl. dazu auch unter Abschn. 2.3.2). Je nach Versuchsanordnung erlauben auch andere Penetrationsuntersuchungen Rückschlüsse auf die Wirkstoffabgabe.

2.1.3 Schlußfolgerungen

Daß enorme Unterschiede bezüglich der Wirkstoffabgabe aus Externa bestehen, haben bereits die klassischen Untersuchungen von Moncorps (1929) mit Salizylsäure gezeigt. Sie haben auch deutlich gemacht, daß meist ein Wirkstoff um so besser aus einer Grundlage abgegeben wird, je schlechter er sich in dieser löst. Diese Grundregel wurde in der Folgezeit immer wieder bestätigt, es hat sich jedoch auch immer wieder gezeigt, daß Ausnahmen davon bestehen, die nicht ohne weiteres erklärt werden können.

Schwer vorauszusagen ist, welche Einwirkung Emulgatoren im Einzelfall auf die Wirkstofffreisetzung haben. Oft verbessern Emulgatoren die Wirkstofffreigabe invitro. Ein Beispiel dafür ist die Wirkstofffreigabe von Chloramphenicol in eine wäßrige Akzeptorphase, die bei Gemischen von Wollwachs und hartem Paraffin um so größer ist, je größer der Anteil Wollwachs ist (Salama et al. 1980). Am Beispiel von Sulfonamiden und der Akzeptorphase Wasser konnten Whitworth u. Becker (1965) deutlich machen, daß zwar die Wirkstofffreigabe durch Emulgatorzusätze verbessert wird, daß aber eine weitere Vergrößerung der Emulgatorkonzentration nicht immer zu einer Steigerung der Wirkstofffreigabe führt. Bei Überprüfung der Wirkstofffreigabe von Salizylsäure in eine wäßrige Akzeptorphase fanden Behr u. Kassebaum (1977) eine Verbesserung der Wirkstofffreigabe durch Emulgatorzusätze zu der Donatorphase Vaseline, sie konnten jedoch keinen eindeutigen Zusammenhang zwischen chemischer Struktur des Emulgators und Beeinflussung der Wirkstofffreigabe nachweisen.

Schwierig zu beurteilen ist häufig die Wirkstofffreigabe aus Emulsionen. Maßgebend für das Ausmaß der Wirkstofffreigabe ist das Löslichkeitsverhältnis zwischen äußerer Phase der Emulsion und Akzeptormedium (Polano u. Ponec 1976). Kompliziert werden die Verhältnisse dadurch, daß die Konzentration des Wirkstoffs in der äußeren Phase der Emulsion von dem Löslichkeitsverhältnis zwischen äußerer und innerer Phase der Emulsion abhängig ist. Schließlich nehmen die in der Emulsion enthaltenen Emulgatoren Einfluß auf die Wirkstofffreigabe. Verändert werden die Verhältnisse sofort, wenn eine Emulsion auf der Haut bricht.

Es ergibt sich, daß die Wirkstofffreigabe vielfach nur auf Grund experimenteller Untersuchungen beurteilt und nicht theoretisch vorhergesagt werden kann. Die praktische Schlußfolgerung ist, daß das Abweichen von bewährten Rezepturen und die

Verdünnung von Spezialitäten mit andersartigen Grundlagen das Risiko einer Herabsetzung der Wirkstofffreigabe in sich bergen. So konnte Altmeyer (1980) am Beispiel kortikosteroidhaltiger Spezialitäten zeigen, daß die Steroidfreigabe aus derartigen willkürlich zusammengesetzten Verdünnungsgemischen häufig unbefriedigend ist.

2.2 Hornschichtdepot

2.2.1 Vorbemerkungen

Hinweise auf eine Depotbildung in der Hornschicht bei Lokalbehandlung finden sich schon in der älteren Literatur. So berichtet Guillot (1954) über eine stark verzögerte Ausscheidung von Salizylsäure nach Lokalbehandlung im Urin. Ähnliche Beobachtungen machten Malkinson u. Ferguson (1955) nach einer topischen Behandlung mit markiertem Hydrokortison. Nach Guillot (1954) verläuft die Salizylsäureausscheidung nach parenteraler Applikation nicht verzögert. In beiden Publikationen wird eine Absorption bzw. Depotbildung in der Haut diskutiert, wenngleich eine Beweisführung nicht erfolgt.

Den Beweis für eine Reservoirbildung in der Hornschicht nach Kortikosteroidtherapie konnte Vickers (1963) erbringen. Es wurde eine Okklusivbehandlung mit Fluocinolonacetonid und Triamcinolonacetonid durchgeführt. Durch Reokklusion gelang es 2 Wochen lang einen erneuten Blanchingeffekt auszulösen. Eine intradermale Therapie führte zu keinem vergleichbaren Effekt. Desgleichen war ein solcher Effekt nicht nach vorausgegangenem Strippen der Haut zu beobachten. Wurde die Haut nach der Steroidbehandlung gestrippt, so war der Blanchingeffekt nicht mehr auslösbar. Bei zusammenfassender Bewertung dieser Befunde muß eine Depotbildung in der Hornschicht angenommen werden. Carr u. Wieland (1966) behandelten mit ^{14}C-markiertem Triamcinolonacetonid. In definierten Zeitabständen nach der Behandlung wurden Tesafilmabrisse von der Haut abgenommen und in dem abgelösten Hornschichtmaterial die Aktivität bestimmt. Wurde ohne Okklusion behandelt, so war am 3. Tag nach der Behandlung nur noch wenig und am 5. Tag nach der Behandlung keine Aktivität mehr nachweisbar. Erfolgte die Behandlung jedoch unter Okklusivbedingungen, so war bis zum Ende des Versuchs am 7. Tag Aktivität nachweisbar. Allerdings war die Aktivität vom 5. Tag an gering. Bei parallelen Provokationen des Blanchingeffekts durch Reokklusion ließ sich bei Behandlung ohne Okklusion nur noch 1 Tag nach der Behandlung und bei Behandlung unter Okklusivbedingungen 6 Tage nach der Behandlung ein Blanchingeffekt provozieren.

Präzise Vorstellungen über das Hornschichtdepot haben Untersuchungen von Zesch et al. (1974) ergeben. Bei diesen Untersuchungen wurde die Hornschicht gestrippt und die Radioaktivität in den Strips gemessen, nachdem in definiertem Zeitabstand eine topische Behandlung mit markiertem Formocortral vorausgegangen war. Da bei den ersten Tesafilmabrissen mehr Hornschichtmaterial gewonnen wird als bei späteren Abrissen, wurde die gemessene Aktivität umgerechnet auf das Gewicht der Hornschicht. Eine typische Aktivitätsverteilung unter Steady-state-Bedingungen findet sich in Abb. 2.3. Die größte Substanzmenge wird in der obersten Hornschicht eingelagert. Bis zu den tiefsten Hornschichtarealen reduziert sich die Aktivität um 1,5 Zehnerpotenzen. In der Tiefe der Hornschicht (etwa ab dem 9. Tesafilmabriß) bleibt die Wirkstoffkonzentration konstant. Bewertet man die Freisetzung aus verschiedenen Externagrundlagen, so sind deutliche Unterschiede bezüglich der Steilheit der

Kurve, aber auch bezüglich der Konzentration, die in der Tiefe der Hornschicht gefunden wird, nachweisbar.

Zesch et al. (1973) interpretierten diese Befunde so, daß im Stratum disjunctum der Hornschicht größere interlamelläre Zwischenräume bestehen als im Stratum conjunctum. In diese Zwischenräume werden die Externa insgesamt, also Wirkstoff und Vehikel, eingelagert. In der Tiefe der Hornschicht werden diese Zwischenräume so

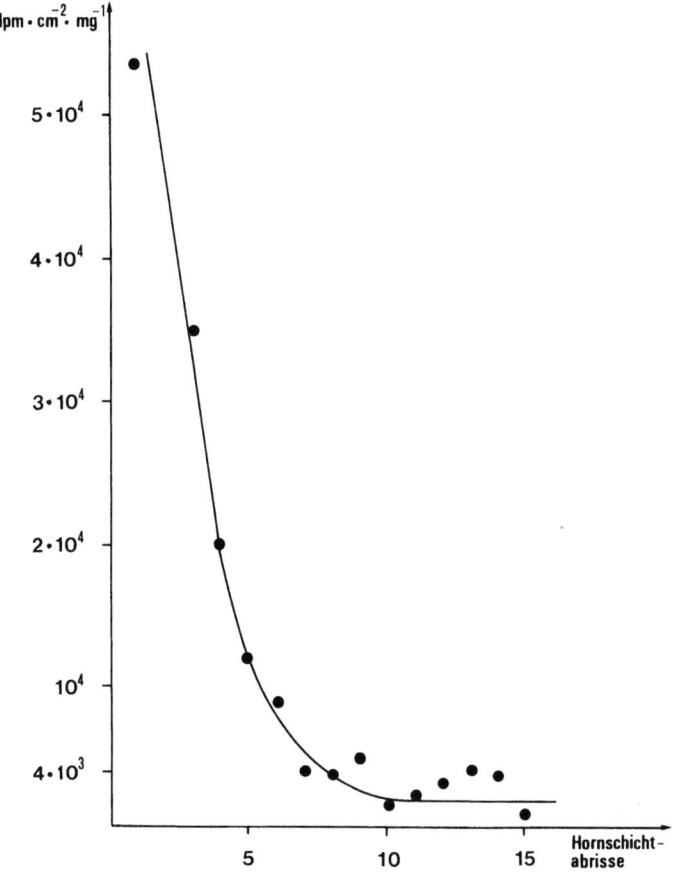

Abb. 2.3. Radioaktivität (dpm pro mg anhaftendes Gewebe an jedem Hornschichtabriß), bezogen auf 1 cm² gestrippte Hautfläche nach Auftragen eines tritiummarkierten Kortikosteroids in wasserhaltige Wollwachsalkoholsalbe. (Aus Zesch et al. 1974)

klein, daß nur noch geringe Mengen des Vehikels Platz haben. Das Vehikel soll etwa bis in in eine Tiefe von $2/3 - 3/4$ der Hornschicht vordringen. Die konstante Konzentration ab dem 8. Tesafilmabriß, die auch in Abb. 2.3 erkennbar ist, dürfte sich in dem Hornschichtbereich ergeben, in dem nicht mehr das Vehikel, sondern nur der aus dem Vehikel freigesetzte Wirkstoff vorhanden ist. Wie bereits erwähnt, haben Wolter et al. (1970) mit dem Polarisationsmikroskop zeigen können, daß sogar Kristalle in die Hornschicht eingelagert werden können. Da der gleiche Arbeitskreis bei zahlreichen späteren Untersuchungen mit verschiedenen markierten Wirkstoffen stets ähnliche

Verteilungen in der Hornschicht gefunden hat, kann man von einer Allgemeingültigkeit der resultierenden Schlußfolgerungen ausgehen.

Horio u. Ofuji (1974) haben fluoreszierende halogenierte Salizylanilide auf die Meerschweinchenhaut appliziert und fluoreszenzmikroskopisch ein Depot in den oberen Schichten der Hornschicht, aber auch in den Follikeln, nachweisen können. Zu ähnlichen Befunden kamen Hopsu-Havu u. Tuohimaa (1970) sowie Kukita et al. (1976) autoradiographisch nach Applikation von radioaktiv markierten Steroiden. Vickers (1972) hat zeigen können, daß das Ausmaß der Depotbildung sowohl von der chemischen Struktur des Wirkstoffes als auch von der verwendeten Grundlage abhängig ist. Nach Ziegenmeyer (1981) soll die Grundlagenabhängigkeit mit der Spreitung der Grundlage auf der Haut in einem Zusammenhang stehen. Außerdem sollen Temperatur und Luftfeuchtigkeit die Depotbildung beeinflussen (Vickers 1972).

2.2.2 Messung des Depoteffektes

Sehr klare Aussagen lassen Messungen mit der Isotopenmethode zu, wobei mehrere Stunden bis Tage nach Applikation einer radioaktiv markierten Zubereitung die Radioaktivität in Tesafilmabrissen bewertet wird. Analoge Messungen lassen sich an Horizontalschnitten des Nagels durchführen (Stüttgen u. Bauer 1982). Manchmal kann man dieses Vorgehen durch die Messung biologischer Effekte ersetzen. Beispiele sind die Prüfung der antimikrobiellen Wirkung und die bereits erwähnte Auslösung eines Blanchingeffektes durch Okklusion mehrere Tage nach Anwendung eines Externums.

2.2.3 Praktische Bedeutung des Hornschichtdepots

Schäfer et al. (1975) interpretierten die Depotfunktion der Hornschicht so, daß sie die Barrierefunktion der Hornschicht mit einem Staudamm vergleichen, hinter dem sich ein Stausee ausbildet. Es ist gut verständlich, daß es bei einer Störung der Barrierefunktion dementsprechend auch schnell zu einer Entleerung des Hornschichtdepots kommt. Unter Bezugnahme auf eigene Ergebnisse und Literaturangaben führt Vikkers (1972) an, daß im Psoriasisherd und im Lichen-ruber-Herd kaum eine Reservoirbildung stattfindet. Da in der Regel vor allem mit Kortikosteroiden Zustände behandelt werden, bei denen die Barrierefunktion der Hornschicht zerstört ist und dementsprechend keine Depotbildung zustande kommt, dürfte die Reservoirbildung zumindest bei der Kortikosteroidbehandlung keine wesentliche Bedeutung haben für den Behandlungserfolg. Von großer Bedeutung scheint uns indessen die Reservoirfunktion bei der antimikrobiellen und der keratoplastischen Behandlung zu sein. Hier wäre es denkbar, daß eine ausreichende Reservoirbildung entscheidend für die Konstanz der Wirkung und damit den klinischen Erfolg ist. Ein Beispiel für eine solche Reservoirbildung für ein Antimykotikum ist die Einlagerung von Tolnaftat-Kristallen in die Hornschicht, die Wolter et al. (1970) demonstriert haben.

2.3 Wirkstoffpenetration durch gesunde Haut

2.3.1 Physiologie der Wirkstoffpenetration

Die Wirkstoffpermeation kann durch die Hornschicht und via Hautanhangsgebilde erfolgen.

Die Wirkstoffpermeation durch die Hornschicht ist auf 2 Wegen möglich. Denkbar ist eine trans- und eine interzelluläre Permeation (Abb. 2.4). Es besteht noch keine definitive Klarheit darüber, welche Rolle der trans- und der interzelluläre Weg spielen. Dies ist vor allem dadurch bedingt, daß die Kenntnisse über die Anordnung des Wassers und der Lipide in der Hornschicht noch sehr lückenhaft sind. Wahrscheinlich befindet sich das Wasser in erster Linie intrazellulär. Dementsprechend düften mehr polare Wirkstoffe in erster Linie transzellulär diffundieren (Scheuplein 1976). Als tatsächlicher Diffusionswiderstand wären dann die Lipid-Protein-Wasser-Keratin-Strukturen innerhalb der Zellen anzusehen, während den lipidhaltigen Membranen dabei nicht mehr die gleiche Bedeutung wie früher zugeschrieben wird (Scheuplein 1972 u. 1976). Außerordentlich gering ist die Permeation von Elektrolyten durch das Stratum corneum (Scheuplein 1978 b). Soweit diese stattfindet, dürfte sie in erster Linie interzellulär erfolgen, da die Zellmembranen für Elektrolyte undurchlässig sein sollen (Middleton 1969).

Sehr umstritten war in der Vergangenheit der Diffusionsweg lipophiler Wirkstoffe durch das Stratum corneum. Früher wurde vor allem von Scheuplein (1973) der transzelluläre Weg für wahrscheinlich gehalten. In einer neuen Darstellung (Scheup-

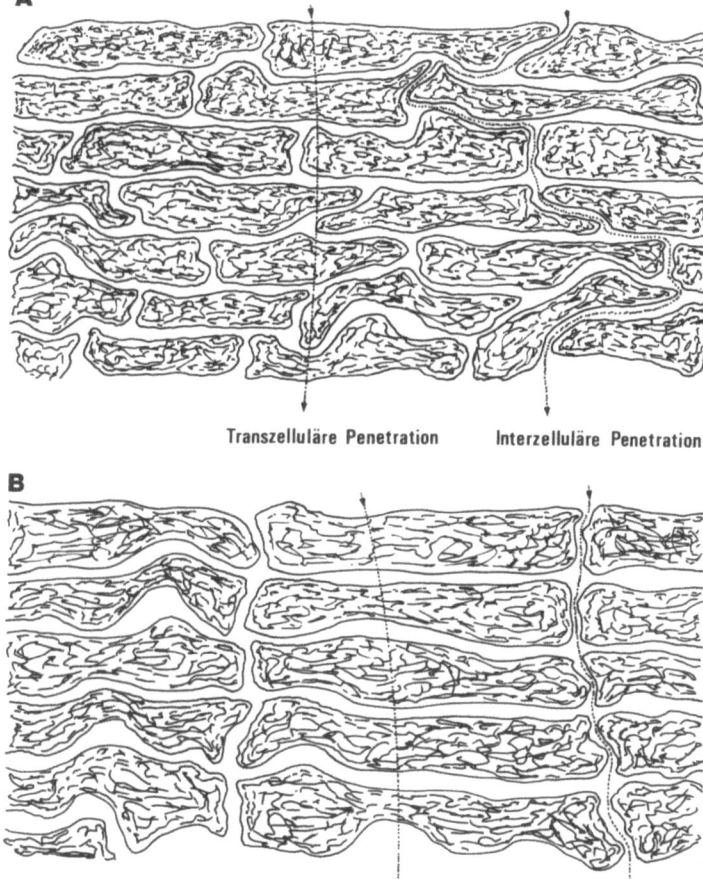

Abb. 2.4. Schema der trans- bzw. interzellulären Permeation durch die Hornschicht

lein 1978 a) kommt dieser Autor jedoch zu der Auffassung, daß auch eine Permeation durch die Interzellularräume in Frage kommt. Für diese Annahme sprechen Literaturangaben über die Verteilung der Lipide in der Hornschicht, die von Scheuplein (1978 a) zusammengestellt wurden und in Tabelle 2.1 festgehalten sind. Allerdings glaubt Scheuplein, daß daneben auch der transzelluläre Weg möglich ist, so daß möglicherweise beide Diffusionswege nebeneinanderstehen. Albery u. Hadcraft (1979) berichten über Untersuchungen mit Nikotinsäureestern, die wahrscheinlich machen, daß diese in erster Linie interzellulär penetrieren. Sie kommen zu der Auffassung, daß wahrscheinlich alle Substanzen, die sich besser in der Lipidphase lösen als in der keratinisierten Hornschichtzelle, dem gleichen Diffusionsweg folgen.

Tabelle 2.1. Zusammensetzung von intrazellulärem Keratin, interzellulärem Material und Zellmembranen. (Aus Scheuplein 1978a)

	Anteil an Gesamtmasse	Anteil der Lipide (%)	Anteil der Nichtlipide (%)
Intrazelluläres Keratin	85	8,5	76,5
Interzelluläres Material	10	8,0	2,0
Zellmembranen	5	3,0	2,0

Von besonderem Interesse ist der Permeationsshunt durch die Hautanhangsgebilde. An der prinzipiellen Möglichkeit einer derartigen Permeation ist heute nicht mehr zu zweifeln. Scheuplein (1978 b) ist der Meinung, daß in der initialen Phase nach Auftragen eines Externums die Permeation durch die Hautanhangsgebilde eine relativ große Rolle spielt, da die Permeation durch die Hautanhangsgebilde wesentlich schneller erfolgt als durch das Stratum corneum. Bei den meisten Wirkstoffen soll sich dieses Verhältnis jedoch nach Einstellung eines „steady state" der Diffusion im Stratum corneum umkehren. Die Ursache ist die geringe Diffusionsfläche in den Hautanhangsgebilden. Auch nach Einstellung eines „steady state" kann die Diffusion durch die Hautanhangsgebilde noch von Bedeutung sein, wenn es sich um eine stark behaarte Körperstelle handelt oder wenn ein Wirkstoff sehr schlecht durch die Hornschicht permeiert. Elektrolyte sollen z.B. vorwiegend auf diesem Weg durch die Hornschicht permeieren (Scheuplein 1978 b).

Ein wichtiger Gesichtspunkt ist die Frage, ob das Lösungsmittel mit in die Hornschicht penetriert oder gar durch die Hornschicht permeiert. Zesch et al. (1973) sind der Auffassung, daß die Grundlagen mit dem gelösten Externum bis etwa $^2/_3$ bis $^3/_4$ der Hornschichttiefe penetrieren. Polano u. Ponec (1976) konnten mit dem Wirkstoff Hydrokortisonbutyrat und dem Lösungsmittel Propylenglykol zeigen, daß Lösungsmittel und Wirkstoff parallel permeieren, so daß eine Carrierfunktion von Propylenglykol anzunehmen ist. Sie erklären damit teilweise den permeationsfördernden Effekt eines Propylenglykolzusatzes zu hydrokortisonbutyrathaltigen Externa. Ähnliches gilt auch für andere Penetrationsvermittler wie Dimethylsulfoxid, Dimethylacetamid und Dimethylformamid.

Von großem theoretischen Interesse, aber auch von praktischer Wichtigkeit, sind Daten über die unterschiedliche Wirkstoffpenetration an verschiedenen Körperstellen. Feldmann u. Maibach (1967) berichten über Messungen der Radioaktivität im Urin nach äußerer Anwendung von markiertem Hydrokortison. Wird die Wirkstoff-

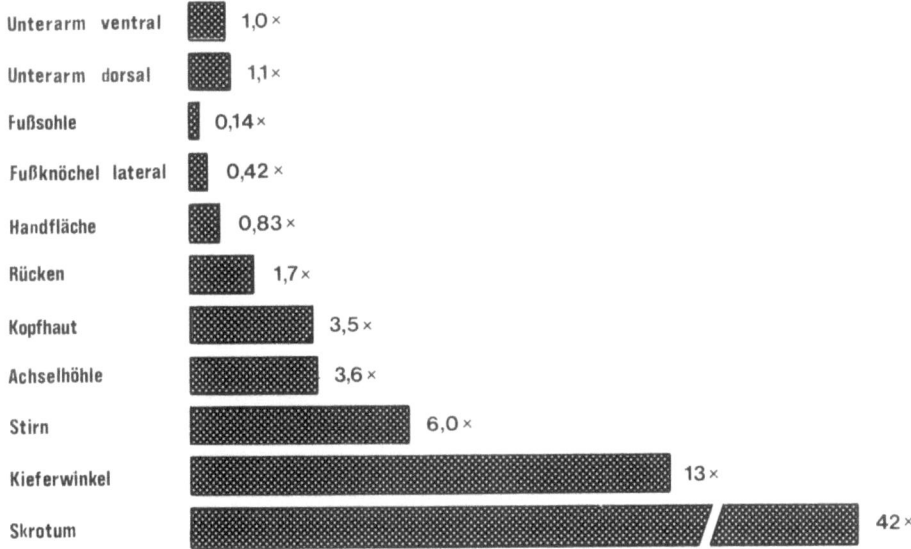

Abb. 2.5. Urinausscheidung von Hydrokortison nach Anwendung in verschiedenen Körperarealen. (Aus Feldmann u. Maibach 1967)

Bauch- und Unterschenkelhaut erklären sollen, berichten Elias et al. (1981). Sie resorption am Unterarm als 1 gesetzt, so ergeben sich die in Abb. 2.5 angegebenen Werte. Bei weitem am größten war die Resorption am Skrotum. Sehr hoch war die Resorption außerdem am Kieferwinkel, an der Stirn und in der Axilla. Hohe Werte fanden sich schließlich auch am behaarten Kopf. Besonders nieder waren die Werte an der Planta und an der Palma. Interessant ist der Vergleich mit Werten über die Wasserpermeabilität bei Scheuplein (1978 b) (Tabelle 2.2). Ähnlich wie bei den Ergebnissen von Feldmann u. Maibach ließ sich eine große Permeabilität am Skrotum und an der Stirn nachweisen. Bemerkenswerterweise fanden sich jedoch im Gegensatz zu den Befunden von Feldmann u. Maibach extrem hohe Werte für die Planta und die Palma. Über Untersuchungen, die die Ursache der unterschiedlichen Penetration an

Tabelle 2.2. Regionale Abhängigkeit des transepidermalen Wasserverlustes bei 30 °C. (Auszugsweise aus Scheuplein 1978 b)

	Wasserpermeabilität ($mg\,cm^{-2}\,h^{-1}$)
Abdomen	0,34
Unterarmbeugeseite	0,31
Rücken	0,29
Stirn	0,85
Skrotum	1,70
Handrücken	0,56
Palma	1,14
Planta	3,90

fanden am Unterschenkel eine signifikant größere Permeation von Wasser- und Salizylsäure im In-vitro-Stratum-corneum-Membran-Modell. Eine Beziehung zu Dicke der Hornschicht und Zahl der Zellagen in der Hornschicht war nicht nachweisbar. Es fand sich jedoch eine inverse Beziehung zur Lipidmenge in dem untersuchten Hornschichtmaterial.

Erörtert werden müssen außerdem Einflüsse von Umweltfaktoren auf die Hornschichtpermeation von Wirkstoffen. Aus der therapeutischen Praxis wohl bekannt ist die hochgradige Penetrationssteigerung durch Okklusivverbände. Sie ist zumindest für lipophile Wirkstoffe nicht einfach zu erklären, da Wasser eher ein Penetrationshindernis für lipophile Agenzien darstellt. Harris et al. (1974) haben scanningelektronenmikroskopisch zeigen können, daß die Okklusion zu einer Vergrößerung der Hautoberfläche führt. Sie glauben, daß die größere Kontaktfläche zwischen Externum und Hornschicht verantwortlich für die größere Wirkstoffpenetration ist. Wie im Kap. 3 dargestellt ist, kommt eine derartige Oberflächenvergrößerung wahrscheinlich nur zustande, wenn das Wasser in den Zellen vermehrt wird, wie dies bei der Okklusionsbehandlung und bei der Anwendung von Harnstoff der Fall ist.

Von Interesse sind schließlich auch andere Abhängigkeiten. Stoughton (1972) hat am In-vitro-Hautmembranmodell zeigen können, daß bei drei verschiedenen markierten Kortikosteroiden die Penetration um so stärker war, je höher die Luftfeuchtigkeit und die Temperatur war. Die Befunde stehen in Übereinstimmung mit früheren In-vivo-Befunden von Fountain et al. (1969), die zeigen konnten, daß Nikotinsäuremethylester ein um so stärkeres Erythem bei Lokalanwendung hervorruft, je höher die Temperatur ist.

2.3.2 Meßmethoden

Zahlreiche Untersuchungen wurden mit dem In-vitro-Hautmembranmodell durchgeführt. Es kann dazu menschliche oder tierische Haut verwendet werden. Mit der Oberseite wird die Haut mit dem wirkstoffhaltigen Externum in Kontakt gebracht. An der Unterseite findet sich in der Regel Wasser bzw. eine Pufferlösung. Meist wird markierter Wirkstoff verwendet, und die Radioaktivität in der wäßrigen Phase an der Unterseite der Haut in Abhängigkeit von der Zeit bestimmt. Durch spezielle Anordnungen ist es möglich, den Feuchtigkeitsgehalt der Luft auf der Donatorseite zu variieren. Beispiele für derartige Versuche finden sich bei Stoughton (1972), Scheuplein u. Ross (1974), Polano u. Ponec (1976) sowie Franz (1975). Die Ergebnisse derartiger In-vitro-Versuche sollten zurückhaltend bewertet werden. Dies gilt in ganz besonderem Maß, wenn tierische Haut verwendet wurde (u.a. Stoughton 1975; Shahi u. Zatz 1978; Dalvi u. Zatz 1981; Behl u. Barrett 1981).

Sehr aussagekräftig ist die von Zesch u. Schäfer (1973 a, b, 1975) beschriebene Methode, die eine Verfeinerung einer früher von Stüttgen u. Krause (1959) angegebenen Methodik darstellt. Nach einer standardisierten Behandlung mit markierten Wirkstoffen in verschiedenen Externagrundlagen werden Tesafilmabrisse des Stratum corneum vorgenommen, bis dieses entfernt ist. Dann wird ein Hautstück eingefroren. Mit dem Gefriermikrotom wird dieses tangential in Serienschnitten geschnitten. Die Schnittdicke beträgt in der Epidermis 10, im Corium 40 µm. Sowohl die Tesafilmabrisse als auch die Tangentialschnitte werden auf ihre Radioaktivität analysiert. Abb. 2.6 zeigt eine typische Aktivitätsverteilung in Hornschicht, Epidermis und Corium. Wesentliche Nachteile des Verfahrens sind, daß Metaboliten nicht vom Wirk-

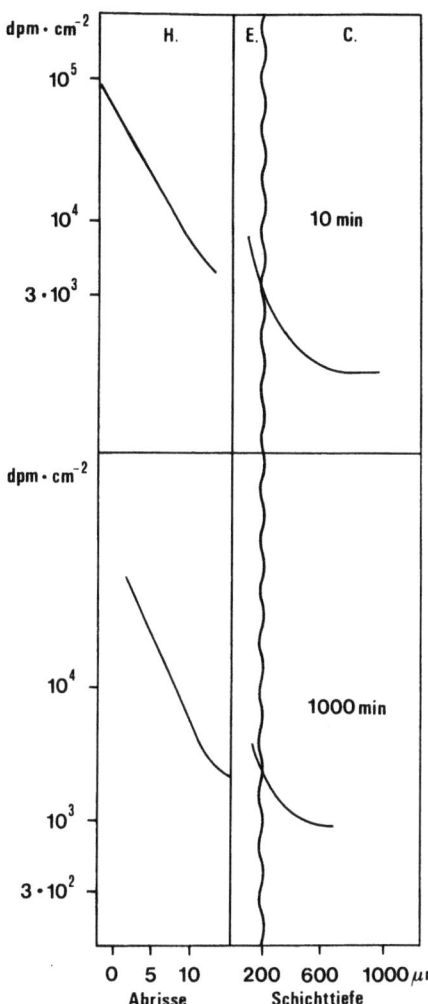

Abb. 2.6. Verteilung des markierten Hydrokortison in der Hornschicht, Epidermis und Kutis in Abhängigkeit von der Schichttiefe nach 10 und 1000 min Penetrationszeit bei Anwendung in Vaseline. (Aus Zesch u. Schäfer 1973 a)

stoff unterschieden werden können und daß die Wirkstoffpermeation durch die Hautanhangsgebilde nicht abgegrenzt werden kann.

Aus Strahlenschutzgründen kann das Verfahren nur sehr begrenzt in vivo angewendet werden, so daß meist auf In-vitro-Messungen zurückgegriffen werden muß. Beim Vergleich von In-vitro- und In-vivo-Befunden ergeben sich zwar Unterschiede, die In-vitro-Methode erlaubt aber doch bei kritischer Wertung zuverlässige Aussagen. Nach Zesch u. Schäfer (1975) entstehen Fehler beim In-vitro-Verfahren vor allem dadurch, daß die in vitro verwendete Haut von Operationspräparaten stammt, die vor der Operation einer gründlichen Reinigung und Desinfektion unterzogen worden waren, daß die Beeinflussung des Hautzustandes durch Schweiß- und Talgdrüsensekretion in vitro fehlt, daß kein Abtransport des Wirkstoffes aus dem Corium erfolgt und daß mechanische Verformungen und Durchblutungsänderungen, die durch Muskelspiel und Nervenimpulse zustande kommen, fehlen.

Bei bestimmten Wirkstoffen kann man sich bei prinzipiell ähnlichem Vorgehen eines indirekten Wirkstoffnachweises bedienen. Als Beispiel seien Untersuchungen von Mayer et al. (1978) genannt, die die antimikrobielle Aktivität der Horizontalschnitte der Haut biologisch überprüften, nachdem sie ein clindamycinhaltiges Externum appliziert hatten.

Von großem Aussagewert können auch Blutspiegel- und Harnspiegeluntersuchungen sein. Der gefundene Wert entspricht dabei der Resorption, d.h. der Wirkstoffaufnahme in die Gefäße. Bei einigen Wirkstoffen, z.B. Salizylsäure, können derartige Bestimmungen mit chemischen Methoden (bei der Salizylsäure meist spektralphotometrisch) vorgenommen werden, bei den meisten Wirkstoffen ist man jedoch auf die Verwendung markierter Wirkstoffe angewiesen. Aus Strahlenschutzgründen können derartige Untersuchungen nur in sehr geringem Maß am Menschen durchgeführt werden, so daß auf Tierexperimente ausgewichen werden muß. Als optimales Versuchstier gilt der Rhesusaffe (Wester u. Maibach 1975). Relativ brauchbar als Versuchstier ist auch das Hausschwein (Bartek u. La Budde 1975). Bei Versuchen an Kleintieren wie dem Meerschweinchen können je nach dem verwendeten Wirkstoff erhebliche Unterschiede gegenüber dem Menschen auftreten. (Andersen et al. 1980). Wie bei allen Versuchen mit Isotopen kann nicht zwischen Wirkstoff und Metaboliten unterschieden werden.

Soll die unterschiedliche Wirkstoffpenetration aus verschiedenen Vehikeln überprüft werden, so eignen sich auch biologische Tests. Besonders häufig verwendet wird der Blanchingeffekt der Kortikosteroide, der bis zu einer Grenzkonzentration sich zur Wirkstoffkonzentration im Corium parallel verhält (Kranz et al. 1977), der erythemerzeugende Effekt von Nikotinsäureverbindungen (Fountain et al. 1969) und der mitosehemmende Effekt von Kortikosteroiden und anderen Wirkstoffen in der Epidermis (Stoughton 1975).

2.3.3 Ergebnisse und Schlußfolgerungen

Im Folgenden seien einige gründsätzliche Ergebnisse der zahlreichen Untersuchungen zur Penetration in die Epidermis und das Corium wiedergegeben:

a) Individuelle Abhängigkeiten. Stoughton (1972) hat gezeigt, daß bei Angehörigen der weißen Rasse die Wirkstoffpermeation von Fluocinolonacetonid bei In-vitro-Membranversuchen etwa 4mal so groß ist wie bei Angehörigen der farbigen Rasse. Seit langem vermutet wird eine Erhöhung der Permeabilität der Hornschicht beim Säugling (Stüttgen u. Schäfer 1974). In jüngster Zeit wurde diese Vermutung von Schalla et al. (1980) am Beispiel des Hydrokortison-17-butyrat belegt. Keine nennenswerte Veränderung der Permeabilität findet sich bei der Altershaut (Stüttgen 1981).

b) Wirkstoffabhängigkeit. Die Wirkstoffverfügbarkeit in der Epidermis und im Corium verhält sich nichtlinear zur Wirkstoffkonzentration im Externum. In Tabelle 2.3 finden sich In-vitro-Befunde von Stoughton (1976) mit markiertem Hydrokortison, die zeigen, daß bei steigender Wirkstoffkonzentration im Externum der prozentuale Anteil des permeierenden Wirkstoffes abnimmt. Ähnliche Befunde ergeben sich auch bei In-vitro-Untersuchungen, bei denen die Wirkstoffkonzentration in Epidermis und Corium mit der Radioaktivitätmessung differenziert analysiert wurde (Krantz et al. 1977) (Abb. 2.7).

Große Unterschiede bestehen zwischen den verschiedenen Wirkstoffen. Von größtem Einfluß scheint das Löslichkeitsverhalten zu sein, wenn auch daraus im Einzelfall nicht theoretisch auf die Penetrationsrate geschlossen werden kann. Am besten scheinen Wirkstoffe zu penetrieren, die weder ausgesprochen hydrophil noch ausgesprochen lipophil sind (Wills 1972). So können häufig Kortikosteroide erst durch eine

Tabelle 2.3. Penetrierter Anteil von Hydrokortison (in %) in Abhängigkeit von der Konzentration im Vehikel. Als Vehikel diente der Penetrationsvermittler Dimethylacetamid (DMAC). In-vitro-Versuche. (Aus Stoughton 1976)

Hydrokortison-4-^{14}C	Penetration (%)	
	7 h	24 h
4%	0,07	0,21
1%	0,82	3,13
0,25%	1,50	6,81
0,06%	3,21	19,61
0,015%	9,11	21,25

Erhöhung der Lipophilie für die Externatherapie brauchbar werden (Weirich 1978). Auf der anderen Seite fanden Ponec u. Polano (1979) beim Vergleich von 5 häufig verwendeten Dermatokortikoiden, daß die Penetration beim In-vitro-Membranmodell um so besser war, je polarer der Wirkstoff ist. Keine Zusammenhänge scheinen zwischen Molekülgröße und Penetration zu bestehen (Stüttgen u. Schäfer 1974). Besonders gut sollen Gase, besonders schlecht Ionen penetrieren (Wills 1972). Werden mehrere Wirkstoffe gleichzeitig verabreicht, so muß mit einer gegenseitigen Beeinflussung der Wirkstoffpenetration gerechnet werden (Hoffmann et al. 1974; Zesch u. Schäfer 1981).

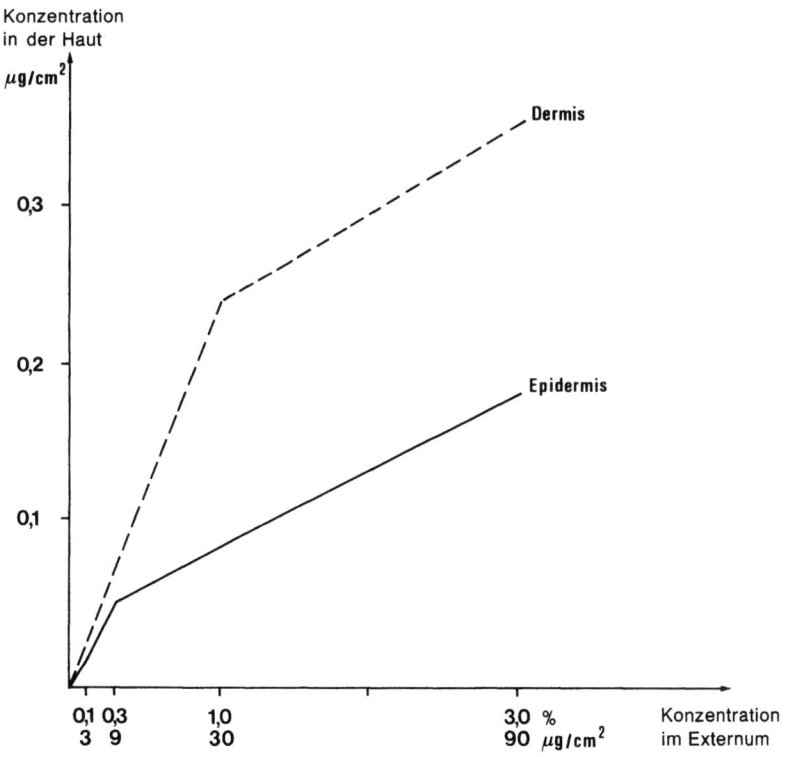

Abb. 2.7. Beziehung zwischen Konzentration des Wirkstoffes im Externum und Gewebekonzentration (Hydrokortison in wasserhaltiger Wollwachsalkoholsalbe). (Aus Kranz et al. 1977)

c) Abhängigkeit von der Applikationsform. Bereits unter Abschn. 2.1 wurde darauf hingewiesen, daß die Wirkstofffreigabe eines Agens stark von den Eigenschaften der Grundlage abhängt. Dies wirkt sich selbstverständlich auch auf die Wirkstoffpenetration aus, da für die Wirkstoffpenetration nur der aus der Grundlage liberierte Anteil des Wirkstoffs zur Verfügung steht.

Wichtige Einflüsse auf die Wirkstoffpenetration können durch eine Hydratisierung der Hornschicht zustande kommen. Wie bereits ausgeführt, scheint eine Oberflächenvergrößerung der Hornschicht infolge einer Okklusivbehandlung die Wirkstoffpenetration zu begünstigen. Eine solche Oberflächenvergrößerung tritt wahrscheinlich nur ein, wenn das intrazelluläre Wasser vermehrt wird, wie dies bei der Okklusivbehandlung und der Harnstoffbehandlung der Fall sein dürfte (vgl. Kap. 3). Tatsächlich ist Harnstoff der einzige Moisturizer, der eine Verbesserung der Wirkstoffpenetration bewirkt. Feldmann u. Maibach (1974) zeigten durch den Isotopennachweis im Urin, daß 10% Harnstoff die Penetration von Hydrokortisonacetat verdoppelt. Wohlrab (1975) konnte eine Verstärkung der Penetration von 5-Fluoruracil durch einen Harnstoffzusatz nachweisen. Gloor u. Lindemann (1980a) fanden mit dem Blanchingtest eine verstärkte Penetration von Triamcinolonacetonid nach Zugabe von 11% Harnstoff. Der fehlende Nachweis einer penetrationsfördernden Wirkung von Harnstoff in den Untersuchungen von Guillaume et al. (1981) ist kein Argument gegen die penetrationsfördernde Wirkung des Harnstoffs, da die Untersuchungen unter Okklusivbedingungen durchgeführt wurden und somit auch ohne Einfluß von Harnstoff eine maximale intrazelluläre Hydration vorgelegen haben dürfte.

Völlig anders ist der Effekt anderer Moisturizer. Woodford u. Barry (1977) fanden mit dem Blanchingtest, daß durch die Zugabe von 5% Pyrrolidoncarbonsäure-Na die Wirkstoffverfügbarkeit verschiedener Kortikosteroide im Corium verringert wird. Zu dem gleichen Ergebnis kamen Gloor u. Lindemann (1980a) mit dem Wirkstoff Triamcinolonacetonid und den Moisturizern Pyrrolidoncarbonsäure-Na und Polyhydroxycarbonsäure-Na-Partialsalz ebenfalls bei Bewertung der Blanchingreaktion. Vermutlich führen diese Moisturizer nicht zu einer Vermehrung des intra-, sondern des interzellulären Wassers.

Wichtige Schlußfolgerungen erlauben die vorliegenden Literaturmitteilungen auf die Häufigkeit der Wirkstoffanwendung. Nach Schäfer et al. (1975) erfolgte die Wirkstoffpenetration so stark verzögert, daß es sich nicht lohnt, öfter als einmal täglich zu behandeln. Dies gilt aber nur, wenn keine Schädigung der Barrierefunktion vorliegt.

2.4 Hornschichtpermeation bei geschädigter Hornschicht

2.4.1 Hornschichtschädigung bei Hautkrankheiten

Völlig zerstört ist die Epidermis und damit auch die Hornschichtbarriere bei schweren Verbrennungen; dementsprechend ist der transepidermale Wasserverlust hochgradig erhöht (Grice 1980b). Stark erhöht ist die transepidermale Wasserabgabe auch beim Ekzem (Grice 1980b) (Abb. 2.8). Dies entspricht den Erwartungen, denn beim Ekzem finden sich meist Defekte in der Epidermis bzw. der Hornschicht. Für das Ekzem finden sich in der Literatur auch Hinweise auf eine beschleunigte Wirkstoffpenetration durch die Barriere. Hopsu-Havu u. Tuohimaa (1970) konnten nach externer Applikation einer markierten steroidhaltigen Zubereitung eine beschleunigte Ausscheidung von Aktivität im Urin nachweisen. Einen Hinweis auf eine schnellere

Penetration ergaben schließlich auch autoradiographische Untersuchungen der gleichen Autoren. Experimentell läßt sich die Situation, die bei Verbrennungen und beim Ekzem vorliegt, durch Strippen der Haut simulieren. Schalla et al. (1980) zeigten an einer größeren Anzahl von Kortikosteroiden auf, daß dadurch stets die Wirkstoffpenetration verstärkt wird.

Eine Schädigung der Hornschichtbarriere kann auch vorliegen, wenn histologisch eine Akanthose vorhanden ist, wie z. B. bei der Psoriasis. Auch bei diesem Krankheits-

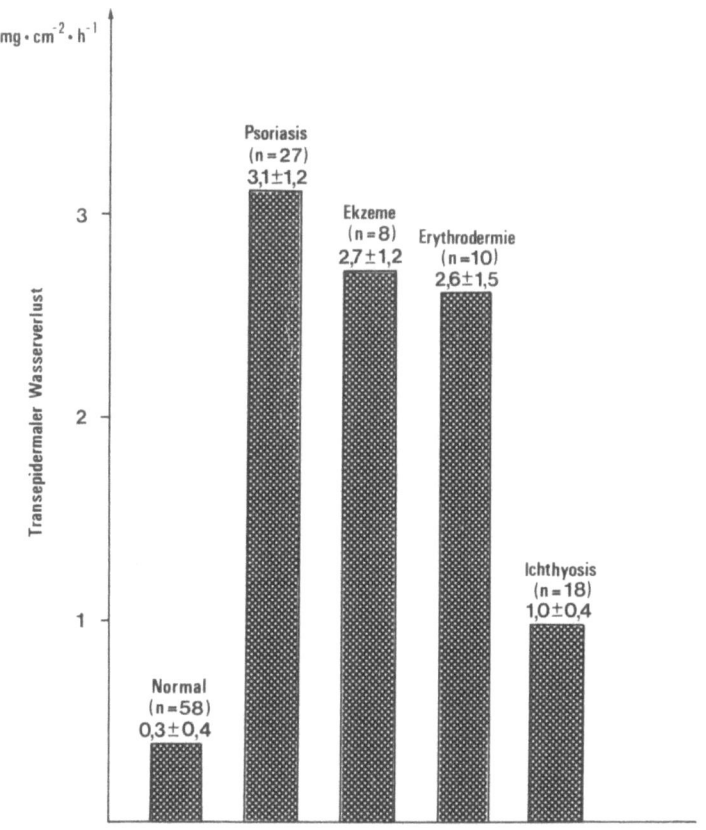

Abb. 2.8. TransepidermalerWasserverlust bei Psoriasis, Ekzem, Erythrodermie und Ichthyose. (Aus Grice 1980 b)

bild findet sich eine hochgradige Vermehrung des transepidermalen Wasserverlustes (Grice 1980 b) (Abb. 2.8). Einen Nachweis für eine verstärkte Wirkstoffpenetration durch den Psoriasisherd ergaben Untersuchungen von Schalla et al. (1980) mit Desoximethason in vivo. Tierexperimentell simulieren läßt sich diese Situation durch Verabreichung einer Diät mit einem Mangel an essentiellen Fettsäuren bei Ratte und haarloser Maus. An diesem Modell lassen sich eine hochgradige Verstärkung des transepidermalen Wasserverlustes (Grice 1980 a) und im Haut-Membran-Modell in vitro eine verstärkte Hydrokortisonpermeation (Solomon u. Lowe 1978) nachweisen. Ein anderes Modell besteht darin, daß durch UV C, Vitamin-A-Säure und Essigsäure eine Proliferationsakanthose erzeugt wird. Es läßt sich jeweils am In-vitro-Haut-Membran-Modell zeigen, daß dabei die Penetration von markiertem Hydrokortison gesteigert ist (Solomon u. Lowe 1978).

Diese verminderte Barrierefunktion der Hornschicht wird auch in der praktischen Therapie ausgenützt. Die wesentlich schnellere Penetration von Dithranol in die Epidermis und die Dermis im Psoriasisherd im Vergleich zu der gesunden umgebenden Haut läßt es als sinnvoll erscheinen, Dithranol nur kurz auf der Haut zu belassen und dann zu entfernen. Wird die Konzentration höher gewählt, als bei Langzeitanwendung üblich, so ist es möglich, im Psoriasisherd gleiche Wirkstoffkonzentrationen in Epidermis und Corium zu erzielen und dabei die Dithranolkonzentration in der gesunden Haut gering zu erhalten. Dieser Vorschlag ist durch experimentelle Untersuchungen an gestrippter und gesunder Haut und praktische Therapieversuche untermauert (Schäfer et al. 1980). Andere Schlußfolgerungen, die für die praktische Therapie wichtig sind, finden sich bei Schalla et al. (1980). Es wird festgestellt, daß die Barrierefunktion sich bei Abheilung einer Psoriasis oder eines Ekzems restituiert und daraus gefolgert, daß eigentlich in der Abheilungsphase eine intensivere Therapie erfolgen müßte als in der akuten Phase. Die hochgradig verminderte Barrierefunktion in Hauttumoren wird seit langem bei der lokalen 5-Fluoruraciltherapie ausgenützt. Während an gesunder Haut die Wirkstoffpenetration so gering ist, daß die Hautschädigungen minimal sind, läßt sich im Tumor selbst eine ausreichende Wirkstoffkonzentration erzielen (Rogge 1975 u.a.).

2.4.2 Hornschichtschädigung durch konventionelle Externabestandteile

Organische Lösungsmittel können die Hornschicht durch ein Herauslösen von Lipiden, u.a. von Phospholipiden, durchlässiger machen. Am meisten wird die Wasserpermeabilität durch ein Gemisch aus Chloroform und Methanol gesteigert. Kaum erhöht wird sie indessen durch Aceton, was dadurch erklärbar sein soll, daß Glykolipide und Phospholipoproteine nicht in Aceton löslich sind. Teilweise ist auch die Wirkung der im folgenden zu besprechenden Penetrationsvermittler dadurch zu erklären (Scheuplein 1978 b; Grice 1980 a). Eine Erhöhung der Permeabilität der Hornschicht durch Tenside ist ebenfalls möglich. Nach Mezei u. Ryan (1972) sowie Dugard u. Scheuplein (1973) können manche, vor allem ionogene Tenside die Wasserpermeabilität der Hornschicht erhöhen. Auch eine Verbesserung der Permeation der Haut für Elektrolyte unter dem Einfluß von Tensiden wurden nachgewiesen (Bettley 1965). Die Schädigung der Hornschicht durch Tenside kann bereits bei sehr niederer Konzentration erfolgen (Dugard u. Scheuplein (1973), nimmt jedoch bei steigender Tensidkonzentration zu (Scheuplein u. Ross 1974). Bei hohen Tensidkonzentrationen, z.B. 5% Natriumlaurat, sind eine Quellung der Haut und Veränderung der Keratinfilamente nachweisbar. Schwierig zu beurteilen ist die Wirkung von Tensiden in der praktischen Therapie, da sich Veränderungen der Wirkstofffreigabe und mögliche Hornschichtschädigungen in ihrem Effekt überlagern. Keine nennenswerte Verbesserung der Wirkstoffpenetration scheinen Tenside für lipophile Wirkstoffe zu bedingen (Cooper 1981).

Eine Schädigung der Hornschichtbarriere kann auch durch Wirkstoffe erfolgen. Zu einer so hochgradigen Schädigung der Wasserbarriere, daß eine Austrocknung der Dermis erfolgen kann, können hochpotente Steroide bei Okklusivanwendung über längere Zeit führen (Kligmann u. Frosch 1979). Roberts u. Horlock (1978) zeigten bei der Ratte an Hand des In-vitro-Haut-Membran-Modells, daß eine tägliche In-vivo-

Anwendung von 1–10% Salizylsäure in hydrophiler Salbe vor dem In-vitro Test zu einer vorübergehenden Verstärkung der Salizylsäurepenetration führen kann. Erfolgt die Anwendung einmal wöchentlich, so kommt es hingegen zu einer verminderten Salizylsäurepenetration bei 5 und 10%iger Salizylsäurekonzentration. Unterschiedliche Ergebnisse erbrachten Untersuchungen zur Beeinflussung der Kortikosteroidpenetration durch die Haut unter dem Einfluß von Salizylsäure. Für eine Verstärkung der Steroidpenetration durch Salizylsäure sprechen In-vitro-Epidermis-Membran-Modellversuche von Polano u. Ponec (1976) sowie reflexionsphotometrische Messungen des Blanchingeffektes von Wienert u. Blazek (1981) (Flumethasonpivalat, 3% Salizylsäure, nicht eindeutig definierte Grundlage, nichtokklusive Anwendung) sowie von Guillaume et al. (1981) (Hydrokortison, Betamethasonvalerat, Clobetasolpropionat, 5% Salizylsäure, O/W-Emulsionsgrundlage, okklusive Anwendung). Gegen eine penetrationsfördernde Wirkung von Salizylsäure sprechen direkte Nachweise von Triamcinolonacetonid im Urin am Rhesusaffen (Wester et al. 1978) und reflexionsphotometrische Messungen des Blanchingeffektes am Menschen von Gloor u. Lindemann (1980 a; b) (Triamcinolonacetonid, 2–6% Salizylsäure, Vaseline, nichtokklusive Anwendung). Die Einwirkung von Salizylsäure auf die Hornschicht scheint dementsprechend in Abhängigkeit von den gewählten experimentellen Bedingungen unterschiedlich zu sein.

2.4.3 Hornschichtveränderungen durch Penetrationsvermittler

Als Penetrationsvermittler werden Substanzen verstanden, die zu einer Beschleunigung der Penetration anderer Agenzien führen, wobei die Wirksamkeit über den bereits besprochenen Effekt organischer Lösungsmittel und Tenside hinausgeht. Die wichtigsten Substanzen sind Dimethylsulfoxid (DMSO), Dimethylacetamid (DMAC) und Dimethylformamid (DMFA). Eine ähnliche Wirkung haben eine Reihe anderer Alkyl-Methyl-Sulfoxide, von denen in jüngster Zeit das Decylmethylsulfoxid eine Bedeutung erlangt hat. Auch Propylenglykol wird als Penetrationsvermittler angesprochen.

Eine wichtige Wirkung dieser Substanzen ist die Vergrößerung des Hornschichtdepots für andere Agenzien. Einen solchen Effekt findet man bei Kortikosteroiden, wobei dieser Effekt bei DMSO (60%) ausgeprägter ist als bei DMAC und DMFA (jeweils 100%). Viel wichtiger erscheint dieser Effekt für die antimikrobielle Behandlung. So weisen Stoughton u. Stoughton (1968) darauf hin, daß die desinfizierende Wirkung von Hexachlorophen durch DMAC hochgradig verbessert wird. Nach eigenen Befunden wird die antimikrobielle Aknetherapie durch die Zugabe von 40% DMSO effektiver (Gloor et al. 1974). Stüttgen und Bauer (1982) haben am Beispiel von Econazol gezeigt, daß DMSO die Einlagerung von Antimykotika in die Nagelsubstanz verbessern kann.

Von Bedeutung ist außerdem die Förderung der Wirkstoffpenetration, die durch zahlreiche Untersuchungen belegt ist. Stellvertretend für andere seien die Publikationen von Kligman (1965), Maibach u. Feldmann (1967) sowie Stelzner et al. (1968) genannt. Der penetrationsfördernde Effekt von DMSO scheint stärker zu sein als von DMAC und DMFA (Munro u. Stoughton 1969). Während eine nennenswerte Vergrößerung der Hornschichtpenetration bei DMSO erst bei Konzentrationen über 60% erfolgt (Kligman 1965), ist sie bei anderen Alkyl-Methyl-Sulfoxiden bereits bei niedrigeren Konzentrationen zu erwarten (Sekura u. Scala 1972). Auch der transepidermale Wasserverlust wird durch DMSO und in geringerem Maß auch durch

DMAC und DMFA gesteigert (Baker 1968). Bei Propylenglykol soll eine Konzentration von mehr als 50% erforderlich sein, wenn ein penetrationsfördernder Effekt entstehen soll (Fredriksson 1980).

Wie bereits ausgeführt, ist die Wirkung der genannten Penetrationsvermittler teilweise durch die Tatsache zu erklären, daß der Wirkstoff zusammen mit dem Penetrationsvermittler penetriert (Wong et al. 1971; Polano u. Ponec 1976). Bei niedrigen Konzentrationen von Propylenglykol mag außerdem eine veränderte Wirkstoffliberation aus dem Vehikel bedeutsam sein (Polano u. Ponec 1976). Eine Rolle spielt wahrscheinlich auch, daß die genannten Penetrationsvermittler Lipide – besonders Phospholipide – ähnlich wie organische Lösungsmittel aus der Hornschicht herauslösen (Grice 1980a). Darüber hinaus dürfte jedoch DMSO und verwandte Substanzen das proteingebundene Wasser verdrängen, so daß losere, weniger fest assoziierte Protein-Lösungsmittelkomplexe entstehen, die ein geringeres Diffusionshindernis für Wirkstoffe darstellen (Scheuplein 1978b). Welche dieser Einwirkungen für die ultrastrukturell nachweisbaren morphologischen Veränderungen nach DMSO-Einwirkung (Montes et al. 1967) verantwortlich sind, muß offen bleiben. Die Veränderungen der Hornschicht durch DMSO sind zum größten Teil schnell reversibel (Kligman 1965; Allerby et al. 1969; Astley u. Levine 1976).

2.5 Verfügbarkeit des Wirkstoffes am Erfolgsorgan

Eine große Rolle für Wirkungsdauer und Wirkungsintensität eines lokal applizierten Pharmakons in der Haut spielt die Geschwindigkeit, mit der der Wirkstoff vom Gefäßsystem aufgenommen wird. Die unter Abschn. 5.2.1 detailliert beschriebene gefäßverengende Wirkung der Kortikosteriode beeinflußt die Aufnahme in die Gefäße im Sinne einer Verlangsamung. Umgekehrt führen hyperämisierende Wirkstoffe wie Nikotinsäure und ihre Ester zu einem schnelleren Abtransport des Wirkstoffs (Stüttgen 1972). Interessante Ergebnisse zu diesem Problem haben Untersuchungen mit Dithranol ergeben (Kammerau et al. 1975). Es wurde in der Epidermis nach Lokalanwendung eine außerordentlich hohe Menge an Dithranol gefunden, die größer ist, als daß eine Lösung vorstellbar wäre. Es wird diskutiert, daß es zu einer Bindung an Proteine kommt, die eine Resorption ins Gefäßsystem hinauszögern würde. Eine ähnliche epidermotrope Wirkung wird auch für das Östriol anzunehmen sein, das im Corium nur in geringen Konzentrationen, in der Epidermis jedoch in erheblichen Konzentrationen nach Lokaltherapie nachweisbar ist (Wendker et al. 1976).

2.6 Systemische Nebenwirkungen

Die oben gemachten Ausführungen haben deutlich gemacht, daß die Barrierefunktion der Hornschicht großen individuellen Schwankungen unterworfen ist und vor allem beim Säugling sehr gering ausgeprägt sein kann. Besonders gravierend kann die Herabsetzung der Barrierefunktion bei großflächig ausgeprägten Hautkrankheiten sein. Geeignet, um die Barrierefunktion bei der externen Behandlung herabzusetzen, sind die Okklusivbehandlung und die Verwendung von Penetrationsvermittlern. Es ist dementsprechend nicht verwunderlich, daß zahlreiche Literaturmitteilungen über

Systemwirkungen und Systemintoxikationen nach Lokalbehandlung vorliegen. Nicht zu übersehen ist bei der Bewertung der Gefahr systemischer Nebenwirkungen auch die verzögerte Ausscheidung bei Niereninsuffizienz oder bei Probenecidbehandlung.

In großem Umfang führen besonders bei Okklusivbehandlung Kortikosteroidzubereitungen zu einer Systemwirkung, ohne daß dies allerdings in der Regel negative Konsequenzen für den Patienten hätte (u.a. Bartley 1978; Hartmann u. Schuster 1980). Gelegentlich muß jedoch auch mit unerwünschten Nebenwirkungen gerechnet werden, z.B. Striae der Axillen- und Inguinalregion (Sorensen u. Odom 1976). Bedeutsam können Systemwirkungen auch bei Östrogenzubereitungen sein. Zwar bewirken zahlreiche handelsübliche Spzialitäten keine Erhöhung des Östrogenspiegels im Blut (Orfanos u. Wüstner 1975), bei höherer Wirkstoffkonzentration und Verwendung potenter Östrogene ist jedoch eine Systemwirkung nahezu obligat (Strauss 1963). Diese ist bei weiblichen Patienten in der Regel nicht mit negativen Konsequenzen verbunden, es wurden jedoch Femininisierungserscheinungen beim männlichen Fetus nach Lokalbehandlung der Mutter während der Gravidität beschrieben (Hesselvik 1952). Beim Mann sind potente Östrogenpräparate kontraindiziert.

Nur bei zwei früher häufig angewendeten Wirkstoffen ist das Verhältnis zwischen Schaden durch Systemnebenwirkungen und therapeutischem Nutzen so ungünstig, daß heute eine Anwendung nicht mehr empfohlen werden kann, nämlich der Borsäure und dem Resorcin. Vor allem nach Borsäureapplikation sind zahlreiche, großenteils tödliche Intoxikationen beschrieben worden (Goldbloom u. Goldbloom 1953; Jordan u. Crissey 1957; Kaufmann et al. 1962 u.a.). Weniger häufig sind schwere Intoxikationen durch Resorcin (Cunningsham 1956; Wüthrich et al. 1970 u.a.), es bestehen jedoch Bedenken gegen diese Substanz auch wegen des Verdachts einer Mutagenität (Lüpke u. Preusser 1979).

Relativ häufig wurden bei der Salizylsäurebehandlung systemische Intoxikationen beschrieben (u.a. Cawley et al. 1953; von Weiss u. Lever 1964; Wüthrich et al. 1970). Man sollte daraus die Konsequenz ziehen, daß man bei generalisierten Dermatosen, insbesondere beim Kleinkind und bei Niereninsuffizienz, eine längerdauernde Lokalbehandlung vermeidet. Im übrigen scheint die Salizylsäurebehandlung weitgehend unbedenklich zu sein (Schuppli et al. 1972). Auch bei der lokalen Quecksilbertherapie wurden Systemintoxikationen beschrieben (Schmeiser 1952; Wüthrich et al. 1970; Wüstner u. Orfanos 1975). Jedoch scheinen auch dabei nur Bedenken gegen die Anwendung bei generalisierten Dermatosen und Niereninsuffizienz zu bestehen (Schuppli et al. 1976). Systemische Wirkungen von Zytostatika bei lokaler Anwendung wurden z.B. bei Podophyllin beobachtet. Ein nennenswertes Risiko scheint bei Behandlungen im Genitalbereich in der Gravidität gegeben zu sein (Pascher 1978). Teilweise polemische Auseinandersetzung über die Systemtoxizität hat es in der Vergangenheit bezüglich des Hexachlorophen gegeben. Wenn auch aus Tierexperimenten teilweise zu weitgehende Schlußfolgerungen gezogen wurden, wird doch eine großflächige Behandlung über längere Zeit bei Vorliegen generalisierter Dermatosen oder bei Okklusivanwendung zu Bedenken Anlaß geben (Kimbrough 1971; Hartmann et al. 1974; Marzulli u. Maibach 1975). Zusätzlich wird eine teratogene Wirkung von Hexachlorophen diskutiert (Kallen 1978). Wegen schwerer neurologischer Nebenwirkungen, die mit der oralen Applikation von Clioquinol (Vioform) in Verbindung gebracht wurden, hat sich Widerstand gegen die orale Behandlung mit diesem Wirkstoff gebildet (Hansson 1977). Bei der dermatologischen Lokalbehandlung soll dieser Wirkstoff jedoch nur in so geringem Maß resorbiert werden, daß auch bei Okklusivbehandlung und bei Behandlung generalisierter Dermatosen mit hochgradiger Schädigung der Barrierefunktion der Hornschicht keinerlei Bedenken bestehen (Fischer u. Hartvig 1977; Weirich et al. 1979). Bekannt ist die Möglichkeit einer Leber- und Nierenschädigung durch β-Naphtol-Lokalbehandlung (Harkness et al. 1971).

Andere Wirkstoffe sind toxikologisch weitgehend unbedenklich, wie z.B. Selendisulfid (Cummings u. Kimura 1971), Pyrithione (Lüpke u. Preusser 1978) und Dithranol (Gay et al. 1972). Auch bei solchen Wirkstoffen kann eine Systemintoxikation jedoch nicht völlig ausgeschlossen werden, wie der einschlägige Bericht von Ransone et al. (1961) über Selendisulfid zeigt. Ähnliches gilt auch für Antibiotika. Immerhin wurden jedoch beispielsweise nach Anwendung von chloramphenicolhaltigen Augentropfen eine aplastische Anämie (Abrams et al. 1980) und nach Anwendung von Clindamycin Fälle von pseudomembranöser Kolitis (Voron 1978; Milstone et al. 1981) beschrieben. Bedenkenswert ist das schwer abzuschätzende Risiko einer Resistenzinduktion bei pathogenen Keimen in inneren Organen bei einer Lokalbehandlung mit Antibiotika. Bei einer großen Zahl anderer in der Lokaltherapie verwendeter Wirkstoffe scheinen Systemintoxikationen nicht oder allenfalls extrem selten vorzukommen.

Literatur

Abrams EM, Degnan RJ, Vincoguerra V (1980) Marrow aplasia following topical application of chloramphenicol eye ointment. Arch int Med 140:576–577

Albery WJ, Hadcraft J (1979) Percutaneous absorption: in vivo experiments. J Pharm Pharmacol 31:140–147

Allenby AC, Creasey NH, Edginton JAG, Fletcher JA, Schock C (1969) Mechanism of action of accelerants on skin penetration. Brit J Derm 81, Suppl 4:47–55

Altmeyer P (1980) Über die Wirksamkeit von Steroidsalben unterschiedlicher Konzentration – eine experimentelle Studie. Ärztl Kosmetol 10:311–314

Andersen KE, Maibach HI, Anjo MD (1980) The guinea pig: an animal model for human skin absorption of hydrocortisone, testosterone and benzoic acid? Brit J Derm 102:447–453

Asche H (1979) Wirkstofffreigabe aus Externa. Fette-Seifen-Anstrichmittel 81:370–373

Astley JP, Levine M (1976) Effect of dimethyl sulfoxide on permability of human skin in vitro. J pharm Sci 65:210–215

Baker H (1968) The effects of dimethylsulfoxide, dimethylformamide and dimethylacetamide on the cutaneous barrier of water in human skin. J invest Derm 50:283–288

Barrett CW, Hadcraft JW, Caron GA, Sarkany I (1965) The effect of particle size and vehicle on the percutaneous absorption of fluocinolone acetonide. Brit J Derm 77:576–578

Bartek MJ, La Budde JA (1975) Percutaneous absorption, in vitro. In: Maibach HI (ed) Animal Models in Dermatology Churchill, Livingstone Edinburgh London New York p 103–120

Bartley PC (1978) Topical steroids and hypothalamo pituitary adrenal suppression: a review Austr J Derm 19, 109–113

Behl CR, Barrett M (1981) Hydration and percutaneous absorption II: Influence of hydration on water and alkanol permeation through swiss mouse skin; comparison with hairless mouse. J pharm Sci 70:1212–1215

Behr M, Kassebaum H (1977) Untersuchungen zur Freisetzungsgeschwindigkeit von Salicylsäure aus Salbenschichten. 1. Kohlenwasserstoffgemische. Fette-Seifen-Anstrichmittel 79:460–464

Bettley RF (1965) The influence of detergents and surfactants on epidermal permeability. Brit J Derm 77:98–100

Brunner B (1971) Zur Wirkstofffreigabe aus homogenen Lösungssalben. Inauguraldissertation Zürich

Carr RD, Wieland RG (1966) Corticosteroid reservoir in the stratum corneum. Arch Derm 94:81–84

Cawley EP, Peterson NT, Wheeler CE (1953) Salicylic acid poisoning in dermatological therapy. J Amer med Ass 151:372–374

Cooper E (1981) Increased skin permeability for lipophilic molecules. Symposium The Stratum corneum Cardiff 29./30. 10. 1981

Cummings ML, Kimura ET (1971) Safety evaluation of selenium sulfide antidandruff shampoos. Toxicol appl Pharmacol 20:89–96

Cunningsham AA (1956) Resorcin poisoning. Arch Dis Childh 31:173–176

Dalvi UG, Zatz JL (1981) Effect of nonionic surfactants on penetration of dissolved benzocaine through hairless mouse skin. J Soc cosm Chem 32:87–94

Dugard PH, Scheuplein RJ (1973) Effects of ionic surfactants on the permeability of human epidermis: an electrometric study. J invest Derm 60:263–269

Elias PM, Cooper ER, Korc A, Brown BE (1981) Percutaneous transport in relation to stratum corneum structure and lipid composition. J invest Derm 76:297–301

Feldmann RJ, Maibach HI (1967) Regional variation in percutaneous penetration of cortisol in man. J invest Derm 48:181–183

Feldmann RJ, Maibach HI (1974) Percutaneous penetration of hydrocortisone with urea. Arch Derm 109:58–59

Fischer T, Hartvig P (1977) Skin absorption of 8-hydroxyquinolines. Lancet I: 603

Fountain RB, Baker FS, Hadcraft JW, Sarkany I (1969) The rate of absorption and duration of action of four different solutions of methyl nicotinate. Brit J Derm 81:202–206

Franz TJ (1975) Percutaneous absorption. On the relevance of in vitro data. J invest Derm 64:191–195

Fredriksson T (1980) Perkutane Absorption. In: Korting GW (ed) Dermatologie in Praxis und Klinik. Bd. 1, 2.31–2.39 Thieme, Stuttgart New York

Führer C (1981) Systematik der Dermatika. 1. Int. Symp. „Dermale und transdermale Resorption", München 12.–14.1.1981

Gay MW, Moore WJ, Morgan JM, Montes LF (1972) Anthralin toxicity. Arch Derm 105: 213–215

Gloor M, Klumpp G (1981) Welche Akzeptorphase ist am ehesten repräsentativ für die Hornschicht bei in vitro-Messungen der Wirkstoffabgabe aus Externa? Fette-Seifen-Anstrichmittel 83:125–128

Gloor M, Lindemann J (1980 a) Über die Wirkung von Keratolytika und Moisturizern auf die Bioverfügbarkeit von Triamcinolonacetonid in der Haut bei topischer Anwendung. Derm Mschr 166:102–106

Gloor M, Lindemann L (1980 b) Über den Einfluß von Salicylsäure und fein verteiltem Schwefel auf die Bioverfügbarkeit von Corticosteroiden in der Haut bei externer Therapie. Z Hautkr 55:1105–1115

Gloor M, Shabafrouz H (1982) On the selection of the acceptor medium in in vitro measurements of drug release from dermatological ointments. Dermatologica: im Druck

Gloor M, Hübscher M, Friederich HC (1974) Untersuchungen zur externen Behandlung der Acne vulgaris mit Tetracyclin und Östrogen. Hautarzt 25:391–394

Goldbloom RB, Goldbloom A (1953) Boric acid poisoning – report of four cases and a review of 109 cases from the world literature. J Ped 43:631–643

Grice KA (1980 a) Transepidermal water loss. In: Jarret A (ed) The Physiology and Pathophysiology of the skin. Vol 6, p 2116–2146. Academic Press, London New York Toronto Sydney San Francisco

Grice KA (1980 b) Transepidermal water loss in pathological skin. In: Jarrett A (ed) The Physiology and Pathophysiology of the Skin. Vol 6, p 2147–2155 Academic Press, London New York Toronto Sydney San Francisco

Guillaume JC, de Rigal J, Levèque JL, Galle P, Touraine R, Dubertret L (1981) Etude comparée de la perte insensible d' eau et de la pénétration cutanée des corticoides. Dermatologica 162:380–390

Guillot M (1954) Les conditions physico-chimiques de l' absorption cutanée. J Physiol (Paris) 46:31–49

Hagerman G (1973) Über dermatologische Externa, insbesondere deren „Abgabefähigkeit" (releasing capacity). Z Haut-Geschl Kr 48:97–105

Hansson O (1977) Vioform condemned. Pediatrics 60:769

Harris DR, Papa CM, Stanton R (1974) Percutaneous absorption and the surface area of occluded skin- a scanning electron microscopic study. Brit J Derm 91:27–32

Hartmann F, Schuster E (1980) Radioimmunologische Bestimmung des Plasmacortisolspiegels und der Plasmacortisoltagesrhythmik bei externer Triamcinolonacetonidtherapie. Hautarzt 31:433–436

Hartmann G, Jörs HJ, Rhode BT (1974) Klinisch experimentelle Untersuchungen mit hexachlorophenhaltigen Externa. Castellania 2:277–279

Hesselvik L (1952) Sign of sexual precocity in a male infant due to estrogenic ointment. Acta pediatr 41:177–185

Hoffmann WD, Zesch A, Schäfer H (1974) Vehikelabhängige Penetration zweier Steroide bei gleichzeitiger Applikation auf die menschliche Haut. Arch Derm Forsch 250:295–308

Holla B (1979) Untersuchungen zur Diffusion von Salicylsäure und Sulfathiazol durch künstliche lipophile Membranen. Inauguraldissertation Saarbrücken

Hopsu-Havu VK, Tuohimaa P (1970) Quantitative and radioautographic studies on the penetration kinetics of 9-fluoro-16methylene-prednisolone-21-acetate-7-T in human skin. Arch klin exp Derm 239:252–265

Horio T, Ofuji S (1974) The distribution of fluorescent halogenated salicylanilides in guinea pig skin following topical application. J invest Derm 63:415–418

Jordan JW, Crissey JT (1957) Boric acid poisoning-A report of a fatal adult case from cutaneous use-A critical evaluation of the use of this drug in dermatologic practice. Arch Derm 75:720–728

Junginger H, Führer C, Ziegenmeyer J, Friberg S (1979) Strukturuntersuchungen von Salben. 2. Mitteilung: Strukturuntersuchungen an der wasserhaltigen hydrophilen Salbe DAB 7. J Soc cosm Chem. 30:9–23

Junginger H, Heering W, Führer C (1981) Gebundenes und freies Wasser in Dermatika. 1. Int. Symp. „Dermale und transdermale Resorption", München 12.–14. 1. 1981

Kallen B (1978) Hexachlorophen teratogenicity in humans disputed. J Amer med Ass 240:1585–1586

Kammerau B, Zesch A, Schäfer H (1975) Absolute concentrations of dithranol and triacetyldithranol in the skin layers after local treatment: in vivo investigations with four different types of pharmaceutical vehicles. J invest Derm 64:145–149

Kaufmann HJ, Held U, Salzberg R (1962) Transcutane Resorption von Borsäure mit tödlichem Ausgang bei einem Säugling. Dtsch med Wschr 87:2374–2378

Kimbrough RD (1971) Review of the toxicity of hexachlorophene. Arch Environ Health 23:119–122

Kligman AM (1965) Topical pharmacology and toxicology of dimethyl sulfoxide. Part 1. J Amer Med Ass 193:140–148

Kligman AM, Frosch PJ (1979) Steroid addiction. Int J Derm 18:23–31

Kranz G, Schäfer H, Zesch A (1977) Hydrocortisone (cortisol) concentration and penetration gradient. Acta derm venereol 57:269–273

Kukita A, Yamada K, Takeda Y (1976) Systemic effects and percutaneous absorption of topically applied 0,1% hydrocortisone 17-butyrate. Dermatologica 152, Suppl 1:197–207

Loth H, Hailer M (1980) Arzneistoffabgabe aus Salben an excidierte menschliche Haut im Vergleich zur Liberation im Modell. Acta pharmaceut technol 26:307–309

Lüpke NP, Preusser P (1978) Antischuppenkosmetika-Wirkung und Toxikologie. Ärztl Kosmetol 8:269–280

Lüpke NP, Preusser P (1979) Resorcin-Wirkstoff in kosmetischen Mitteln. Ärztl Kosmetol 9:341–346

Maibach HI, Feldmann RJ (1967) The effect of DMSO on percutaneous penetration of hydrocortisone and testosterone in man. Ann N Y Acad Sci 141:423–427

Malkinson FD, Ferguson EH (1955) Percutaneous absorption of hydrocortisone – 4-C^{14} in two human subjects. J invest Derm 25:281–283

Marzulli FN, Maibach HI (1975) Relevance of animal models: The hexachlorophene story In: Maibach H (ed) Animal models in Dermatology. Churchill-Livingstone, Edinburgh London New York S 156–167

Mayer A, Szücs L, Török J (1978) Einfluß verschiedener Salbengrundlagen auf den perkutanen Transport eines wasserlöslichen Wirkstoffs in vivo. Pharmazie 33:284–286

Mezei M, Ryan KJ (1972) Effect of surfactants on epidermal permeability in rabbits. J pharm Sci 61:1329–1331

Middleton JD (1969) Pathways of penetration of electrolytes through stratum corneum. Brit J Derm 81, Suppl 4:56–61

Milstone EB, Mc Donald AJ, Scholhamer CF (1981) Pseudomembranous colitis after topical application of clindamycin. Arch Derm 117:154–155

Moncorps C (1929) Untersuchungen über die Pharmakologie und Pharmakodynamik von Salben und salbeninkorporierten Medikamenten 2. Mitteilung: Über die Resorption und Pharmakodynamik der salbeninkorporierten Salicylsäure. Arch exp Path Pharm 141:50–66

Montes LF, Day JL, Wand CJ, Kennedy L (1967) Ultrastructural changes in the horny layer following local application of dimethyl sulfoxide. J invest Derm 48:184–196

Munro DD, Stoughton RB (1965) Dimethylacetamide (DMAC) and dimethylformamide (DMFA). Effects on percutaneous absorption. Arch Derm 92:585–586

Nowarra G (1954) Zum Nachweis der Hautveränderungen durch niedere Salicylsäurekonzentrationen. Ärztl Forsch 8:331–332

Orfanos CE, Wüstner H (1975) Penetration und Nebenwirkungen lokaler Östrogenapplikation bei Alopecia androgenetica. Hautarzt 26:367–369

Pascher F (1978) Systemic reactions to topically applied drugs. Int J Derm 17:768–775

Petri W (1981) Freigabe von Ciclopiroxolamin aus Dermatika. Arzneim Forsch 31:1332–1337

Polano MK, Ponec M (1976) Dependence of corticosteroid penetration on the vehicle. Arch Derm 112:675–680

Ponec M, Polano MK (1979) Penetration of various corticosteroids through epidermis in vitro. Arch Derm Res 265:101–104

Ransone GJW, Scott NM, Knoblock CEC (1961) Selenium sulfide intoxication. New Engl J Med 264:384–385

Rettig H (1981) In vitro release from topical products. 1st Europ. Congr. of Biopharmaceutics and pharmacokinetics, Clermont-Ferrand 1.–3. 4. 1981

Roberts MS, Horlock E (1978) Effects of repeated skin application on percutaneous absorption of salicylic acid. J Pharm Sci 67:1685–1687

Rogge Th (1975) Die Behandlung von Praecancerosen und Kanzerosen der Haut mit 5-Fluorouracil. Therapiewoche 25:1946–1952

Salama HA, Ghanem AH, Zein-El-Deen E (1980) Diffusion and release of chloramphenicol from wool wax in relation to its rheological properties and in presence of surfactants. Fette-Seifen-Anstrichmittel 82:189–192

Schäfer H, Zesch A, Stüttgen G (1975) Penetration von Medikamenten in die Haut. Hautarzt 26:449–451

Schäfer H, Farber EM, Goldberg L, Schalla W (1980) Limited application period for dithranol in psoriasis. Brit J Derm 102:571–573

Schäfer H, Zesch A, Stüttgen G (1981) Skin permeability In: Stüttgen G, Spier HW, Schwarz E (Herausg.) Handbuch der Haut- und Geschlechtskrankheiten, Ergänzungswerk, Bd 1/4 B, Springer Berlin Heidelberg New York, S 541–886

Schalla W, Bauer E, Schäfer H (1980) Beeinflussungsgrößen der Penetration von Steroidexterna. Akt Derm 6:3–11

Scheuplein RJ (1972) Properties of the skin as a membrane. In: Montagna W, van Scott EJ, Stoughton RB (eds) Pharmacology and the skin. Appleton-Century-Crofts-Educational Division/Meredith Corporation New York, p 125–152

Scheuplein RJ (1976) Permeability of the skin: a review of major concepts and some new developments. J invest Derm 67:672–676

Scheuplein R (1978 a) The skin as a barrier. In: Jarrett A (ed) The physiology and pathophysiology of the skin. Bd. 5, Academic Press London, New York, San Francisco p 1669–1692

Scheuplein R (1978 b) Site variations in diffusion and permeability. In: Jarrett A (ed) The physiology and pathophysiology of the skin. Bd. 5, Academic Press London, New York San Francisco p 1731–1752

Scheuplein RJ, Ross L (1970) Effects of surfactants and solvents on the permeability of epidermis. J Soc cosm Chem 21:853–873

Scheuplein RJ, Ross LW (1974) Mechanism of percutaneous absorption V. Percutaneous absorption of solvent deposited solids. J invest Derm 62:353–360

Schmeiser A (1952) Gefahren der weißen Quecksilberpraecipitatsalbe. Dtsch Gesundheitsw 7:182–183

Schuppli R, Schneeberger R, Seiler H, Seiler M, Niggli H, Hoffmann K (1972) Über die Toxizität der Salicylsäure in der Dermatologie. Dermatologica 144:248–252

Schuppli R, Seiler H, Niggli H, Hoffmann K (1976) Über die percutane Resorption von Quecksilber aus quecksilberhaltigen Therapeutika. Dermatologica 153:339–345

Sekura DL, Scala J (1972) The percutaneous absorption of alkyl methyl sulfoxides. In: Montagna W, van Scott EJ, Stoughton RB (eds) Pharmacology and the skin. Appleton Century Crofts Educational Division/Meredith Corporation, New York, p 257–270

Shahi V, Zatz JL (1978) Effect of formulation factors on penetration of hydrocortisone through mouse skin. J pharm Sci 67:789–792

Solomon AE, Lowe NJ (1978) Percutaneous absorption in experimental epidermal proliferation. Arch Derm 114:1029–1036

Solomon AE, Lowe NJ (1979) Percutaneous absorption in experimental epidermal disease. Brit J Derm 100:717–722

Sorensen GW, Odom RB (1976) Axillary and inguinal striae induced by systemic absorption of a topical corticosteroid. Cutis 17:355–357

Stelzner JM, Colaizzi JL, Wurdack PJ (1968) Influence of dimethyl sulfoxide (DMSO) on the percutaneous absorption of salicylic acid and sodium salicylate from ointments. J pharm Sci 57:1732–1737

Stoughton RB (1972) Some bioassay methods for measuring percutaneous absorption. Adv Biol Skin 12:535–546

Stoughton RB (1975) Animal models for in vitro percutaneous absorption In: Maibach H (ed) Animal models in dermatology. Churchill Livingstone, Edinburgh London New York p 121–132

Stoughton RB (1976) Penetration of drugs through the skin. Dermatologica 152. Suppl 1:27–36

Stoughton RB, Stoughton GS (1968) Topical control of skin bacterial growth with hexachlorophene in dimethylacetamide. J invest Derm 50:332–335

Strauss JS (1963) Hormones in cosmetics. J Amer med Ass 186:759–762

Stricker H (1973) Die Arzneistoffresorption im Gastrointestinaltrakt. II. In vitro Untersuchung lipophiler Substanzen. Pharm Ind 35:13–17

Stüttgen G (1972) Die Haut als Resorptionsorgan in pharmakokinetischer Sicht. Arzneimittel-Forsch 22:324–329

Stüttgen G (1981) Ways and possibilities of drug absorption by healthy and damaged skin. 1. Int. Symp. "Dermal and transdermal absorption", München 12.–14. 1. 1981

Stüttgen G, Bauer E (1982) Bioavailability, skin- und nail-penetration of topically applied antimycotics. Mykosen 25:74–80

Stüttgen G, Krause H (1959) Der Nachweis von tritiummarkiertem Vitamin A in den Schichten der Haut nach lokaler Applikation. Hautarzt 10:504–506

Stüttgen G, Schäfer H (1974) Funktionelle Dermatologie. Springer, Berlin Heidelberg New York

Vickers CFH (1963) Existence of reservoir in the stratum corneum. Arch Derm 88:20–23

Vickers CF (1972) Stratum corneum reservoir for drugs. In: Montagna W, van Scott EJ, Stoughton RB (eds) Pharmacology and the skin. Appleton-Century-Crofts-Educational-Division/Meredith Corporation, New York, p 177–190

Voron DA (1978) Systemic absorption of clindamycin. Arch Derm 114:798

Wahlgren S, Führer C (1976) Untersuchungen an Suspensionssalben. 1. Mitteilung: Die Diffusion von Salicylsäure in Vaseline. Dtsch Apotheker Ztg 116:1267–1272

Weirich EG (1978) Zur Pharmakologie der Dermatocorticoide. Z Hautkr 53:133–140, 189–194, 209–216, 247–254,

Weirich EG, Degen PH, Moppert J, Schmid K (1979) Percutaneous absorption of clioquinol (Vioform). Dermatologica 159:295–301

von Weiss JF, Lever WF (1964) Percutaneous salicylic acid intoxication in psoriasis. Arch Derm 90:614–619

Wendker H, Schäfer H, Zesch A (1976) Penetrationskinetik und Verteilung lokal applizierter Östrogene. Arch Derm Res 256:67–74

Wester RC, Maibach HI (1975) Rhesus monkey as an animal model for percutaneous absorption. In: Maibach H (ed) Animal models in dermatology. Churchill Livingstone, Edinburgh London New York, p 133–137

Wester RC, Noonan PK, Maibach HI (1978) Effect of salicylic acid on the percutaneous absorption of hydrocortisone- in vivo studies on rhesus monkeys. Arch Derm 114:1162–1164

Whitworth CW (1968) Effect of various liquids on the diffusion of salicylic acid from ointment bases. J pharm Sci 57:1540–1543

Whitworth CW, Becker CH (1965) Study of diffusion of two sulfonamides from ointment bases. J pharm Sci 54:569–573

Wienert V, Blazek V (1981) Der Einfluß der Salicylsäure auf den Abblassungseffekt von Corticoid-Dermatica dargestellt am Beispiel des Flumetason-pivalat. Arch Derm Res 271:19–27

Wills JH (1972) Percutaneous absorption. In: Montagna W, van Scott EJ, Stoughton RB (eds) Pharmacology and the skin. Appleton Century Crofts Educational Division/Meredith Corporation, New York, p 169–176

Wohlrab W (1975) Über den Mechanismus der Harnstoffeinwirkung auf die Epidermis und seine mögliche Nutzanwendung. Derm Mschr 161:686–687

Wolter K, Schäfer H, Frömming KH, Stüttgen G (1970) Partikelgröße und Permeation. Fette-Seifen-Anstrichmittel 72:990–993

Wong KK, Wang GM, Dreyfuss J, Schreiber EC (1971) Absorption, excretion, and biotransformation of dimethyl sulfoxide in man and miniature pigs after topical application as an 80% gel. J invest Derm 56:44–48

Woodford B, Barry BW (1977) Bioavailability and activity of topical corticosteroids from a novel drug delivery system, the aerosol quick foam. J pharm Sci 66:99–103

Wüstner H, Orfanos CE (1975) Nagelverfärbung und Haarausfall, Leitsymptome einer Quecksilbervergiftung durch kosmetische Bleichmittel. Dtsch med Wschr 100:1694–1697

Wüthrich B, Zabrodsky S, Storck H (1970) Perkutane Vergiftungen durch Resorcin, Salicylsäure und weiße Praecipitatsalbe. Pharm Acta Helv 45:453–460

Zesch A, Schäfer H (1973a) Penetrationsverhalten verschiedener radiomarkierter Steroide in der menschlichen Haut. Arzneimittel-Forsch 23:415–419

Zesch A, Schäfer H (1973b) Penetrationskinetik von radiomarkiertem Hydrocortison aus verschiedenen Salbengrundlagen in die menschliche Haut in vitro. Arch Derm Forsch 246:335–354

Zesch A, Schäfer H (1975) Penetrationskinetik von radiomarkiertem Hydrocortison aus verschiedenen Salbengrundlagen in die menschliche Haut. II. in vivo. Arch Derm Forsch 252:245–256

Zesch A, Schäfer H (1981) Zur Wechselwirkung von Arzneistoffen an und in der Haut Vergleichende Untersuchungen zur gegenseitigen Beeinflussung von Ethylenglykolmonosalizylat und Benzylnikotinat. Dermatosen 29:161–167

Zesch A, Schäfer H, Hoffmann W (1973) Barriere- und Reservoirfunktion der einzelnen Hornschichtlagen der menschlichen Haut für lokal aufgetragene Arzneimittel. Arch Derm Forsch 246:103–107

Zesch A, Hoffmann WD, Schäfer H (1974) Verteilung eines radiomarkierten Pharmakons in der menschlichen Hornschicht aus vier Salbengrundlagen. Pharmazie 29:198–203

Ziegenmeyer J (1981) Einfluß der Grundlage auf die Absorption und Permeation von Wirkstoffen. 1. Int. Symp. „Dermale und transdermale Resorption", 12.–14.1.1981, München

Zimmermann I, Koch E (1980) Entwicklung eines Meßverfahrens zur Bestimmung der in vitro Verfügbarkeit von Wirkstoffen aus hydrophoben Salbengrundlagen. Acta pharm technol 26:279–283

3 Hydratisierende Wirkung auf die Hornschicht

3.1 Physiologische Grundlagen

3.1.1 Hornschichtfeuchtigkeit und Aussehen der Haut

Die übliche Auffassung über die Bedeutung des Wassergehaltes der Hornschicht für das Aussehen der Haut geht auf Blank (1953) zurück. Dieser Autor fand, daß der Wassergehalt der Hornschicht normalerweise 10–20% beträgt. Wenn er unter 10% absinkt, soll die Haut ein trockenes und sprödes Aussehen erlangen. Unterstützt wurde die Auffassung, daß dem Wasser die überragende Bedeutung für das Aussehen der Haut zukomme, durch die These von Kligman (1963), daß die Hautoberflächenlipide keine wesentliche Bedeutung für das Aussehen der Hornschicht hätten.

In jüngster Zeit wurden diesbezüglich erneut Überlegungen angestellt. Dazu haben vor allem Untersuchungen der nichterkrankten, klinisch oft extrem „trocken" erscheinenden Haut bei Neurodermitis atopica beigetragen. Finley et al. (1980) konnten bei Untersuchungen an 11 Neurodermitikern und 9 gesunden Kontrollpersonen zeigen, daß der elektrische Widerstand der Haut bei den Neurodermitikern signifikant herabgesetzt war. Dieser Befund deutet darauf hin, daß die „trockene" Haut des Neurodermitikers in Wirklichkeit nicht trocken, sondern eher wasserreich ist. Zu ähnlichen Befunden kamen Gloor et al. (1981 a) bei infrarotspektroskopischen Untersuchungen. Bei Neurodermitikern fanden sich teilweise in der nichtbefallenen Haut Werte, die einen hohen Wassergehalt der Hornschicht annehmen lassen. Dabei handelt es sich meist um Patienten mit einer klinisch „trocken" erscheinenden Haut. Bei einem Teil der Neurodermitiker entsprachen die Feuchtigkeitswerte jedoch den Werten im Vergleichskollektiv. Bezüglich der Streuungsbreite der Werte unterschied sich das Kollektiv der Neurodermitiker signifikant von dem Kollektiv der gesunden Vergleichspersonen. Sowohl die Messung des elektrischen Widerstandes der Haut als auch die Infrarotspektroskopie weisen beträchtliche Fehlermöglichkeiten auf. Da die Fehlerquellen bei diesen Methoden unterschiedlich sind, lassen diese übereinstimmenden Befunde trotzdem annehmen, daß in der nichterkrankten Haut des Neurodermitikers keine Exsikkation, sondern eher eine Vermehrung des Wassergehaltes im Stratum corneum vorliegt.

Garber (1978) fand bei scanningelektronenmikroskopischen Untersuchungen vor und nach einem einstündigen Wasserbad keine wesentlichen Unterschiede bezüglich der Hornschichtoberfläche. Er schließt daraus, daß sich die durch das Wasserbad hervorgerufenen Effekte nicht in der Hornschicht, sondern unterhalb derselben abspielen. Es wird gefolgert, daß die Veränderung des Aussehens der Haut durch Externa nicht so sehr durch eine Hydratation der Hornschicht, sondern mehr durch die abdeckende und weichmachende Eigenschaft der Lipidkomponente bedingt ist. Auch Kligman (1978) vetritt eine ähnliche Auffassung und regt eine neue Definition des Begriffes „Moisturizer" an, die besagt, daß ein Moisturizer eine äußerlich angewendete Substanz ist, die die Symptome der „trockenen" Haut klinisch beseitigt.

Diese Befunde sprechen dafür, daß man nicht eine einfache Beziehung zwischen der Menge des Wassers in der Hornschicht und dem Aussehen derselben aufstellen kann. Wahrscheinlich spielen neben der Wassermenge die Zustandsform des Wassers und die intra- bzw. interzelluläre Lokalisation eine wesentliche Rolle. Nach Takahashi et al. (1981) kommt eine weichmachende Wirkung dem Wasser nur dann zu, wenn es intrazellulär in freier Form vorliegt, weil es dann die Wasserstoffbrücken der Keratine auflöst. Möglicherweise liegt bei der Neurodermitis atopica eine Vermehrung des interzellulären Wassers bei einer gleichzeitigen Verminderung des intrazellulären Wassers vor. Definitive Klarheit über die Wechselbeziehung zwischen Aussehen der Haut und Menge, Lokalisation und Zustandsform des Wassers in der Hornschicht kann erst durch weitere Untersuchungen gewonnen werden.

3.1.2 Regulation der Hornschichtfeuchtigkeit

Grundlegende Befunde zur Regulation der Hornschichtfeuchtigkeit hat Blank (1952, 1953) erarbeitet. Untersuchungen über die Wasserdurchlässigkeit der Hornschicht nach Strippen haben gezeigt, daß für die Barrierefunktion vor allem die unterste Schicht des Stratum corneum verantwortlich ist. Die Auffassung von Blank, daß die unteren Hornschichtanteile weniger wasserdurchlässig sind als die oberen, wurde allerdings von Scheuplein (1972) in Frage gestellt, da nach Meinung dieses Autors auch bei Annahme einer gleichmäßigen Wasserdurchlässigkeit der Hornschicht aus mathematischen Gründen zu erwarten wäre, daß funktionell die tiefsten Hornschichtlagen als Wasserbarriere wirken. Immerhin erklären diese Befunde zwanglos, daß der Wassergehalt der Hornschicht mit maximal 20% sehr viel niedriger ist als der Wassergehalt der lebenden Epidermis. Der Wassergehalt nimmt im übrigen in der Hornschicht von innen nach außen ab (Tagami et al. 1980).

Blank (1952) hat weiter bei In-vitro-Versuchen gezeigt, daß der Wassergehalt der Hornschicht bei Erhöhung der Luftfeuchtigkeit zunimmt. Diese Auffassung wurde in der Folgezeit immer wieder bestätigt. Eine entsprechende Darstellung von Wildnauer et al. (1975) findet sich in Abb. 3.1. Durch Fettlösungsmittel und Wasser gelang es Blank (1953), der Haut feuchtigkeitsbindende Substanzen zu entziehen, so daß die Aufnahmefähigkeit der Hornschicht für Wasser bei steigender Luftfeuchtigkeit eingeschränkt wurde. In Fortsetzung dieser In-vitro-Untersuchungen konnten Blank u. Shappirio (1955) zeigen, daß Seifen- und Syndetexposition ebenfalls zu einer Extraktion von wasserbindenden Substanzen aus der Hornschicht führen kann, so daß klinisch eine Austrocknung der Haut die Folge extensiver Seifen- bzw. Syndetanwendung sein kann. Ergänzt wurden die Untersuchungen über die Abhängigkeit von Hornschichtfeuchtigkeit und Luftfeuchtigkeit durch Spencer et al. (1975), die zeigen konnten, daß unterhalb einer relativen Luftfeuchtigkeit von 60% zusätzlich die Temperatur die Wasseraufnahmefähigkeit der Hornschicht beeinflußt. In diesem Bereich stieg der Wassergehalt der Hornschicht um etwa 50%, wenn die Temperatur von 20 auf 35 °C erhöht wurde.

Die Untersuchungen von Blank u. Shappirio (1955) sowie zeitlich noch weiter zurückliegende ähnliche Versuche von Jacobi (1949) haben großes Interesse an den „Natural Moisturizing Factors" (NMF) bewirkt. Es wurden in der Folgezeit von mehreren Arbeitsgruppen detaillierte Untersuchungen über die Zusammensetzung des sog. Wasserlöslichen in der Hornschicht vorgelegt. Spier u. Pascher haben 1956 ihre umfangreichen Analysen zusammenfassend dargestellt. Bemerkenswert sind die hohen von diesen Autoren gefundenen Anteile der Milchsäure, der Pyrrolidoncarbonsäure und des Harnstoffes, die sämtlich – die beiden erstgenannten teilweise als Na-Salze – als Moisturizer therapeutisch in großem Umfang eingesetzt werden. Bezüglich des Milchsäure- und Harnstoffgehaltes stehen Befunde von Jacobi (1971) mit diesen Angaben in guter Übereinstimmung. Padberg (1972) hat sein Augenmerk besonders auf die an Skleroproteine gebundenen Kohlenhydrate gelenkt. Er konnte eindrucksvoll zeigen, daß die Wasseraufnahmefähigkeit von Hornschichtmaterial deutlich zunimmt, wenn es mit einer Kohlenhydratfraktion behandelt wird, die den im sog. Wasserlöslichen vorkommenden Kohlenhydraten weitgehend entspricht.

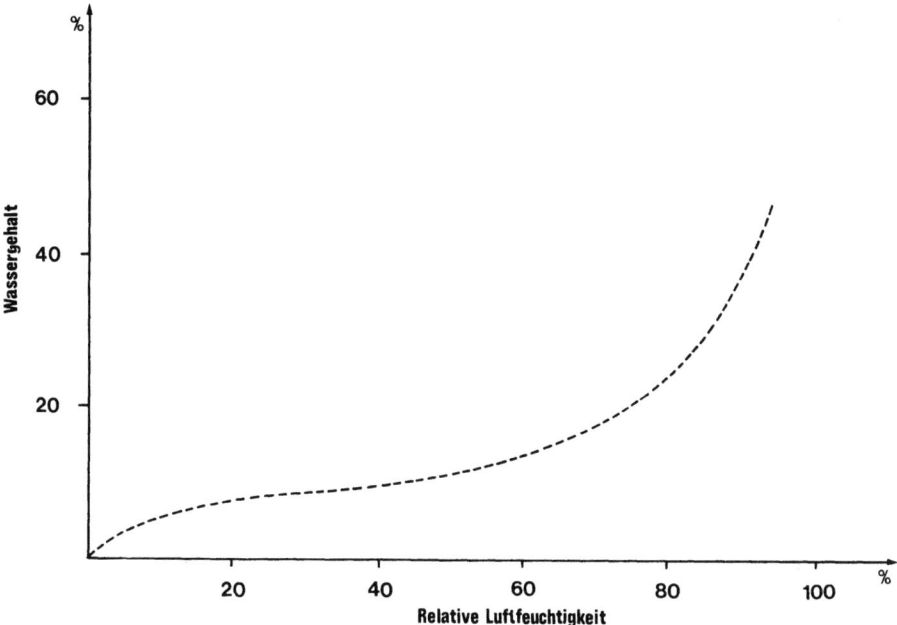

Abb. 3.1. Zusammenhang zwischen Wassergehalt der Hornschicht und relativer LF bei In-vitro-Bestimmungen. (Nach Wildnauer et al. 1971)

Abb. 3.2 zeigt die diesbezüglichen Ergebnisse. Padberg (1967) hat im übrigen bereits früher chemische Analysen der im Wassereluat der Hornschicht vorkommenden Kohlenhydrate vorgelegt. Jacobi (1949) hat darauf hingewiesen, daß auch die Keratinsubstanz der Hornschicht als solche hygroskopische Eigenschaften aufweist.

Für die wasserbindende Wirkung der NMF in der Hornschicht sind auch die epidermalen Lipide von Bedeutung. Wolfram et al. (1972) zeigten, daß sich die wasserbindende Wirkung der NMF durch die Entfernung der Hornschichtlipide verbessern läßt. Nach Middleton (1968) verhindern Lipide auf der anderen Seite eine schnelle Ausschwemmung der NMF bei Wasserkontakt der Haut. Interessante zusätzliche Befunde zu den NMF haben Anderson et al. (1973) vorgelegt. Sie führten bei Versuchspersonen mit trockener Haut eine Behandlung mit einer Okklusivfolie durch. Diese bewirkte, daß die Wasseraufnahmefähigkeit der Haut bei In-vitro-Versuchen deutlich verbessert wurde. Die Autoren interpretieren diesen Befund dahingehend, daß die Okklusivbehandlung eine Stoffwechselveränderung bewirke, die eine Vermehrung der NMF zur Folge habe. Diese Befunde lassen an eine ähnliche

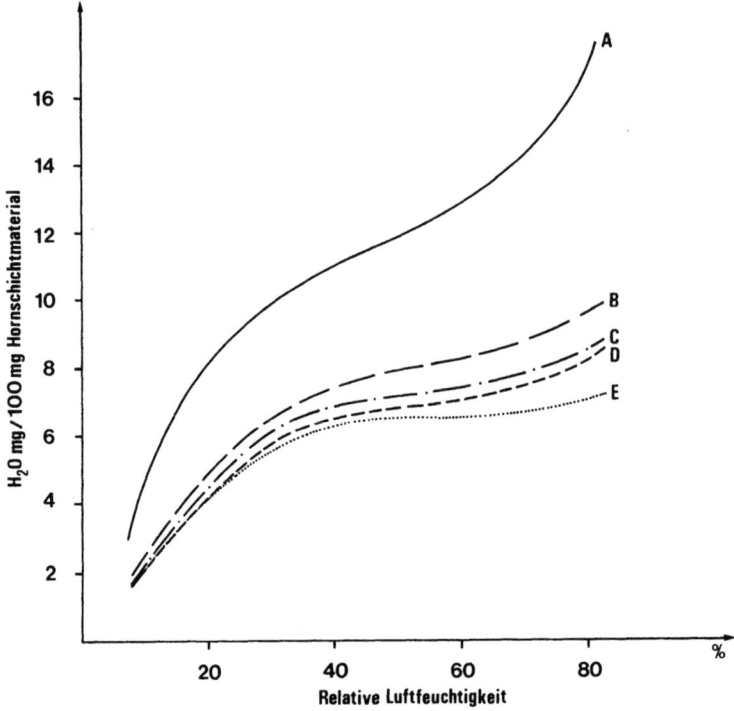

Abb. 3.2. Einfluß von verschiedenen Zuckern und dem von Padberg angegebenen Zuckergemisch (ZUK) auf die Hornschichthydratation in vitro. *A* ZUK, *B* Desoxyribose, *C* Glucosamin, *D* Xylose, *E* Skleroprotein. (Aus Padberg 1972)

Wirkung einer längerdauernden Behandlung mit abdeckenden Externagrundlagen denken.

Von Interesse ist auch der Zusammenhang zwischen Talgdrüsensekretion und Hornschichtfeuchtigkeit. Da die Hautoberflächenlipide keinen geschlossenen Film auf der Haut bilden, ist eine solche Beziehung eher unwahrscheinlich. Dem entsprechen experimentelle Befunde von Blank (1952) und neue eigene Befunde (Gloor et al. 1980a). Bei letzteren ließ sich weder ein Zusammenhang zwischen Lipidmenge und Hornschichtfeuchtigkeit noch zwischen Lipidzusammensetzung und Hornschichtfeuchtigkeit nachweisen.

3.2 Testverfahren für die moisturizierende Wirkung

3.2.1 In-vitro-Verfahren

3.2.1.1 Ermittlung der Gleichgewichtsfeuchte

Es handelt sich um ein Verfahren, das nicht an der Haut zur Anwendung kommt und somit ausschließlich die physikalischen Eigenschaften eines Wirkstoffs erfaßt. Ein brauchbares Verfahren wurde von Osberghaus et al. (1978) angegeben. Proben der zu untersuchenden Substanzen (ca. 300–500 mg) werden mit einer definierten Menge Wasser angefeuchtet und bei 23 °C je 24 h lang bei verschiedenen Luftfeuchtigkeiten

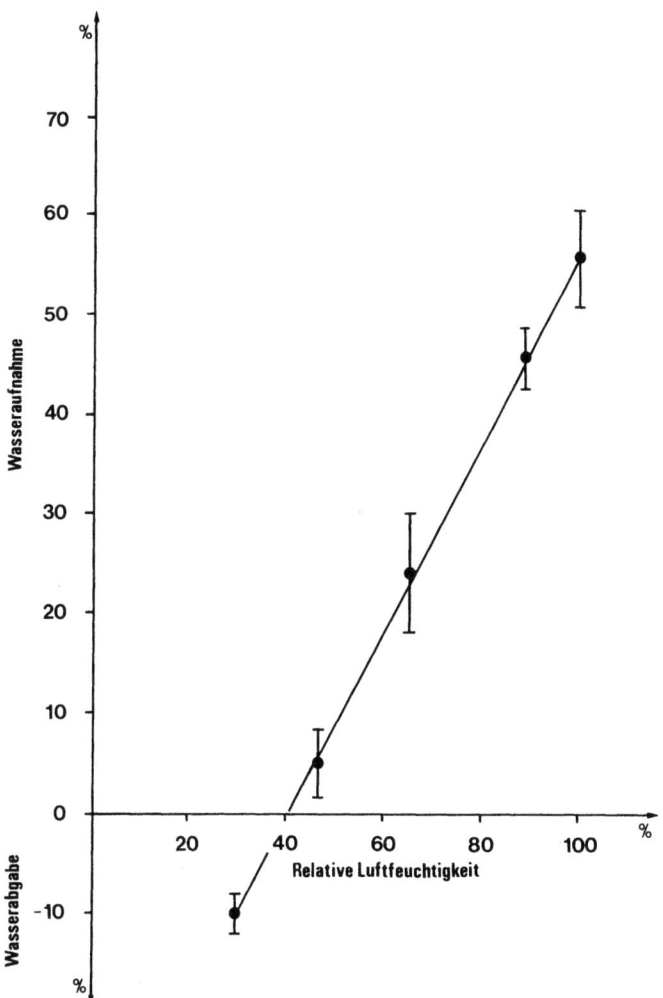

Abb. 3.3. Bestimmung der Gleichgewichtsfeuchte von Hydagen F. Die Gleichgewichtsfeuchte entspricht der relativen LF, bei der weder Feuchtigkeit aufgenommen noch abgegeben wird. Sie ist ein Maß für die Hygroskopizität. (Aus Osberghaus et al. 1978)

exponiert (1%, 30%, 47%, 65%, 89% und 100% rel. Luftfeuchtigkeit). Die Werte der aufgenommenen bzw. abgegebenen Wassermengen wurden graphimetrisch bestimmt und graphisch aufgetragen. Es kann diejenige relative Luftfeuchtigkeit (LF) ermittelt werden, bei der weder eine Wasseraufnahme noch eine Wasserabgabe erfolgt. Dieser als Gleichgewichtsfeuchte bezeichnete Wert ist ein Maß für die hygroskopische Wirkung einer Substanz. Das Ergebnis einer entsprechenden Untersuchung von Osberghaus et al. (1978) ist Abb. 3.3 zu entnehmen. Die Gleichgewichtsfeuchte für den geprüften Wirkstoff ist 41%.

3.2.1.2 Direkte Messung der Wasserretention der Hornschicht in vitro

Ursprünglich wurde diese Methode von Blank u. Shappirio (1955) beschrieben und dazu verwendet, die Herabsetzung der wasserbindenden Kapazität der Hornschicht durch Eluation der NMF mit Hilfe von Seifen und Tensiden nachzuweisen. Die Autoren haben Kallus von der Fußsohle verwendet. Die 0,3 mm dicken Streifen wurden über konzentrierter Schwefelsäure getrocknet und das Trockengewicht bestimmt. In der Folge wurden mit verschieden konzentrierten Schwefelsäurelösungen unterschiedliche relative LF erzeugt, die Kallusstreifen 24 bzw. 48 h exponiert und jeweils das Gewicht bestimmt. Die Abb. 3.4, die der Publikation von Blank u. Shap-

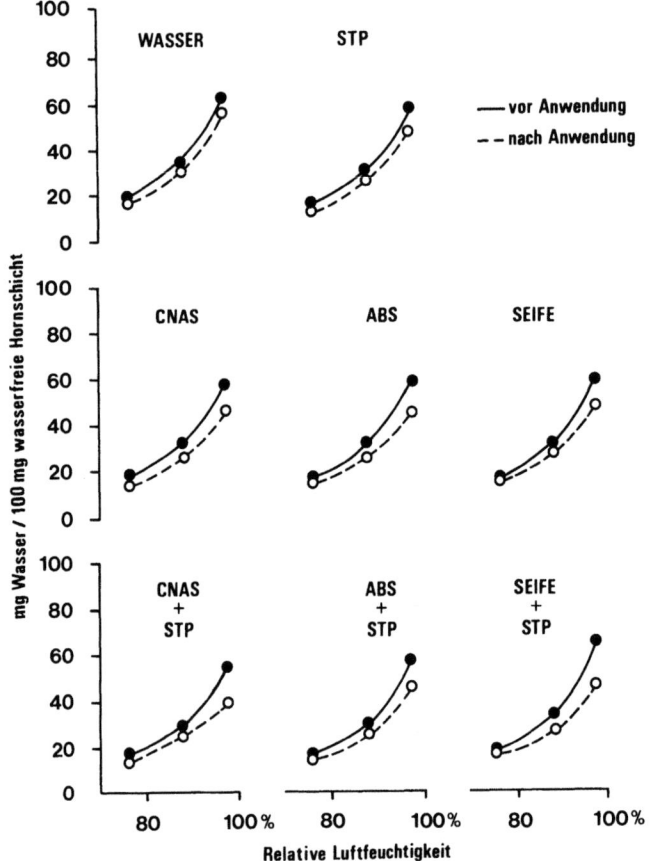

Abb. 3.4. Beziehung zwischen Wassergehalt der Hornschicht und relativer LF beim In-vitro-Versuch in Abhängigkeit von der Vorbehandlung. *STP, CNAS, ABS* Verschiedene Tenside. (Aus Blank u. Shappirio 1955)

pirio (1955) entnommen ist, zeigt, daß die Vorbehandlung mit Seife bzw. verschiedenen Tensidlösungen die Wasserbindungsfähigkeit von Kallus herabsetzt.

Dieses Verfahren wurde in der Folgezeit von verschiedenen Autoren mehr oder weniger variiert. Teilweise wurde Tierhaut verwendet. Als Beispiel seien Osberghaus et al. (1978) genannt, die Schweineepidermis verwendeten. Ermittelt wurde die Verminderung der Austrocknung der Schweineepidermis bei 30 bzw. 50% relativer LF und die Wasseraufnahme bei Rehydratation auf 90% relativer LF. Die Werte nach Vorbehandlung mit dem zu prüfenden Moisturizer werden mit den Werten nach Vorbehandlung mit Wasser in eine Beziehung gesetzt.

Andere Autoren verwendeten menschliches Stratum corneum. Als Beispiel sei die Publikation von Brudney et al. (1978) genannt. Diese Autoren benützten Hornschichtstreifen von der Fingerbeere. Im übrigen entsprach ihr Vorgehen im Prinzip der Versuchsanordnung von Osberhaus et al. (1978). Erwähnt werden muß außerdem die direkte Messung der Quellung der Hornschicht (cross sectional and in plane swelling) nach Quattrone u. Laden (1976). Sie erlaubt die Beurteilung der Wasseraufnahmefähigkeit einer Hornschichtprobe nach Inkubation in einer Tensidlösung in Abhängigkeit von der Vorbehandlung.

3.2.1.3 Elastizitätsmessung der Hornschicht in vitro

Das Vorgehen beruht auf der Tatsache, daß sich die elastischen Eigenschaften der Hornschicht unter dem Einfluß von Wasser verändern. Weitgehend ähnlich sind die von van Duzee (1978) und von Osberghaus et al. (1978) angegebenen Methoden. In beiden Fällen wird letztendlich der Elastizitätsmodul gemessen, der bestimmt wird durch die durch eine bestimmte Kraft erzielbare Dehnung der Haut. Ein entsprechendes Diagramm aus der Publikation von Osberghaus et al. (1978) findet sich in Abb. 3.5. Die Methode ist weitgehend temperaturunabhängig. Bei der Testung eines Moisturizers dehydrieren Osberghaus et al. (1978) die behandelte Probe und die Kontrollprobe und rehydrieren sie anschließend bei 90% relativer LF. Eine bemerkenswerte Weiterentwicklung der Methode stammt von Rieger u. Deem (1974). Sie erlaubt nicht nur die Messung der Elastizität, sondern auch die Erfassung plastischer

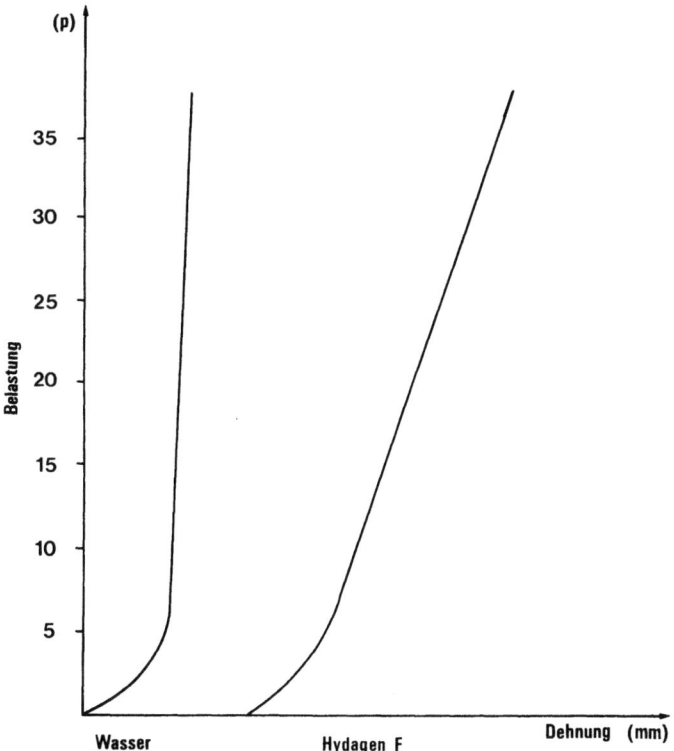

Abb. 3.5. Kraft-Dehnungs-Diagramm von Schweineepidermis nach 24 h Inkubation bei 90% relativer LF; Vorbehandlung mit Wasser bzw. Hydagen F. (Aus Osberghaus et al. 1978)

Eigenschaften der Haut. Ein vergleichbares Verfahren von Christensen et al. (1977) kann nicht nur in vitro, sondern auch in vivo angewendet werden. Wildnauer et al. (1971) benützen bei ihrer Untersuchungsmethode die Tatsache, daß die Zunahme des Wassergehaltes der Hornschicht die Kraft vermindert, die zum Bruch des Stratum corneum notwendig ist, und daß sie anderseits die maximale Längenausdehnung der Hornschicht und die Arbeit, die zum Bruch der Hornschicht erforderlich ist, vergrößert.

3.2.1.4 Messung des elektrischen Widerstandes der Haut

Der elektrische Widerstand der Haut ist um so geringer, je größer der Wassergehalt der Hornschicht ist. Seine Bestimmung erlaubt deshalb indirekte Rückschlüsse auf den Wassergehalt der Hornschicht. Das Verfahren hat seine Hauptbedeutung für die In-vivo-Messung der Hornschichthydratation, wird jedoch auch gelegentlich für In-vitro-Messungen eingesetzt (Highley 1978; Marcy et al. 1978). Bei dem Verfahren von Marcy et al. wird die Dehydratation der Hornschicht nach verschiedener Vorbehandlung in ihrem zeitlichen Verlauf kontrolliert, was durch die Möglichkeit der kontinuierlichen Messung erleichtert wird (Abb. 3.6).

3.2.1.5 Methoden zur Charakterisierung des Zustandes von Wasser in der Hornschicht

Die Charakterisierung des Zustandes, in dem Wasser in der Hornschicht vorliegt, wäre ein entscheidender Gesichtspunkt zum Verständnis der Hornschichthydratation durch Externa. Die bisher angewendeten Methoden wurden in erster Linie in der Grundlagenforschung eingesetzt und haben bisher noch nicht zu wesentlichen Schlußfolgerungen für die Therapie geführt. Für die Differenzierung von freiem und gebundenem Wasser wurden die Scanningkalorimetrie und die Infrarotspektroskopie eingesetzt (Bulgin u. Vinson 1967; Walkey 1972; Hansen u. Yellin 1972). Eine noch weitergehende Differenzierung könnte sich evtl. durch die Proton-Magnetic-

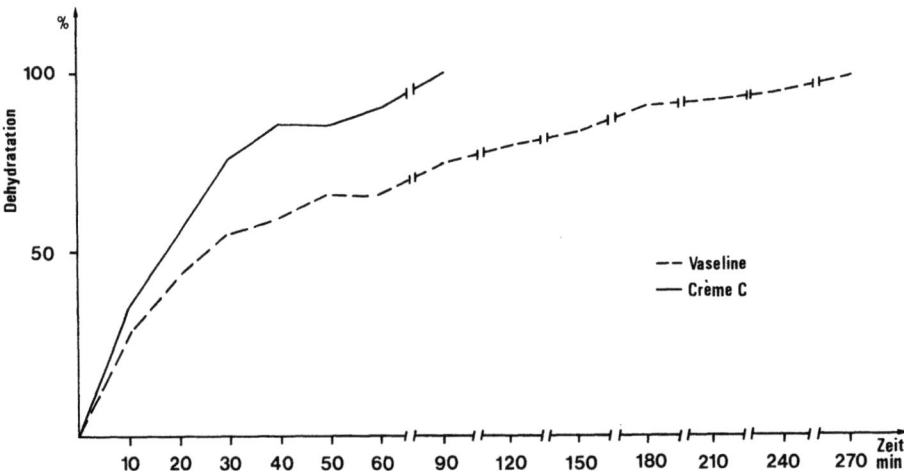

Abb. 3.6. Dehydratation von unterschiedlich vorbehandelter Rattenhornschicht bei Vorbehandlung mit Vaseline und mit einer Creme in Abhängigkeit von der Zeit. (Vereinfacht nach Marcy et al. 1978)

Resonance-Spectroskopie ermöglichen lassen (Hansen u. Yellin 1972). Auch bei der Messung elastischer Eigenschaften, der elektrischen Widerstandsmessung und der photoakustischen Spektroskopie ist das Meßergebnis nicht nur von der Wassermenge, sondern auch von der Form, in welcher das Wasser in der Hornschicht vorliegt, abhängig (Campbell et al. 1977; van Duzee 1978; Pines u. Cunningham 1981).

3.2.2 In-vivo-Methoden

3.2.2.1 Transepidermaler Wasserverlust

Die Messung des transepidermalen Wasserverlustes wurde in großem Umfang bei der Analyse des Okklusionseffektes und dem Studium der Wirkung von Moisturizern eingesetzt. Viele Verfahren beruhen darauf, daß Luft oder Stickstoff bekannter Feuchte über die Haut geleitet wird und nach Beendigung des Hautkontaktes die Feuchte des Gases gemessen wird. Diese Messung kann in verschiedener Form erfolgen. Eine Literaturübersicht dazu findet sich bei Highley (1978). Möglichkeiten sind die Messung der dilektrischen Eigenschaften eines Kondensators, die vom Wassergehalt des durchströmenden Gases abhängig sind, die Messung des elektrischen Widerstandes von Sensorsalzen wie Lithiumbromid, der ebenfalls von der Luftfeuchtigkeit abhängig ist, die Messung der Elektrolyse von Wasser, das an Phosphorpentoxid absorbiert wird, die Erfassung der Infrarotabsorption durch Wasserdampf und die Messung der Wärmeleitfähigkeit des Gases, die abhängig ist vom Wassergehalt der Luft, mit dem Gaschromatograph (Quattrone u. Laden 1976; Idson 1978; Highley 1978; Leveque et al. 1979 u.a.).

Als einfache Meßmethoden haben sich Verfahren bewährt, bei denen der Anstieg der Luftfeuchtigkeit in einer nach oben geschlossenen Kapsel, die der Haut aufgesetzt wird, gemessen wird. Der Feuchtigkeitsgehalt der Luft in der Kapsel kann über Gewichtsveränderung hygroskopischer Substanzen (Idson 1978), Farbänderungen von Kobaltchlorid (Tronnier 1968) oder über Veränderungen des elektrischen Widerstandes von feuchtigkeitsabhängigen Widerständen (Greuer u. Peukert 1939; Tronnier 1968) gemessen werden. Eine kontinuierliche Messung erlaubt der Evaporimeter, der aus einem nach oben offenen Teflonrohr besteht, in dem an zwei Stellen Feuchtigkeitssensoren angebracht sind. Bei Berücksichtigung der Temperatur lassen sich aus der Meßwertdifferenz Rückschlüsse auf den transepidermalen Wasserverlust ziehen (Nilsson 1977).

Bei allen genannten Anordnungen werden miteinander erfaßt der Schweiß, der transepidermale Wasserverlust und die Entquellung der Hornschicht bei niederer relativer Feuchte des Gases, das in Kontakt mit der Haut gebracht wird. Besonders die Schweißsekretion bereitet große Probleme. Sie zwingt dazu, die Untersuchung unter streng standardisierten Umweltbedingungen mit niederer Temperatur und relativer LF durchzuführen. Darüber hinaus muß auch eine psychogene Stimulation der Schweißsekretion vermieden werden. Eine Möglichkeit zur Ausschaltung der Schweißsekretion besteht in der Anwendung von Anticholinergika (Baker u. Kligman 1968). Bei allen Methoden muß in Betracht gezogen werden, daß die Umgebungsbedingungen auf der Hautoberfläche durch den Meßvorgang selbst beeinflußt werden.

Schwierig ist die Interpretation der Meßergebnisse, wenn Externa auf die Haut aufgetragen werden. Zuverlässig erscheint die Interpretation dann, wenn die Okklusionswirkung von Externa überprüft werden soll. Abb. 3.7 zeigt die Hemmung des

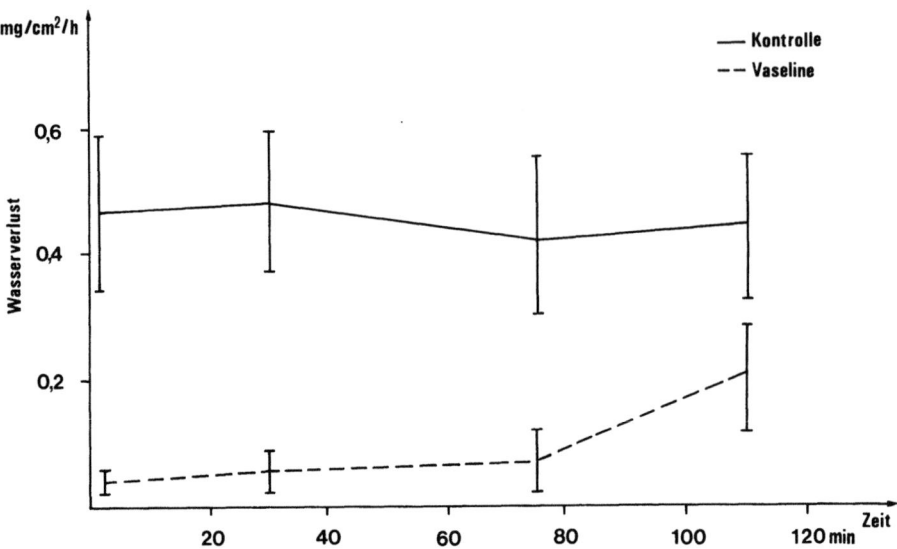

Abb. 3.7. Einschränkung des transepidermalen Wasserverlustes durch Vaseline als Ausdruck eines Okklusionseffektes. (Aus Rietschel 1978)

transepidermalen Wasserverlustes durch Vaseline an Hand von Ergebnissen von Rietschel (1978). Untersuchungen von Gloor et al. (1972) mit Silikonsalbe und einer Filmzubereitung zeigten, daß in beiden Fällen die Feuchtigkeitsabgabe der Haut keineswegs völlig aufgehoben wird. Deutlich ausgeprägter war die Okklusionswir-

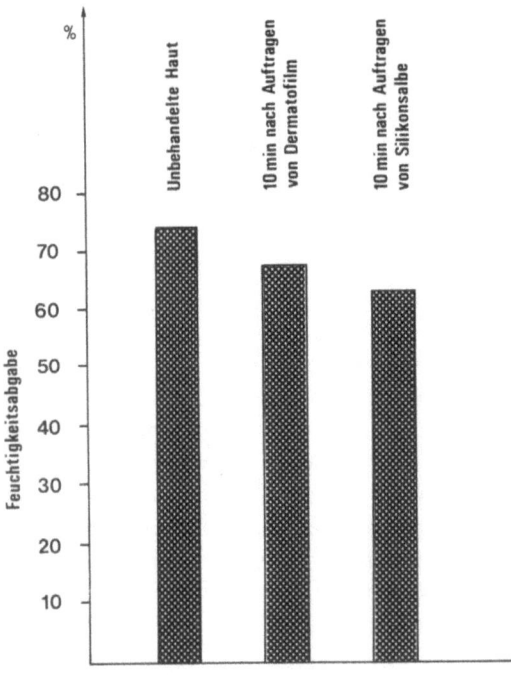

Abb. 3.8. Reduktion der transepidermalen Wasserabgabe durch einen Film und durch Silikonsalbe. Der transepidermale Wasserverlust wird durch beide Grundlagen nur wenig eingeschränkt. Die Okklusivwirkung ist also gering. (Aus Gloor et al. 1972)

kung der Silikonsalbe (Abb. 3.8). Besonders umfassende Untersuchungen zur Okklusionswirkung lipidhaltiger Externa stammen von Tsutsumi et al. (1979). Rückschlüsse auf die Hydratation des Stratum corneum durch die Okklusivwirkung von Externa müssen gleichwohl mit Vorsicht gezogen werden, da eine Okklusivbehandlung eine Vermehrung des NMF bedingen kann (Anderson et al. 1973) und da Gegenregulationsmechanismen nicht ausgeschlossen werden können.

Wenig aussagekräftig scheint uns die Messung des transepidermalen Wasserverlustes zu sein, wenn wasserhaltige Externa vor der Messung auf die Haut aufgebracht werden. In diesem Fall dürfte vor allem auch die Feuchtigkeitsabgabe des Externums selbst in das Meßergebnis eingehen. Außerdem erlaubt die Oberflächenfeuchtigkeit der Haut nicht ohne weiteres Rückschlüsse auf die Hornschichthydratation, da diese nicht nur vom Wasserangebot sondern auch von der Wasserbindungskapazität der Hornschicht abhängig ist. Besonders problematisch wird die Bewertung derartiger Ergebnisse bei Emulsionen dadurch, daß sich eine Okklusionswirkung mit einer direkt hydratisierenden Wirkung überlagern und je nach dem Zeitpunkt der Messung das eine oder das andere dominieren kann (Tsutsumi et al. 1979).

3.2.2.2 Photoakustische Spektroskopie und Infrarotspektroskopie

Spektroskopische Untersuchungen können in verschiedener Form durchgeführt werden, wenn der Wassergehalt der Hornschicht analysiert werden soll. Nach Rosencwaig u. Pines (1977) wird die UV-Absorption bei 295 nm durch den Wassergehalt des Gewebes in definierter Weise beeinflußt. Die Autoren bedienten sich bei ihren Messungen der photoakustischen Spektroskopie. Weitere Untersuchungen mit dieser Methode haben gezeigt, daß je nach der verwendeten Frequenz der Wassergehalt in verschiedenen Hornschichttiefen analysiert wird. Außerdem scheint das photoakustische Signal nicht nur Rückschlüsse auf die Wassermenge, sondern auch darauf zuzulassen, ob das Wasser in freier oder gebundener Form vorliegt (Pines u. Cunningham 1981). Die Entwicklung dieser Methode dürfte noch nicht abgeschlossen sein.

Bei der Infrarotspektroskopie kann Wasser bei etwa 5100 cm^{-1} (1,95 μm), bei 3000–3600 cm^{-1} (3,33–2,77 μm) und im Bereich der Amid-I-Bande bei 1645 cm^{-1} (6,07 μm) einen Einfluß auf das IR-Spektrum nehmen. Kölmel u. Mercer (1980) haben sich bei In-vitro-Versuchen der Wellenzahl 5100 cm^{-1} bedient. Zu einem In-vivo-Verfahren hat diese Technik noch nicht geführt. Osberghaus et al. (1978) haben die Veränderungen der Amid-I-Bande bei 1645 cm^{-1} durch Wasser ausgenützt. Sie benützten die FMIR-(Frustrated Multiple Internal Reflection-)Anordnung, bei der die Haut einem Germaniumkristall aufgelegt wird und die Reduktion der inneren Totalreflexion des Germaniumkristalls bei bestimmten IR-Frequenzen gemessen wird. Die Eindringtiefe der IR-Strahlung ist außerordentlich gering, so daß bei dem von Osberghaus et al. (1978) angegebenen Verfahren in erster Linie die Oberflächenfeuchte gemessen wird. Gloor et al. (1981 b) haben das Verfahren dadurch variiert, daß sie die Messung auf unveränderter Haut sowie nach 5 bzw. 10 Tesafilmabrissen durchführten. Dadurch war es möglich, Aussagen über die Hornschichtfeuchtigkeit in tieferen Schichten des Stratum corneum zu machen. Da die Amid-II-Bande (1545 cm^{-1}) nicht durch Wasser beeinflußt wird, wird diese Bande als Referenzbande benützt. Als Feuchtigkeitsfaktor gilt das Verhältnis Extinktion Amid-I-/Extinktion Amid-II-Bande. Die Auswertung der IR-Spektrogramme geschieht in der üblichen Weise über das Grundlinienverfahren. Ein typisches IR-Spektrogramm der Haut zeigt Abb. 3.9.

In manchen Fällen entstehen Schwierigkeiten dadurch, daß Externabestandteile die Amid-II-Bande beeinflussen. Dies kommt vor allem durch die asymmetrischen C-O-Valenzschwingungen der Carboxylatanionen zustande. Beispiele für derartige Verhältnisse ergaben sich bei Osberghaus et al. (1978) bei der Prüfung eines Moisturizers und bei Gloor et al. (1981 b) bei der Prüfung von Seife. In beiden Fällen war es möglich, durch einen Korrekturfaktor diesen Fehler zu eliminieren. Die erstgenannten Autoren setzten dabei die symmetrische C-O-Valenzbande bei 1400 cm^{-1} als Referenzbande fest und benützten zur Korrektur der Amid-II-Bande einen empiri-

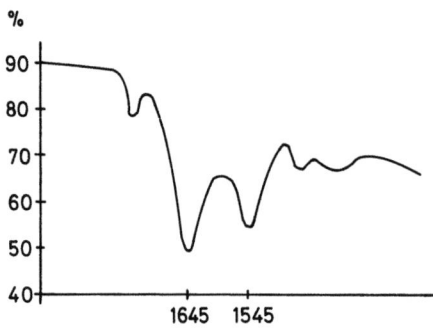

Abb. 3.9. IR-Spektrogramm der Haut. Bei 1645 cm^{-1} findet sich die wasserabhängige Amid-I-Bande, bei 1545 cm^{-1} die wasserunabhängige Amid-II-Bande

schen Korrekturfaktor von 1,5. Die letztgenannten Autoren kamen bei prinzipiell gleichem Vorgehen auf Grund eines IR-Spektrogramms von Seife zu einem deutlich höherem Korrekturfaktor. Diese Untersuchungen haben das Spektrum der Anwendungsmöglichkeiten der IR-Spektroskopie deutlich ausgeweitet.

Gloor et al. (1981 a) haben umfangreiche Untersuchungen zur Alters- und Geschlechtsabhängigkeit der Meßwerte vorgelegt (Abb. 3.10). Auffallend ist, daß bei Versuchspersonen unter 15 und über 45 Jahren die Streuung der Meßwerte sehr viel größer war als bei den dazwischenliegenden Altersschichten. Vor allem extrem hohe Feuchtigkeitswerte finden sich fast nur bei unter 15- und über 45jährigen. Frauen hatten unwesentlich niedrigere Hautfeuchtigkeitswerte als Männer. Auf Grund der umfangreichen methodischen Untersuchungen und der genannten Untersuchungen über die Normalwerte scheint das Verfahren jetzt soweit ausgereift zu sein, daß es zur breiten Anwendung in der pharmakologischen Forschung empfohlen werden kann.

3.2.2.3 Fluvographie

Holmes u. Adams (1975) haben an der Katzenpfote zeigen können, daß die Wärmeleitfähigkeit der Hornschicht um so größer ist, je mehr Wasser sie enthält. Die Autoren erklären durch diese Befunde die allgemein bekannte Tatsache, daß bei hoher Luftfeuchtigkeit subjektiv Kälte stärker empfunden wird als bei niederer Luftfeuchtigkeit.

Die erhöhte Wärmeleitfähigkeit der Hornschicht bei hohem Wassergehalt wird bei der fluvographischen Messung der Hornschichtfeuchtigkeit ausgenützt. Das Prinzip der Fluvographie besteht darin, daß die Temperaturdifferenz zwischen einem beheizten und einem nichtbeheizten Element gemessen wird. Für die Berechnung der Wär-

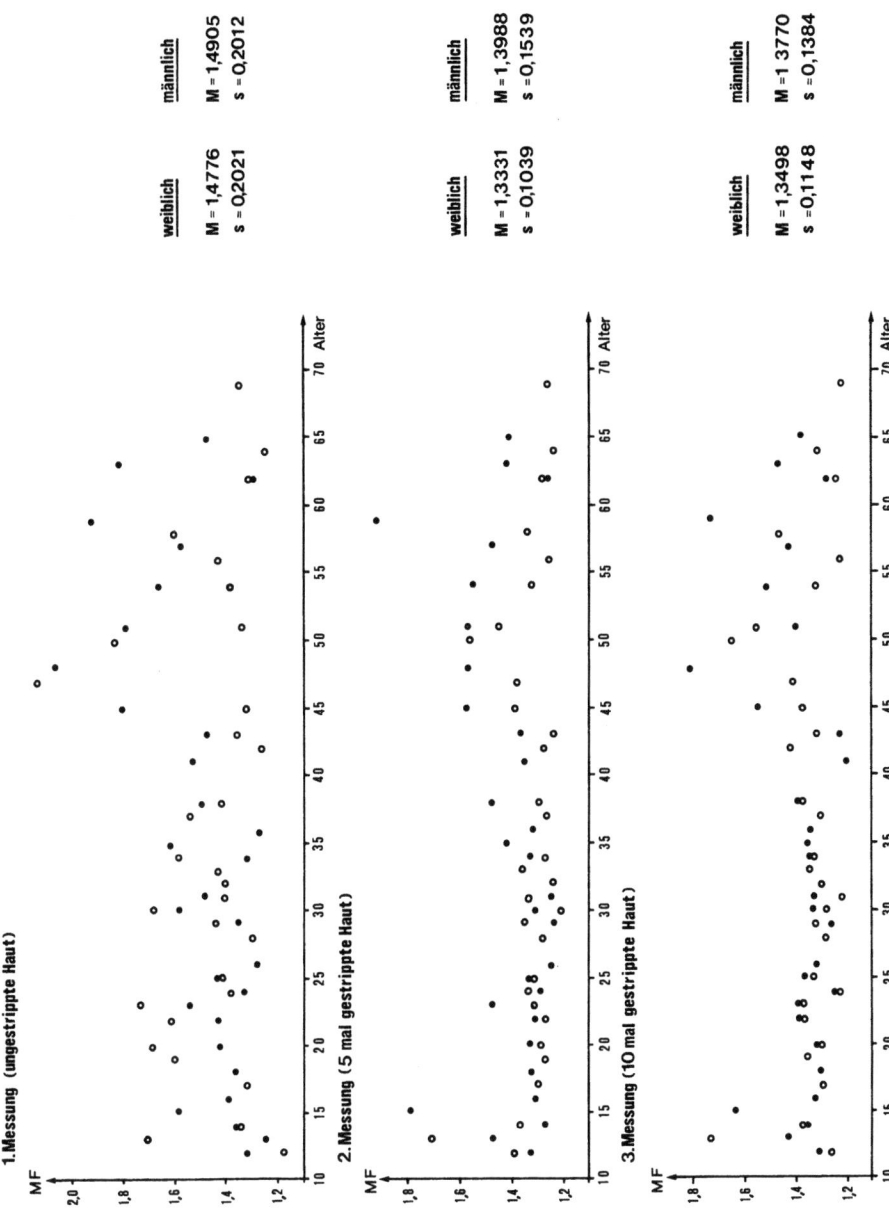

Abb. 3.10. Normalbefunde der IR-Spektroskopie in Abhängigkeit von Alter und Geschlecht. *MF* Amid-I-/Amid-II-Bande. (Aus Gloor et al. 1981 b)
● männl. ○ weibl.

metransportzahl λ eignet sich folgende Formel:

$$\lambda = k_1 \frac{I_H^2}{\vartheta} - k_2 \left[\frac{W}{m \cdot k}\right]$$

I_H = Stromstärke in A
k_1 = Charakteristische Konstante für die verwendete Meßsonde
ϑ = Temperaturdifferenz zwischen beheiztem und nichtbeheiztem Element
k_2 = Charakteristische Konstante für die Meßsonde (Wärmekurzschluß).

Die Wärmetransportzahl λ wird von der Blutzirkulation und von der Wärmeleitung des nichtdurchbluteten Gewebes beeinflußt. Der Drosselungstest erlaubt es, die Wärmeleitung der nichtdurchbluteten Haut isoliert zu messen. Dabei wird eine arterielle Stauung meist für 4 min angelegt. Dies bewirkt ein Absinken von λ auf einen niederen Wert, der der Wärmeleitung der nichtdurchbluteten Haut entspricht.

Gloor et al. (1979) haben in der Umgebung der Fluvographiesonde Externa aufgetragen und zeigen können, daß diese in unterschiedlich starkem Ausmaß eine Zunahme der Wärmetransportzahl λ bewirken. Die Zunahme ist etwa gleich groß für die Wärmetransportzahl der nichtdurchbluteten Haut und für die Wärmetransportzahl der durchbluteten Haut, so daß man davon ausgehen kann, daß die Mikrozirkulation durch die verwendeten Externa kaum beeinflußt wird. Um sicherzustellen, daß tatsächlich bei diesen Versuchen die Zunahme der Hornschichtfeuchtigkeit gemessen wird, haben Gloor et al. (1980 b) diese Thesen an zwei Modellversuchen überprüft. Bei Erhöhung der relativen Luftfeuchtigkeit kommt es zu einem hochsignifikanten Anstieg der Wärmetransportzahl unter Drosselungsbedingungen. Da – wie oben ausgeführt – Luftfeuchtigkeit und Hornschichtwassergehalt korrelieren, deutet dies auf eine meßtechnische Erfaßbarkeit des Wassergehaltes der Hornschicht mit Hilfe der Fluvographie hin. Weiter konnten diese Autoren zeigen, daß das Anlegen einer Okklusivfolie zu einer Erhöhung der Wärmetransportzahl unter Drosselungsbedingungen führt. Da Okklusivverbände ebenfalls zu einer Erhöhung der Hornschichtfeuchtigkeit führen, deutet auch dieses Ergebnis in die gleiche Richtung.

Es ist somit sehr wahrscheinlich, daß die Hydratation der Hornschicht durch okklusiv wirkende Externa fluvographisch erfaßt werden kann. Der Vorteil der Methode ist, daß das zu prüfende Externum nicht auf die Meßstelle selbst aufgetragen werden muß. Nachteilig ist, daß Fehler durch Verdunstungskälte denkbar sind, wenn wasserhaltige Externa geprüft werden. Ein weiterer Nachteil ist die Aufwendigkeit der Untersuchungstechnik. Nicht erfaßbar ist die aktive Hydratation der Hornschicht durch Wasser, das in Emulsionen enthalten ist. Somit eignet sich das Verfahren auch nicht zur Prüfung von Moisturizern.

3.2.2.4 Messung mechanischer Eigenschaften

Wie bereits oben angeführt, bewirkt Wasser Veränderungen der mechanischen Eigenschaften der Hornschicht. Hingewiesen wurde bereits auf In-vitro-Verfahren zur Bestimmung der Hornschichtfeuchtigkeit, die auf dieser Tatsache beruhen. Die Beeinflussung der mechanischen Eigenschaften der Hornschicht durch Wasser hat jedoch auch zur Entwicklung wichtiger In-vivo-Verfahren geführt.

Eine große Bedeutung hat die Messung der Resonanzfrequenz der Haut erlangt, die ursprünglich von Tronnier u. Wagener (1952) beschrieben wurde. Es wird dabei über einen Stift eine mechanische Schwingung auf die Haut übertragen, und in einiger

Entfernung von diesem Stift über einen Empfängerstift die Schwingung der Haut abgenommen. Die Frequenz des Magnetsystems wird bei der Messung allmählich erhöht. Registriert wird die Schwingungsintensität der Haut in Abhängigkeit von der Frequenz. Damit gelingt es, die Eigenfrequenz der Haut zu ermitteln (Abb. 3.11 u. 3.12). Sie wird bei Vergrößerung des Wassergehaltes der Hornschicht verringert. Die Meßanordnung von Piper et al. (1968) unterscheidet sich von dem beschriebenen Verfahren nur dadurch, daß Geber- und Empfängervorrichtung in einem Meßstift zusammengefaßt sind, wodurch Fehlermöglichkeiten bei der Messung reduziert werden dürften. Ein ähnliches Verfahren hat Torgalkar (1981) angegeben. Dabei wird

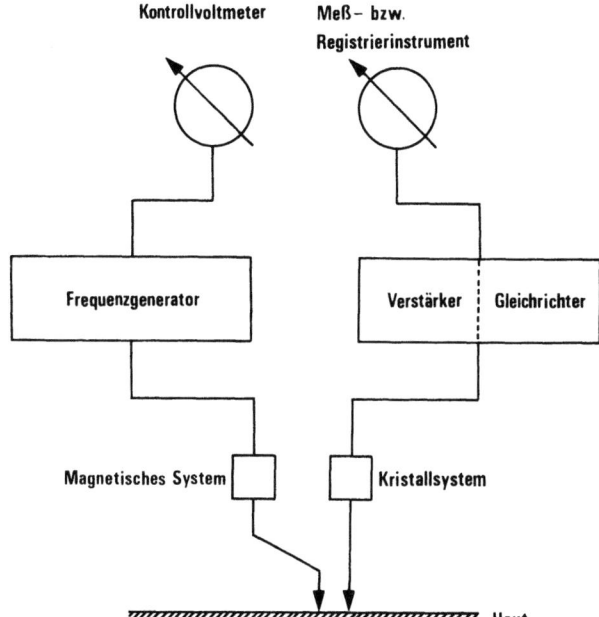

Abb. 3.11. Schema der Meßapparatur zur Bestimmung der Resonanzfrequenz der Haut. (Nach Tronnier 1980 b)

jedoch nicht die Verschiebung der Eigenfrequenz gemessen, sondern die durch die Haut absorbierte Energie.

Eine grundsätzlich andere Meßmethode haben Christensen et al. (1977) beschrieben. Das Verfahren wurde bereits bei den In-vitro-Methoden zitiert, ist aber auch in vivo einsetzbar. Bei dieser Methode gelingt es, nicht nur den Elastizitätsmodul abzuschätzen, sondern es sind auch Rückschlüsse auf die plastischen Eigenschaften der Haut möglich.

Allen genannten Methoden ist eigen, daß sie nicht isoliert den Wassergehalt der Hornschicht erfassen, sondern daß zusätzlich Faktoren, wie Hautspannung, Dicke der Hornschicht und Art der Unterlage das Meßergebnis beeinflussen (Tronnier 1980a, b). Ein gewichtiger Nachteil der Methode scheint uns zu sein, daß die mechanischen Eigenschaften des aufgetragenen Externums mit in das Meßergebnis eingehen. Fehlinterpretationen können schließlich dadurch entstehen, daß die Tiefe, in der Veränderungen der Haut auftreten, nicht definiert werden kann. So sind Meßergebnisse mit der Resonanzfrequenzmethode, die eine Quellung der Hornschicht nach einem Bad annehmen lassen, von Garber (1978) mit Hilfe der Scanningelektronenmikroskopie in Frage gestellt worden. Immerhin haben Untersuchungen mit Hilfe der

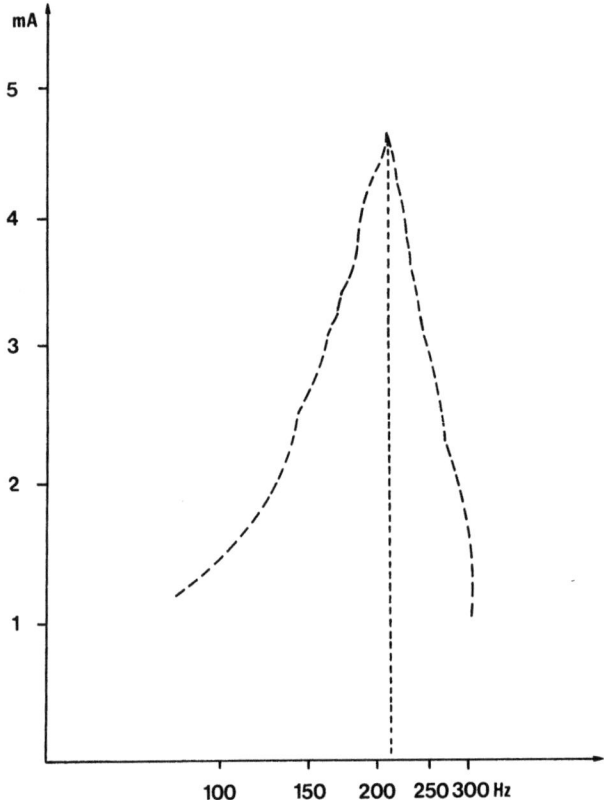

Abb. 3.12. Typische Resonanzfrequenzkurve der Haut. (Nach Tronnier 1980 b)

Resonanzfrequenzmethode viele grundsätzliche Erkenntnisse aufgezeigt. Bei praktischen Therapieprüfungen hat sich die Methode – trotz berechtigter Einwände – seit Jahrzehnten bewährt.

3.2.2.5 Messung elektrischer Eigenschaften

Eingehend wurden die theoretischen Möglichkeiten von Edelberg (1977) dargestellt. Wir verzichten auf die Darstellung der verschiedenen Modifikationen der Meßmethoden, da sich daraus keine grundsätzlichen Erkenntnisse ergeben, und stellen im wesentlichen die Meßprinzipien dar. Es bieten sich folgende Möglichkeiten:

a) Widerstandsmessung. Diese kann ebenso mit Gleich- wie mit Wechselstrom durchgeführt werden. Bei derartigen Messungen werden immer 2 elektrische Widerstände parallel gemessen. Einmal kann der Strom oberflächlich direkt von einer zur anderen Elektrode fließen. Zum anderen kann er senkrecht von der Elektrode durch die Hornschicht, von dort in den tieferen wasserreichen Hautschichten mit minimalem Widerstand bis unter die andere Elektrode und dann wieder senkrecht durch die Hornschicht fließen. Sind die Elektroden weit voneinander entfernt, so ist der Widerstand bei Stromfluß über die tiefen Epidermisschichten weitaus kleiner als bei Stromfluß durch die Hornschicht. Umgekehrt sind die Verhältnisse, wenn die Elektroden nahe beieinander liegen. Sind die Elektroden weit voneinander entfernt, so ist das Meßergebnis weitgehend davon abhängig, wieviele Schweißdrüsen an der Meßstelle durch die Hornschicht hindurchtreten. Sind die Elektroden nahe beieinander liegend, so ist die Oberflächenfeuchte der Haut der hauptsächlich bestimmte Parameter (Tronnier 1981). Keine sinnvollen Ergebnisse lassen sich erzielen, wenn ein wasserreiches Externum angewendet wird und der Effekt auf die Hornschichtdurchfeuchtung gemessen werden soll. Als Beispiele für übliche Methoden seien die Meßanordnungen von Wienert et al. (1981) für die Gleichstromwiderstandsmessung und Clar et al. (1975), Tronnier (1980 und 1981) sowie Tagami et al. (1980) für die Wechselstromwiderstandsmessung genannt.

b) Messung der dielektrischen Eigenschaften. Bei der Messung des Wechselstromwiderstandes der Haut tritt auch der kapazitive Widerstand der Haut in Erscheinung. Nach Edelberg (1977) interpretiert man die tatsächlichen Verhältnisse am besten so, daß ein kapazitiver Widerstand einem Ohmschen Widerstand parallel geschaltet ist. Man kann aber auch die dielektrischen Eigenschaften der Hornschicht direkt messen. Ein Beispiel dafür ist die Meßanordnung nach Tronnier (1980 a, b, 1981). Bei dieser Meßanordnung muß allerdings zwischen Haut und Kondensatorplatten eine Trennschicht, z. B. eine Lackschicht oder eine Folie, eingebracht werden, deren Hydratation ihrerseits das Meßergebnis beeinflußt. In neuerer Zeit haben Tagami et al. (1980) ein Meßgerät zur Bestimmung der Kapazität der Haut angegeben. Die dielektrischen Eigenschaften der Hornschicht hängen stark von ihrem Wassergehalt ab. Bei der Prüfung von Externa ist ein direkter Einfluß der auf der Hautoberfläche aufliegenden Externummengen auf das Meßergebnis nicht auszuschließen.

Für alle Meßmethoden, bei denen elektrische Eigenschaften der Haut erfaßt werden, ist es wichtig, daß der Proband nicht schwitzt. Diese Anforderung ist häufig nur schwer zuverlässig zu erfüllen, da vor allem das emotionell gesteuerte Schwitzen schwer unterbunden werden kann. Ähnlich wie bei der Messung des transepidermalen Wasserverlustes wäre eine Applikation von Anticholinergika zur Verhinderung des Schwitzens denkbar.

3.2.2.6 Beurteilung der Oberflächenstruktur der Hornschicht

Wie bereits dargestellt, kann man nicht ohne weiteres von der Voraussetzung ausgehen, daß die Oberflächenstruktur der Hornschicht ausschließlich vom Wassergehalt derselben abhängig ist. Im einzelnen sind die in Frage kommenden Untersuchungsmethoden in Abschn. 1.2.1 dargestellt.

3.3 Einfluß von Externa auf die Hornschichtfeuchtigkeit

3.3.1 Einfluß der Externagrundlagen

3.3.1.1 Lipophile, wasserfreie Grundlagen

Lipophilen Externagrundlagen wird eine Okklusivwirkung zugeschrieben. Tronnier (1968) konnte zeigen, daß dieser Okklusionseffekt bei hoher Temperatur und Luftfeuchtigkeit infolge Schwitzens nahezu völlig aufgehoben werden kann. Untersuchungen zahlreicher Autoren über den Okklusiveffekt derartiger Externagrundlagen, die meist über die Reduktion des transepidermalen Wasserverlustes oder über eine Zunahme der Wärmeleitfähigkeit der Haut den Nachweis für eine Okklusivwirkung erbrachten, machen deutlich, daß große Unterschiede zwischen den Effekten der einzelnen Externa bestehen. Abb. 3.13, die auszugsweise einer Publikation von Tron-

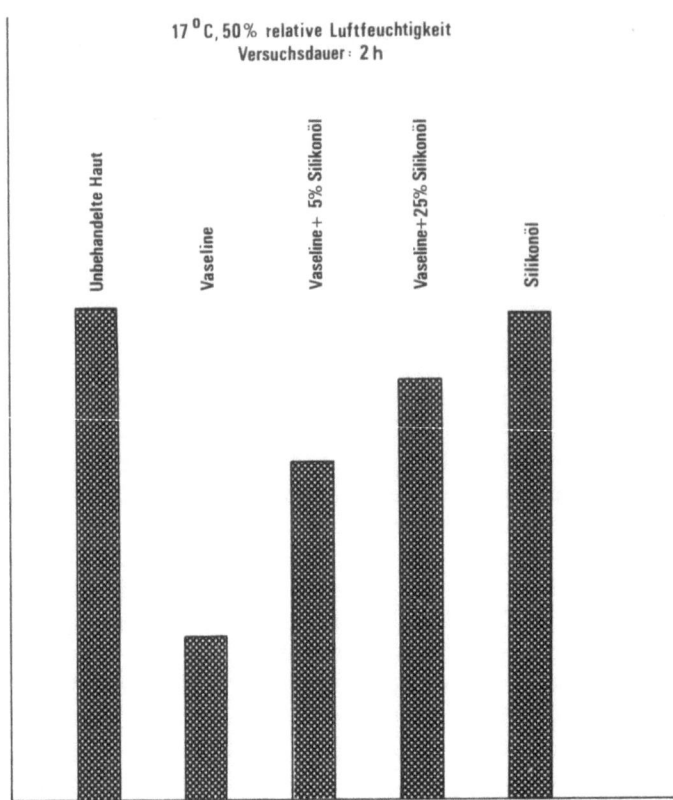

Abb. 3.13. Prüfung des Okklusiveffektes von Vaseline, Silikonöl und Gemischen aus Vaseline und Silikonöl über die Reduktion des transepidermalen Wasserverlustes. (Vereinfacht nach Tronnier 1980 b)

nier (1980 a) entnommen ist, zeigt die großen Unterschiede zwischen Vaseline, Silikonöl und verschiedenen Gemischen von Vaseline und Silikonöl auf. Abb. 3.14, die auszugsweise der Arbeit von Tsutsumi et al. (1979) entnommen wurde, zeigt ähnliche Verhältnisse beim Vergleich von Vaseline und Paraffinum liquidum. Gloor et al. (1979) fanden mit Hilfe der Fluvographie, daß die Okklusivwirkung von Unguentum alcoholum lanae signifikant größer ist als von Vaseline und Adeps benzoatus. Bei diesen Untersuchungen konnte weiter gezeigt werden, daß die Zugabe von Salizylsäure bzw. Sulfur praecipitatum den Okklusiveffekt von Unguentum alcoholum lanae signifikant reduziert. Eine ähnliche Veränderung der physikalischen Eigenschaften einer Externagrundlage muß immer dann erwartet werden, wenn Suspensionszubereitungen verwendet werden. Selbstverständlich wird die Okklusivwirkung eines Externums auch durch die Schichtdicke auf der Haut beeinflußt; Berube u. Berdick (1974) charakterisieren deshalb die Okklusivwirkung durch die für einen gewissen Okklusiveffekt notwendige Schichtdicke.

3.3.1.2 Emulsionen

Sehr bemerkenswerte Untersuchungen über die Okklusivwirkung von Emulsionen haben Tsutsumi et al. (1979) vorgelegt. Wird eine O/W-Emulsion auf die Haut aufge-

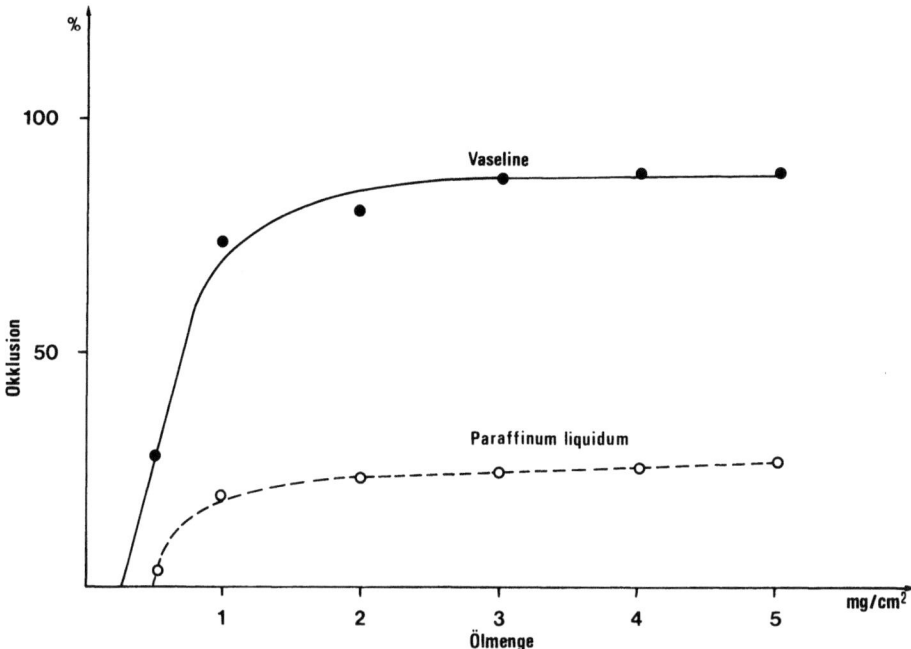

Abb. 3.14. Okklusionseffekt nach 60 min von Vaseline und Paraffinum liquidum, gemessen über die Reduktion des transepidermalen Wasserverlustes. (Vereinfacht nach Tsutsumi et al. 1979)

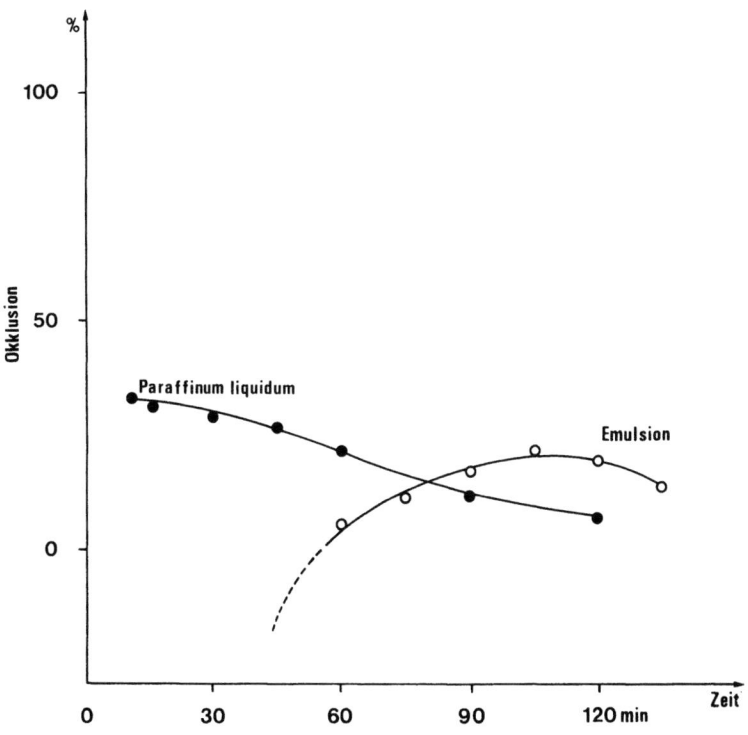

Abb. 3.15. Okklusionswirkung von Paraffinum liquidum und einer Emulsion, die Paraffinum liquidum enthält. (Vereinfacht nach Tsutsumi et al. 1979)

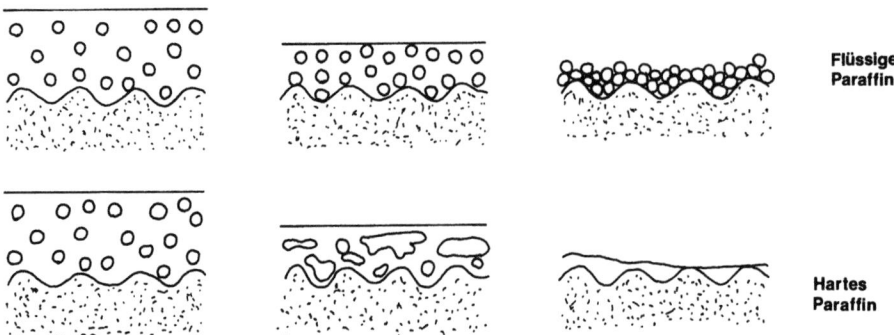

Abb. 3.16. Schematische Darstellung des Zustands einer Emulsion auf der Haut im Zeitablauf. (Nach Tsutsumi et al. 1979)

bracht, ist eine Flüssigkeitsabgabe in die äußere wäßrige Phase der Emulsion leicht möglich, so daß kein Okklusiveffekt entsteht. Wenn es jedoch zunehmend zu einer Verdunstung des Wasseranteils der Emulsion kommt, entsteht ein okklusiv wirksamer Lipidfilm auf der Haut. Abb. 3.15, die auszugsweise der genannten Arbeit entnommen ist, zeigt eindrucksvoll, daß die Okklusivwirkung von Paraffinum liquidum bereits nach 30 min eine abnehmende Tendenz zeigt, daß aber umgekehrt eine Emulsion, die Paraffinum liquidum als Lipidkomponente enthält, erst nach etwa 45 min eine rasch zunehmende Okklusivwirkung bedingt. Nach 90–120 min ist die Okklusivwirkung der Emulsion eher größer wie die von reinem Paraffinum liquidum. Schematisch sind die zu erwartenden Verhältnisse in Abb. 3.16 aufgetragen, die der gleichen Mitteilung entnommen ist.

Durch Emulsionen kann aber auch der Haut aktiv Wasser zugeführt werden. Gloor et al. (1981 b) konnten mit Hilfe der Infrarotspektroskopie vor und nach Strippen mit Tesafilm zeigen, daß auch in einer Tiefe von 5 bzw. 10 Tesafilmabrissen sowohl durch eine W/O- als auch durch eine O/W-Emulsion eine Erhöhung des Wassergehaltes der Hornschicht erzielt werden kann. Dieser Effekt hat bereits nach 10 min sein Maximum erreicht und hält nahezu unvermindert mindestens 40 min an. Die Unterschiede zwischen der geprüften W/O- und O/W-Emulsion sind geringgradig (Abb. 3.17).

Man muß somit davon ausgehen, daß Emulsionen initial aktiv der Hornschicht Wasser zuführen. Nach etwa 1 h beginnt sich dieser Effekt mit einer Okklusivwirkung zu überlagern und nach etwa 2 h dominiert die Hydratation durch Okklusion.

3.3.1.3 Waschaktive Substanzen

Wie bereits oben ausgeführt, bewirken waschaktive Substanzen oder auch im Wechsel angewendete lipophile und hydrophile Lösungsmittel eine Ausschwemmung der NMF. Daraus resultiert bei intensiver und häufiger Wäsche eine Austrocknung der Hornschicht. Es ist anzunehmen, daß diese Austrocknung von der Struktur der waschaktiven Substanz abhängig ist.

In der Vergangenheit wurde angenommen, daß der Austrocknung der Haut durch waschaktive Substanzen ein Quellungseffekt vorausgeht. Allgemein wurde vermutet, daß dieser Quellungseffekt bei Seife stärker ausgeprägt ist als bei Syndets (Schneider

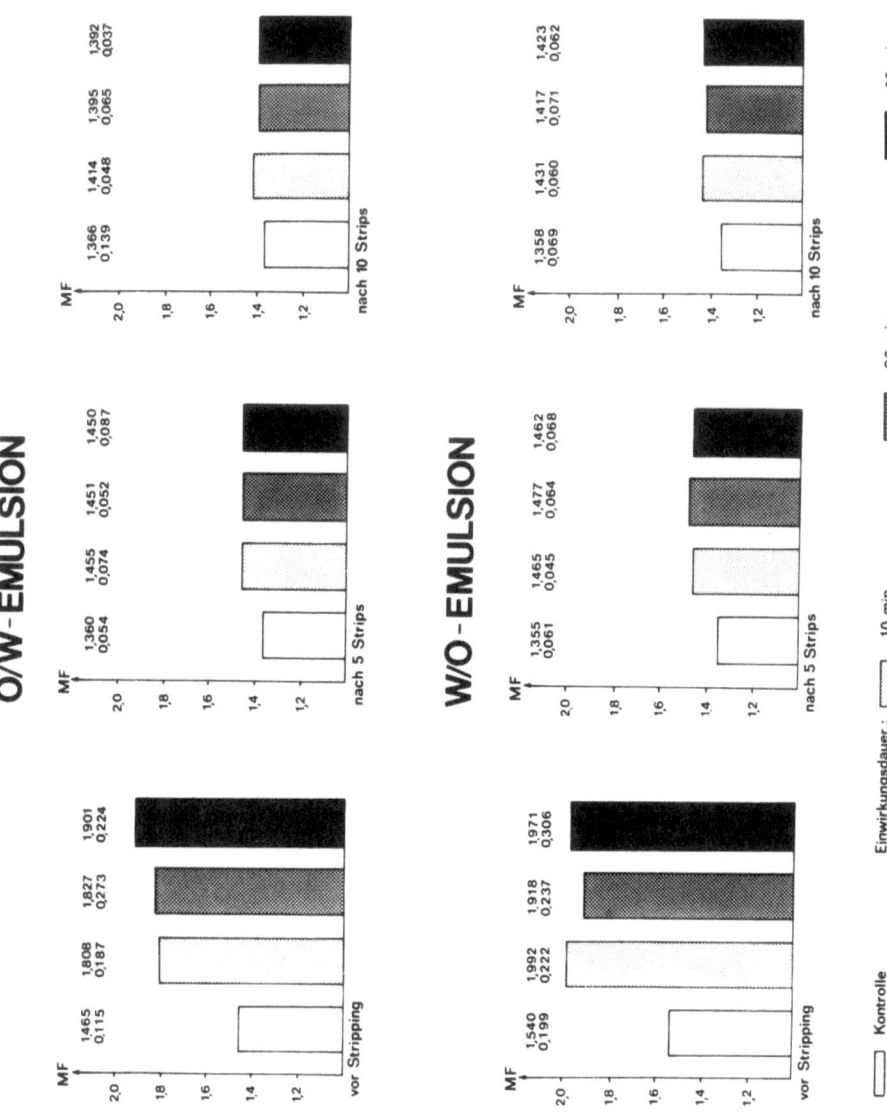

Abb. 3.17. Hornschichthydratation nach Applikation einer W/O- und einer O/W-Emulsion. Die Hydratation ist auch in der Tiefe der Hornschicht nachweisbar und hält mindestens 40 min an. *MF* Amid-I-/Amid-II-Bande. (Aus Gloor et al. 1981 b)

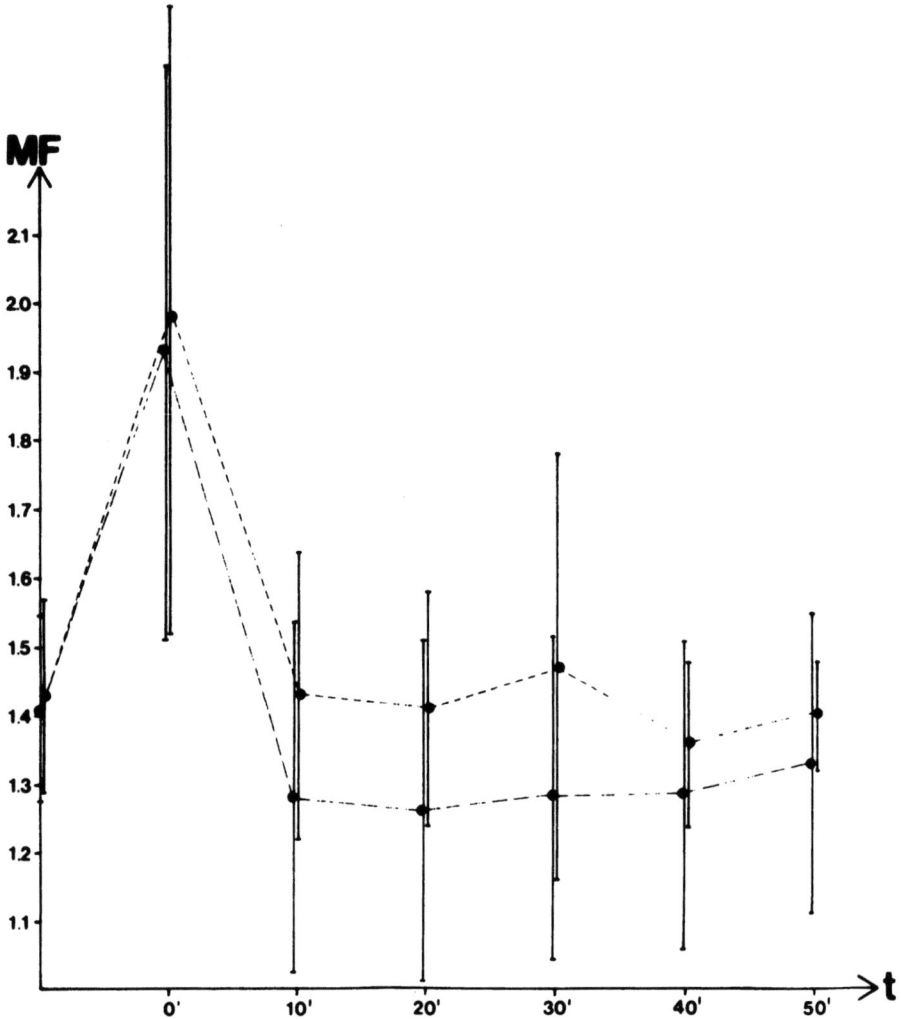

Abb. 3.18. Beeinflussung der Hornschichtfeuchtigkeit durch Seife (Sapo kalinus, – – –) und ein Tensid (Elfan NS 242, - - -). Sofort nach Applikation Hydratation nachweisbar, bereits nach 10 min Ausgangswert erreicht oder Austrocknungseffekt nachweisbar. *MF* Amid-I-/Amid-II-Bande. (Aus Gloor et al. 1981 b)

1961). Neue Untersuchungen von Gloor et al. (1981 b) machen deutlich, daß es – wenn überhaupt – nur in den ersten 10 min zu einer Vermehrung des Hornschichtwassergehaltes kommt. Nach 10 min war bei den infrarotspektroskopischen Untersuchungen dieser Autoren, die in Abb. 3.18 wiedergegeben sind, bei dem Syndet der Ausgangswert der Hornschichtfeuchtigkeit wieder erreicht und bei Seife sogar bereits ein Austrocknungseffekt nachweisbar.

3.3.2 Moisturizer

3.3.2.1 Harnstoff

Harnstoff ist der in der Dermatologie mit großem Abstand am meisten verwendete Moisturizer. Der Wirkungseffekt ist vielfach belegt. Bereits 1964 haben Hall u. Konoshita an der Rattenhaut zeigen können, daß die Vorbehandlung mit einer 5-molaren Harnstofflösung eine verstärkte Hydratationsfähigkeit der Haut bewirkt. Umgekehrt war bei Dehydrierungsversuchen die Wasserabgabefähigkeit von Haut nach Harnstoffvorbehandlung erhöht. 1968 konnte Swanbeck erstmals an menschlichem Hornschichtmaterial eine Verbesserung der Wasseraufnahmefähigkeit nach Vorbehandlung mit Harnstoff (1- und 5-molare Zubereitung) aufzeigen. Der Effekt war im Prinzip gleichartig bei normaler Fußsohlenhaut und bei psoriatischen bzw. ichthyotischen Schuppen. Grice et al. (1973) maßen in vitro die Wasseraufnahmefähigkeit von Hornschichtmaterial bei Patienten mit Ichthyosis vulgaris. Vor Entnahme des Untersuchungsmaterials waren die Patienten 3 Wochen lang mit 10% Harnstoff in einer unspezifischen Grundlage bzw. mit der gleichen Grundlage ohne Harnstoff behandelt worden. Es ließ sich eine hochsignifikante Verbesserung der Wasseraufnahme durch die Harnstoffvorbehandlung nachweisen. Hellgren u. Larsson (1974) schließlich fanden eine Beschleunigung der Wasseraufnahme von Hornschichtmaterial in der feuchten Kammer, wenn die Hornschicht mit 10% Harnstoff in wäßriger Lösung vorbehandelt wurde. Tagami et al. (1980) konnten durch Messung des Wechselstromwiderstandes bei hohen Frequenzen in vivo eine verbesserte Hornschichthydratation nach Behandlung mit 10% Harnstoff in einer Cremegrundlage demonstrieren.

Da es denkbar wäre, daß die verbesserte Hornschichthydratation nach Harnstoffbehandlung in vivo aus einer Schädigung der Barrierefunktion der Hornschicht resultiert, seien diesbezügliche Befunde referiert. Wozniak u. Wohlrab (1978) fanden keine Veränderung des Nitracingelbtests, der ein Maß für die Barrierefunktion der Hornschicht darstellt, durch eine Behandlung mit Harnstoff in einer Konzentration bis zu 50%. Nach Grice et al. (1973) wird der transepidermale Wasserverlust durch eine 10% Harnstoff enthaltende Zubereitung nicht erhöht. Im Gegensatz dazu fand Rietschel (1979) einen erhöhten transepidermalen Wasserverlust nach Behandlung mit einer 10% Harnstoff enthaltenden Lotion, was mit den verschiedenen Meßbedingungen zusammenhängen dürfte. Der Autor interpretiert die Ergebnisse dahingehend, daß die Hydratation der Hornschicht als solche den transepidermalen Wasserverlust erhöht und daß es sich nicht um einen für Harnstoff spezifischen Effekt handelt. Insgesamt gesehen sprechen diese Befunde dafür, daß wahrscheinlich durch Harnstoff die Bindungsfähigkeit der Hornschicht für Wasser verbessert wird und daß nicht die verbesserte Hydratation aus einer Schädigung der Hornschichtbarriere resultiert.

Außerordentlich interessant sind Untersuchungen von van Duzee (1978) mit Hilfe der Differentialscanningkalorimetrie und der Bestimmung des Elastizitätsmodul in vitro. Die kalorimetrischen Untersuchungen sprechen dafür, daß Harnstoff an die intrazellulären, nichtfibrinösen Proteine gebunden wird und daß damit Wasser intrazellulär vorliegt. Untersuchungen dieses Autors über die Beziehung zwischen Wassergehalt der Hornschicht und Elastizitätsmodul zeigen, daß dieser erwartungsgemäß mit zunehmenden Wassergehalt der Hornschicht abnimmt. Bei Vorbehandlung mit Harnstoff war die Abnahme des Elastizitätsmoduls in Abhängigkeit vom Wassergehalt jedoch wesentlich stärker als ohne eine solche Vorbehandlung (Abb. 3.19). Diese Befunde lassen vermuten, daß die Wirkung von Harnstoff auf die Hornschicht nicht nur durch den hygroskopischen Effekt erklärt werden kann, sondern daß zusätzlich die Bindung des Harnstoffs an intrazelluläre Proteine und die intrazelluläre Lokalisation des Wassers dafür von Bedeutung sind.

In die gleiche Richtung deuten Messungen des elektrischen Widerstandes der Haut. Campbell et al. (1977) fanden in vitro, daß der elektrische Widerstand der

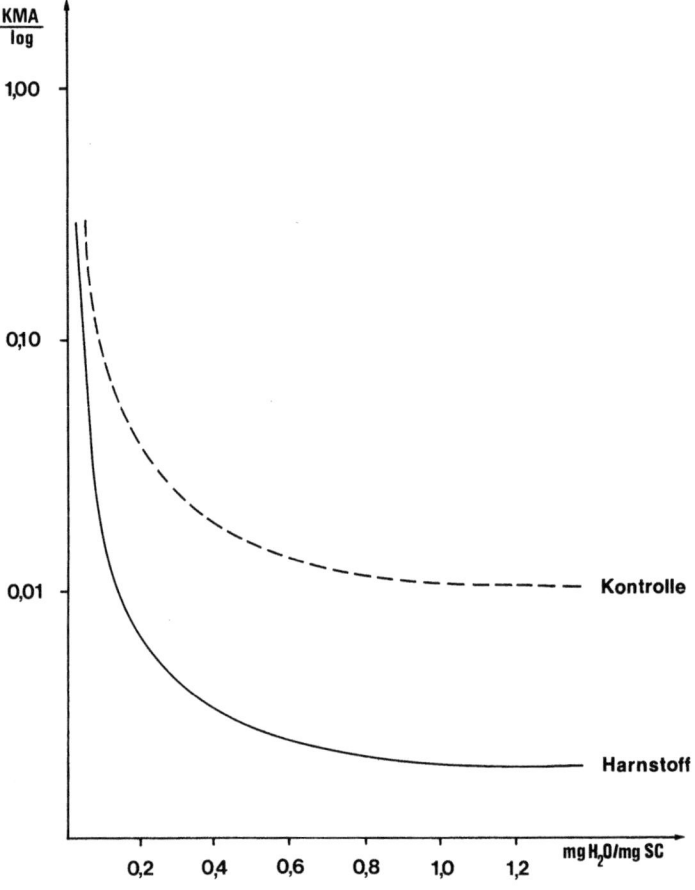

Abb. 3.19. Elastizitätsmodul in Abhängigkeit vom Wassergehalt der Hornschicht mit und ohne Vorbehandlung mit Harnstoff. ⎯⎯ Behandlung mit Harnstoff, - - - Kontrolle. (Aus van Duzee 1978)

Haut, bezogen auf den Wassergehalt der Hornschicht, größer war, wenn eine Vorbehandlung mit Harnstoff durchgeführt worden war. Diese Befunde erlauben eine Interpretation der Beobachtung von Wienert u. Keilhauer (1981), daß zwischen Gleichstromwiderstand der Haut und Harnstoffbehandlung kein Zusammenhang besteht. Die Schlußfolgerung dieser Autoren, daß diese Ergebnisse gegen einen hydratisierenden Effekt von Harnstoff sprechen, ist somit wahrscheinlich zu weitgehend. Die Befunde von Campbell et al. lassen sich ähnlich wie die Befunde von van Duzee nur dadurch erklären, daß durch Harnstoff Lokalisation und (oder) Zustandsform von Wasser in der Hornschicht verändert werden.

3.3.2.2 Kochsalz

Hellgren u. Larsson (1974) konnten bei In-vitro-Versuchen zeigen, daß 5% Kochsalz etwa den gleichen Effekt wie 10% Harnstoff hat, wenn die Beschleunigung der Wasseraufnahme der Hornschicht in der feuchten Kammer beurteilt wird. Zu ähnlichen Befunden kam Swanbeck (1978) bei Beurteilung der Wasseraufnahmefähigkeit von porösem Papier und von psoriatischen und ichthyotischen Schuppen. Dieser Autor konnte weiter zeigen, daß eine Kombination von 10% Kochsalz und 10% Harnstoff optimal die Wasseraufnahmefähigkeit verbessert.

3.3.2.3 Glycerin

Glycerin wird seit Jahrzehnten als Moisturizer verwendet. Glycerin zeigt – ähnlich wie andere Moisturizer – eine ausgeprägt hygroskopische Wirkung (Abb. 3.20). Swanbeck

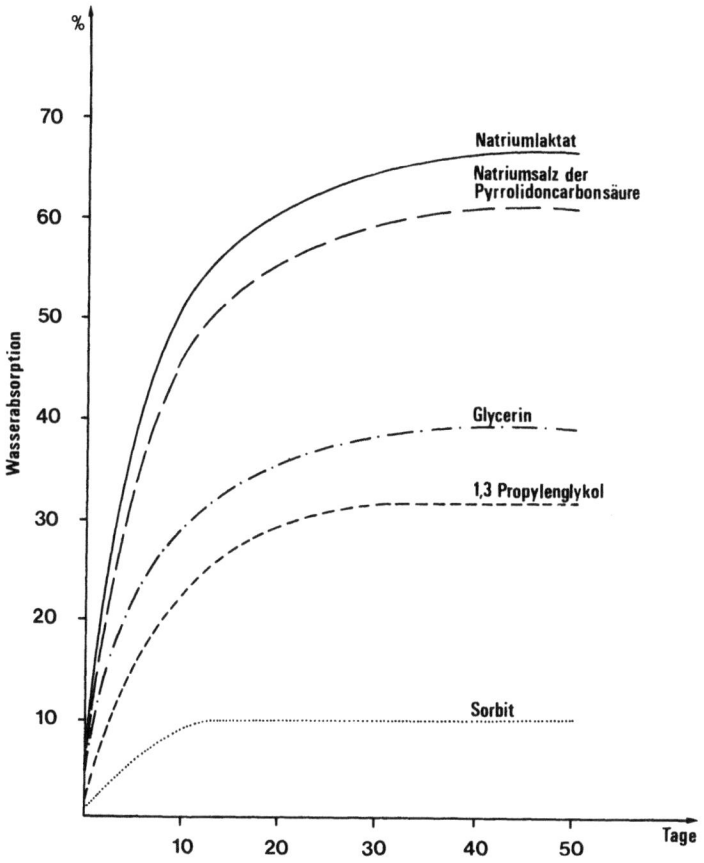

Abb. 3.20. Hygroskopischer Effekt verschiedener Moisturizer bei 60% relativer Feuchtigkeit. (Nach Hüttinger 1978)

(1968) konnte zeigen, daß 35% Glycerin in vitro die Wasseraufnahmefähigkeit normaler Hornschicht und psoriatischer Schuppen verbessert. Der Effekt war höher als bei 1-molarer und niederer als bei 5-molarer Harnstofflösung. Bemerkenswerterweise verschlechtert Glycerin den moisturizierenden Effekt von Harnstoff, wenn es zusammen mit diesem verabreicht wird.

3.3.2.4 Pyrrolidoncarbonsäure-Na

Pyrrolidoncarbonsäure-Na ist ein Bestandteil der physiologischen NMF. Es wird in großem Umfang vor allem in kosmetischen Zubereitungen eingesetzt. Wie andere

Moisturizer ist es stark hygroskopisch (Abb. 3.20). Rieger u. Deem (1974) sowie Middleton u. Roberts (1978) konnten die Verbesserung der Wasseraufnahme von Hornschichtmaterial des menschlichen Stratum corneum bzw. der Meerschweinchenpfote durch Pyrrolidoncarbonsäure-Na experimentell belegen. Die erstgenannten Autoren konnten außerdem eine erhebliche Veränderung der plastischen und elastischen Eigenschaften der Haut unter dem Einfluß dieses Moisturizers bei verschiedenen relativen Luftfeuchtigkeiten belegen, die weit über den Effekt anderer Moisturizer hinausgeht. Die letztgenannten Autoren konnten durch einen Verbrauchertest die Effektivität dieses Moisturizers bei der praktischen Anwendung aufzeigen.

3.3.2.5 Natriumlaktat und Milchsäure

Ähnlich wie Pyrrolidoncarbonsäure-Na wird Na-Laktat bzw. Milchsäure in großem Umfang in der Kosmetikindustrie als Moisturizer verwendet. In gleicher Weise wie Pyrrolidoncarbonsäure ist es ein Bestandteil der NMF und wirkt stark hygroskopisch (Abb. 3.20). Bereits 1962 konnten Fox et al. eine Verbesserung der Wasseraufnahmefähigkeit von Kallus durch Na-Laktat nachweisen. Diese Ergebnisse wurden mit menschlichem Stratum corneum von Rieger u. Deem (1974) bestätigt. Zu analogen Ergebnissen kam Middleton (1974) mit Na-Laktat und mit Milchsäure.

Nach Rieger u. Deem (1974) sollen allerdings die elastischen und plastischen Eigenschaften der Hornschicht durch Na-Laktat nicht in gleicher Weise beeinflußt werden wie durch Pyrrolidoncarbonsäure-Na. Nach Middleton (1974) soll Milchsäure schwerer durch Spülen von der Haut entfernbar sein als Na-Laktat, so daß eine dauerhaftere Wirkung von Milchsäure zu erwarten wäre. Dies konnte auch durch Verbrauchertests wahrscheinlich gemacht werden. Clar et al. (1975) fanden in vivo eine Herabsetzung des elektrischen Widerstandes der Haut nach einer Vorbehandlung mit Na-Laktat.

3.3.2.6 Polyhydroxycarbonsäure-Na-Partialsalz (Hydagen F)

Über einen moisturizierenden Effekt von Hydagen F haben Osberghaus et al. (1978) berichtet. Durch die Ermittlung der Gleichgewichtsfeuchte wurde die Hygroskopizität der Substanz nachgewiesen. In vitro wurde eine vermehrte Wasseraufnahme von Schweineepidermis und eine Verminderung des Elastizitätsmoduls aufgezeigt. In vivo konnte mit Hilfe der Infrarotspektroskopie eine Vermehrung des Wassergehaltes der Hornschicht im Gefolge einer externen Behandlung demonstriert werden.

3.3.2.7 Gemische mit moisturizierender Wirkung

Zahlreiche Untersucher haben versucht, durch Gemische, deren Zusammensetzung den NMF weitgehend entspricht, praktikable Moisturizer herzustellen. Eine Übersicht über einschlägige Patentschriften findet sich bei Strianse (1978). Für eine derartige von Padberg angegebene Mischung, die im wesentlichen aus Kohlehydraten besteht, haben Hopf et al. (1971) über den Nachweis einer Vergrößerung der Dielektrizitätskonstanten in vivo einen moisturizierenden Effekt aufzeigen können. Da die wasserlöslichen NMF leicht durch Wasser aus der Hornschicht eluiert werden, werden in jüngerer Zeit Moisturizern Liposomen hinzugefügt, um – ähnlich wie dies auch den natürlichen Verhältnissen entspricht – eine Schutzwirkung auf die moisturizierenden Substanzen zu erzielen (Strianse 1978).

Abschließend sei betont, daß die moisturizierende, meist auf hygroskopischen Eigenschaften der betreffenden Substanz beruhende Wirkung keinesfalls allein den Effekt pflegender Externa erklärt. Wie am Beispiel des Harnstoffs gezeigt werden konnte, spielen dafür auch Zustandsform und Lokalisation des Wassers eine Rolle. Außerdem kommt der Lipidkomponente eines Externums eine entscheidende Bedeutung für den klinischen Effekt zu, weshalb bestimmte Lipide zutreffend als Emollients (Clum 1978) bezeichnet werden. Schließlich können Emulsionen nach einigen Stunden eine okklusive Hydratation bewirken. Der Gesamteffekt eines Externums auf das Aussehen der Haut stellt einen Summationseffekt dieser Einzelfaktoren dar.

Literatur

Anderson RL, Cassidy JM, Hansen JR, Yellin W (1973) The effect of in vivo occlusion on human stratum corneum hydration-dehydration in vitro. J invest Derm 61:375–379

Baker H, Kligman AM (1967) Measurement of transepidermal water loss by electrical hygrometry. Arch Derm 96:441–452

Berube GR, Berdick M (1974) Transepidermal moisture loss II. The significance of the use thickness of topical substances. J Soc cosm Chem 25:397–406

Blank IH (1952) Factors which influence the water content of the stratum corneum. J invest Derm 18:433–440

Blank IH (1953) Further observations on factors which influence the water content of the stratum corneum. J invest Derm 21:259–271

Blank IH, Shappirio EB (1955) The water content of the stratum corneum. 3. Effect of previous contact with aqueous solutions of soaps and detergents. J invest Derm 25:391–401

Brudney N, Leduc M, Turek BA (1978) In vitro evaluation of emollients. I. Basic technique and results. Cosm Toil 93:53–66

Bulgin JJ, Vinson LJ (1967) The use of differential thermal analysis to study the bound water in stratum corneum membranes. Biochem Biophys Acta 136:551–560

Champbell StD, Kraning KK, Schibli EG; Momii StT (1977) Hydration characteristics and electrical resistivity of stratum corneum using a noninvasive four-point microelectrode method. J invest Derm 69:290–295

Christensen MS, Hargens CW III, Nacht S, Gans EH (1977) Viscoelastic properties of intact human skin: instrumentation, hydration effects, and the contribution of the stratum corneum. J invest Derm 69:282–286

Clar EJ, Her CP, Sturelle CG (1975) Skin impedance and moisturization. J Soc cosm Chem 26:337–353

Clum CE (1978) Oils as moisturizers and emollients. Cosm Toil 93:43–44

van Duzee BF (1978) The influence of water content, chemical treatment and temperature on the rheological properties of stratum corneum. J invest Derm 71:140–144

Edelberg R (1977) Relation of electrical properties of skin to structure and physiologic state. J invest Derm 69:324–327

Finley AY, Nicholls S, King CS, Marks R (1980) The dry non eczematous skin associated with atopic eczema. Brit J Derm 102:249–256

Fox C, Tasoff JA, Rieger MM, Deem DE (1962) Modification of the water holding capacity of callus by repreatment with additives. J Soc cosm Chem 13:263–279

Garber CA (1978) Characterizing "moisturized skin" by scanning electron microscopy. Cosm Toil 93:74–83

Gloor M, Kionke M, Friederich HC (1972) Über den Indikationsbereich einer neuen filmartigen Externagrundlage. Therapiewoche 22:4231–4234

Gloor M, Funk M, Sprenger HJ, Priebe L (1979) Über die Fluvographie als Methode zur Erfassung des Feuchtigkeitsgehalts der Hornschicht. Fette-Seifen-Anstrichmittel 81:127–130

Gloor M, Willebrandt U, Thomer G, Kupferschmid W (1980a) Water content of the horny layer and skin surface lipids. Arch Derm Res 268:221–223

Gloor M, Thomer G, Priebe L (1980b) Über die Eignung der Fluvographie als Meßmethode für die Hornschichtfeuchtigkeit nach Anwendung von Externa. Fette-Seifen-Anstrichmittel 82:462–464

Gloor M, Heymann B, Stuhlert Th (1981 a) Infrared spectroscopic determination of the water content of the horny layer in healthy subjects and in persons suffering from atopic dermatitis. Arch Derm Res 271:429–436

Gloor M, Hirsch G, Willebrandt U (1981) On the use of infrared spectroscopy for the in vivo measurement of the water content of the horny layer after application of dermatological ointments. Arch Derm Res 271:305–313

Greuer W, Peukert L (1939) Eine Methode zur Messung der Feuchtigkeitsabgabe der menschlichen Haut durch Widerstandsmessung eines Halbleiters. Arch Derm Syph 179:410–420

Grice K, Sattar H, Baker H (1973) Urea and retinoid acid in ichthyosis and their effects on transepidermal water loss and water holding capacity of stratum corneum. Acta derm venereol 53:114–118

Hall MC, Kinoshita DS (1964) The resistance to dehydration of full thickness rats' pelt treated with urea. Gerontologica 9:129–135

Hansen JR, Yellin W (1972) In: Hellinek HHC (ed) Water Structure at the Water-polymer Interface. Plenum Publishing Company, New York, p 19–28

Hellgren L, Larsson K (1974) On the effect of urea on human epidermis. Dermatologica 149:289–293

Highley DR (1978) Measurement of moisturizing efficacy. Cosm Toil 93:35–40

Holmes KR, Adams T (1975) Epidermal thermal conductivity and stratum corneum hydration in cat foodpad. Amer J Physiol 228:1903–1908

Hopf G, König J, Padberg G (1971) Über die Beeinflussung des Wassergehaltes der menschlichen Hornschicht und experimentelle Untersuchungen über die spezielle Bedeutung der Wasserretention. Kosmetologie 1:1–12

Hüttinger R (1978) Restoring hydrophilic properties to the stratum corneum – a new humectant. Cosm Toil 93:61–62

Idson B (1978) In vivo measurement of transepidermal water loss. J Soc cosm Chem 29:577–580

Jacobi O (1949) Neue Erkenntnisse über die hygroskopischen Eigenschaften und die Benetzbarkeit der Keratinsubstanz. Kolloid Z 114:88–103

Jacobi O (1971) Die Inhaltsstoffe des normalen Stratum corneum und Callus menschlicher Haut. III. Milchsäure, Kreatin, Kreatinin, Harnstoff und Cholin. Arch Derm Forsch 240:107–118

Kligman AM (1963) The uses of sebum. Brit J Derm 75:307–319

Kligman AM (1978) Regression method for assessing the efficacy of moisturizers. Cosm Toil 93:27–35

Kölmel K, Mercer P (1980) Determination of the moisture of the horny layer by means of infrared reflection at three different wavelenghts. Arch Derm Res 267:206

Leveque JL, Garson JC, de Rigal J (1979) Transepidermal water loss from dry and normal skin. J Soc cosm Chem 30:333–343

Marcy R, Quermonne MA, Nguyen-Thomas TM (1978) Cinétique de déshydration du stratum corneum isolé par mesure des variations d'impédance. Effect de divers produits et de preparations "hydrantes". Ann Derm Vener (Paris) 105:439–440

Middleton JD (1968) The mechanism of water binding in stratum corneum. Brit J Derm 80:437–450

Middleton JD (1974) Development of a skin cream designed to reduce dry and flaky skin. J Soc cosm Chem 25:519–534

Middleton JD, Roberts ME (1978) Effect of a skin cream containing the sodium salt of pyrrolidone carboxylic acid on dry and flaky skin. J Soc cosm Chem 29:201–205

Nilsson GE (1977) Measurement of water exchange through skin. Mid Biol Eng Comput 15:209–218

Osberghaus R, Gloxhuber C, van Raay HG, Braig S (1978) Hydagen F, ein neuer Hautfeuchtigkeitsregulator – Methoden und Ergebnisse des Wirkungsnachweises. J Soc cosm Chem 29:133–146

Padberg G (1967) Über die Kohlehydrate im wässrigen Eluat der Hautoberfläche. Arch klin exp Derm 229:33–39

Padberg G (1972) Einfluß der Bindung von Kohlehydraten an die Skleroproteine auf die Wasserbindung der Hornschicht. J Soc cosm Chem 23:271–279

Pines E, Cunningham T (1981) Dermatological photoacoustic spectroscopy. In: Marks R, Payne PA (eds) Bioengineering and the Skin MTP Press, Lancaster Boston The Hague, p 283–290

Piper HG, Forth E, Schewitzer E (1968) Die Leitfähigkeit der Haut für mechanische Schwingungen bei verschiedenen Frequenzen. Arch Klin exp Derm 233:165–171

Quattrone AJ, Laden K (1976) Physical techniques for assessing skin moisturization. J Soc cosm Chem 27:607–623

Rieger MM, Deem DE (1974) Skin moisturizers. I. Methods for measuring water regain, mechanical properties and transepidermal moisture loss of stratum corneum. J Soc cosm Chem 25:239–252

Rietschel RL (1978) A method to evaluate skin moisturizers in vivo. J invest Derm 70:152–155

Rietschel RL (1979) A skin moisturization assay. J Soc cosm Chem 30:369–373

Rosencwaig A, Pines E (1977) Stratum corneum studies with photoacoustic spectroscopy. J invest Derm 69:296–298

Scheuplein RJ (1972) Properties of the skin as a membrane. In: Montagna W, Stoughton RB, van Scott EJ (eds) Pharmacology and the skin. Appleton Century Crofts-Educational Division/Meredith Corp., New York, p 125–152

Schneider W (1961) Seifen Syndets. Ästh Med 10:304–311

Spencer TS, Linamen EC, Akers WA, Jones HE (1975) Temperature dependence of water content of stratum corneum. Brit J Derm 93:159–164

Spier HW, Pascher G (1956) Zur analytischen und funktionellen Physiologie der Hautoberfläche. Hautarzt 7:55–60

Strianse SJ (1978) Human skin-moisturizing mechanism and natural moisturizers. Cosm Toil 93:36–41

Swanbeck G (1968) A new treatment of ichthyosis and other hyperkeratotic conditions. Acta derm venereol 48:123–127

Swanbeck G (1978) The effect of urea on the skin with special reference to the treatment of ichthyosis. In: Marks, Dykes (eds) The ichthyoses. MTB Press, Lancaster p 163–166

Tagami H, Ohi M, Iwatsuki K, Kanamaru Y, Yamada M, Ichijo B (1980) Evaluation of the skin surface hydration in vivo by electrical measurement. J invest Derm 75:500–507

Takahashi M, Kawasaki K, Tanaka M, Ohta S, Tsuda Y (1981) The mechanism of stratum corneum plasticization with water. In: Marks R, Payne PA (eds) Bioengineering and the skin. MTP Press, Lancaster Boston The Hague, p 67–73

Torgalkar AM (1981) The resonance frequency technique to determine the energy absorbed in stratum corneum in vivo. In: Marks R, Payne PA (eds) Bioengineering and the skin. MTP Press, Lancaster Boston The Hague, p 55–65

Tronnier H (1968) Über Meßergebnisse und Meßmöglichkeiten an der Haut. Fette-Seifen-Anstrichmittel 70:30–35

Tronnier H (1980a) Differenzierte Feuchtigkeitsmessungen an der menschlichen Haut. Ärztl Kosmetol 10:281–308

Tronnier H (1980b) Dermatologisch-pharmakologische Methoden zur Prüfung kosmetischer Präperate und Grundstoffe. Ärztl Kosmetol 10:361–387

Tronnier H (1981) Der Hydrationszustand der Haut. J Soc cosm Chem 32:175–192

Tronnier H, Wagener HH (1952) Über die Frequenzleitfähigkeit der menschlichen Haut. Dermatologica 104:135–151

Tsutsumi H, Utsugi T, Hayashi S (1979) Study on the occlusivity of oil films. J Soc cosm Chem 30:345–356

Walkley K (1972) Bound water in stratum corneum measured by differential scanning calorimetry. J invest Derm 59:225–227

Wienert V, Keilhauer A (1981) Der Einfluß von Harnstoff auf den Hydrationsgrad des Stratum corneum der menschlichen Haut. Akt Derm 7:20–21

Wienert V, Hegner G, Sick H (1981) Ein Verfahren zur Bestimmung des relativen Wassergehaltes des Stratum corneum der menschlichen Haut. Arch Derm Res 270:67–75

Wildnauer RH, Bothwell JW, Douglas AB (1971) Stratum corneum biomechanical properties. 1. Influence of relative humidity on normal and extracted human stratum corneum. J invest Derm 56:72–78

Wildnauer RH, Miller DL, Humphries WT (1975) A physiocochemical approach to the characterization of stratum corneum. Advanc Biochem 145:75–124

Wolfram MA, Wolejsza NA, Laden K (1972) Biomechanical properties of delipidized stratum corneum. J invest Derm 59:421–426

Wozniak KD, Wohlrab W (1978) Zum Einfluß von Harnstoff auf die Hornschicht. Derm Mschr 164:344–346

4 Antimikrobielle Wirkung

4.1 Pathophysiologie mikrobiell verursachter Erkrankungen

4.1.1 Erreger-Wirt-Beziehung

Die Residentflora der Hautoberfläche setzt sich in erster Linie aus den anaeroben und mikroaerophilen Propionibakterien, den aeroben Corynebakterien und den aeroben, fakultativ anaeroben, koagulasenegativen Staphylokokken zusammen. Dazu kommen die aeroben Mikrokokken sensu stricto (früher Sarcina und Gaffkya) und der aerobe Pilz Pityrosporum ovale. Die Propionibakterien sind in erster Linie in den Talgdrüseninfundibula lokalisiert (Imamura et al. 1969). Wenn keine Veränderungen im Sinne entzündlicher Akneeffloreszenzen vorhanden sind, beschränken sie sich ausschließlich auf das Lumen des Infundibulums. Die aerobe Flora bildet zwischen den Korneozyten Kolonien, die bis in eine Tiefe von etwa 6 Zellagen reichen können (Malcolm u. Hughes 1980). Die Ostien der Talgdrüseninfundibula und der Schweißdrüsenausführungsgänge sind ebenfalls erfaßt. Von außen nach innen nimmt in der Hornschicht die Bakteriendichte ab (Röckl 1979). Die Residentflora des Gesunden hat keine nachteiligen Wirkungen auf den Wirtsorganismus. Sie kann jedoch – wie das Beispiel der mikrobiellen Lyse der Triglyceride des Talgdrüsensekretes während der Passage durch die Talgdrüseninfundibula zeigt – durchaus Veränderungen auf der Hautoberfläche bewirken.

Pathogene Bakterien zeigen eine Neigung zur Invasion in die lebende Epidermis. Der Organismus versucht sie durch Phagozytose zu beseitigen. Ganz anders sind die Verhältnisse bei Mykosen. Bei der Candidiasis fanden Maibach u. Kligman (1962) lediglich auf der Hautoberfläche und in den oberen Bereichen des Stratum corneum Candidasproßzellen und Pseudomyzelien. Tosti et al. (1972) konnten mit der Scanningelektronenmikroskopie zeigen, daß die Erreger der Pityriasis versicolor Nester in den obersten Anteilen der Hornschicht bilden. Ähnliches gilt für die Dermatophyten, die allerdings neben den oberen Teilen des Stratum corneum auch die Haarfollikel miterfassen können. Ein Eindringen von Pilzen in die lebende Epidermis scheint, wenn überhaupt, sehr selten vorzukommen. Während die Residentflora gesunder Haut keine Zellschädigungen und entzündliche Reaktionen in Epidermis und Corium hervorruft, ist dies bei Pyodermien, Candidiasis, Dermatophytosen, Pityriasis versicolor und Herpes simplex der Fall. Bei der Impetigo finden sich in der Epidermis eine Akanthose, Spongiose und subkorneale Pustulose und im Corium eine entzündliche, vorwiegend perivaskuläre Infiltratbildung (Täuber u. Röckl 1980). Im Prinzip unterscheidet sich davon das histologische Bild bei Dermatophyten- und Candidainfektionen nur wenig. Bei den Dermatophytosen können Akanthose und Parakeratose das Bild beherrschen. Bei Pyodermien und Dermatophytosen kann die entzündliche Reaktion vorwiegend perifollikulär angeordnet sein (Ackerman 1978). Beim Herpes simplex kommt es in der Epidermis zur Zellvakuolisierung mit konsekutiver Blasenbildung und entzündlicher Infiltratbildung im Corium (Nasemann 1978).

Schwierig zu interpretieren ist es, wie es zu der Zellschädigung und entzündlichen Reaktion bei mikrobiell verursachten Dermatosen kommt. Unklar ist die Bedeutung von Ektofermenten. So bilden viele grampositive Keime extrazelluläre Hyalurat-Lyasen (Hyaluronidasen). Sie werden jedoch auch von nur fakultativ humanpathogenen Propionibakterien gebildet. Die Coagulase von Staphylococcus aureus fördert durch die Bildung einer Fibrinbarriere eine Abgrenzung des entzündlichen Prozesses und schützt die Bakterienherde vor Abwehrvorgängen des Makroorganismus. Anderseits behindert sie damit die Keimausbreitung. Diskutabel erscheint es, daß der Streptokinase und der Staphylokinase eine Bedeutung für die Keiminvasion bei Pyodermien zukommt. Großes Interesse hat die Bildung von Proteinasen und Keratinasen durch Dermatophyten gefunden (z.B. Ziegler u. Richter 1965; Smith 1978). Diese Enzyme werden jedoch auch durch nichtpathogene Dermatophyten gebildet, so daß Zweifel an ihrer Bedeutung für den Krankheitsprozeß bestehen.

Eine wichtige Rolle spielen sicher Exotoxine, die von pathogenen Staphylokokken und Streptokokken freigesetzt werden. Bei S. aureus wirken das α-, β- und δ-Toxin hämolytisch, das α- und δ-Toxin nekrotisierend und das α-Toxin und das Leukocidin leukozytozid. Leukozytolytisch wirkt das δ-Toxin. Bei Streptococcus pyogenes wirken Streptolysin S und O hämolytisch. Endotoxine werden von gramnegativen Keimen, z.B. Pseudomonas aeruginosa, gebildet (Wood u. Davis 1980). Bei der Candidiasis kommen Maibach u. Kligman (1962) zu der Auffassung, daß Toxine beim Absterben von Candida albicans entstehen, in die Epidermis penetrieren und eine irritative Dermatitis hervorrufen. Unklar sind die Verhältnisse bei Dermatophytosen. Beim Herpes simplex kommt die Zellschädigung durch direkte Einwirkung des Virus auf den Zellstoffwechsel zustande. Vermutlich spielen neben den genannten Mechanismen vor allem bei den Mykosen zusätzlich immunologische Reaktionen eine Rolle (Meinhof 1979).

Einer speziellen Erörterung bedarf die Rolle der Propionibakterien bei der Entstehung der Akneeffloreszenz. Primär entsteht bei der Akne immer ein Komedo, dessen pathogenetisches Substrat die Hyperkeratose im Infrainfundibulum darstellt. Es ist nicht geklärt, ob Propionibakterien oder Micrococcaceae für die Entstehung der Hyperkeratose eine Rolle spielen. Möglicherweise werden die durch bakterielle Lipasen im Talgdrüseninfundibulum freigesetzten freien Fettsäuren komedogen wirksam. Es scheint jedoch, daß Bakterien keine unabdingbare Voraussetzung für die Entstehung von Komedonen sind (Lavker et al. 1981). Auch die Beobachtung, daß eine lokale antimikrobielle Aknetherapie vor allem die entzündlichen Akneeffloreszenzen und nur wenig die Komedonen beeinflußt, deutet darauf hin, daß die Bedeutung der Bakterien für die Ausbildung der Hyperkeratose nicht sehr groß ist. Aus dem Komedo bzw. Mikrokomedo entstehen entzündliche Akneeffloreszenzen. Primär findet man dabei eine Lyse der Follikelwand (Plewig u. Kligman 1978). Vielleicht spielen dabei die von Propionibakterien freigesetzten Ektofermente (z.B. Hyaluronidase, Neuraminidase, Proteasen; vgl. dazu Höffler 1980) eine Rolle. In dem Bereich der Follikelwand, in dem es zu einer Lyse gekommen ist, bildet sich ein entzündliches Infiltrat aus. Dafür sollen Zytotaxine, die von Propionibakterien freigesetzt werden (Puhvel u. Sakomoto 1980) und möglicherweise mit Lipasen identisch sind (Wei-Li u. Shalita 1978), eine wesentliche Ursache darstellen. Für die Ausbildung des entzündlichen Infiltrates in der Frühphase wird außerdem eine Komplementaktivierung auf dem alternativen (also nichtimmunologischen) Weg als Ursache angeschuldigt (z.B.

Scott et al. 1979). Die Komplementaktivierung könnte eine Aktivierung des zytotaktischen Faktors bewirken (Knop 1980). Als Entzündungsmediatoren werden auch prostaglandinähnliche Substanzen vermutet, die von Propionibakterien freigesetzt werden und dem PGE$_2$ ähnlich, nicht aber damit identisch sind (Hellgren u. Vincent 1980). Schließlich wird eine allergische Reaktion vom Spättyp als Ursache der entzündlichen Veränderungen in der Spätphase der Entzündung diskutiert (Knop 1980). Ob Antikörper gegen saure Mukopolysaccharide, die von P. acnes freigesetzt werden, eine Rolle spielen, ist bislang nicht definitiv gesichert (Dalen et al. 1980). Neben den

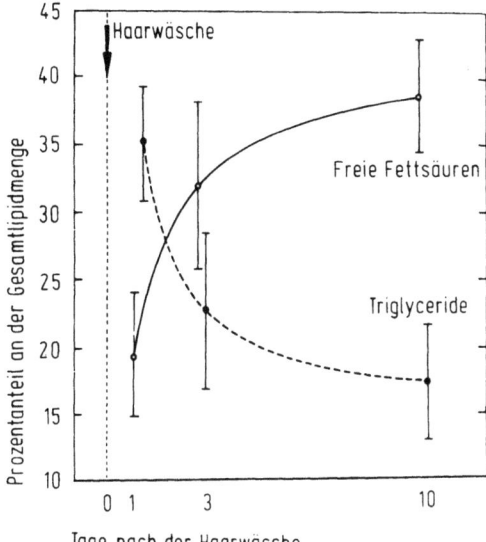

Abb. 4.1. Anteil der freien Fettsäuren und der Triglyceride am Gemisch der Kopfhaut- und Haarlipide in Abhängigkeit von der Zeit nach einer Kopfwäsche. Die freien Fettsäuren nehmen zwischen dem 1. und 10. Tag nach der Kopfwäsche auf Kosten der Triglyceride deutlich zu. (Aus Gloor u. Kohler 1977)

Propionibakterien könnten auch die Staphylokokken bei der Entstehung entzündlicher Akneeffloreszenzen mitwirken, da verschiedene der genannten Ektofermente und der zytotaktische Faktor auch dabei nachgewiesen wurden (u. a. Puhvel u. Sakamoto 1980).

Erörtert werden soll schließlich die Rolle, die Kopfhautmikroben bei der Kopfhautseborrhö und der Kopfschuppenbildung spielen. Auf der Kopfhaut kommt es, im Gegensatz zur unbehaarten Haut, nach dem Durchtritt der Talgdrüsenlipide durch das Infundibulum zu einer weiteren mikrobiellen Lipolyse. So fanden Gloor u. Kohler (1977) am 1. Tag nach der Kopfwäsche ein Verhältnis zwischen freien Fettsäuren und Triglyceriden von 1:2. Bis zum 10. Tag kehrte sich dieses Verhältnis auf 2:1 um (Abb. 4.1). Da bei der Seborrhö der unbehaarten Haut nach eigenen Ergebnissen eine Seborrhoea oleosa bei einem hohen Anteil der freien Fettsäuren an den Hautoberflächenlipiden und eine Seborrhoea sicca bei einem niederen Anteil derselben vorliegt (Gloor et al. 1973), erscheint es als denkbar, daß die mikrobielle Lipolyse klinisch zur Entstehung der öligen Seborrhö der Kopfhaut beiträgt. Vielfach wurde auch vermutet, daß die veränderte Zusammensetzung der Kopfhautflora die Kopfschuppenbildung bedingt (z. B. Roia u. Vanderwyk 1969). Auf Grund von Untersuchungen von Leyden et al. (1976) wird indessen heute meist angenommen, daß die mikrobiellen Veränderungen auf der Kopfhaut Folge und nicht Ursache der Kopfschuppenbildung sind.

4.1.2 Dispositionelle Faktoren bei mikrobiellen Erkrankungen

Mackenna (1948) schreibt in seinen grundsätzlichen Betrachtungen über die Entstehung der Impetigo und anderer bakterieller Erkrankungen, daß dazu entsprechend dem Koch-Postulat das Vorhandensein pathogener Keime gegeben sein muß. Auf der anderen Seite genüge dies keineswegs zur Auslösung einer Pyodermie, sondern es müssen konstitutionelle Faktoren hinzukommen, die das Angehen der Infektion ermöglichen.

Diese Argumentation erfährt eine starke Stütze durch genetische Untersuchungen. Niermann (1964) fand bei Zwillingsuntersuchungen bei allen Pyodermien, Mykosen und Viruserkrankungen der Haut eine höhere Konkordanz bei eineiigen als bei zweieiigen Zwillingen. In Bestätigung dieser Annahme konnten eine Reihe von prädisponierenden Faktoren in Epidermis und Dermis aufgeklärt werden.

4.1.2.1 Prädisponierende epidermale Faktoren

4.1.2.1.1 Hornschichthydratation

Aus der Fülle diesbezüglicher Literaturhinweise seien Untersuchungen von Banerjee u. Okhandiar (1960) erwähnt, die zeigen, daß das Auftreten von Dermatophytosen, Pityriasis versicolor und in geringerem Grade von Candidiasis zu den Jahreszeiten am häufigsten erfolgt, zu denen Luftfeuchtigkeit und Temperatur am höchsten sind. Bei umfangreichen epidemiologischen Untersuchungen in Ägypten konnten El Hefnawi et al. (1971) und El Mazny et al. (1972) zeigen, daß bei stark schwitzenden Personen Pityriasis versicolor und Tinea inguinalis besonders häufig vorkommen. Auch von zahlreichen anderen Autoren werden entsprechende klinische Beobachtungen angegeben. In eigenen Untersuchungen konnte eine Vermehrung der mit der Ninhydrinmethode im sog. Wasserlöslichen nachweisbaren Aminosäuren bei Pityriasis versicolor, Tinea inguinalis und Candidiasis nachgewiesen werden (Gloor et al. 1975 a, c, 1976). Sie ist ebenfalls ein Hinweis auf eine vermehrte Schweißsekretion bzw. Hornschichthydratation. Der eigentliche disponierende Faktor dürfte in jedem Fall die verstärkte Hornschichthydratation sein. Da auch beim Diabetiker eine Vermehrung der Aminosäuren im Wasserlöslichen nachweisbar ist (Gloor et al. 1975 b), könnte die verstärkte Neigung des Diabetikers, an mikrobiell bedingten Dermatosen zu erkranken, teilweise dadurch erklärt werden. Unter den pathogenen Bakterien scheint am meisten Pseudomonas aeruginosa durch eine Hyperhydratation der Hornschicht begünstigt zu werden (Marples 1976).

4.1.2.1.2 Kohlenhydrate in der Hornschicht

Nach Auger u. Joly (1978) wird in vitro das Wachstum von C. albicans durch Glucose begünstigt. Zaun u. El Mozayen (1973) konnten bei experimentellen Infektionen mit pathogenen Hefen zeigen, daß eine Behandlung mit Glucose das Angehen der Hefepilzinfektion fördert. Die Autoren nehmen an, daß beim Diabetiker vermehrt Glucose im Schweiß ausgeschieden wird und daß der Diabetes auf diese Weise Pilzinfektionen begünstigt. Sie erklären weiter die Beziehung zwischen starker Schweißsekretion und Häufigkeit von Mykosen teilweise durch die vermehrte Glucoseausscheidung durch den Schweiß. Gloor et al. (1975c, 1976) fanden bei Patienten mit intertriginöser Candidiasis, Tinea cruris und Impetigo contagiosa eine Verminderung der gebundenen Kohlenhydrate im sog. Wasserlöslichen. Da dieser Befund auch bei Diabetikern erhoben werden konnte (Gloor et al. 1975 b), darf man annehmen, daß eine Störung des Kohlenhydratstoffwechsels in der Haut eine Teilursache für die Häufigkeit von Mykosen und Pyodermien beim Diabetiker darstellt.

4.1.2.1.3 Hautoberflächenlipide

Werden die Hautoberflächenlipide in vivo mit Fettlösungsmitteln extrahiert, so kommt es leichter zum Angehen von pathogenen Streptokokken und Staphylokokken bei experimentellen Infektionen (Müller 1969; Aly et al. 1972). Basta et al. (1980) fanden in vitro in Bestätigung zahlreicher älterer Untersuchungen in etwa 20% der Fälle eine Hemmung von S. aureus, aber auch von S. epidermidis und P. acnes durch Hautoberflächenlipide. Eigene Befunde könnten darauf hindeuten, daß bei der intertriginösen Candidiasis die sebogenen Lipide, insbesondere das Squalen, vermindert sind (Gloor et al. 1976). Böhme (1968) weist auf eine hemmende Wirkung der Hautoberflächenlipide auf Dermatophyten hin. Die antimikrobielle Wirkung scheint vor allem den kurzkettigen freien Fettsäuren zuzukommen (Noble u. Somerville 1974). Die antimikrobielle Wirkung von freien Fettsäuren ist bei den drei Propionibakterienspezies stark unterschiedlich, so daß eine Abhängigkeit der Zusammensetzung der saprophytären Bakterienflora von der Zusammensetzung der Hautoberflächenlipide denkbar ist (Ko et al. 1978). Insgesamt gesehen haben eigene umfangreiche Befunde bei Pityriasis versicolor, Impetigo contagiosa, intertriginöser Candidiasis und Tinea inguinalis ergeben, daß wahrscheinlich die Bedeutung des antimikrobiellen Effektes der Hautoberflächenlipide nicht sehr groß ist (Gloor et al. 1975 a, c, 1976). Umgekehrt scheinen die Hautoberflächenlipide jedoch für das Wachstum der Residentflora der Hautoberfläche (Propionibakterien, Staphylokokken u.a.) eine notwendige Voraussetzung zu sein, da sich die Residentflora erst nach dem dramatischen Anstieg der Hautoberflächenlipide in der Pubertät in vollem Umfang ausbildet (Matta 1974; Leyden et al. 1975).

4.1.2.1.4 Andere Hornschichtfaktoren

Nach Röckl et al. (1957) kommt dem sog. Wasserlöslichen eine antimikrobielle Wirkung zu. Eine Beeinträchtigung der Barrierefunktion der Hornschicht (nachgewiesen mit dem Alkaliresistenztest) könnte für die Impetigo contagiosa eine disponierende Wirkung haben (Gloor et al. 1975 c). Die Hautkonstitution des Neurodermitikers begünstigt das Wachstum coagulasepositiver und coagulasenegativer Staphylokokken (Gloor et al. 1982 b). Besonders gravierend wird das Wachstum pathogener Keime, bes. von S. aureus, begünstigt, wenn Substanzdefekte der Hornschicht vorliegen, wie bei Ekzemen, oder wenn reichlich Schuppen auf der Haut vorhanden sind, wie bei der Psoriasis (Storck 1948; Marples et al. 1973; Leyden et al. 1974). Auch Wechselwirkungen zwischen Bakterien können von Bedeutung sein. So können Propionibakterien das Wachstum von S. aureus hemmen (Kasprowicz et al. 1981).

4.1.2.2 Dermale prädisponierende Faktoren

Erkrankungen, die mit einer verminderten zellvermittelten Immunreaktion einhergehen (z.B. Leukämien, M. Hodgkin, maligne Tumoren etc.), und längerdauernde Medikationen mit immunsuppressiver Wirkung (z.B. Zytostatika und Kortikosteroide) können mikrobielle Hauterkrankungen begünstigen (Louria 1965; Rieth 1979 u.a.). Da Kortikosteroide in höherer Konzentration selbst eine antimikrobielle Wirkung aufweisen können, kann man jedoch zur Ergänzung der antimikrobiellen Therapie bei Mykosen und Pyodermien eine Kurzzeittherapie mit Kortikosteroiden vertreten, besonders wenn eine Ekzematisation vorliegt (Raab 1978).

Zahlreiche Literaturmitteilungen finden sich über die Begünstigung von Mykosen der unteren Extremitäten durch arterielle und vernöse Durchblutungsstörungen. Als Beispiel seien die Befunde von Dahlke (1971) genannt, der dies mit epidemiologischen Untersuchungen und experimentellen Infektionen belegen konnte. Außerdem zeigt das Nagelkeratin solcher Patienten Eigenschaften, die das Pilzwachstum begünstigen. Auch Fußdeformitäten können das Angehen von Mykosen fördern (Cabernard 1969).

4.1.3 Saprophytäre und pathogene Keime auf der Haut

Die saprophytäre Flora der Haut besteht im wesentlichen aus Propionibakterien, Micrococcaceae-Species, aeroben Corynebakterien und P. ovale. Bei den Propionibakterien überwiegt bei weitem P. acnes, P. granulosum findet man nicht selten, P. avidum ist nur in den intertriginösen Regionen in größerem Umfang nachweisbar. Bei der Biotypisierung ist der Typ A, bei der Phagentypisierung der Typ I besonders häufig. Insgesamt lassen sich mit der Biotypisierung 15 Biotypen, mit der Phagentypisierung 17 Phagentypen und mit der Serotypisierung 6 Serotypen differenzieren (Höffler at al. 1980). Unter den Micrococcaceae-Species finden sich auf der Haut S. epidermidis und S. spp. häufig, Micrococcus gelegentlich, S. aureus und S. saprophyticus selten. Hier ist mit der Biotypisierung eine Differenzierung in 5 Biotypen und 6 Subgroups und mit der Phagentypisierung eine Unterteilung in 5 Phagentypen möglich (Höffler et al. 1980). Besondere Verhältnisse gelten am behaarten Kopf, da dort P. ovale eine dominierende Rolle spielt. Außerdem finden sich relativ häufig S. aureus und gramnegative Stäbchen (u.a. Pseudomonas aeruginosa). Im übrigen ähnelt die Kopfhautflora der der unbehaarten Haut (Noble u. Somerville 1974; Black et al. 1974). Die intertriginösen Regionen weisen insgesamt eine umfangreichere Hautflora auf, es finden sich jedoch auch dort pathogene Keime, vor allem S. aureus, in verstärktem Maß (Noble u. Somerville 1974; Aly u. Maibach 1977). Bezüglich Details sei auf die genannten Publikationen verwiesen.

Bei der Besprechung pathogener Keime wird nur auf die Krankheitsbilder Bezug genommen, die einer externen Behandlung zugänglich sind. Im einzelnen sind vor allem folgende Keime von Bedeutung:

a) Streptokokken. Hämolysierende Streptokokken der serologischen Gruppe A nach Lancefield (Streptococcus pyogenes) spielen nur eine relativ geringe Rolle. Am wichtigsten dürften sie für die Pathogenese der kleinblasigen Impetigo contagiosa (Streptodermia superficialis) sein. Die kleinblasige Form der Impetigo contagiosa überwiegt in Mitteleuropa weit über die großblasige Form, während in anderen Regionen das Verhältnis vielfach umgekehrt ist. Betroffen werden vor allem Kinder. Typische Jahreszeit ist der Herbst. Petzoldt (1963) fand in keinem einzigen Fall eine Reinkultur von Streptokokken; in den meisten Fällen lagen Mischkulturen mit S. aureus und evtl. zusätzlich anderen Keimen vor. Eine große klinische Bedeutung haben die Streptokokken insofern, als sie eine Glomerulonephritis auslösen können. Hier kommen vor allem die M-Typen 12 und 49 in Frage. Bei den aus Impetigoherden isolierten Streptokokken handelt es sich jedoch meist um T-Typen (z.B. 3/13/ B 3264,

5/11/12/27/44, 8/25/ Imp. 19) (Noble u. Somerville 1974). Außerdem können Streptokokken auf superinfizierten Herden, z.B. Ekzemen, Ulzera etc., vorkommen. In diesem Fall fanden sich jedoch kaum Stämme, die eine Glomerulonephritis auslösen können.

b) Staphylokokken. Als pathogen muß S. aureus gelten, während die anderen Staphylokokkenspezies nur fakultativ pathogen oder apathogen sind. S. aureus ist der Erreger der großblasigen Impetigo (Staphylodermia superficialis), die vor allem bei älteren Menschen vorkommt und ihren Häufigkeitsgipfel im Sommer aufweist. Eine besondere Rolle spielen dabei S.-aureus-Stämme der Gruppe II und des Phagentyps 71. S. aureus ist auch der Erreger anderer superfizieller Pyodermien, wie der Impetigo Bockhart und der Follikulitis. Das gleiche gilt für tiefergehende Pyodermien wie Furunkel und Karbunkel, worauf jedoch nicht eingegangen werden soll, da dabei eine externe antimikrobielle Therapie nur wenig Erfolg verspricht. Sehr häufig wird S. aureus auch in Abstrichen von superinfizierten Ekzemen oder Ulzera gefunden.

c) Gramnegative Stäbchen. Eine größere Bedeutung als pathogene Keime haben Pseudomonas aeruginosa, Klebsiella und Proteus-Spezies. Sie spielen bei der Paronychie eine Rolle, meist zusammen mit Candida albicans. Proteus findet sich meist bei einer schwarzen Verfärbung des Nagels, Pseudomonas bei einer grünen Verfärbung. Eine große Bedeutung hat Pseudomonas bei interdigitalen Fußinfekten, besonders wenn der Keim gefunden wird, ohne daß gleichzeitig Pilze vorhanden sind. In diesem Fall kann die Behandlung schwierig sein. Eine wichtige Rolle spielen gramnegative Stäbchen bei der gramnegativen Follikulitis, die eine Folge einer Antibiotika- oder Antiseptikatherapie sein kann. Eine große Bedeutung kommt schließlich den gramnegativen Stäbchen, vor allem Pseudomonas aeruginosa, beim Ulcus cruris zu. Die gramnegativen Stäbchen vermehren sich besonders stark, wenn eine antimikrobielle vorausgegangene Therapie die grampositiven Keime stark reduziert hat. Wegen der hohen Resistenzquote gegen Antibiotika ist die Behandlung der genannten Erkrankungen vielfach überaus schwierig.

d) Koryneforme Stäbchen. Durch Corynebacterium minutissimum (wahrscheinlich in Zusammenspiel mit anderen Keimen) wird das Erythrasma hervorgerufen. Andere durch koryneforme Stäbchen hervorgerufene Erkrankungen sind die Trichobacteriosis axillaris und die Pitted Keratolysis. In beiden Fällen weisen die Keime eine keratolytische Wirkung auf. Bereits eingangs wurde dargestellt, daß es sich bei der Acne vulgaris nicht um eine Erkrankung durch pathogene Keime handelt, sondern daß lediglich die in der Residentflora des Gesunden ebenfalls vorhandenen Propionibakterien gefunden werden. Eine bedeutsame Rolle spielen schließlich aerobe koryneforme Stäbchen beim interdigitalen Fußinfekt.

e) Hefen. Die große Mehrzahl der Hefen ist nicht pathogen. Als pathogene Gattungen kommen in Frage: Candida, Rhodotorula, Torulopsis und Trichosporon, seltener Cryptococcus und Sporobolomyces. Von den über 140 Candidaarten können etwa 10 als pathogen gelten. Bei weitem am wichtigsten ist C. albicans. In erkrankten Nägeln spielt C. parapsilosis eine Rolle.

Teilweise liegt auch eine Mischinfektion mit Hefen und Bakterien vor. Klinisch findet man die bekannten morphologischen Bilder der Candidiasis. Lange umstritten war es, ob Malassezia furfur, der Erreger der wohl häufigsten Mykose, der Pityriasis versicolor, identisch mit der Hefe Pityrosporon ovale ist (Rieth 1979). Infektionsversuche an Kaninchen und Menschen und immunologische Untersuchungen aus jüngerer Zeit sprechen dafür, daß Mallassezia furfur und Pityrosporon ovale identische Keime sind (Faergemann u. Fredriksson 1981; Tanaka u. Imamura 1979).

f) Dermatophyten. Microsporon audouinii und Microsporon canis sind die Erreger der Mikrosporie des behaarten Kopfes. Als Erreger von Dermatophytosen kommen in Frage: Trichophyton rubrum, Trichophyton mentagrophytes, Epidermophyton floccosum, Trichophyton schoenleinii, Trichophyton verrucosum und Trichophyton tonsurans violaceum. Eine dominierende Rolle spielen die 3 erstgenannten Keime.

g) Herpesviren. Für die virostatische Therapie bedeutsam sind das Herpessimplex-Virus Typ 1 (Herpes simplex) und Typ 2 (Herpes genitalis) sowie das Zoster bzw. Varizellenvirus (Zoster und Varizellen). Auf die Viruserreger der vulgären Warzen und der Mollusca contagiosa sei nicht eingegangen, da diese Erkrankungen unspezifisch (z.B. durch die Zytostatika Podophyllin und 5-Fluoruracil) behandelt werden.

4.2 Methoden zur Prüfung antimikrobieller Pharmaka

Eine Untersuchung, die man bei der Prüfung eines antimikrobiellen Wirkstoffes immer veranlassen wird, ist die In-vitro-Bestimmung der minimalen Hemmkonzentration (MHK). Diese erlaubt noch keine ausreichenden Rückschlüsse auf die klinische Wirksamkeit. Diese hängt von der Wirkstoffliberation aus der Grundlage, dem Depoteffekt des antimikrobiellen Agens in der Hornschicht und der Penetrationsfähigkeit in die Hornschicht, ebenso ab wie von der MHK. Wie in Abschn. 2 dargestellt, können diese Parameter differenziert geprüft werden. Therapieversuche an tierischen Infektionsmodellen sollen alle diese Parameter erfassen, sie sind jedoch vielfach nicht in vollem Umfang auf die menschliche Hauterkrankung zu übertragen, da die experimentell erzeugten Krankheitsbilder am Tier nicht identisch mit den menschlichen sind (Dorn 1979). Für manche Fragestellungen lassen sich auch Modelle am Menschen erarbeiten, deren Aussagekraft meist größer ist. Diese standardisierten Verfahren sind von großem Wert, auch wenn Einwände dagegen möglich sind, da klinische Therapieversuche stets dadurch erschwert sind, daß keine standardisierten Ausgangsbedingungen vorliegen. In einigen Fällen ist es außerdem von Bedeutung, Untersuchungen zur Resistenzinduktion in vitro und in vivo durchzuführen.

4.2.1 In-vitro-Bestimmungen der MHK

4.2.1.1. Verdünnungstests

Verdünnungstests eignen sich hervorragend für MHK-Bestimmungen bei Bakterien und Pilzen. Im Prinzip beruhen sie darauf, daß dem Nährmedium das zu prüfende Agens in verschiedenen Konzentrationen beigegeben wird. Vielfach ist dies nur mit Hilfe von Lösungsvermittlern möglich, z.B. bei Erythromycin mit Propandiol; in diesem Fall muß sichergestellt werden, daß der Lösungsvermittler nicht selbst antimikrobielle Eigenschaften aufweist. Wichtig ist, daß Lebendkeimzahl und Wachstumsstadium des Inokulums standardisiert werden (u.a. Raab u. Högl 1980). Meist wird zu diesem Zweck das bakterien- bzw. pilzhaltige Nährmedium solange verdünnt, bis ein vorbestimmter Trübungsgrad im Photometer erreicht ist. Sichergestellt sein muß, daß es im Nährmedium nicht zu einer Inaktivierung des Wirkstoffes kommt. Es ist wichtig, daß die Kultivierungsbedingungen für die jeweiligen Keime streng eingehalten werden, da das Bakterien- bzw. Pilzwachstum stark durch verschiedene Faktoren, wie z.B. Elektrolytgehalt und pH-Wert, beeinflußt werden kann.

Verdünnungstests können als Röhrchenverdünnungstests durchgeführt werden. Dabei wird das antimikrobielle Agens einem flüssigen Nährmedium zugegeben, dann das Inokulum hinzugefügt und schließlich bebrütet. Als MHK-Wert gilt die niederste Wirkstoffkonzentration, bei der es zu keinem Keimwachstum kommt. Das Verfahren läßt sich für Routinezwecke weitgehend automatisieren, wenn die Lichtdurchlässigkeit des Mediums gemessen wird. Bei Dermatophyten kann als Kriterium für das Pilzwachstum die Alkalisierung des Nährmediums gelten (Abb. 4.2) (Dinh-Nguyen et

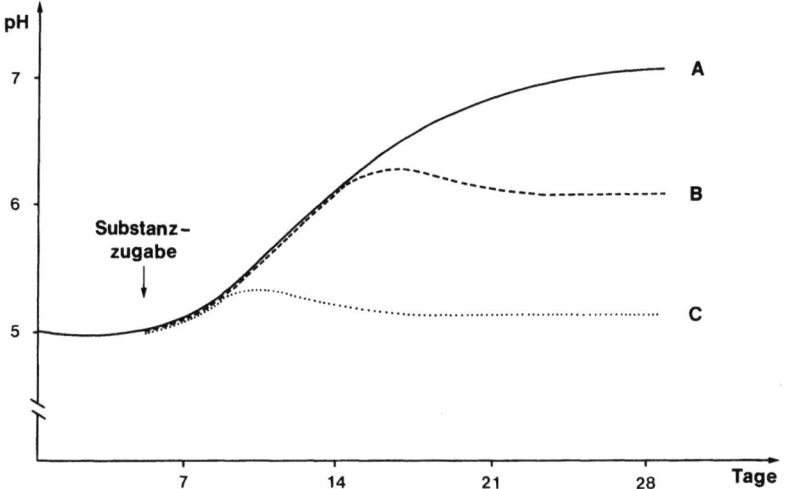

Abb. 4.2. Alkalisierung des Nährmediums infolge des Wachstums von Epidermophyton floccosum. *A* Ohne antimykotischen Zusatz, *B* und *C* mit verschiedenen antimikrobiellen Zusätzen. (Aus Dinh-Nguyen et al. 1976)

al. 1976). Eine andere Methode ist der Agarverdünnungstest. Dabei werden dem Agar die antimikrobiellen Agenzien zugegeben. Bewertet wird die niederste Konzentration, bei der keine makroskopisch sichtbaren Kolonien nach Bebrütung nachweisbar sind.

4.2.1.2 Diffusionstest

Auf Agarplatten wird ein „semikonfluentes" Koloniewachstum auf standardisierte Weise erzeugt. Vor der Bebrütung werden Plättchen mit Filterpapier, die mit einer standardisierten Menge des zu prüfenden Agens versetzt sind, auf den Agar aufgelegt. Insbesondere bei mykologischen Untersuchungen kann die Testlösung auch in Agarstanzlöcher gegeben werden. Bewertet wird der freie Hof um die einzelnen Plättchen bzw. Löcher. Im Idealfall verhalten sich die Hemmhofdurchmesser linear zu den Logarithmen der MHK (u.a. Austrian 1980). Am Beispiel der Hefepilze konnte Rümmelein (1980) zeigen, daß die Hemmhofgröße in vielfältiger Weise von den Versuchsbedingungen abhängig ist und somit zahlreiche Möglichkeiten einer Fehlinterpretation bestehen. Wegen der Einfachheit und Billigkeit wird dieses Verfahren vor allem in der Routinediagnostik bevorzugt. Für die Testung der Antibiotikaempfindlichkeit von Bakterien im Agardiffusionstest sind Standardverfahren angegeben worden (Bauer et al. 1966; World Health Organisation Expert Committee 1977; Thotusberry et al. 1977; DIN 58 940).

4.2.1.3 Antimykotikaprüfung auf Tesafilmabrissen

Prüfungen von Antimykotika, die gegen Dermatophyten eingesetzt werden, werden vielfach auf Tesafilmabrissen der Haut durchgeführt. Maßgebend ist dabei die Vorstellung, daß die Anzüchtung den In-vivo-Verhältnissen weitgehend entspricht. Mit Recht weist allerdings Dorn (1979) darauf hin, daß diese Annahme nur teilweise richtig ist. Es existieren zahlreiche Modifikationen dieses Verfahrens. Knight (1972a) gewinnt Tesafilmabrisse von gesunden Personen, versetzt diese mit Pilzsporen und bebrütet sie anschließend. Der Autor beschreibt eine semiquantitative Bewertung dieses Verfahrens, das bei Versetzung des Abrisses mit dem zu prüfenden antimikrobiellen Agens für MHK-Bestimmungen verwendet werden kann. Knudsen (1976) variiert das Verfahren dadurch, daß er Tesafilmabrisse von menschlichen Mykosen für die Testung verwendet. Das Antimykotikum wird entweder einmalig aufgetragen, oder der Abriß wird 1 Woche in das antimikrobielle Agens gehängt („painting bzw. immersion experiment"). Bewertet wird, ob es zu einem Keimwachstum kommt oder nicht. Während bei dem erstgenannten Verfahren die prophylaktische Wirkung geprüft wird, wird bei dem letztgenannten Verfahren die therapeutische Wirkung analysiert.

4.2.1.4 Virostatikaprüfung

Im Rahmen der vorliegenden Monographie interessiert in erster Linie die Prüfung von Virostatika, die bei Herpes simplex eingesetzt werden. Herpesviren können nur auf Gewebekulturen angezüchtet werden. Meist bedient man sich bei Prüfungen der Kaninchennierenzellen oder menschlicher Fibroblasten. Es können jedoch auch Hela-Zellkulturen, Kulturen aus embryonalen Präputialgewebe des Menschen und Affennierenepithelkulturen verwendet werden. Bei den meist üblichen Kaninchennierenzellkulturen läßt sich eine Einwirkung auf die Latenzphase und auf die Wachstumsphase differenzieren, da sich die Herpesviren bei 41 °C kaum vermehren, wohl aber bei 37 °C (Varani u. Kelleher 1975). Bewertet werden zytopathische Effekte an den kultivierten Zellen. Sie erlauben quantitative Rückschlüsse auf die Zahl der Viren. Ausgeschlossen werden muß bei solchen Versuchen, daß die Gewebekultur durch das zu prüfende Agens selbst geschädigt wird. Photographische Dokumentationen zytopathischer Effekte in Hela-Kulturen durch Herpesviren finden sich bei Nasemann (1978).

4.2.1.5 Messung des Sauerstoffverbrauches in der Warburg-Apparatur

Das Verfahren soll sich für die Erfassung einer antimikrobiellen Wirkung gegen Candida albicans und Bakterien eignen. Geprüft wird der Sauerstoffverbrauch von Kulturen in der Warburg-Apparatur. Es läßt sich zeigen, daß antimikrobielle Wirkstoffe den Sauerstoffverbrauch reduzieren. Das Ausmaß der Reduktion soll einen Hinweis auf die antimikrobielle Wirkung geben (Raab 1978). Besonders bewährt hat sich dieses Verfahren für die Überprüfung von Wechselwirkungen zwischen verschiedenen Pharmaka und von Wechselwirkungen zwischen Humanplasma und antimykotischen Wirkstoffen. Beispielsweise konnte so eine Wirkungsbeeinträchtigung der Imidazolderivate mit Ausnahme des Clotrimazols durch Humanplasma ausgeschlossen werden (Raab u. Högl 1981 a). Weiter konnte gezeigt werden, daß die Wirkung von Imidazolderivaten durch Kortikosteroide nicht beeinträchtigt wird (Raab 1978).

Außerdem wurde nachgewiesen, daß die antimykotische Wirkung von Imidazolderivaten durch die gleichzeitige Applikation von Polyenantibiotika nicht, die antibakterielle Wirkung jedoch deutlich reduziert wird (Raab u. Högl 1981 b).

4.2.1.6 Ergänzende elektronenmikroskopische Untersuchungen

Die Bedeutung dieser Untersuchungen liegt weniger im Nachweis einer antimikrobiellen Wirkung als darin, daß sich Hinweise auf den Wirkungsmechanismus ergeben können. Als Beispiel seien genannt Befunde von Voigt (1975), der bei Clotrimazol eine primäre Einwirkung an der Zellmembran von Hefepilzen nachweisen konnte. Zu ganz ähnlichen Befunden kam in jüngster Zeit Dochx (1981) mit Econazol an Hefepilzen, während Scherwitz (1981) nach Econazolnitrat vor allem Schädigungen der Kernmembran fand.

4.2.2 Tierexperimentelle Modelle

4.2.2.1 Modelle für bakteriologische Untersuchungen

Impetigoähnliche Krankheitsbilder können am Tier experimentell erzeugt werden. Dies gelingt meist wesentlich besser mit Streptokokken als mit Staphylokokken. Die pathogenen Keime können intradermal (Dajani u. Wannamaker 1970) oder epikutan nach vorherigem Strippen der Haut (Burnett 1963) appliziert werden. Als Versuchstiere wurden von den genannten Autoren Hamster bzw. haarlose Mäuse verwendet. Mit Streptococcus zooepidemicus konnten Jordan (1970) beim Meerschweinchen auch ohne Verletzung der Hornschicht eine superfizielle Pyodermie erzeugen. Die Läsionen verschwinden bei den genannten Modellen auch ohne Behandlung schnell (Abb. 4.3). Aus diesem Grund haben diese Modelle nur einen begrenzten Wert bei der In-vivo-Testung antimikrobieller Agenzien.

4.2.2.2 Modelle für mykologische Untersuchungen

Experimentelle Infektionen mit Dermatophyten, bes. mit Trichophyton mentagrophytes, lassen sich leicht beim Meerschweinchen erzeugen. Man kann dabei die Haut

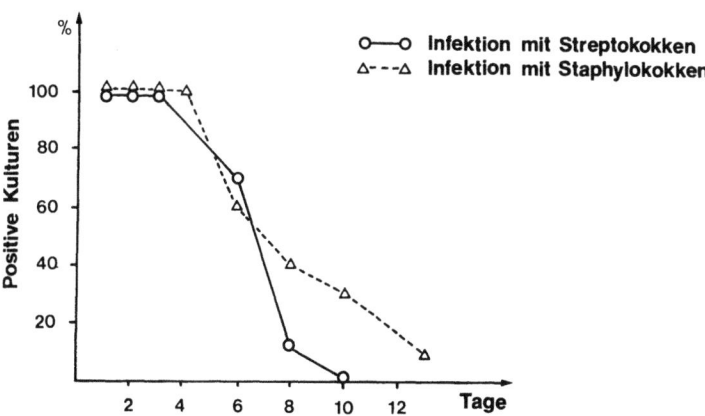

Abb. 4.3. Spontanes Verschwinden pathogener Keime bei der experimentellen Impetigo des Hamsters. (Aus Dajani u. Wannamaker 1970)

vor der Auftragung des Inokulums skarifizieren (Grimmer 1957), oder man kann das Inokulum in die Haut einreiben (u.a. Wenk u. Frey 1958). Nach neueren Ergebnissen scheint auch die Depilation der Haut als Vorbereitung für die experimentelle Infektion zu genügen (Kubis et al. 1981). Die Meerschweinchentrichophytie zeigt eine spontane Abheilung in ca. 22 Tagen, die nur wenig durch antimikrobielle Agenzien beschleunigt wird (Abb. 4.4). Beeinflußt wird das Ausmaß der Hautveränderungen, was sich allerdings nur schwer quantifizieren läßt (Abb. 4.4). Allenfalls im Halbseitenversuch erbringt das Modell brauchbare Ergebnisse.

Eine experimentelle Alternative stellt die Hahnenkammtrichophytie dar, die nicht zu Spontanheilungen bei der Erstinfektion neigt (u.a. Korger u. Nesemann 1960). Über andere in Frage kommende Tiere findet sich eine Aufstellung bei Muftic (1968). Nach Auffassung dieses Autors lassen sich Mikrosporieinfektionen am besten bei Chinchillas und Rennmäusen (Gattung Gerbillus) erzeugen; Trichophytien kann man am besten bei Kaninchen herbeiführen. Die Abheilung erfolgte in allen Fällen spontan auch ohne Therapie.

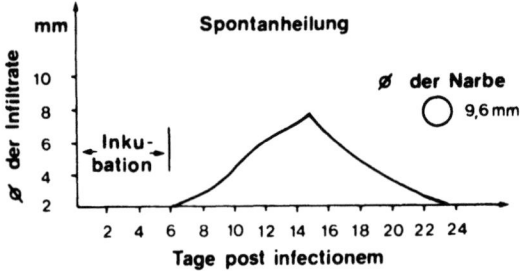

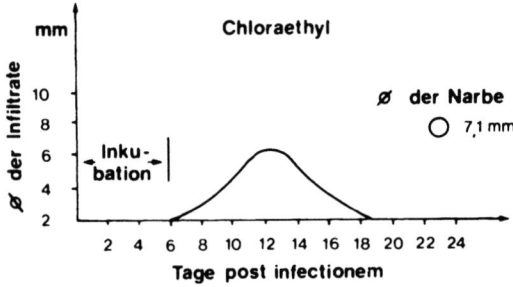

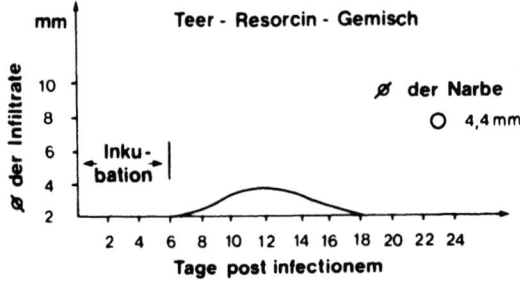

Abb. 4.4. Verlauf der experimentellen Meerschweinchentrichophytie. Spontanheilung und Heilung nach Anwendung zweier Antimykotika. (Modifiziert nach Grimmer 1957)

Auch Infektionen mit Candida albicans lassen sich im Tierexperiment erzeugen. Am Meerschweinchen führt das Einreiben der Haut mit Candida albicans zu einer Infektion (Sohnle u. Kirkpatrick 1978). Sicherer läßt sich die Infektion nach vorheriger Alloxanapplikation erzeugen (van Cutsem u. Thienpont 1971). Bei der Maus konnten Ludewig u. Schönborn (1968) nach Auftragen eines Inokulums auf eine experimentelle Wunde eine Candidainfektion setzen. Da der Verlauf der Erkrankung sich etwa auf 40 Tage erstreckt, eignet sich dieses Modell zur Prüfung von Antimykotika.

Jones (1975) weist darauf hin, daß diese tierexperimentellen Modelle nur repräsentativ für die menschlichen Mykosen sind, bei denen sich eine Typ-4-Immunreaktion ausbildet. Kein bekanntes tierexperimentelles Modell soll in der Lage sein, die Verhältnisse bei der wenig entzündlichen menschlichen Mykose mit verminderter immunologischer Spätreaktion zu simulieren.

4.2.2.3 Modelle für virologische Untersuchungen

Modellversuche mit Herpesviren haben in den letzten Jahren großes Interesse gefunden. Als Versuchstiere eignen sich für den Typ-1-Virus Meerschweinchen, nackte Maus und thymusfreie nackte Maus. Für den Typ-2-Virus wird meist die vaginale Infektion beim weiblichen Hamster gewählt. Die Virusinokula werden in der Regel intradermal injiziert. Bewertet werden die lokalen klinischen Veränderungen, die der menschlichen Herpes-simplex-Erkrankung ähneln, und die Überlebensrate der Tiere. Quantitative Virusbestimmungen in der Haut, aber auch in Ganglien können hinzukommen. Eine photographische Dokumentation der Hautveränderungen im Meerschweinchenexperiment findet sich bei Alenius u. Öberg (1978). Field et al. (1979) haben am Mäuseohr den Ohrdurchmesser gemessen und damit die klinische Reaktion quantifiziert. Ein Beispiel für eine Versuchsanordnung mit Herpes-simplex-Typ-2-Virus an der Hamstervagina findet sich bei Renis (1977). Interessanterweise wird – ähnlich wie beim Menschen aus klinischen Erfahrungen bekannt – nur dann ein Effekt von sog. Virostatika festgestellt, wenn die Auftragung des Wirkstoffes bereits wenige Stunden nach der Infektion erfolgt. Eine verzögerte Applikation beeinflußt den Ablauf der experimentellen Infektion nicht (Harris u. Boyd 1977). Dem entspricht die Feststellung von Schafer et al. (1977), daß die Virusvermehrung der vollen Ausprägung der Hautefloreszenz vorausgeht und daß die Zahl der Viren sich nach diesem Gipfel schnell spontan reduziert (Abb. 4.5).

4.2.3 Modellversuche beim Menschen

4.2.3.1 Bakteriologische Untersuchungen mit Aerobiern

Müller (1968a) konnte zeigen, daß unter einem permeablen Verband auf die Haut aufgebrachte S.-aureus-Keime bald eliminiert werden. Unter Uhrglasabdeckung kommt es bei einem Teil der Versuchspersonen zu einer Keimvermehrung, bei einem anderen Teil jedoch zu einer langsamen Keimelimination. Zuverlässig lassen sich eine Keimzahlvermehrung und auch das klinische Bild einer Impetigo erzeugen, wenn man die Haut vor Auftragen des Inokulums strippt und nach Auftragen des Inokulums einen Okklusivverband auflegt (Müller 1968 b; Marples 1974). Nach Marples (1976) sollte zur Vermeidung einer exzessiven Hautreaktion zwischen Strippen und Auftragen des Inokulums ein eintägiges Intervall liegen.

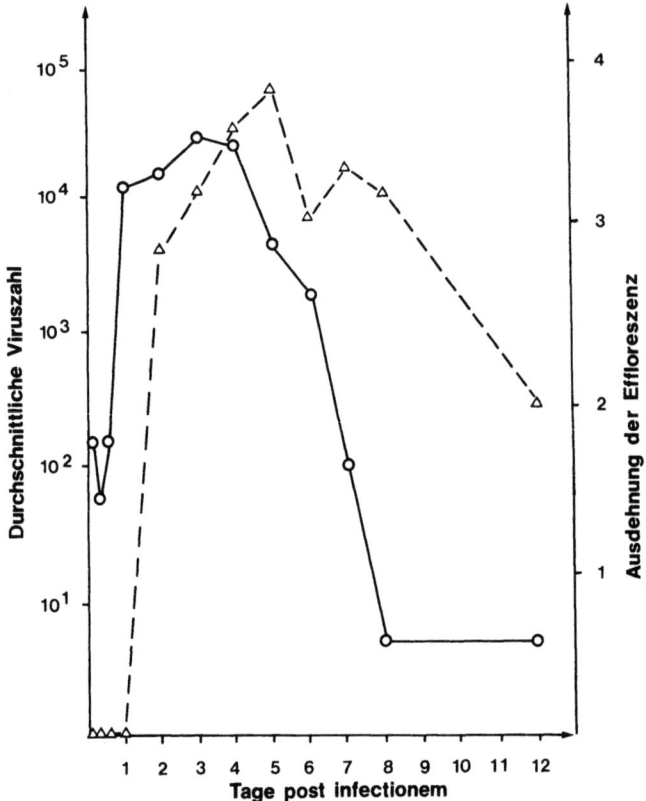

Abb. 4.5. Virusvermehrungskurve (○ – ○) und Entwicklung der Effloreszenz (△ -- △). Die Entwicklung der Effloreszenz erfolgt verzögert. Befunde bei experimenteller Herpes-simplex-Typ-I-Infektion beim Meerschweinchen. (Aus Schafer et al. 1977)

Andere Testverfahren bedienen sich nicht pathogener Keime, sondern der Residentflora der menschlichen Haut zur Prüfung antimikrobieller Agenzien. Eine Übersicht über die zeitgemäße Durchführung derartiger Tests findet sich bei Leyden et al. (1979). Es werden folgende Tests angegeben:

a) Einfacher Okklusionstest. Das zu prüfende Agens wird auf die Haut aufgebracht. Anschließend wird für 24 h ein Okklusivverband angelegt, unter dem es zu einer hochgradigen Vermehrung grampositiver Kokken und Propionibakterien kommt. Eine quantitative Keimzahlbestimmung läßt die antimikrobielle Wirkung des zu prüfenden Agens bewerten.

b) Expanded-Flora-Test. Während beim einfachen Okklusionstest die prophylaktische antimikrobielle Wirkung geprüft wird, wird hierbei die therapeutische Wirkung analysiert. Vor Auftragen des Testagens wird über 24 h ein Okklusivverband angelegt, so daß bereits eine stark vermehrte Keimflora vorliegt. Dann Vorgehen wie beim einfachen Okklusionstest.

c) Persistance-Test. Vorgehen wie beim einfachen Okklusionstest, das Prüfagens wird jedoch bereits längere Zeit vor Okklusion aufgetragen. Es wird geprüft, ob es zu einer Inaktivierung des Prüfagens kommt und ob dieses in der Hornschicht eine ausreichende Depotwirkung aufweist.

d) Ecological-Shift-Test. Durch eine qualitative Keimanalyse nach dem Okklusionstest wird ausgeschlossen, daß es zu einer Selektion resistenter Keime durch die Behandlung kommt.

e) Seruminaktivationstest. Mit 50% Ammoniumhydroxid werden Blasen erzeugt und aufgestochen. Dann Auftragen eines Inokulums von S. epidermidis und Okklusionsverband für 6 h. Anschließend Aufbringen des Testagens und Okklusion für 24 h. Nach Abnahme des Okklusionsverbandes quantitative Keimzahlbestimmung. Durch den Test wird eine Inaktivierung des antimikrobiellen Agens durch Serum ausgeschlossen.

Als quantitative Bestimmungsmethode der Keimzahl hat sich das Verfahren nach Williamson u. Kligman (1965) durchgesetzt. Im Prinzip beruht die Methode darauf, daß 2mal in einen sterilen auf die Haut aufgesetzten Glaszylinder eine Lösung mit 0,1% Triton X-100 in 0,075-molarem Phosphatpuffer mit pH 7,9 eingebracht wird. Die Einwirkungszeit beträgt jeweils 1 min, während der mit einem Teflonscruber die Haut gerieben wird. Die Waschflüssigkeiten werden gepoolt und die Keimzahlen quantitativ bestimmt. Die Kultivierung muß schnell erfolgen, da andernfalls die Keime in der Waschlösung absterben können (Bloom et al. 1979). Shaw et al. (1970) empfehlen die Abnahme der Bakterien von der Haut mit Rayontupfern, die mit einer 0,1%igen Triton-X-100-Lösung getränkt sind. Bei diesem Vorgehen sollen sich besonders gut reproduzierbare Werte ergeben. Staal u. Noordzij (1978) benutzten eine Einrichtung, die die Haut unter definierten Bedingungen unter Druck abspült. Als Spülflüssigkeit wird eine 0,1%ige Triton-X-100-Lösung in 0,067-molarem Phosphatpuffer benutzt. Das Verfahren soll besser reproduzierbare Ergebnisse erbringen als die einfache Scrubmethode.

4.2.3.2 Untersuchungen mit antimikrobiellen Akne- und Kopfhauttherapeutika

Bei einem antimikrobiellen Aknetherapeutikum genügt es nicht, daß es nur auf der Hautoberfläche antimikrobiell wirksam ist. Vielmehr ist Voraussetzung für die Wirkung, daß es in die Talgdrüseninfundibula bzw. die Komedonen hineinpenetriert. Es müssen dabei die tieferen Anteile (also die Infrainfundibula) erreicht werden, da dort die für die Aknepathogenese wichtigen Propionibakterien sitzen. Da bei der Scrubmethode nach Williamson u. Kligman (1965) maximal 20% der anaeroben Propionibakterien erfaßt werden, dürfte dieses Verfahren für derartige Untersuchungen nicht in Frage kommen (Aly et al. 1978). Ausgezeichnet bewährt hat sich bei zahlreichen eigenen Untersuchungen die Stempelmethode nach Holland et al. (1974). Dabei wird auf einen aufgerauhten Glasstempel ein Tropfen Cyanoacrylatgel gegeben, der Glasstempel auf die Haut aufgesetzt und nach Verfestigung des Gels ruckartig entfernt. Dieses Vorgehen wird einmal wiederholt. Mit einer in der Originalpublikation beschriebenen Einrichtung werden die an dem Glasstempel haftenden Follikelportionen mechanisch zertrümmert und die Bakterien gleichmäßig in Reinforced Clostridial Medium verteilt. Keimzahlbestimmungen nach anaerober Kultur über 7 Tage auf Reinforced Clostridial Agarplatten. Die superfizielle Flora wird bei diesem Verfahren nicht miterfaßt, weil das Gel in flüssigem Zustand bakterizid wirkt. Nach eigenen Erfahrungen ergeben sich die am besten reproduzierbaren Ergebnisse, wenn der Halbseitenversuch durchgeführt wird und am Ende der Behandlungsphase die Bakterienzahlen auf beiden Seiten verglichen werden. Besonders bei Behandlungen mit Emulsionen, weniger bei Lösungen, ist ein Kontaminationseffekt nicht völlig vermeidbar, so daß die Unterschiede der Keimzahlen eher geringer sind als es unter therapeutischen Bedingungen der Fall sein dürfte (Gloor et al. 1978). Ergänzend soll darauf hingewiesen werden, daß beim Vorliegen einer erheblichen Resistenzinduktion bei Staphylokokken (z. B. bei Erythromycin) bei den oben beschriebenen bakteriologischen Untersuchungen auch eine quantitative Bestimmung der Micrococcaceae bei aerober Kultur notwendig sein kann, da auch bei diesen eine Bedeutung in der Pathogenese der Akne nicht ausgeschlossen ist (Gloor et al. 1981, 1982a).

Ein indirektes Verfahren stellt die Bestimmung der freien Fettsäuren in den Hautoberflächenlipiden dar. Diese entstehen durch Ektolipasen der Propionibakterien während der Passage des Talgdrüsensekretes durch die Infundibula. Da die Lipasehemmung bereits bei Konzentrationen erfolgen kann, die deutlich unter der MHK liegen (Webster et al. 1981), erlaubt diese Methode den Rückschluß, daß ein antimikrobielles Agens in das Infrainfundibulum penetriert, sie erlaubt jedoch nicht die Aussage, daß die MHK im Infundibulum erreicht wird. Eine Beeinflussung superfizieller Keime bleibt dabei weitgehend außer Betracht, da auf der nichtbehaarten Hautoberfläche kaum mehr eine Aufspaltung der Triglyceride erfolgt. Auch hier bedient man sich meist des Halbseitenversuches und wertet bevorzugt die Lipide am Ende der Behandlungsphase auf beiden Seiten aus (Gloor 1980). Die Analyse der Lipide kann infrarotspektroskopisch erfolgen. Meist bedient man sich jedoch der Dünnschichtchromatographie (vgl. dazu Abb. 8.6 und Abschn. 8.2.4). Die Bestimmung der freien Fettsäuren in den Kopfhaut- und Haarlipiden ist ein hervorragendes Verfahren zur Prüfung antiseborrhoischer, antimikrobieller Haarwässer und Shampoos, da eine Reduktion der freien Fettsäuren subjektiv den Eindruck einer trockenen Seborrhö bedingt (Gloor u. Gallasch 1979).

4.2.3.3 Mykologische Untersuchungen

Von zahlreichen Untersuchern wurden experimentelle Pilzinfektionen auf der menschlichen Haut zur Prüfung antimykotischer Agenzien herangezogen. Da die Infektion der intakten Haut nicht zuverlässig zum Angehen einer Pilzinfektion führt, ist es notwendig, vorher die Haut zu strippen, zu mazerieren u.a. Außerdem wird das Angehen der Mykose durch Okklusionsverbände begünstigt. Bei den meisten experimentellen Pilzinfektionen am Menschen kommt es zu einer spontanen Remission auch ohne Therapie, so daß immer eine unbehandelte Kontrolle zum Vergleich herangezogen werden muß. Grundsätzlich kann sowohl die prophylaktische als auch die therapeutische Wirkung überprüft werden (Knight 1972b). Als Beispiele für neuere Untersuchungen seien genannt die Mitteilungen von Wallace et al. (1977) zur Analyse der prophylaktischen Wirkung an experimentellen T.-mentagrophytes-Infektionen und von Török et al. (1979) über die experimentellen Candidiasis beim Menschen. Neben einer Bewertung der klinischen Befunde kommt eine Rekultivierung von Keimen aus dem behandelten Krankheitsherd in Frage. Ein Beispiel aus den Untersuchungen von Török et al. findet sich in Abb. 4.6.

4.2.4 Untersuchungen zur Resistenzinduktion

4.2.4.1 In-vitro-Untersuchungen

Primär wird dabei stets die MHK für das zu prüfende antimikrobielle Agens und den betreffenden Keim bestimmt. Dann wird der Keim einer Reihe von Nährbodenpassagen unterzogen. Den Nährböden wird eine deutlich unter der MHK liegende Konzen-

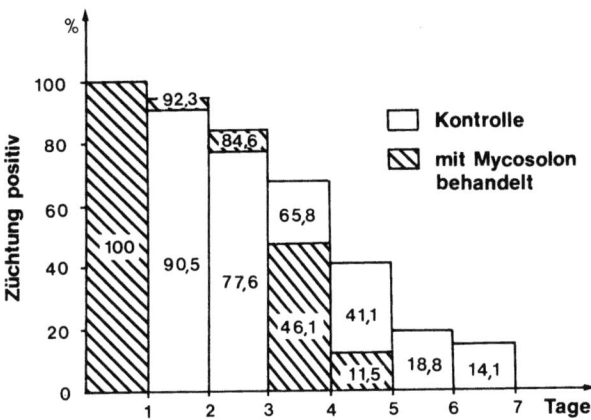

Abb. 4.6. Experimentelle Candidiasis beim Menschen. Rekultivierbarkeit von Candida albicans bei Spontanverlauf und Behandlung mit einem Antimykotikum. (Modifiziert nach Török et al. 1979)

tration des zu prüfenden Agens beigegeben. Diese Konzentration wird allmählich von etwa 10 auf etwa 80% der MHK gesteigert. Bei Versuchsende erfolgt eine erneute MHK-Bestimmung. Das Verfahren ist sehr zuverlässig. Als Beispiel seien eigene Untersuchungen genannt, die eine Resistenzinduktion bei einem Großteil der geprüften S.-aureus-Stämmen mit Erythromycin aufzeigten (Gloor et al. 1982a).

4.2.4.2 In-vivo-Untersuchungen

Bei In-vivo-Untersuchungen wird eine standardisierte Lokaltherapie mit einem antimikrobiellen Agens auf gesunder oder auch mit pathogenen Keimen infizierter Haut durchgeführt. Vor und nach der Behandlung werden MHK-Bestimmungen durchgeführt. Nach eigenen Befunden führt beispielsweise eine 7wöchige topische Erythromycintherapie zu keiner nennenswerten Resistenzinduktion bei Propionibakterien, wohl aber zu einer sehr erheblichen Resistenzinduktion bei S. epidermidis und S. spp. (Gloor et al. 1981, 1982a).

4.2.5 Spezielle Gesichtspunkte bei der Prüfung von Desinfektions- und Konservierungsmitteln

4.2.5.1 Desinfektionsmittel

Zur Prüfung von Desinfektionsmitteln existieren detaillierte Empfehlungen der Deutschen Gesellschaft für Hygiene und Mikrobiologie (Adam et al. 1969). Neben dem Verdünnungstest zur MHK-Bestimmung wird der Suspensionsversuch gefordert. Es werden dabei mit einer Reihe humanpathogener Keime (S. aureus, E. coli, Proteus vulgaris, Ps. aeruginosa, Mycobacterium tuberculosis, Candida albicans, Trichyton mentagrophytes und Microsporon grypseum) Keimsuspensionen hergestellt und mit Desinfektionsmittellösungen vermischt. Nach verschiedenen Einwirkungszeiten wird eine Probe für Keimbestimmungen entnommen. Als weiteres Vorgehen wird der Keimträgerversuch empfohlen, bei dem ein Keimträger mit S. aureus, E. coli, Ps. aeruginosa oder Proteus vulgaris kontaminiert wird. Geprüft wird, ob nach Exposition dieser Keimträger mit den Desinfektionsmitteln noch Keime nachweisbar sind.

Zur Ausschaltung einer bakteriostatischen Nachwirkung in der Subkultur werden detaillierte Verfahren vorgeschlagen. Gefordert wird die Überprüfung des sog. Eiweiß- und Seifenfehlers. Für Desinfektionsmittel zur Händedesinfektion werden praktische Anwendungsversuche an mit E. coli künstlich kontaminierten und an nichtkontaminierten Händen angegeben. Bezüglich Details sei auf die betreffende Mitteilung verwiesen. Desvignes et al. (1979) haben bei derartigen Untersuchungen 7 Methoden der Keimzahlbestimmung (Daumenballendruck auf einen Nährboden, Armdruck auf einen Nährboden, Waschmethode für Finger bzw. Hand, Abreibmethode mit trockener Papierscheibe, feuchtem Watteträger oder feuchtem Glasstab) verglichen und zeigen können, daß die ermittelte Keimzahl stark methodenabhängig ist.

4.2.5.2 Konservierungsmittel

Wichtig ist die Überprüfung der Kontaminierbarkeit von Externagrundstoffen und Fertigpräparaten. Bei den Externagrundstoffen sind in erster Linie wasserhaltige Zubereitungen kontaminationsanfällig (Groenewegen 1981). Üblich ist der singuläre Belastungstest nach Wallhäuser (1978). Dabei wird der zu prüfenden Zubereitung eine definierte Menge von Keimen hinzugefügt und nach 28 Tagen überprüft, ob es zu einer Vermehrung, Abnahme oder Elimination der Keime gekommen ist. Bei Produkten, bei denen eine besonders starke Kontaminationsgefahr gegeben ist, werden derartige Belastungstests in bestimmten Zeitabständen wiederholt (repetive Belastungstests). Zahlreiche Modifikationen dieses Vorgehens werden empfohlen (Cowen u. Steiger 1976). Als Keime werden verwendet ein Gemisch von S. aureus, E. coli, Pseudomonas aeruginosa, Candida albicans und Aspergillus niger (Groenewegen 1981). Bei Bewuchsfreiheit nach 28 Tagen wird mit Keimen kontaminiert, die typischerweise in Externa gefunden werden. Als Beispiele gibt Groenewegen (1981) an: Klebsiella pneumoniae, Enterobacter cloacae, Enterobacter aerogenes und Candida viswanathii. Diese Keime müssen vielfach variiert werden, je nach verwendetem Produkt und vorgesehenen Anwendungsbedingungen. Detaillierte Hinweise finden sich bei Cowen u. Steiger (1976). Eine völlige Keimfreiheit nach 28 Tagen sollte für humanpathogene Keime gefordert werden, bei den anderen Keimen genügt eine geringe Keimzahl.

4.3 Antimikrobielle Therapeutika

4.3.1 Grundlagen antimikrobieller Externa

Wie oben ausgeführt, begünstigt eine Hydratation der Hornschicht vielfach das Angehen von Bakterien und Pilzen auf der Haut. Die Schlußfolgerung aus dieser Feststellung ist, daß abdeckende Externagrundlagen in diesem Fall nicht verwendet werden sollen. Eine geeignete Prüfmethode ist die Messung der Feuchtigkeitsabgabe der Haut nach Anwendung des Externums (Tronnier 1966).

4.3.2 Antibiotische Wirkstoffe

Antibiotika werden aus folgenden Gründen in der Externabehandlung verwendet:
a) Behandlung von oberflächlichen Pyodermien. Besonders muß darauf Wert gelegt werden, daß die Erreger tatsächlich durch das verwendete Antibiotikum erfaßt

werden. Man wird deshalb nach Möglichkeit bei der Auswahl eines Antibiotikums einen Resistenztest berücksichtigen. In vielen Fällen liegt dieser jedoch bei Therapiebeginn nicht vor. In diesen Fällen muß beachtet werden, daß die Häufigkeit von Resistenzen gegen ein Antibiotikum im dermatologischen Krankengut sehr viel geringer sein kann als im Routinematerial bakteriologischer Institute, da dermatologische Patienten meist nicht antibiotisch vorbehandelt sind. Stehen grampositive Keime, besonders S. aureus, im Vordergrund, so kann man Tetracycline, Neomycin, Fusidinsäure, Framycetin, Bacitracin, Tyrotricin, Nifurparzine u.a. verwenden. Bei gramnegativen Stäbchen ist es oft sinnvoll, Gentamycin zu verwenden, gegen das sowohl bei grampositiven als auch bei gramnegativen Keimen Resistenzen selten sind (Bischoff 1971). Gegen eine ungezielte Gentamycinanwendung bestehen Bedenken, weil auf der Haut resistente Pseudomonasstämme entstehen und Anlaß für schwer therapierbare Pseudomonasinfektionen innerer Organe oder für eine Pseudomonassepsis geben könnten. Chloramphenicol wird wegen der bekannten Systemtoxizität bei lokaler Anwendung zunehmend seltener angewandt.

b) Behandlung der Akne. Die Effektivität der lokalen Antibiotikatherapie kann heute bei der Akne nicht mehr angezweifelt werden. Wir haben die diesbezüglichen experimentellen Befunde und klinischen Prüfungen in einer eigenen Übersicht zusammengestellt (Gloor 1980). Inzwischen erschienen eine Reihe weiterer klinischer Prüfergebnisse, die die Effizienz dieser Therapie bestätigen (u.a. Hellgren u. Vincent 1980; Dobson u. Belknap 1980; Fanta 1980; Feucht et al. 1980; Lawrence u. Rapaport 1980; Bernstein u. Shalita 1980 b; Becker et al. 1981; Taaffe et al. 1981; Jones u. Crumley 1981; McKenzie et al. 1981; Guin 1981; Schmidt et al. 1982; Puschmann u. Meyer-Rohn 1982). Es werden vor allem die drei Antibiotika Tetrazykline, Erythromycine und Clindamycin verwendet, da viele andere Antibiotika nicht in das Talgdrüseninfundibulum bzw. den Komedo penetrieren. Ein direkter Nachweis für die Clindamycinpenetration in den Komedo findet sich bei Guin et al. (1980). Der Nachteil aller genannter Antibiotika ist die überwiegende Wirkung gegen grampositive Keime, was zu einer gramnegativen Follikulitis führen kann.

Großes Interesse hat die Frage der Resistenzinduktion gefunden. Crawford et al. (1979) fanden bei 20% ihrer Fälle eine Resistenzinduktion bei Propionibakterien. Gloor et al. (1981) sowie Bernstein u. Shalita (1980a) stellten im Gegensatz dazu nach einer mehrwöchigen externen Erythromycintherapie keine Zunahme von Resistenzen fest. In jüngster Zeit berichteten Leyden et al. (1981), daß es bei einer langdauernden Erythromycin- und Tetrazyklintherapie (ca. 21 Monate) zu einer erheblichen Anhebung der MHK dieser Antibiotika kommt. Wahrscheinlich ist eine Resistenzinduktion erheblichen Maßes vor allem eine Folge einer sehr langdauernden Antibiotikatherapie. Im Gegensatz dazu ist eine Resistenzinduktion bei Staphylokokken bereits bei einer mehrwöchigen Erythromycintherapie nahezu obligat (Gloor et al. 1982a). Bei einer Erythromycinmonotherapie könnte dies die Ursache für Therapieversager sein, weshalb von uns eine kombinierte Therapie mit Erythromycin und einem Antiseptikum, z.B. Benzoylperoxid, empfohlen wird. Ein problematischer Aspekt bei der topischen Antibiotikatherapie der Akne ist die Möglichkeit einer Resistenzinduktion bei pathogenen Keimen in inneren Organen. Dies gilt besonders bei einer relativ guten Resorption des verwendeten Antibiotikums. Zudem kann eine plasmidbedingte Resistenz von S. epidermidis auf S. aureus übertragen werden (Naidoo u. Noble 1981). Ähnliche Mechanismen bei anderen Keimen können nicht ausgeschlossen werden. Beim gegenwärtigen Kenntnisstand läßt sich dieses Risiko nicht quantitativ abschätzen, zumal bisher einschlägige klinische Beobachtungen fehlen.

c) Verwendung in Kombinationspräparaten mit Kortikosteroiden. Ein Argument für die Verwendung derartiger Kombinationspräparate ist die außerordentliche Häufigkeit eines Nachweises pathogener Keime, bes. S. aureus, auf nässenden Ekzemherden. Dem steht gegenüber, daß bis heute unklar ist, ob diese Keime das ekzematöse Geschehen beeinflussen. Vertreten läßt sich die Anwendung derartiger Kombinationen auch bei der Neurodermitis atopica wegen des häufigen Vorkommens pathogener Keime. Aus den obengenannten Gründen bestehen Bedenken gegen die Anwendung von Gentamycin und Chloramphenicol in derartigen Zubereitungen. Auch Antibiotika mit hoher Sensibilisierungsquote werden in solchen Präparaten besser vermieden (z. B. Neomycin).

4.3.3 Antimykotische Wirkstoffe

4.3.3.1 Einteilung

Die Vielzahl der verwendeten Antimykotika lassen sich in folgende Gruppen einteilen:

a) Antibiotika. Amphotericin B (Hefepilze, Schimmel, bei höherer Konzentration auch Dermatophyten), Pimaricin (Hefepilze, Schimmel, in höheren Konzentrationen auch Dermatophyten), Nystatin (Hefepilze, Schimmel), Pecilocin (Dermatophyten, weniger Hefepilze und Schimmel), Tyrothricin (Hefepilze).

b) Benzimidazol- und Imidazolderivate. Chlormidazol, Clotrimazol, Miconazolnitrat, Isoconazolnitrat, Ketoconazol, Econazolnitrat (sämtlich gegen alle der Externabehandlung zugänglichen Mykosen sowie grampositive Bakterien).

c) Pyridone. Eingang in die Therapie hat das Ciclopiroxolamin (6-Cyclohexyl-1-hydroxy-4-methyl-2-(1 H)-pyridon, Aminoäthanolsalz) gefunden. Wirksam gegen alle pathogenen Pilze, grampositive und gramnegative Bakterien und Mykoplasmen.

d) Chinolinderivate. 8-Hydroxychinolin, 8-Hydroxychinolin-d-Campher-β-sulfonsäure, 8-Hydroxychinolinsalizylat, 8-Hydroxychinolinsilicofluorid, Chinolinsilicofluorid, 8-Hydroxychinolinsulfat, Cloxiquin, Clioquinol, 5-Nitro-8-hydroxychinolin, Chlorquinaldol, 1,3-Bis-(2-methyl-4-aminochinolyl-6)-carbamid-Hydrochlorid.

Alle diese Substanzen wirken gegen alle der Externabehandlung zugängliche Mykosen und verschiedene Bakterien.

e) Quaternäre Verbindungen. Benzalkoniumchlorid, Benzethoniumchlorid, N-Benzyl-N, N-bis-(2-hydroxyäthyl)-N-dodecylammoniumchlorid, Dequaliniumchlorid, Dequaliniumdiacetat, Dequaliniumsalicylat, Dequaliniumundecylat, Cetylpyridiniumchlorid. Das Wirkungsspektrum erstreckt sich auf alle Mykosen, die der Externabehandlung zugängig sind, aber auch auf eine Vielzahl von Bakterien in hohen Konzentrationen, sogar auf Pseudomonas aeruginosa.

f) Aliphatische Carbonsäuren und Derivate. Propionsäure, propionsaures Natrium, Caprylsäure, Zitronensäure, Undecylensäure, Zinkundecylenat, Undecylensäurephenolester, Undecylensäuremonoäthanolamid, Undecylensäuremonoäthanolamidsulfobernsteinsäureester, Undecylensäurediäthanolamid. Wirksam gegen Dermatophyten und Hefepilze.

g) Aromatische Carbonsäuren und Derivate. Benzoesäure, Salizylsäure, 5-Bromsalizyl-4-chloranilid, 3,5-Dibromsalizylamid, Buclosamid, o-Thymotinsäure, Salizylsäure-monoäthanolamin, Zinkboryldisalizylat, Salizylsäuremethylester, p-Hydroxybenzoesäuremethylester, p-Hydroxybenzoesäureäthylester, p-Hydroxybenzoesäurepropylester, p-Hydroxybenzoesäure-n-butylester, p-Aminobenzoesäureäthylester. Wirksam gegen alle pathogenen Pilze, aber auch gegen viele Bakterien.

h) Phenole und Derivate. Phenol, p-Monochlorphenol, Thymol, 6-Chlorthymol, Chlorcarvacrol, Resorcin, Hexylresorcin, Dichlorophen, Hexachlorophen, Tetrabrom-o-kresol, p-Chlor-m-xylenol, Chlorphenylglycerinäther. Wirksam gegen Dermatophyten und Hefepilze, teilweise auch gegen Bakterien.

i) Farbstoffe. Malachitgrün, Brillantgrün, Methylviolett, Kristallviolett, Fuchsin. Wirksam gegen Dermatophyten, Hefen und zahlreiche Bakterien.

k) Schwefel und organische Schwefelverbindungen. Schwefel, p-Bromphenoxypropylrhodanid, Clodantoin, Fenticlor, Pyrithionzink, Tolnaftat, Sulbentin und Tolciclat. Die wichtigsten Verbindungen Tolnaftat und Tolciclat wirken vor allem gegen Dermatophyten.

l) Metallorganische Verbindungen. Phenylmercuriborat, Thiomersal, Kupfernatriumzitrat. Wirksam gegen Pilze und Bakterien.

m) Jodhaltige Verbindungen. Jod, Polyvinylpyrrolidon-Jod-Komplex, 3-Jodprop-2-in-yl-2,4,5-trichlorphenyläther, Dijod-hydroxypropan, jodiertes Rizinusöl. Wirksam gegen Mykosen und Bakterien.

n) Alkohole und Aldehyde. Chlorphenesin, Butan-1,3-diol, Chlorbutanol, 2,4--Dichlorbenzylalkohol, Formaldehyd, Formaldehyd-Metakresolsulfonsäure, Paraformaldehyd. Wirksam gegen viele Pilze und Bakterien.

o) Verschiedene Stoffe. Teere, ätherische Öle, Chlorbromcyclohexan, Chlorhexidinhydrochlorid, 5-Fluorcytosin, Hexachlorcyclohexan, Hexamidin, Hexetidin, Penoctoniumbromid, Hexamethylentetramin.

Diese Aufstellung erhebt keinen Anspruch auf Vollständigkeit. Sie lehnt sich an eine umfassende Darstellung von Rieth (1980) an, der auch die einschlägigen Spezialitätenbezeichnungen zu entnehmen sind. Einige wichtige Formeln finden sich in Abb. 4.7.

4.3.3.2 Bedeutung

Unter den älteren Antimykotika haben drei Gruppen eine Bedeutung behalten. Die Antibiotika Amphotericin B, Pimaricin und Nystatin werden wegen ihrer niederen MHK bei Hefeinfektionen nach wie vor eingesetzt (Tabelle 4.1). Tolnaftat weist eine besonders gute Verweildauer auf der Haut auf und wird in die Interzellularräume in Kristallform eingelagert. Da auch die MHK gegen Dermatophyten niedrig ist, hat Tolnaftat auch heute noch einen Platz in der Lokalbehandlung. Noch wirksamer soll das verwandte Tolciclat sein, das wegen einer ausgeprägteren Lipophilie stärker in die Hornschicht eingelagert wird als Tolnaftat (De Carnieri et al. 1976). Farbstoffe werden besonders unter stationären Bedingungen bei der Behandlung des interdigitalen Fußinfektes eingesetzt. Grund dafür ist die austrocknende Wirkung und das breite Spektrum der dagegen sensiblen Keime. Insbesonders werden auch gramnegative Stäbchen damit erfaßt. Wirksamer als das gebräuchliche Fuchsin sollen Brillantgrün und Methylviolett sein (Möhlenbeck 1970; Dorn 1979; Paezold 1980). Eine dominierende Rolle spielen heute die Imidazolderivate. Sie sollen den klassischen Antimykotika bezüglich ihrer antimykotischen Wirkung überlegen sein und sind auch gegen grampositive Keime effektiv (Raab 1978; Dorn 1979). Tabelle 4.2 zeigt durchschnittliche MHK-Werte; sie sind im Vergleich zu anderen Antimykotika extrem niedrig

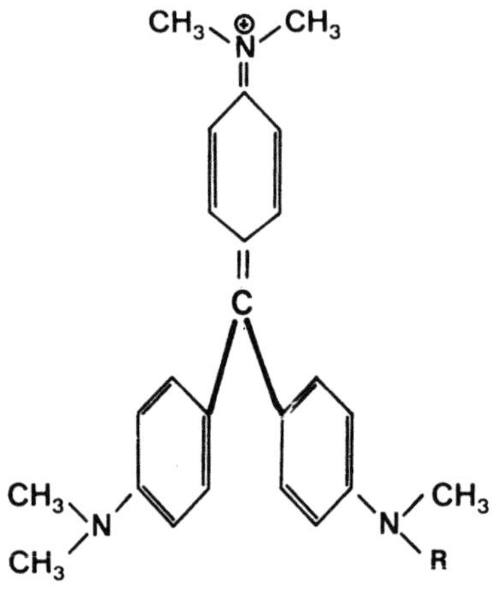

Methylviolett (R=H)
Kristallviolett (R=CH₃)

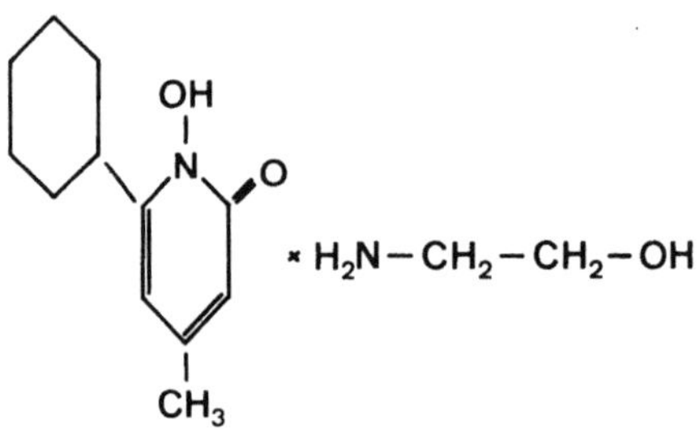

Ciclopiroxolamin

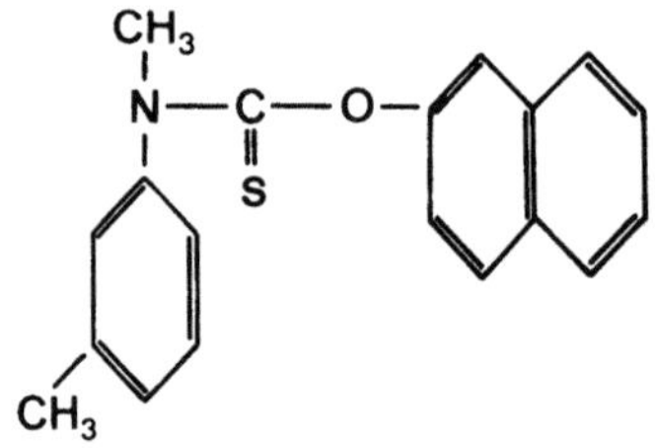

Tolnaphtat

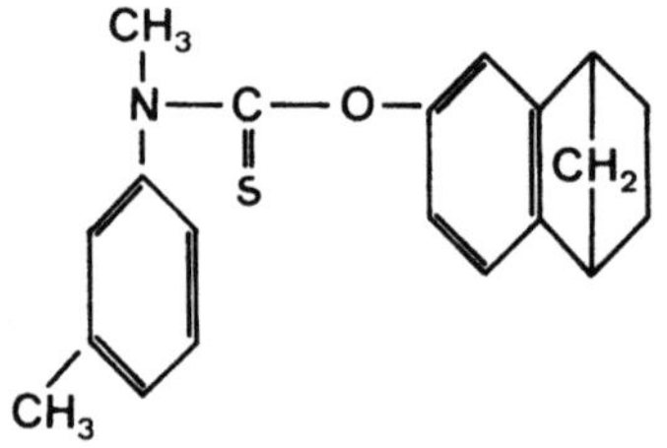

Tolciclat

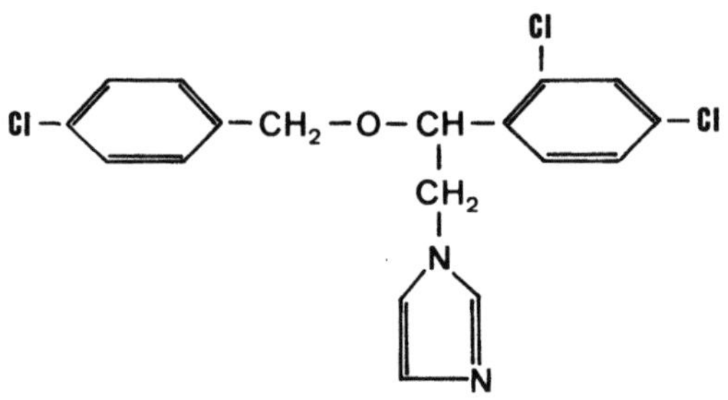

Econacol

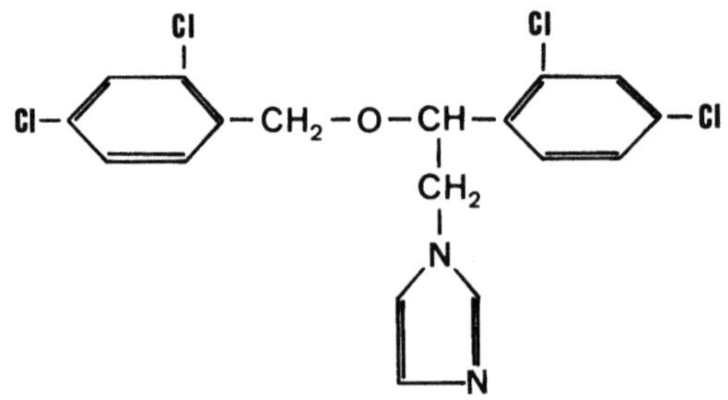

Miconacol

Abb. 4.7. Formeln einiger Antimykotika

Tabelle 4.1. Antimykotisches Wirkungsspektrum der Polyenantibiotika. (Aus Keller 1976)

Keimspezies	MHK in µg/ml für Amphotericin B	MHK in µg/ml für Nystatin	MHK in µg/ml für Pimaricin (Natamycin)
Hefen	0,05 – 0,5	0,5 – 1 – 3	1 – 3 – 10
Biphasische Pilzen	0,05 – 1	3 – 10	3 – 10
Aspergillen	0,3	2 – 25	1 – 20
Dermatophyten	2 – 4	5 – 10 – 30	12 – 60

Tabelle 4.2. Wirkungsspektrum der Imidazolantimykotika. (Aus Plempel 1974)

Keimspezies	MHK in µg/ml Substrat
Dermatophyten	0,1 – 1 – (2)
Sproßpilze	0,02 – 1 – (4)
Biphasische Pilze	0,01 – 2 – (10)
Schimmelpilze	0,2 – 1 – 4

Tabelle 4.3. Auswahl von MHK-Werten von Ciclopiroxolamin bei verschiedenen Keimen. (Nach Dittmar et al. 1981)

	MHK (in µg/ml)
Dermatophyten	0,49 – 3,9
Hefen	0,98 – 3,9
S. aureus	7,8 – 15,6
S. pyogenes	3,9 – 15,6
Proteus	15,6 – 62,6
Pseudomonas	7,8 – 125
Trichomonas vaginalis	15,6 – 31,3

(Plempel 1974). Der neue Wirkstoff Ciclopiroxolamin weist nicht nur hervorragende Hemmwerte gegen Pilze, sondern auch gegen grampositive und gramnegative Bakterien auf (Dittmar et al. 1981) (Tabelle 4.3). Besonders interessant ist dieser Wirkstoff wegen seines hervorragenden Eindringvermögens in verhornendes Gewebe (Dittmar 1981).

4.3.4 Antiseptika und Konservierungsmittel

Als Antiseptika und Konservierungsmittel verwendet man Substanzen mit einem breiten antimikrobiellen Spektrum. Bei Konservierungsmitteln soll sich die Wirkung auch auf Schimmelpilze erstrecken.

Die meisten Antiseptika werden auch als Antimykotika angewendet und finden sich dementsprechend bereits in der Aufstellung unter Abschn. 4.3.3.1. Als Antiseptika haben vor allem eine Bedeutung Phenole und deren Derivate (Hexachlorophen, Dichlorophen, 2-Hydroxy-2′,4,4′-Trichlordiphenyläther (Irgasan DP 300), Dichlor-m-xylenol u.a.), Chinolinderivate (8-Hydroxychinolin, 7-Jod-5-chlor-8-hydroxychinolin (Clioquinol) u.a.), halogenierte Salizylanilide (3,5,3′,4′-Tetrachlorsalizylanilid (Irgasan BS 200), 5,4'-Dibromsalizylanilid, 3,5,4'-Tribromsalizylanilid und viele andere), Chlorhexidin, quaternäre Ammoniumverbindungen, andere antimikrobielle Tenside, Jodkomplexe (z. B. Polyvinylpyrrolidonjod), schwefelhaltige Verbindungen (z. B. N-Trichlormethylmercapto-4-cyclo-hexen-1,2-dicarboximid) und Phenylmercurisalze (z. B. Phenylmercuriborat). Einige wichtige Formeln finden sich in Abb. 4.8.

Als Konservierungsmittel werden in erster Linie p-Hydroxybenzoesäureester, p-Chlor-m-kresol, Sorbinsäure, Kaliumsorbat, Natriumbenzoat, Chloracetamid,

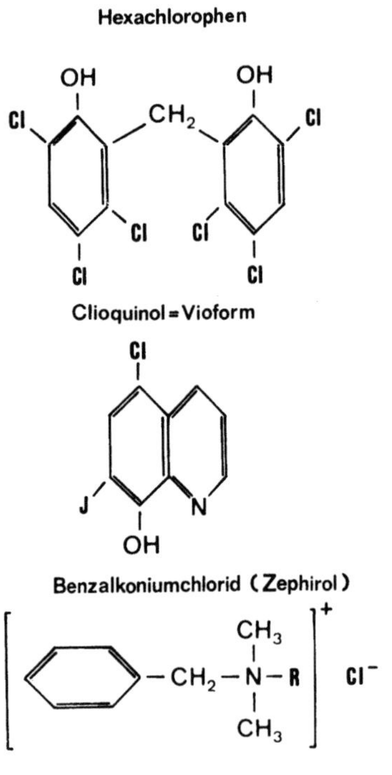

Abb. 4.8. Formeln einiger wichtiger Antiseptika

Chlorhexidin, Formaldehyd und formaldehydfreisetzende Substanzen verwendet. Der Einsatzbereich eines Konservierungsmittels richtet sich u.a. nach dem pH-Wert. Die Tabelle 4.4 gibt eine entsprechende Aufstellung aus der Monographie von Jellinek (1976). In dieser Monographie findet sich im übrigen eine sehr detaillierte Übersicht über gebräuchliche Antiseptika und Konservierungsmittel. Einige wichtige Formeln sind Abb. 4.9 zu entnehmen.

Eine spezielle Rolle spielen Antiseptika in der Aknebehandlung. Bereits 1965 haben Koda et al. gezeigt, daß P. acnes gegen eine Reihe von Antiseptika sensibel ist. Dies hat dazu geführt, daß in den vergangenen Jahren mehrere Untersuchungen durchgeführt wurden, die einen antimikrobiellen Effekt von Salizylsäure, Benzoylperoxid, Äthanol (bei Maskenanwendung) und einer quaternären Ammoniumverbindung (Arquad DMMCDW) im Talgdrüseninfundibulum demonstriert haben (Lit. s. b. Gloor 1980). Franz et al. (1978) haben außerdem über klinische Untersuchungen nach Triclosan- und Propylenphenoxytal-Anwendung berichtet. In beiden Fällen war eine signifikante Reduktion der Akneeffloreszenzen nachweisbar. Der Vorteil der Antiseptikatherapie scheint das langsamere Auftreten von Resistenzen bei Staphylokokken im Vergleich zu Antibiotika zu sein (Kessler 1980). Außerdem ist die Mög-

Tabelle 4.4. Einsatzbereich der wichtigsten Konservierungsmittel. (Aus Jellinek 1976)

Geeignete Konservierungsmittel sind bei einem pH-Wert von		
4–6	6–8	7–9
Chlorbutanol	← PHB-Ester	→ Chlorhexidin
Benzylalkohol	← Formaldehyd	→ Pionin
β-Phenyläthylalkohol	← Dowizil 200	→ Phenylmercurinitrat
Hexamethylentetramin	← Formaldehydabspalter	→
Sorbinsäure	← Chloracetamid	→
Benzoesäure	← Dioxanester	→
Dehydracetsäure	← o-Phenylphenol	→
1-Hydroxypyridin-2-thione	← Hexachlorophen	→
	← Diphenyläther	→
Bronopol	← Germall 115	→
p-Chlor-m-kresol	← Merthiolat	→
	← Benzalkoniumchlorid	→

lichkeit einer Resistenzbildung pathogener Keime in inneren Organen aus internistischer Sicht ohne Bedeutung. Antiseptika werden auch gelegentlich in Kombinationspräparaten mit Kortikosteroiden ähnlich wie Antibiotika eingesetzt. Ein Beispiel ist das Clioquinol, das in mehreren Spezialitäten enthalten ist.

Ein problematischer Aspekt der Anwendung von Antiseptika ist die Herausbildung von Resistenzen, besonders bei gramnegativen Stäbchen. Als Beispiele seien

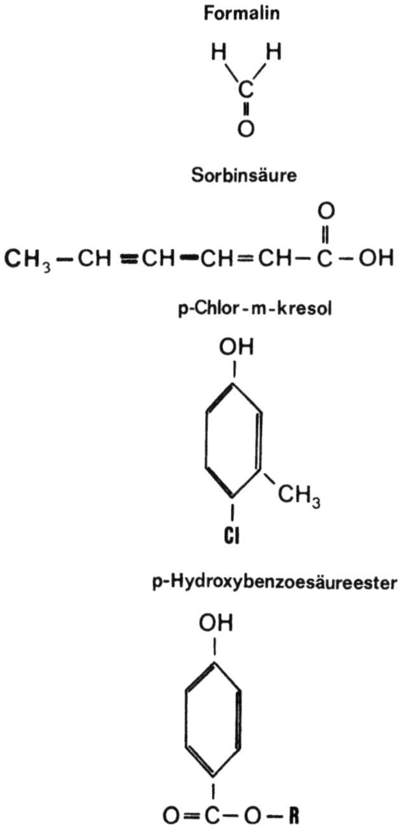

Abb. 4.9. Formeln einiger Konservierungsmittel

der In-vitro-Nachweis einer Resistenzinduktion bei gramnegativen Stäbchen gegen Chlorhexidin und Benzalkoniumchlorid (Prince et al. 1978) sowie gegen Formalin und Chloramin 80 (Wille 1976) genannt. Nach Sutton u. Jacoby (1978) kann gegen Hexachlorophen bei Pseudomonas eine plasmidvermittelte Resistenz entstehen. Dies kann dazu führen, daß es nach Desinfizienzienbehandlung zu einer Zunahme resistenter Keime, insbesondere gramnegativer Stäbchen, kommt (Evans et al. 1973 u.a.). Daraus können Krankheitsbilder, wie z.B. eine gramnegative Follikulitis, entstehen.

4.3.5 Virostatika

Virostatika kommen in der Lokaltherapie besonders bei Herpes simplex und beim Zoster zur Anwendung. Die in der Externabehandlung gebräuchlichen Virostatika können über eine Hemmung der Penetration der Viruspartikel in das Zytoplasma wirksam werden. Dies ist der Fall bei Tromantadine-HCl, dessen Wirksamkeit von mehreren Arbeitsgruppen in klinischen Versuchen nachgewiesen wurde (Ahumada 1977; Fanta 1977 u.a.).

Die meisten anderen Virostatika wirken auf eine völlig andere Weise. Es handelt sich dabei meist um Pyrimidin-Derivate, die durch Einbau in die DNS oder Blockierung der entsprechenden Polymerasen die DNS-Synthese stören. Mit Abstand am meisten verwendet wird 5-Jod-2'-desoxyuridin (IDU), vielfach gelöst in Dimethylsulfoxid (DMSO). Es finden sich in der Literatur zahlreiche tierexperimentelle und klinische Untersuchungen, die den Wirkungseffekt belegen (Maccalum u. Juel-Jensen 1966; Robinson u. Hough 1975; Reichhart 1980 u.a.).

Unter den übrigen Pyrimidin-Derivaten scheint das Acyloguanosin (Acclovir) für eine praktische Anwendung in Frage zu kommen. Der Wirkungseffekt bei Herpes simplex ist tierexperimentell eindeutig nachgewiesen (Park et al. 1980, Field et al. 1979). Außerdem könnte eine klinische Anwendung von Adenin-Arabinosid (Theodoridis et al. 1978), (E)-5-(2-Bromvinyl)-2'-desoxyuridin (De Clercq et al. 1979), 9-ß-D-Arabinofuranosyladenin (ARA-A) (Klein et al. 1974) und 5,6-Dihydro-5-azathymidin (Underwood u. Weed 1977) in Frage kommen.

Eine weitere Substanz, die bei Herpes simplex die DNS-Polymerase hemmt, ist das Trinatrium-Phosphonoformiat (Foscarnet). Für einen guten Wirkungseffekt sprechen tierexperimentelle Befunde (Alenius et al. 1978) und Befunde am Menschen (Wallin et al. 1980).

Es darf nicht verschwiegen werden, daß teilweise die therapeutische Effizienz dieser Wirkstoffe in Frage gestellt wird. So sprechen beispielsweise Befunde von Lefkowitz et al. (1976) gegen eine Wirksamkeit von IDU. Zusätzlich verwirrt wird das Bild dadurch, daß nach Anwendung von Äther ohne einen Wirkstoff eine Verlängerung der rezidivfreien Intervalle beobachtet wurde (Takagaki u. Jidoi 1981) und daß die Behandlung mit 4% Zinksulfat in wäßriger Lösung ohne einen weiteren Wirkstoff klinisch das Krankheitsbild des Herpes simplex günstig beeinflussen soll (Wahba 1979).

Literatur

Ackerman BA (1978) Histologic diagnosis of inflammatory skin diseases. Lea und Febinger, Philadelphia
Adam W, Grossgebauer K, Grün L, Heicken K, Lammers Th, Liebermeister K, Mülhens K, Ostertag H, Primavesi CA, Schmidt B, Wagener K, Wohlrab R (1969) Richtlinien für die Prüfung chemischer Desinfektionsmittel. G Fischer, Stuttgart

Ahumada PM (1977) Zur Wirksamkeit von Tromantadine bei Herpes-simplex-Doppelblindstudie. Ther Gegenw 116:100–108

Alenius S, Öberg B (1978) Comparison of the therapeutic effects of five antiviral agents on cutaneous herpesvirus infection in quinea pigs. Arch Virol 58:277–288

Alenius S, Dinter Z, Öberg B (1978) Therapeutic effect of trisodium phosphonoformate on cutaneous herpesvirus infection in guinea pigs. Antimicrob. Agents Chemother 14:408–413

Aly R, Maibach HI (1977) Aerobic microbial flora of intertrigineous skin. Appl environm Microbiol 33:97–100

Aly R, Maibach HI, Shinefield HR, Strauss WG (1972) Survival of pathogenic microorganisms on human skin. J invest Derm 58:205–210

Aly R, Maibach HI, Bloom E (1978) Quantification of anaerobic diphtheroids on the skin. Acta derm venereol 58:501–504

Auger P, Joly J (1978) Study of some factors influencing the growth of candida albicans in vitro. Mykosen 21:63–70

Austrian R (1980) Chemotherapy of bacterial diseases. In: Davis BD, Dulbecco R, Eisen HN, Ginsberg HS (eds) Microbiology including Immunology and Molecular Genetics 3. Aufl, Harper International Edition, p 573–584

Banerjee BN, Okhandiar RP (1960) The effect of humidity and temperature on superficial fungus infection: a critical study based on statistics. Ind J Derm 6:13–18

Basta M, Wilburg J, Heczko PB (1980) In vitro effects of skin lipid extracts on skin bacteria in relation to age and acne changes. J invest Derm 74:437–439

Bauer AW, Kirley MM, Sherris GC, Turck M (1966) Antibiotic susceptibility testing by a standardized single disk method. Amer J clin Pathol 45:493–496

Becker LE, Bergstresser PR, Whiting DA, Clendenning WE, Dobson LR, Jordan WP, Abell E, Le Zotte LA, Pochi PE, Shupack JL, Sigafoes RB, Stoughton RB, Voorhees JJ (1981) Topical clindamycin therapy for acne vulgaris. Arch Derm 117:482–485

Bernstein JE, Shalita AR (1980a) Effects of topical erythromycin on aerobic and anaerobic surface flora. Acta derm venereol 60:537–539

Bernstein JE, Shalita RA (1980b) Topically applied erythromycin in inflammatory acne vulgaris. J Amer Acad Derm 2:318–321

Bischoff P (1971) Resistenzprüfung von Antibiotika unter besonderer Berücksichtigung des Gentamycin. Münch med Wchschr 113:353–357

Black WA, Bannerman CM, Black DA (1974) Carriage of potentially pathogenic bacteria in the hair. Brit J Surg 61:735–738

Bloom E, Aly R, Maibach HI (1979) Quantitation of skin bacteria: Lethality of the wash solution used to remove bacteria. Acta derm venereol 59:460–463

Böhme H (1968) Über die Rolle der Hautfette bei der Pathogenese der Dermatophytien und über die lipolytischen Potenzen der Dermatophyten. Derm Wschr 154:733–737

Burnett WJ (1963) Trauma in experimental superficial cutaneous infections. Arch Derm 88:276–279

Cabernard E (1969) Fußpilz und Fußdeformitäten. Dermatologica 138:263–267

de Carneri J, Monti G, Bianchi A, Castellino S, Meinardi G, Mandelli V (1976) Tolciclate against dermatophytes. Arzneimittel-Forsch 26:769–772

Cowen RA, Steiger B (1976) Antimicrobial activity-a critical review of test methods of preservative efficiency. J Soc cosm Chem 27:467–481

Crawford WW, Crawford IP, Stoughton RB, Cornell RC (1979) Laboratory induction and clinical occurence of combined clindamycin and erythromycin resistance in corynebacterium acnes. J invest Derm 72:187–190

van Cutsem J, Thienpont D (1971) Experimental cutaneous candida albicans infection in guinea pigs. Sabouraudia 9:17–20

Dahlke H (1971) Zur Pathogenese der Tinea pedis, insbesondere bei peripheren Durchblutungsstörungen. Mykosen 14:353–359, 409–413, 437–441, 535–543

Dajani AS, Wannamaker LW (1970) Experimental infection of the skin in the hamster simulating human impetigo. I. Natural history of infection. J infect Dis 122:196–204

Dalen A, Hellgren L, Iversen OJ, Vincent J (1980) Antibodies against extractable components from propionibacterium acnes in human with and without acne vulgaris. Arch Derm Res 269:253–259

De Clercq E, Descamps J, de Somer P, Barr PJ, Jones AS, Walker RT (1979) (E)-5-(2-Bromovinyl)-2′-deoxyuridine: a potent and selective anti-herpes agent. Proc Natl Acad Sci USA 76:2947–2951

Desvignes A, Bernard J, Sebastien F, Beignot-Devalmont M, Mery D (1979) Influence de la méthode de prélèvement sur la mise en évidence de la flore cutanée humaine. I. Etude de la flore normale. Ann Pharm Franc 37:553–566

Dinh-Nguyen Ng, Hellgren L, Vincent J (1976) A fermentation system for filamentous fungi with special reference to dermatophytes. II. Evalution of antimycotic substances. Mykosen 19:276–278

DIN 58940: Methoden zur Empfindlichkeitsprüfung von bakteriellen Krankheitserregern (außer Mykobakterien) gegen Chemotherapeutika, Teil 1–6, Normenausschuß Medizin (Na-Med) im DIN (Deutsches Institut für Normung e.V.) 1978–1981

Dittmar W (1981) Zur Penetration und antimyzetischen Wirksamkeit von Ciclopiroxolamin. Arzneimittel Forsch 31:1353–1359

Dittmar W, Grau W, Raether W, Schrinner E, Wagner WH (1981) Mikrobiologische Untersuchungen mit Ciclopiroxolamin. Arzneimittel Forsch 31:1317–1322

Dobson RL, Belknap BS (1980) Topical erythromycin solution in acne – Results of o multiclinic trial. J Amer Acad Derm 3:478–482

Dochx P (1981) In vitro microscopic study of fungus cells trated with econazole. Mykosen 24:218–223

Dorn M (1979) Neues und Bewährtes in der Lokaltherapie von Dermatophytosen. Fortschr prakt Derm Venerol 9:255–260

El-Hefnawi H, El-Gothamy Z, Refai M (1971) Studies on pityriasis versicolor in Egypt. 1. Incidence. Mykosen 14:225–231

El-Mazny H, Abdel-Fattah A, Abdallah MA, Refai M (1972) Study of tinea cruris in Egypt. Mykosen 15:331–335

Evans ZA, Rendtorff RC, Robinson H, Rosenberg EW (1973) Ecological influence of hexachlorophene on skin bacteria. J invest Derm 60:207–214

Faergemann J, Fredriksson T (1981) Experimental infections in rabbits and humans with pityrosporon orbiculare and P. ovale. J invest Derm 77:314–318

Fanta D (1977) Behandlung des Herpes simplex mit Tromantadin-hydrochlorid. Wien med Wschr 126:315–317

Fanta D (1980) Klinischer Erfahrungsbericht über ein neues erythromycinhaltiges Externum zur Behandlung der Akne. Z Hautkr 55:1528–1531

Feucht CL, Allen BS, Chalker DK, Smith JG (1980) Topical erythromycin with zinc in acne – a double blind controlled study. J Amer Acad Derm 3:483–491

Field HJ, Bell SE, Elion GB, Nash AA, Wildy P (1979) Effect of acycloguanosine treatment on acute and latent herpes simplex virus infections in mice. Antimicrob Agents Chemother 15:554–561

Franz E, Rohde B, Weidner-Strahl S (1978) The effectiveness of topical antibacterials in acne: a double blind clinical study. J int med Res 6:72–77

Gloor M (1980) Antimikrobielle Pharmaka und Hautoberflächenlipide. Fette-Seifen-Anstrichmittel 82:31–37

Gloor M, Gallasch G (1979) Haarwäsche und Haarwaschmittel. In: Orfanos CE (Hrsg) Haar und Haarkrankheiten. S. 931–959 G. Fischer, Stuttgart New York

Gloor M, Kohler H (1977) On the physiology and biochemistry of scalp and hair lipids. Arch Derm Res 257:273–279

Gloor M, Breitinger J, Friederich HC (1973) Über die Zusammensetzung der Hautoberflächenlipide bei Seborrhoea oleosa und Seborrhoea sicca. Arch Derm Forsch 247:59–64

Gloor M, Kümpel D, Friederich HC (1975 a) Predisposing factors on the surface of the skin in persons with pityriasis versicolor. Arch Derm Res 254:281–286

Gloor M, Marckardt V, Friederich HC (1975 b) Biochemical and physiological particularities on the skin surface of diabetics. Arch Derm Res 253:185–194

Gloor M, Weigel HJ, Friederich HC (1975 c) Predisposing factors on the skin surface in persons with impetigo contagiosa. Arch Derm Res 254:95–101

Gloor M, Geilhof A, Ronneberger G, Friederich HC (1976) Biochemical and physiological parameters on the healthy skin surface of persons with candidal intertrigo and of persones with tinea cruris. Arch Derm Res 257:203–211

Gloor M, Kraft H, Franke M (1978) Effectiveness of topically applied antibiotics on anaerobic bacteria in the pilo-sebaceous duct. Dermatologica 157:96–104

Gloor M, Lamerz A, Franke-Hoffmann M (1981) Contribution to the interpretation of the occurrence of unsuccessful therapeutical results in acne vulgaris with topical erythromycin (Propionibact. acnes). Zbl Bakt Hyg 1. Abt Orig A 248:502–508

Gloor M, Pfahler E, Neumann W, Höffler U, Schmidt U (1982a) Vergleichende Untersuchungen über die Beeinflussung der Micrococcaceae in den Talgdrüseninfundibula durch eine Monolokaltherapie mit Erythromycin und eine kombinierte Lokalbehandlung mit Erythromycin und Benzoylperoxid. Z Hautkr 57:867–878

Gloor M, Peters G, Stoika D (1982b) On the resident aerobic bacterial skin flora in unaffected skin of patiens with atopic dermatitis and in healthy controls. Dermatologica 164:258–265

Grimmer H (1957) Die tiefe Trichophytie des Meerschweinchens als Testobjekt für externe fungistatische Substanzen. Arch klin exp Derm 204:288–296

Groenewegen D (1981) Die Konservierung lipidhaltiger Kosmetika. Fette-Seifen-Anstrichmittel 83:200–204

Guin JD (1981) Treatment of acne vulgaris with topical clindamycin phosphate: a double blind study. Int J Derm 20:286–288

Guin JD, Reynolds R, Gielerak PL (1980) Penetration of topical clindamycin into comedones. J Amer Acad Derm 3:153–156

Harris SRB, Boyd MR (1977) The activity of iododeoxyuridine, adenine arabinoside, cytosine arabinoside, ribavirin and phosphonoacetic acid against herpes virus in the hairless mouse model. J Antimicrob Chemoth 3, suppl A:91–98

Hellgren L, Vincent J (1980a) Topical erythromycin for acne vulgaris. Dermatologica 161:409–414

Hellgren L, Vincent J (1980b) Prostaglandinähnliche Substanzen-Potentieller Faktor für die Entwicklung entzündlicher Akneläsionen. Fette-Seifen-Anstrichmittel 82:519–520

Höffler U (1980) Über die pathogenetische Bedeutung der Propionibakterien bei Acne vulgaris. Fette-Seifen-Anstrichmittel 82:510–513

Höffler U, Gloor M, Peters G, Ko HL, Bräutigam A, Thurn A, Pulverer G (1980) Qualitative and quantitative investigations on the resident bacterial skin flora in healthy persons and in the non-affected skin of patients with seborrhoeic eczema. Arch Derm Res 268:297–312

Holland KT, Roberts CD, Cunliffe WJ, Williams M (1974) A technique for sampling microorganisms from the pilosebaceous ducts. J appl Bact 37:289–296

Imamura S, Pochi PE, Strauss JS, Mc Cabes WR (1969) The localization and distribution of corynebacterium acnes and its antigens in normal skin and in lesions of acne vulgaris. J invest Derm 53:143–150

Jellinek JSt (1976) Kosmetologie. Zweck und Aufbau kosmetischer Präparate. 3. Aufl. Hüthig, Heidelberg

Jones HE (1975) Animal models of human dermatophyte infection. In: Maibach HI (ed) Animal models in Dermatology. Churchill Livingstone, Edinburgh London New York p 168–175

Jones EL, Crumley AF (1981) Topical erythromycin vs blank vehicle in a multiclinic acne study. Arch Derm 117:551–553

Jordan WE (1970) The experimental induction of superficial cutaneous infections in guinea pig. J invest Derm 55:149–152

Kasprowicz A, Ziòlkowska-Hance B, Höffler U, Pulverer G, Heczko PB (1981) The in vitro and in vivo interactions between propionibacterium acnes and S. aureus. Zbl Bakt Suppl 10:967–973

Keller F (1976) Antimykotika: Mittel zur Behandlung von Pilzinfektionen in Mykosen und Antimykotika. Schriftenreihe der bayerischen Landesapothekenkammer Heft 12,

Kessler HJ, (1980) Local antiseptics versus antibiotics in topical therapy – the emergence of microbial resistance. Mykosen 23:285–289

Klein RJ, Friedman-Kien AE, Brady E (1974) Herpes simplex virus skin infection in hairless mice: treatment with antiviral compounds Antimicrob. Ag. Chemother. 5, 318–322

Knight AG (1972a) Culture of dermatophytes upon corneum. J invest Derm 59:427–431

Knight AG (1972b) A review of experimental human fungus infections. J invest Derm 59:354–358

Knop J (1980) Spielen immunologische Gesichtspunkte in der Akne-Pathogenese eine Rolle. Fette-Seifen-Anstrichmittel 82:514–518

Knudsen EA, (1976) Test for the in vitro activity of topical antimycotics. Acta derm – venereol 56:481–483

Ko HL, Heczko PB, Pulverer G (1978) Differential susceptibility of propionibacterium acnes, P. granulosum and P. avidum to free fatty acids. J invest Derm 71:363–365

Koda CF, Grupp TC, Alexander JF (1965) In vitro study of antibacterial action of various chemicals on corynebacterium acnes. J pharm Sci 54:478–480

Korger G, Nesemann G (1960) Halogen-hydroxy-benzoesäure-Derivate als Antimykotika. Arzneimittel-Forsch 10:104–109

Kubis A, Witek R, Baran E, Zaba A, Malecka K, Jadach W (1981) Über antimykotische Wirkung von Monoäthanolamin bei lokaler Applikation am Meerschweinchen Mykosen 24, 403–411

Lavker RM, Leyden JJ, McGinley KJ (1981) The relationship between bacteria and the abnormal follicular keratinization in acne vulgaris. J invest Derm 77:325–330

Lawrence R, Rapaport M (1980) Clinical evaluation of a new erythromycin solution for acne vulgaris. Cutis 25:552–555

Lefkowitz EM, Worthington M, Cunliffe MA, Baron S (1976) Comparative effectiveness of six antiviral agents in herpes simplex type I infection of mice (39 392) Proc. Soc. Exp. Biol. Med. 152, 337–342

Leyden JJ, Marples RR, Kligman AM (1974) Staphylococcus aureus in the lesions of atopic dermatitis. Brit J Derm 90:525–530

Leyden JJ, Mc Ginley KJ, Mills OH, Kligman AM (1975) Age-related changes in the resident bacterial flora of the human face. J invest Derm 65:379–381

Leyden JJ, Mc Ginley KJ, Kligman AM (1976) Role of microorganisms in dandruff. Arch Derm 112:333–338

Leyden JJ, Stewart R, Kligman AM (1979) Updated in vivo methods for evaluating topical antimicrobial agents on human skin. J invest Derm 72:165–170

Leyden JJ, McGinley KJ, Webster GF, Mills O, Caveleri S (1981) Propionibacterium acnes resistance to antibiotics in acne vulgaris. J invest Derm 76:328

Louria DB (1965) Factors predisposing to clincal infections of the skin. In: Maibach AI, Hildick-Smith G, (eds) Skin Bacteria and Their Role in Infection. McGraw-Hill, New York Sydney Toronto London, p 75-84

Ludewig R, Schönborn GH (1968) Tierexperimentelle Methode zur Prüfung von Antimykotika. Z Haut Geschl Kr 43:635–638

MacCallum FO, Juel-Jensen BE (1966) Herpes simplex virus skin infection in man treated with idoxuridine in dimethyl sulfoxide, Results of double-blind controlled trial. Brit med J 2:805–807

MacKenna RBM (1948) Etiology and rehabilitation. Arch Derm Syph 57:1–10

Maibach HI, Kligman AM (1962) The biology of experimental human cutaneous moniliasis (candida albicans). Arch Derm 85:233–254

Malcolm SA, Hughes TC (1980) The demonstration of bacteria on and within the stratum corneum using scanning electron microscopy. Brit J Derm 102:267–275

Marples RR (1974) Effects of soaps, germicides and disinfectants on the skin flora. In: Skinner GA, Carr JG (eds) The normal microbial flora of man. Academic Press, London New York

Marples RR (1976) Local infections-experimental aspects. J Soc cosm Chem 27:449–457

Marples RR, Kligman AM (1973) Limitations of paired comparisons of topical drugs. Brit J Derm 88:61–67

Marples RR, Heaton CL, Kligman AM (1973) Staphylococcus aureus in psoriasis. Arch Derm 107:568–570

Matta M (1974) Carriage of corynebacterium acnes in school children in relation to age and race. Brit J Derm 91:557–561

McKenzie MW, Beck DC, Popovich NG (1981) Topical clindamycin formulations for the treatment of acne vulgaris. Arch Derm 117:630–634

Meinhof W (1979) Zelluläre Infektabwehr bei Mykosen. Z Hautkr 54:322–324

Möhlenbeck F (1970) Antibiotika, Triphenylmethanfarbstoffe und Borsäure bei zunehmender Häufigkeit von Pseudomonas aeruginosa. Z Haut Geschl. Kr 45:329–332

Müller E (1968 a) Zur Ökologie von Staphylococcus aureus auf der menschlichen Hautoberfläche. 3. Staphylococcus aureus nach künstlicher Verimpfung auf die normale Hautoberfläche der Unterarmbeugeseite und anderer Körperregionen. Arch klin exp Derm 232:350–358

Müller E (1968 b) Zur Ökologie von Staphylococcus aureus auf der menschlichen Hautoberfläche. 4. Staphylococcus aureus nach künstlicher Verimpfung auf die Oberhaut nach (subtotaler) Entfernung der Hornschicht. Arch klin exp Derm 232:359–366

Müller E (1969) Zur Ökologie von Staphylococcus aureus auf der menschlichen Hautoberfläche. 5. Staphylococcus aureus nach künstlicher Verimpfung auf die Hautoberfläche nach Äther-Extraktion, von hautkranken Versuchspersonen und während innerlicher Antibiotikagaben. Arch klin exp Derm 233:376–382

Muftic M (1968) Experimentelle Dermatomykosen als Modelle zum Screening mykostatischer Präparate in vivo. Hautarzt 19:33–35

Naidoo J, Noble WC (1981) Transfer of gentamicin resistance between coagulase-negative and coagulase-positive staphylococci on skin. J Hyg (Cambr) 86:183–187

Nasemann TH (1978) Viruskrankheiten der Haut. In: Schnyder UW (Hrsg) Histopathologie der Haut, Teil 1 Dermatosen. 2. Aufl, Springer, Berlin Heidelberg New York S 7–62

Niermann H (1964) Zwillingsdermatologie. Springer, Berlin Göttingen Heidelberg New York

Noble WC, Somerville DA (1974) Microbiology of human skin. W.B. Saunders, London Philadelphia Toronto

Paetzold OH (1980) Die in-vitro Empfindlichkeit von Candida gegenüber Triphenylmethanfarbstoffen. Z Hautkr 55:824–833

Park No-Hee, Pavan-Langston D, McLean SL, Lass JH (1980) Acyclovir topical therapy of cutaneous herpes simplex virus infection in guinea pigs. Arch Derm 116:672–675

Petzoldt D (1963) Erfahrungen bei Impetigo contagiosa. Med Klin 58:433–435

Plempel M (1975) Fortschritte in der Entwicklung antimykotisch wirksamer Substanzen. In: Hartung J, Lubach D (Hrsg) Mykosen-Systematik, Klinik, Therapie. G Thieme Verlag Stuttgart S 101–114

Plewig G, Kligman AM (1978) Akne-Morphologie-Ätiopathogenese-Therapie. Springer, Berlin Heidelberg New York

Prince HN, Nonemaker WS, Norgard RC, Prince DL (1978) Drug resistance studies with topical antiseptics. J Pharm Sci 67:1629–1631

Puhvel SM, Sakamoto M (1980) Cytotaxin production by comedonal bacteria (propionibacterium acnes, propionibacterium granulosum, and staphylococcus epidermidis). J invest Derm 74:36–39

Puschmann M, Meyer-Rohn J (1982) The efficacy of a topical preparation containing erythromycin in the treatment of acne Dermatologica 164:343–349

Raab W (1978) Mykosebehandlung mit Imidazolderivaten. Springer, Berlin Heidelberg New York

Raab W, Högl F (1980) Zur Keimmengenempfindlichkeit der Imidazolderivate. Z Hautkr 55:1116–1122

Raab W, Högl F (1981 a) Zur Frage der Wirkungsbeeinträchtigung von Imidazol-Antimyzetika durch Humanplasma. Mykosen 24:461–470

Raab W, Högl F (1981 b) Interaktionen zwischen Polyen-Antibiotika und Imidazolderivaten. Mykosen 24:65–83

Reichhart W (1980) Ergebnisse einer Feldstudie mit Idoxuridin in Dimethylsulfoxid in der Behandlung von Herpes zoster und Herpes simplex. Z Hautkr 55:773–781

Renis HF (1977) Chemotherapy of genital herpes simplex virus type 2 infections of female hamsters. Antimicrob Agents Chemother 11:701–707

Rieth H (1979) Hefe-Mykosen – Erreger-Diagnostik-Therapie. Urban & Schwarzenberg, München Berlin Baltimore

Rieth H (1980) Mykosen und Antimykotika II. Wirkstoffe pharmazeutischer Zubereitungen gegen Pilze. Pharm uns Zt 9:1–19

Robinson TWE, Hough V (1975) The effect of idoxuridine on herpes simplex virus infection in mouse skin. Transact St Johns Hops Derm Soc 61:44–50

Röckl H (1979) Mikroben und Hautoberfläche. Z Hautkr 54:317–318

Röckl H, Spier HW, Pascher G (1957) Über den Einfluß wasserlöslicher Bestandteile der Hornschicht auf Bakterien. 1. Mitteilung. Arch klin exp Derm 205:420–434

Roia FC, Vanderwyk RW (1969) Resident microbial flora of the human scalp and its relationship to dandruff. J Soc cosm Chem 20:113–134

Rümmelein HP (1980) Variabilität von Testergebnissen bei Hefen in Abhängigkeit von Testlösung sowie Diffusions- und Wachstumsbedingungen. Inauguraldissertation Hamburg

Schafer TW, Lieberman M, Everitt J, Came P (1977) Cutaneous herpes simplex virus infection of guinea pigs as a model for antiviral chemotherapy. Ann N Y Acad Sci 184:624–631

Scherwitz C (1981) Ultrastrukturelle Untersuchungen zur Wirkung von Econazolnitrat auf die Candida albicans Mykose der menschlichen Haut. Mykosen 24:224–237

Schmidt JB, Thurner J, Poitscheck C, Christl E (1982) Ein erythromycinhaltiges Externum im klinischen Test bei Akne. Z Hautkr 57:69–77

Scott DG, Cunliffe WJ, Gowland G (1979) Activation of complement – a mechanism for the inflammation in acne. Brit J Derm 101:315–320

Shaw CM, Smith JA, McBride ME, Duncan WC (1970) An evaluation of techniques for sampling skin flora. J invest Derm 54:160–163

Smith JMB (1978) Host parasite interaction in fungal disease Medical Mycology. Zbl Bakt Hyg 1. Abt Orig Suppl 8:43–52

Sohnle PG, Kirkpatrick CH (1978) Epidermal proliferation in the defense against experimental cutaneous candidiasis. J invest Derm 70:130–133

Staal EM, Noordzij AC (1978) A new method for the quantitative determination of microorganisms on human skin. J Soc cosm Chem 29:607–615

Storck H (1948) Experimentelle Untersuchungen zur Frage der Bedeutung von Mikroben in der Ekzemgenese. Dermatologica 96:177–262

Sutton L, Jacoby GA (1978) Plasmid-determined resistance to hexachlorophene in pseudomonas aeruginosa. Antimicrob Agents Chemother 13:634–636

Taaffe A, Cunliffe WJ, Cove J, Eady A, Holland KT (1981) Topical erythromycin in acne – a double blind study. Brit J Derm 105: Suppl 19:18–20

Täuber H, Röckl H (1980) Vorzugsweise akute bakterielle Hautkrankheiten. In: Korting GW (Hrsg) Dermatologie in Praxis und Klinik Bd 2, 18.1-18.33 G Thieme, Stuttgart New York

Takagaki K, Jidoi J (1981) Topical application of ethyl ether to recurrent herpes simplex. J Derm 8:109–111

Tanaka M, Imamura S (1979) Immunological studies on pityrosporon genus and malassezia furfur. J invest Derm 73:321–324

Theodoridis A, Sivenas S, Vagena A, Capetanakis J (1978) Double blind trial in the treatment of herpes simplex and herpes zoster with adenine arabinoside and idoxuridine. Arch Derm Res 262:173–176

Thornsberry C, Gavan RL, Gerlach EH, Sherris JC (1977) New developments in antimicrobial agent susceptibility testing Cumitech. 6. Cumulative techniques and procedures in clinical microbiology. American Society in Clinical Microbiology, Washington

Török I, Soós G, Podányi B, Várkonyi V, Király K (1979) Modell zur objektiven Wertung antimykotischer Externa. Derm Mschr 165:783–787

Tosti Q, Villardita S, Fazzini ML (1972) The parasitic colonization of the horny layer in tinea versicolor. J invest Derm 59:233–237

Tronnier H (1966) Über die physikalische Wirksamkeit von Antimykotika an der menschlichen Haut. Arch klin exp Derm 227:617–621

Underwood GE, Weed SD (1977) Efficacy of 5,6 dihydro-5-azathymidine against cutaneous herpes simplex virus in hairless mice. Antimicrob Agent Chemother 11:765–767

Varani J, Kelleher JJ (1975) Effects of 5-bromodeoxyuridine and 5-iododeoxyuridine on a latent herpes simplex virus infection. Antimicrob Agent Chemother 8:18–21

Voigt WH (1975) Zur Wirkung von Antimykotika auf die Ultrastruktur von Hefepilzen. In: Hartung J, Lubach D (Hrsg) Mykosen, Systematik, Klinik, Therapie. G Thieme, Stuttgart S 115–120

Wahba A (1980) Topical application of zinc-solutions: a new treatment for herpes simplex infections on the skin? Acta derm-venereol 60:175–177

Wallace SM, Shah VP, Epstein WL, Greenberg J, Riegelman S (1977) Topically applied antifungal agents. Percutaneous penetration and prophylactic activity against Trichophyton mentagrophytes infection. Arch Derm 113:1539–1542

Wallhäußer KH (1978) Sterilisation-Desinfektion-Konservierung. 2. Aufl, G Thieme, Stuttgart

Wallin J, Lenestedt JO, Lycke E (1980) Treatment of recurrent herpes labialis with trisodium phosphonoformate. Current Chemotherapy and infectious disease, Proc. 11th JOC and 19th JCAAC Boston 1979. Amer Soc Microbiol 1361–1362

Webster GF, McGinley KJ, Leyden JJ (1981) Inhibition of lipase production in propionibacterium acnes by subminimal inhibitory concentrations of tetracycline and erythromycin. Brit J Derm 104:453–457

Wei-Li Lee, Shalita AR (1978) Neutrophil chemotaxis by P. acnes and its inhibition by antibiotics. J invest Derm 70:219

Wenk P, Frey JR (1958) Prüfung von Antimykotika am Meerschweinchen unter Verwendung von zwei Mykoseherden am gleichen Tier (Kombinationsversuch). Dermatologica 116:156–167

Wille B (1976) Möglichkeiten einer Resistenzentwicklung von Mikroorganismen gegen Desinfektionsmittel. Zbl Bakt Hyg 1 Abt Orig B 162:217–220

Williamson P, Kligman AM (1965) A new method for the quantitative investigation of cutaneous bacteria. J invest Derm 45:498–503

Wood WB, Davis BD (1980) Host-parasite relations in bacterial infections. In: Davis BD, Dulbecco R, Eisen HN, Ginsberg HS (eds) Microbiology including Immunology and Molecular Genetics. 3. Aufl, Harper International Edition, S 551–571

World Health Organization Expert Commitee on Biological Standardization-Technical Report Service: Requirements for antibiotic susceptibility tests. 1. Agar diffusion test using antibiotic susceptibility disks. World Health Organization 1977, Genf

Zaun H, El Mozayen M (1973) Hautoberflächenzucker als Milieufaktor für die mikrobielle Besiedelung der Haut. Hautarzt 24:428–430

Ziegler H, Richter K (1965) Biochemie des Keratinabbaues durch Dermatomyzeten. Derm Wschr 151:744–749

5 Entzündungshemmende Wirkung

5.1 Pathophysiologie der Entzündung

5.1.1 Vorgang der Entzündung

Bei dem Vorgang der Entzündung handelt es sich um ein komplexes Geschehen, bei dem morphologisch und funktionell verschiedene Faktoren zusammenwirken. Die Besprechung dieser einzelnen Parameter ist notwendig, weil sie für die verschiedenen Tests zur Prüfung extern applizierter entzündungshemmender Pharmaka verwendet werden. Da es in der Regel nur möglich ist, einen dieser Parameter bei einem Test zu erfassen, sind Rückschlüsse auf die pharmakologische Beeinflußbarkeit der Entzündung, die daraus gezogen werden, immer mit Vorsicht zu bewerten.

Im einzelnen sind folgende Parameter morphologisch und funktionell am Entzündungsvorgang beteiligt:

5.1.1.1 Störungen im zellulären Bereich

Morphologisch sind bereits wenige Stunden nach Einwirkung des auslösenden Ereignisses Veränderungen der Fibrozyten, der Grundsubstanz, der Grenzmembranen und der Gefäße nachweisbar. Im physikalisch-chemischen Bereich kommt es bereits früh zu einer Azidose und einer Steigerung des osmotischen Druckes. Stoffwechselveränderungen der Zellen führen zu einem vermehrten Abbau von Glucose, Eiweißen, Lipiden und Nukleinsäuren. Alle diese Veränderungen sind jedoch kaum in leicht standardisierter Form so zu erfassen, daß sie sich für pharmakologische Tests mit dem Ziel der Quantifizierung eines entzündungshemmenden Effekts eines Wirkstoffes eignen.

5.1.1.2 Störung der Blutzirkulation

Grundsätzlich ist bei der Entzündung eine Hyperämie und eine Stase mit nachfolgender Thrombose möglich. Die funktionelle Bedeutung der entzündlichen Hyperämie besteht in einer verbesserten Sauerstoffversorgung des geschädigten Gewebes. Keine definitiven Vorstellungen existieren über die Bedeutung der Stase aus funktioneller Sicht. Ursache für die Gefäßveränderungen sind Einwirkungen von Entzündungsmediatoren bzw. toxischen Substanzen auf die Gefäßwände. Bei den mit Externa behandelten entzündlichen Veränderungen der Haut handelt es sich meist um so geringgradig ausgeprägte Entzündungen, daß lediglich die entzündliche Hyperämie, nicht aber die Stase zum Tragen kommt. Die funktionelle Hyperämie äußert sich klinisch in einer Rötung und einer Hyperthermie der Haut. Da diese beiden Parameter meßtechnisch hervorragend erfaßbar sind, eignen sich die entzündliche Hyperämie und ihre Beeinflußbarkeit besonders gut für Prüfungen der entzündungshemmenden Wirkung von Externa. Wie im Folgenden am Beispiel des UV-Erythemhemmtests auszuführen sein wird, können die Mediatoren für die hyperämische Reaktion unterschiedlich sein, so daß Verallgemeinerungen aus solchen Tests nicht ohne weiteres vorgenommen werden können. Die Prüfung des gefäßverengenden Effektes der Kortikosteroide und auch anderer Wirkstoffe an nichtentzündeter Haut erlaubt nur bedingt Rückschlüsse auf die Beeinflussung der entzündlichen Hyperämie in der Klinik, da im einen Fall gesunde Gefäße, an denen keine Entzündungsmediatoren wirksam geworden sind, erfaßt werden und da im anderen Fall unterschiedliche Entzündungsmediatoren zum Tragen kommen. Nicht für derartige Testverfahren eignet sich die entzündliche Stase.

5.1.1.3 Die entzündliche Exsudation

Eine weitere Veränderung im Rahmen entzündlicher Reaktionen an der Haut, die mit einer Störung der Gefäßfunktionen in einem Zusammenhang steht, ist die entzündliche Trans- und Exsudation. Im Gegensatz zur Exsudation kommt es bei der Transsudation nicht zu einem Durchtritt von teils hochmolekularen Eiweißkörpern durch die Gefäßwand. Zwischen Trans- und Exsudation können fließende Übergänge bestehen. Im ausgeprägten Fall kann die Exsudation zur Fibrinablagerung im Gewebe führen.

Die entzündliche Transsudation liegt der Quaddelbildung bei der Urtikaria zugrunde. Der Transsudation geht dabei eine entzündliche Hyperämie voraus. Durch passive Gefäßkomprimierung kann es zu einer Anämie kommen, so daß das Bild der Urtica porcellanea resultieren kann. Wichtig für die Dermatologie ist außerdem die entzündliche Exsudation im subpapillären Gefäßplexus, die eine Teilursache bei der ekzematösen Blasenbildung darstellt. Durch den Einstrom von Flüssigkeit in die Epidermis kommt es zu einer sekundären Kohärenzstörung der Epidermiszellen. Dieser Einstrom von Flüssigkeit kann mit einer Immigration von Entzündungszellen in die Epidermis einhergehen. Bei der Spongiose drängt das Exsudat die Epidermiszellen soweit auseinander, daß histologisch ein schwammartiges Bild in der Epidermis entsteht. Bei stärkerem Exsudationsdruck treten die Epidermiszellen auseinander und es kommt zur Blasenbildung. Manchmal, z.B. bei einer toxischen Schädigung der Haut, bildet sich auch ein intrazelluläres Ödem in der Epidermis aus, aus dem letzendlich ebenfalls eine Blasenbildung resultieren kann.

Auch die entzündliche Exsudation wird bei Testverfahren zur Prüfung der Effektivität entzündungshemmender Pharmaka verwendet. Allerdings ist dies mehr bei der Prüfung intern als extern applizierter Wirkstoffe der Fall.

5.1.1.4 Die entzündliche Infiltration

Die entzündliche Infiltration geht mit einer Exsudation einher. Bei den in das Entzündungsfeld eindringenden Infiltratzellen handelt es sich hauptsächlich um Granulozyten und Makrophagen. Außerdem können Lymphozyten infiltrieren. Umstritten ist die Beteiligung von Plasmazellen. Zumindest von den Granulozyten ist bekannt, daß sie durch chemotaktische Reize angelockt werden. Als Beispiel aus dem Bereich der Dermatologie sei das leukozytäre Infiltrat bei der Entstehung der entzündlichen Akneefloreszenz genannt, das an der Stelle der Lyse der Infundibulumwand zustandekommt und u.a. durch Chemotaxine der Propionibakterien hervorgerufen wird. Die funktionelle Bedeutung der entzündlichen Infiltration beruht keineswegs nur auf der Phagozytose, sondern die Infiltratzellen sind darüber hinaus an der Aufräumung des Entzündungsfeldes und an der Wiederherstellung physiologischer Verhältnisse beteiligt. Die entzündliche Infiltration entzieht sich im Experiment weitgehend einer

Standardisierbarkeit, so daß sie für Testverfahren zur Prüfung der entzündungshemmenden Wirkung extern applizierter Wirkstoffe nur eine geringe Rolle spielt.

5.1.1.5 Die entzündliche Proliferation

Lymphozytäre und plasmozytäre Infiltrate kommen wahrscheinlich in erster Linie durch eine Zellvermehrung in loco zustande, wenngleich für die Lymphozyten eine Infiltration aus dem Blut nicht ausgeschlossen werden kann. Die lympho- und plasmazellulären Infiltrate kommen vor allem in der Spätphase der Entzündung zustande. Ihre funktionelle Bedeutung dürfte in ihrer immunologischen Rolle begründet sein.

Eine Zellproliferation im Rahmen der Entzündung ist außerdem in der Epidermis möglich. Normalerweise besteht ein Gleichgewicht zwischen Zellproliferation, Generationszeit der Epidermiszellen und Desquamation. Liegen entzündliche Veränderungen im Papillarkörper vor, so kommt es reaktiv zu einer Steigerung der Mitoserate in der Epidermis, damit zu einer Proliferationsakanthose und im Gefolge vielfach zu einer Parakeratose.

Die Proliferation von Lymphozyten und Plasmazellen ist experimentell nur schwer unter streng standardisierten Bedingungen zu erfassen. Aus diesem Grund wird die proliferationshemmende Wirkung von Pharmaka vorwiegend an der Epidermis geprüft. Verschiedene Testverfahren basieren auf dieser Vorstellung. Die Relevanz derartiger Untersuchungen kann indessen nicht als sicher geklärt vorausgesetzt werden, weil einerseits nicht klar ist, welche Rolle die Proliferation und welche die Infiltration beim lymphozytären Infiltrat spielt, und da andererseits nicht sicher ist, ob sich eine proliferationshemmende Wirkung in gleicher Weise auf Epidermiszellen und Entzündungszellen auswirkt.

Das Auftreten der entzündlichen Proliferation vor allem bei der chronischen Entzündung macht verständlich, daß die Teerbehandlung, die – wie an anderer Stelle dargelegt – ausgeprägt antiproliferativ wirksam ist, vor allem ihren Platz in der Behandlung chronischer entzündlicher Dermatosen hat. Die in der Frühphase der Entzündung überwiegenden Vorgänge (Störung im zellulären Bereich, Störung der Mikrozirkulation, entzündliche Exsudation und entzündliche Infiltration) werden durch eine solche Therapie nicht günstig beeinflußt, teilweise sogar verstärkt, so daß die Nutzlosigkeit, ja Schädlichkeit der Teerbehandlung in der akuten Phase der Entzündung gut verständlich erscheint.

5.1.2 Mediatoren der entzündlichen Reaktion

In jüngerer Zeit wurde zunehmend bekannt, daß der Effekt mancher Wirkstoffe in der Dermatotherapie auf der Beeinflussung von Mediatoren der entzündlichen Reaktion beruht. Besonders erwähnt werden müssen dabei die Prostaglandinsynthesehemmer.

Im Folgenden seien kurz zusammengefaßt die wesentlichsten Mediatorsysteme genannt:

a) Lymphokine. Sie spielen die Hauptrolle bei der zellulären Immunität, also in der Dermatologie vor allem beim Kontaktekzem. Lymphokine werden von sensibilisierten T-Lymphozyten abgegeben. Sie weisen eine vielfältige funktionelle Bedeutung auf, die in Tabelle 5.1 aufgelistet ist.

b) Biogene Amine. Diese sind an Mastzellen und basophile Leukozyten gebunden und spielen eine Schlüsselrolle bei der Entstehung der anaphylaktoiden Reaktion (z.B. bei der Urtikaria, der Rhinitis allergica und dem allergischen Asthma bron-

Tabelle 5.1. Lymphokinine und ihre biologischen Wirkungen. (Nach Schöpf 1980)

Lymphokinine	Biologische Wirkung
1. Lymphokinine, die auf nichtsensibilisierte Lymphozyten wirken: Mitogener Faktor (MF) lymphozytentransformierender Faktor (LTF) Transferfaktor (TF)	Lymphozytenproliferation Blastenbildung Zellfreie Übertragbarkeit zellulärer Immunität
2. Lymphokinine, die auf Makrophagen oder Leukozyten wirken: Makrophagenaktivierender Faktor (MAF) makrophagenmigrationsinhibierender Faktor (MIF) leukozytenmigrationsinhibierender Faktor (LIF)	Aktivierung der Makrophagenfunktion Hemmung der Makrophagenmigration Hemmung der Leukozytenmigration
3. Lymphokinine, die auf Targetzellen und Strukturen direkt einwirken: Lymphotoxin (LT) hautreagierender Faktor (SRF) lymphknotenpermeabilitätserhöhender Faktor (LNPF) Interferon	Zytotoxizität gegen verschiedene Targetzellen Lymphomonozytäre, teils granulozytäre Hautentzündung Erhöhung der Gefäßpermeabilität Schutz der Zellen von Virusinfektion

chiale). Sie werden aber auch bei nichtallergischen entzündlichen Reaktionen als Mediatoren in Betracht zu ziehen sein. Am wichtigsten ist dabei das Histamin, das Serotonin und ein eosinophilen-chemotaktischer Faktor (RCF-A).

c) Kinine. Sie spielen vor allem für die Gefäßpermeabilität eine Rolle, wobei ihre Wirkung zeitlich nach der des Histamin erfolgt. Das wichtigste Kinin ist das Bradykinin.

d) Prostaglandine. Sie wirken chemotaktisch auf Leukozyten und vermindern die Gefäßpermeabilität in zeitlicher Folge nach den Kininen. Im Zusammenhang mit zyklischen Nukleotiden beeinflussen sie außerdem andere Vorgänge im Rahmen der Entzündung. Bekanntestes Beispiel für eine Prostaglandinwirkung ist das UV-Erythem. Prostaglandine spielen jedoch auch eine Rolle bei zahlreichen anderen Ursachen der Entzündung.

e) Leukotriene. Sie wirken chemotaktisch auf neutrophile und eosinophile Granulocyten und beeinflussen die Gefäßkontraktibilität und -permeabilität.

Tabelle 5.2. Biologische Aktivitäten aktivierter Komplementkomponenten. (Nach Wintroub 1980)

Faktor	Biologische Aktivität
C3b	Beteiligung an Immunantwort Begünstigung der Phagozytose Sekretionssteigerung lysosomaler Enzyme
C3a	Verbesserung der vaskulären Permeabilität
C5a	Verbesserung der vaskulären Permeabilität
C5–7	Chemotaxis auf Neutrophile und Eosinophile
C5–9	Membranauflösung
C2	Verbesserung der vaskulären Permeabilität

f) Komplementsystem. Das Komplementsystem besteht aus einer Reihe von Komponenten, deren biologische Wirkungen in Tabelle 5.2 aufgeführt sind. Damit Komplemente wirksam werden, müssen sie aktiviert werden. Eine derartige Aktivierung ist sowohl durch IgM bzw. IgG als auch durch nichtallergologische Vorgänge möglich (sog. alternativer Aktivierungsweg).

g) Hagenmann-Faktor und Plasmin. Faktoren, die sich wechselseitig beeinflussen und die Kininbildung begünstigen. Außerdem wirkt Plasmin als Komplementaktivator und bedingt eine Zerstörung von Fibrin im Entzündungsvorgang.

h) Lysosomale Enzyme. Bedingen Schädigungen des Bindegewebes, inaktivieren verschiedene Irritanzien, wirken chemotaktisch und beeinflussen das Komplement- und das Kininsystem.

i) Kationische Proteine. Setzen Histamin frei, wirken auf Leukozyten chemotaktisch, verbessern die Gefäßpermeabilität, wirken antibakteriell und fiebererregend und beeinflussen die Gerinnung.

k) Epidermale Faktoren. Hemmen die Fibrinolyse und sind an der vaskulären Entzündungsreaktion beteiligt.

l) Zyklische Nukleotide. Beeinflussen verschiedene zelluläre Funktionen, u.a. Phagozytose und Mediatorfreisetzung.

Die Verschiedenheit der Mediatoren und ihr kompliziertes Zusammenwirken machen es verständlich, daß nicht alle entzündungshemmenden Wirkstoffe die verschiedenen Parameter der Entzündung in gleicher Weise beeinflussen. Nur eine Testbatterie wird eine zuverlässige Abschätzung der Wirkung eines entzündungshemmenden Agens im Vergleich mit bekannten Wirkstoffen ermöglichen.

Da die Pathophysiologie der Entzündung nicht das Anliegen der vorliegenden Monographie darstellt, sondern nur zum Verständnis pharmakologischer Fragestellung zusammengefaßt wird, sei auf die Angabe von Originalpublikationen verzichtet. Übersichtsdarstellungen finden sich bei Prottey (1978), Schöpf (1980), Ehrich (1956), Schnyder (1978) sowie Wolff u. Hönigsmann (1980). Bezüglich weiterer Details hinsichtlich der Mediatoren sei auf Wintroub (1980) verwiesen.

5.2 Verfahren zur Testung entzündungshemmender Wirkstoffe

5.2.1 Messung des Blanchingeffektes

Ashton u. Cook (1955) haben am Kaninchenohr kapillarmikroskopisch den Effekt von intramuskulär verabreichtem Kortisonacetat auf die proliferierenden Kapillaren beobachtet. Sie fanden dabei, daß es weniger zu einer Reduktion der Gefäßproliferation und mehr zu einer generellen Gefäßverengung kam. Macher (1956) führte ähnliche Untersuchungen mit der Gefäßinjektionsmethode an der Ratte durch und konnte ebenfalls den Nachweis eines gefäßverengenden Effektes der Steroide bei parenteraler Anwendung erbringen. Stüttgen (1961) beschrieb am Menschen einen Abblaßeffekt der Haut nach intradermaler Injektion von Kortikosteroiden, der nach einigen h sein Maximum erreichte und 10 h lang anhielt. Später hat dieser Autor (Stüttgen 1976) kapillarmikroskopisch an der Lippe eine Kapillarverengung beobachten können. Quantifiziert werden konnte dieser Effekt mit Hilfe der Infrarotemission, der Kontaktthermometrie und Blutdurchströmungsmessungen mit Isotopen. Der Effekt war schon 20 min nach epimuköser Applikation in vollem Umfang nachweisbar.

McKenzie u. Stoughton (1962) haben den Abblaßeffekt der Haut nach Lokalanwendung erstmals für die Prüfung kortikosteroidhaltiger Externa angewendet. Das von diesen Autoren angegebene Testverfahren beruht auf der Anwendung des zu prüfenden Externums unter Okklusivbedingungen und der visuellen semiquantitativen Bewertung des Abblaßeffektes der Haut. Moore-Robinson u. Christie (1970) haben das Bewertungsverfahren des Tests etwas modifiziert. Eine weitere Verbesserung des Tests wurde von Weirich u. Lutz (1973) beschrieben. Im wesentlichen wurden dabei die Applikationsart, die Häufigkeit der Beobachtung und die Bewertung modifiziert.

Weber (1976) und Holti (1976) weisen darauf hin, daß das von McKenzie u. Stoughton beschriebene Abblaßphänomen der Haut nach Kortikosteroiden nicht nach intravenöser, sondern nur nach lokaler Anwendung zustande kommt. Stüttgen (1976) vermutet, daß es einen Effekt der Kortikosteroide auf die Gefäßmuskeln gibt und daß dem ein weiterer Effekt auf die Kapillaren gegenübersteht. Der Effekt auf die Muskulatur dürfte auch bei intravenöser Applikation, der Effekt auf die Kapillaren nur bei lokaler Anwendung zum Tragen kommen. Der Vergleich der Angaben über den zeitlichen Ablauf der Gefäßreaktion von Stüttgen (1976) und Tronnier (1970) einerseits sowie von Altmeyer u. Zaun (1976a) andererseits führt zu der Vermutung, daß der Effekt auf die Gefäßmuskeln schnell, der Effekt auf die Kapillaren hingegen erst mit erheblicher zeitlicher Verzögerung erfolgt. Von Holti (1976) wird angenommen, daß es sich bei dem Effekt auf die Kapillaren nicht um einen gefäßverengenden Effekt, sondern um einen Vasokompressionseffekt handelt. Eine Quellung von Kollagen und Veränderungen der Mukopolysaccharide sollen dafür die Ursache sein.

Die semiquantitative Auswertung des Blanchingeffektes ist einfach und wenig zeitaufwendig. Sie hat auch zu für Screeningzwecke in der industriellen Forschung ausreichenden Ergebnissen geführt, so daß sich dieses Verfahren in seinen verschiedenen Modifikationen auch heute noch großer Beliebtheit erfreut. Für wissenschaftliche Fragestellungen erschien indessen eine Quantifizierung durch eine meßtechnische Erfassung des Blanchingeffektes wünschenswert. Zaun u. Altmeyer (1973) haben die Hautfarbe reflexionsphotometrisch bei ca 490–500 nm gemessen und mit dieser Meßmethode differenzierte Aussagen zum Testablauf machen können, die im Folgenden auszuführen sein werden. Kiraly u. Soós (1976) haben sich einer modifizierten Messung der Hautfarbe bei Verwendung 3 verschiedener Wellenlängen bedient. Feather et al. (1982) bewerten die Lichtabsorption zwischen 510 und 610 nm. Blazek u. Wienert (1980) haben die reflexionsphotometrische Messung noch weiter verfeinert, indem sie die Reflexion im IR-Bereich und im Bereich des sichtbaren Lichts in spektraler Abhängigkeit bestimmten. Abb. 5.1, die der Publikation von Blazek und Wienert entnommen ist, zeigt, daß die Zunahme der Lichtreflexion infolge des Abblaßeffektes nahezu unabhängig von der Wellenlänge des Lichts um annähernd den gleichen Wert reduziert wird, so daß uns dieses aufwendige Verfahren keine besonderen Vorteile gegenüber dem einfachen reflexionsphotometrischen Verfahren erwarten läßt.

In der Literatur finden sich auch andere Versuche zur Quantifizierung des Abblaßeffektes, Tronnier (1970) bediente sich der Fluvographie. Mit dieser Methode wird der Wärmetransport durch die Haut gemessen. Bei der gewählten Versuchsanordnung ist das Ergebnis im wesentlichen von der Blutdurchströmung der Haut abhängig. Die Untersuchungen zeigen, daß nach 1 h in der Regel die Maximalwirkung erreicht ist. Der Vergleich mit den Ergebnissen von Zaun und Altmeyer (1976a) zeigt, daß dabei nicht so sehr der Effekt auf die Kapillaren, als der Effekt auf die Gefäßmuskulatur erfaßt werden dürfte. Gloor et al. (1979) haben nach 16stündiger Applikation, bei der der Effekt auf die Kapillaren mit Sicherheit erfaßt wird, Reflexionsphotometrie und Fluvographie verglichen und zeigen können, daß die Reflexionsphotometrie die eindeutig überlegene Methode darstellt. Schieferstein (1966) hat den gefäßverengenden Effekt von Steroiden mit Hauttemperaturmessungen und Wärmeabgabemessungen erfaßt. Da vergleichende Untersuchungen mit der Reflexionsphotometrie fehlen, lassen sich keine definitiven Aussagen über den Wert der Methodik machen. Keine Bedeutung für die wissenschaftliche Praxis dürfte die von Thune (1972) sowie Rovenský u. Záhejský (1973) angegebene lichtplethysmographische Messung erlangen, da – wie die Untersuchungen von Thune zeigen – offenbar nur bei

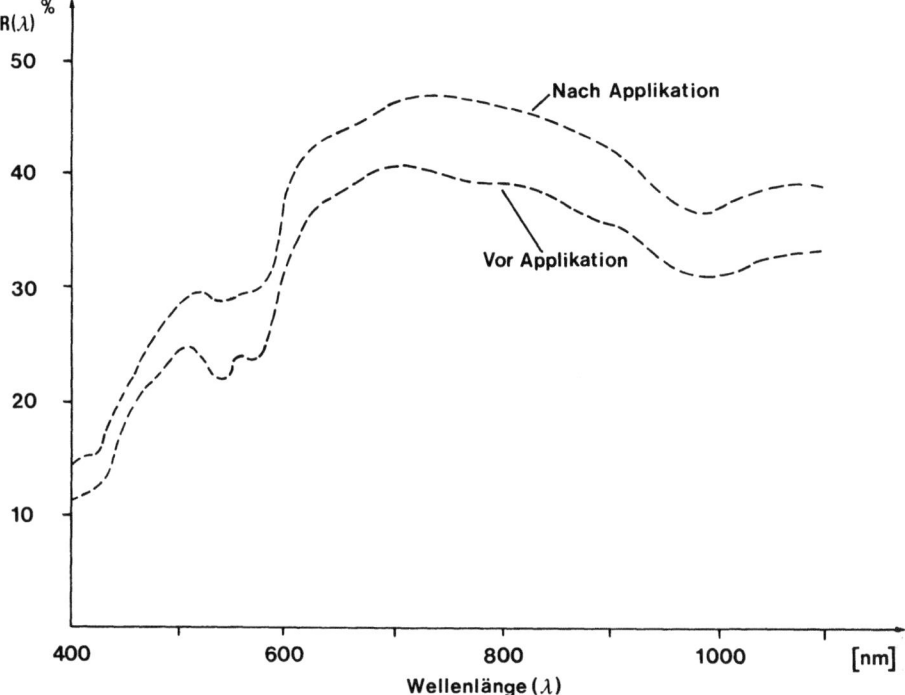

Abb. 5.1. Spektrale Hautreflexion vor und nach topischer Kortikosteroidapplikation. (Nach Blazek u. Wienert 1980)

extrem hoher Wirkstoffverfügbarkeit in der Haut ein Effekt auf die pulsierenden Gefäße auftritt.

Wesentliche Gesichtspunkte zur Beschreibung des Blanchingeffektes haben die Untersuchungen von Altmeyer u. Zaun (1974a, b, 1976a, b) ergeben. Die Autoren konnten zeigen, daß auch die Grundlage ohne den Wirkstoff einen Blanchingeffekt bewirkt, der bei der Bewertung des Tests berücksichtigt werden muß. Bei Vergleich der Ergebnisse nach Anwendung von Steroiden in verschiedenen Grundlagen zeigte es sich, daß das Blanchingphänomen Rückschlüsse auf die Wirkstoffpenetration und damit die Wirkstoffverfügbarkeit der Steroids in der Haut erlaubt. Diese Befunde wurden später von Kranz et al. (1977) eindrucksvoll bestätigt. Abb. 5.2, die dieser Arbeit entnommen ist, zeigt, daß die direkt gemessene Steroidkonzentration in der Haut sich parallel zum gefäßverengenden Effekt verhält. Allerdings läßt sich der gefäßverengende Effekt von Hydrokortison nur bis zu einem maximalen Wert vergrößern, der bei der verwendeten Zubereitung unter Okklusivbedingungen bei einer Hydrokortisonkonzentration im Externum von 1% erreicht ist. In weiteren Untersuchungen konnten Zaun u. Altmeyer (1976a) den zeitlichen Ablauf des Blanchingeffektes deutlich machen. Abb. 5.3, die dieser Publikation entnommen ist, zeigt, daß erst etwa nach 4 h ein Effekt nachweisbar wird und daß dieser – je nach der Art des angewendeten Steroids – nach 8–16 h sein Maximum erreicht. Nach 24–32 h klingt der Blanchingeffekt ab und wird von einer reaktiven vasodilatatorischen Phase gefolgt. Die vasodilatatorische Reaktion ist allerdings nicht bei allen Steroiden in gleicher Weise nachweisbar. Schließlich haben die Autoren gezeigt, daß es bei wiederholter Steroidapplikation zu einem Tachyphylaxiephänomen kommt. Abb. 5.4, die aus diesen Untersuchungen stammt, zeigt diesen Effekt eindrucksvoll auf.

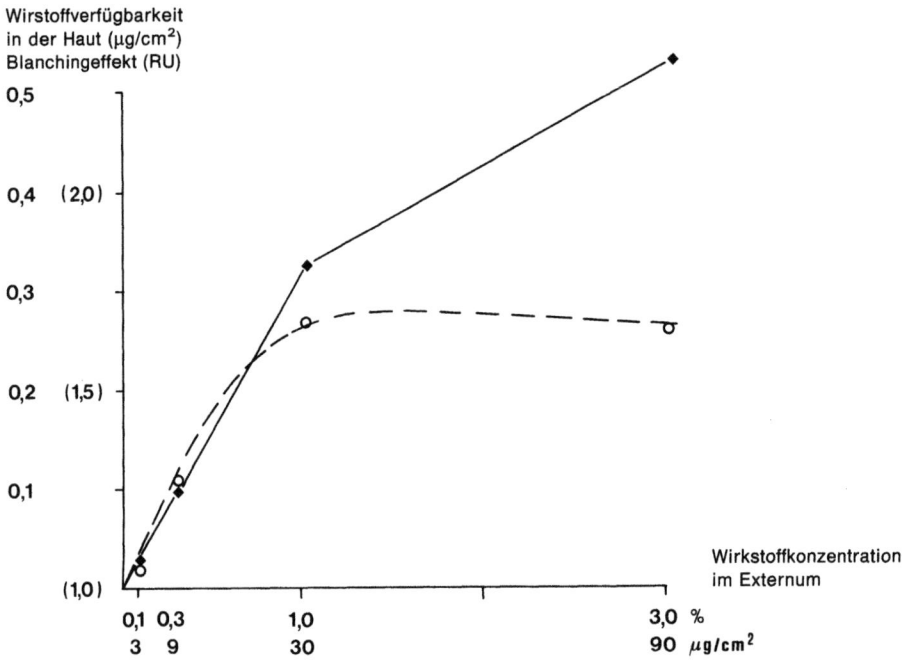

Abb. 5.2. Wirkstoffverfügbarkeit von Hydrokortison in der Haut und Blanchingeffekt in Abhängigkeit von der Hydrokortisonkonzentration im Externum. ——— Wirkstoffverfügbarkeit ($\mu g/cm^2$) ----- Blanchingeffekt (RU). (Nach Kranz et al. 1977)

Zu erwähnen bleiben einige zusätzliche Aspekte. Woodford u. Barry (1977) konnten zeigen, daß sich der Blanchingtest auch zur Analyse eines Depoteffektes in der Hornschicht eignet. Durch Reokklusion läßt sich auch nach 8 Tagen noch ein Blanchingeffekt auslösen. Christie u. Moore-Robinson (1970) sowie Gloor et al. (1979) haben den Blanchingeffekt nach nichtokklusiver Anwendung gemessen und gut verwertbare Befunde erheben können. Da die Wirkstoffpenetration bei fehlender Okklusion deutlich geringer ist als bei Okklusion, ist eine Parallelität zwischen Wirkstoffkonzentration im Externum und Blanchingeffekt in einem größeren Bereich zu erwarten, als dies bei Okklusivanwendung der Fall ist. Hinzuweisen ist schließlich auf ein spezielles Problem, das auftaucht, wenn die Modifikation des Blanchingeffektes einer steroidhaltigen Zubereitung durch einen anderen Wirkstoff überprüft werden soll. Gloor u. Lindemann (1980a, b) konnten am Beispiel der Salizylsäure zeigen, daß der grundlagenbedingte Blanchingeffekt konzentrationsabhängig durch diesen vor-

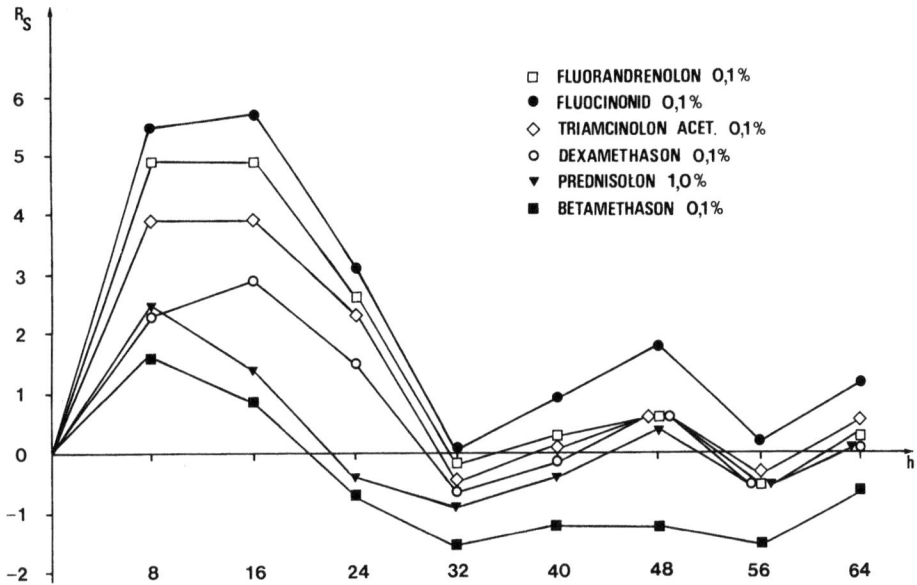

Abb. 5.3. Zeitlicher Ablauf der Blanchingreaktion und der reaktiven Hyperämie nach Steroidapplikation. (Nach Altmeyer u. Zaun 1976a)

wiegend in suspendierter Form im Externum vorliegenden Wirkstoff reduziert wird (Abb. 5.5). Ursache dafür dürfte die Änderung der physikalischen Eigenschaften der Grundlage sein. Dieses Phänomen dürfte auch erklären, weshalb Barry u. Woodford (1975) nach Anwendung der Spezialität Locacorten-Vioform einen geringeren Blanchingeffekt fanden als nach Anwendung der Spezialität Locacorten.

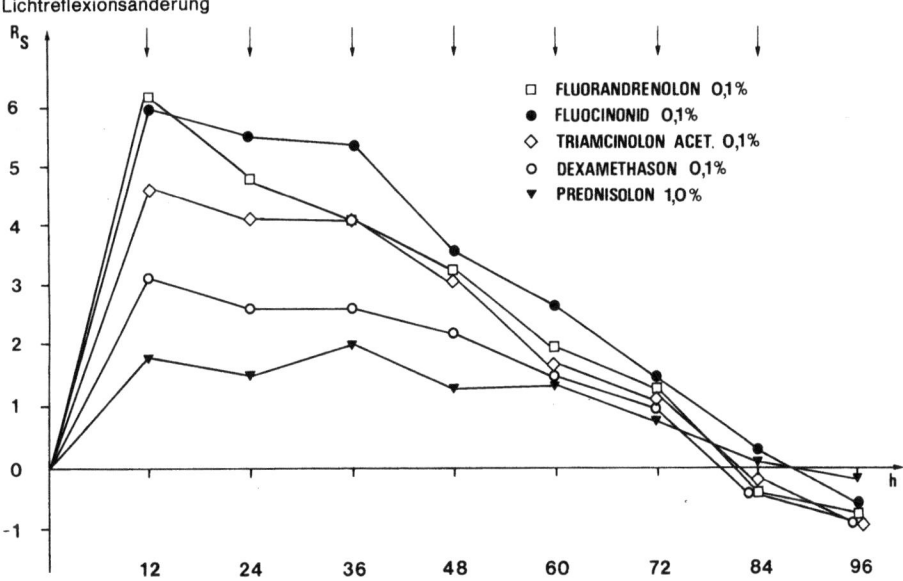

Abb. 5.4. Reaktion der Hautgefäße beim Blanchingeffekt bei mehrmaliger Steroidapplikation. (Nach Altmeyer u. Zaun 1976b)

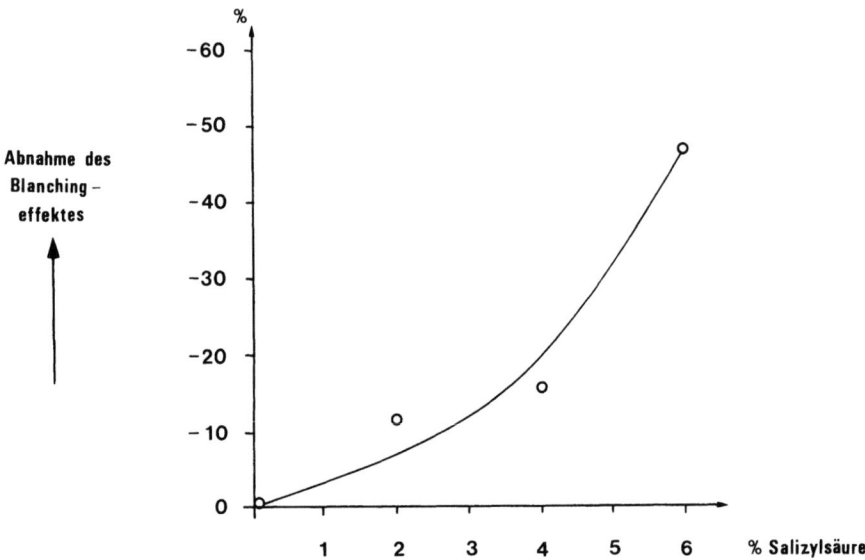

Abb. 5.5. Grundlagenbedingter Blanchingeffekt in Abhängigkeit von der Salizylsäurekonzentration in der Grundlage. (Nach Gloor u. Lindemann 1980 b)

5.2.2 UV-Erythemhemmtest

Das UV-Erythem stellt ein Entzündungsmodell dar, dessen Unterdrückung durch Pharmaka als Maßstab für die entzündungshemmende Wirkung gewertet wird. Zu unterscheiden ist dabei zwischen der Wirkung des UV B und des UV A. Das UV-B-Früherythem wird neben Histamin durch Prostaglandine (vor allem Prostaglandin E_2 und F_2) mediiert. Snyder (1976) hat am Meerschweinchen die Prostaglandin-E-Konzentration in der Haut in eine Relation zur Erythembildung gesetzt. Der Anstieg des Prostaglandin E verhielt sich parallel zur Erythembildung in den ersten 24 h nach der Bestrahlung. Sowohl der Prostaglandinanstieg als auch die Erythembildung ließen sich nahezu vollständig durch den Prostaglandinsynthesehemmer Indometacin unterdrücken. Anders verhielt es sich mit dem nach 48 h zu beobachtenden Erythem. Es ließ sich nicht durch Indometacin beeinflussen, so daß davon auszugehen ist, daß für die späte Phase des UV-B-Erythems andere Mediatoren der entzündlichen Reaktion verantwortlich sind als Prostaglandine. Völlig anders verhält sich das PUVA-Erythem, da an dessen Entstehung offenbar Prostaglandine nicht beteiligt sind. Im Gegensatz dazu sollen jedoch Prostaglandine bei der Ausbildung des Ödems nach PUVA-Behandlung als Mediatoren wirksam sein (Cleaver et al. 1981).

Dies macht deutlich, daß aus Ergebnissen des UV-Erythemhemmtests nur bedingt verallgemeinernde Rückschlüsse auf eine entzündungshemmende Wirkung von Pharmaka gezogen werden können. Außerdem erscheint es als notwendig, das Modell des UV-Erythems bezüglich Strahlenqualität, Ablesungszeit und Strahlenintensität zu standardisieren. Sinnvoll ist es die Beeinflussung des UV-B- und des PUVA-Erythems parallel zu überprüfen (Kölmel u. Schnuch 1980). Fragwürdig ist es, ob die häufig am Meerschweinchen oder an der Ratte durchgeführten Tests ohne weiteres auf den Menschen übertragen werden können, da nicht definitiv geklärt ist, ob die Mediatoren für das Erythem identisch sind.

Es entspricht den Erwartungen, daß bei Berücksichtigung der prostaglandinmediierten Phase des UV-B-Erythems Prostaglandinsynthesehemmer besser abschneiden als andere, im übrigen effektivere entzündungshemmende Wirkstoffe. Als Beispiel seien Befunde von Weirich et al. (1976) genannt, die eine Überlegenheit von Indometacin gegenüber Fluocinolonacetonid und Fluomethasonpivalat nachweisen konnten. Neben der Prostaglandinsynthesehemmung scheint vor allem die gefäßverengende Wirkung von Steroiden und anderen entzündungshemmenden Pharmaka beim UV-Erythemhemmtest zum Tragen zu kommen.

Auch die Beeinflussung der nichtprostaglandinmediierten Entzündungen im Gefolge von Lichteinwirkung unterscheidet sich stark von der Beeinflussung anderer Entzündungen. So wird das PUVA-Erythem durch Kortikosteroide kaum beeinflußt, auch wenn so potente Steroide wie Triamcinolonacetoind und Fluocinolonacetonid verwendet werden (Kölmel u. Schnuch 1980). Auch das UV-B-Späterythem scheint kaum durch Steroide hemmbar zu sein. So konnten Greenwald et al. (1981) durch die systemische Applikation von Prednison keine Wirkung erzielen.

Die meisten Autoren bedienten sich bei der Bewertung der Erythemintensität der semiquantitativen visuellen Bewertung, ähnlich wie diese bei der Bewertung des Blanchingtests in der Regel gehandhabt wird. Für exaktere Untersuchungen hat sich die reflexionsphotometrische Messung des Erythems bewährt (Tronnier 1960; Altmeyer 1977; Kölmel u. Schnuch 1980).

5.2.3 Andere Erythemhemmtests

5.2.3.1 Pyrexal-Erythemhemmtest

Der Pyrexal-Erythemhemmtest wurde ursprünglich von Heilmeyer u. Hiemeyer (1960) beschrieben und in der Folgezeit vielfach zur Prüfung der entzündungshemmenden Wirkung von Externa verwendet. Eine neue Übersicht dazu findet sich bei Heite (1980). Pyrexal ist ein hochgereinigtes Lipopolysaccharid aus Salmonella abortus equi. Nach intrakutaner Applikation von 0,1–0,2 ml Pyrexal entsteht nach ca. 2–4 h ein relativ scharf begrenzter, meist eliptischer Erythemherd. Abb. 5.6, die der genannten Publikation von Heite entnommen ist, zeigt, daß die maximale Erythemfläche nach 6–8 h erreicht wird. Bewertet wird die Erythemfläche, die nach der Ellipsenformel aus Längs- und Querdurchmesser errechnet wird, zwischen der 6. und 12. h. Nach Applikation entzündungshemmender Wirkstoffe kommt es zu einer Reduktion des Pyrexal-Erythems. In der Regel wird das zu prüfende Externum unter Okklusivbedingungen aufgetragen.

Histologisch handelt es sich nach Heite (1980) nicht um eine leukozytäre Entzündung. Vielmehr überwiegen weit Lymphozyten und histiozytäre Elemente. Dem entspricht die bekannte Tatsache, daß Lipopolysaccharide von gramnegativen Bakterien B-Lymphozytenaktivatoren sind (Anderson et al. 1972 u.a.). Auch der Pyrexal-Erythemhemmtest ist deshalb – ähnlich wie der UV-Erythemhemmtest – nicht repräsentativ für die Entzündung schlechthin, sondern erfaßt eine spezielle Funktion im Entzündungsvorgang.

5.2.3.2 Trichloräthylen-Erythemhemmtest

Wird 0,05 ml chemisch reines Trichloräthylen auf einem Testpflaster beim Menschen appliziert, so kommt es bei einem Teil der Probanden zu einer Erythembildung. Für Prüfzwecke werden Probanden mit einer positiven Reaktion ausgewählt. Es wird

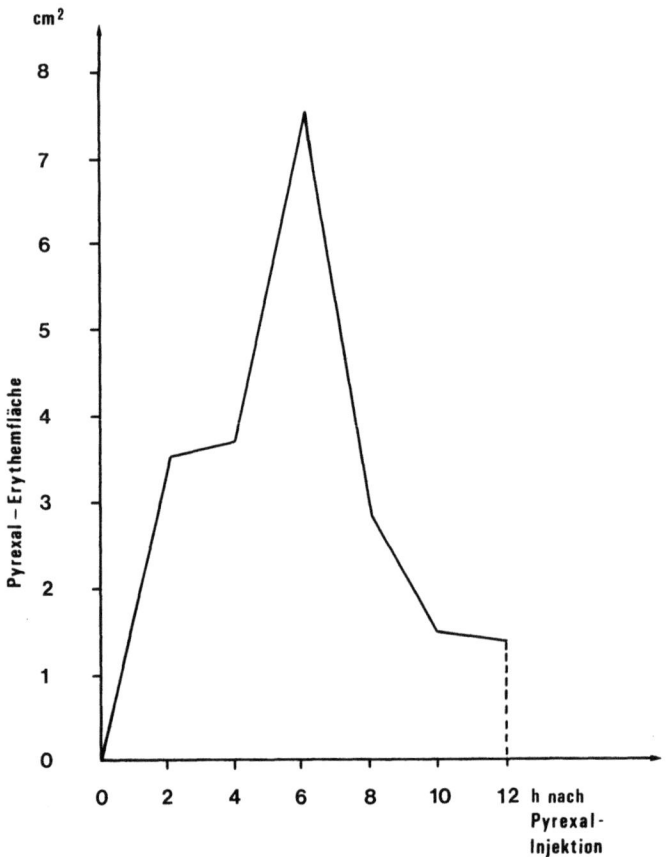

Abb. 5.6. Zeitlicher Ablauf der Pyrexal-Erythemkurve. (Nach Heite 1980)

geprüft, inwieweit ein entzündungshemmendes Externum in der Lage ist, dieses Erythem zu unterdrücken. Es ist dabei möglich, das enzündungshemmende Externum vor oder nach Trichloräthylen-Applikation aufzutragen. Die Bewertung erfolgt in der Regel semiquantitativ visuell. Eine praktikable Versuchsanordnung findet sich bei Friderich (1966, 1967). Die von diesem Autor vorgelegten Befunde zeigen, daß mit diesem Test Unterschiede in der Wirkungsintensität von entzündungshemmenden Externa erfaßt werden können. Bei Auftragung des entzündungshemmenden Externums mehrere h vor Trichloräthylen-Applikation läßt sich außerdem eine Aussage über die Wirkungsdauer des entzündungshemmenden Externums machen. Vorstellungen über den Entzündungsmechanismus und beteiligte Mediatoren beim Trichloräthylen-Erythem existieren nicht, so daß keine differenzierten Aussagen möglich sind, welche Funktionen im Rahmen des Entzündungsvorgangs beeinflußt werden.

5.2.3.3 Rubefaziens-Erythemhemmtest

Bei diesem Test wird durch Nikotinsäurederivate ein Erythem erzeugt. Verschiedene Autoren verwenden dabei unterschiedliche Substanzen, am häufigsten wird jedoch Nikotinsäurebutoxyäthylester angewendet. Ähnlich wie beim Trichloräthylen-Erythemhemmtest kann durch die Auftragung des entzündungshemmenden Externums längere Zeit vor Applikation des Nikotinsäurebutoxyäthylesters die Wirkungsdauer des entzündungshemmenden Externums ermittelt werden. Eine optimale Suppression des Nikotinsäureerythems wird erreicht, wenn das entzündungshemmende Externum etwa 2 h vor Applikation der Nikotinsäure aufgetragen wird (Holzmann u. Lachner 1969). Die Auswertung des Erythems kann visuell semiquantitativ (Friderich 1966), durch Ausmessung der Erythemfläche (Holzmann u. Lachner 1969) sowie reflexionsphotometrisch (Tronnier 1960) erfolgen. Erfaßt wird beim Rubefaziens-Erythemhemmtest im wesentlichen die gefäßverengende Wirkung entzündungshemmender Pharmaka, die nicht ohne weiteres mit dem entzündungshemmenden Effekt gleichgesetzt werden kann.

5.2.3.4 Histamin-Erythemhemmtest

Auch Histamin wurde zur Auslösung eines experimentellen Erythems verwendet. Eine brauchbare Versuchsanleitung findet sich bei Tronnier (1960). Histamin wird dabei mit Hilfe der Iontophorese 3 h nach Applikation der entzündungshemmenden Externa auf der Haut zur Anwendung gebracht. Vor und nach Histaminiontophorese wird die Hautfarbe reflexionsphotometrisch gemessen. Die Beurteilung der Erythemreaktion erstreckt sich dabei über 40 min. Bewertet wird die Reduktion des Erythems durch das Externum. Zur Auswertung dürfen nur die Fälle herangezogen werden, bei denen es nicht zu einer Quaddelbildung kommt. Bei diesem Test wird nur die Wirkung auf das histaminmediierte Erythem überprüft. Dementsprechend sind nicht ohne weiteres Rückschlüsse auf Entzündungsvorgänge schlechthin möglich.

5.2.3.5 Kontaktekzemhemmtest

Die Unterdrückbarkeit der Reaktion im Epikutantest bei bekannter Allergie ist ein vielfach bei der Prüfung der entzündungshemmenden Wirkung von Externa angewendetes Prinzip. Stellvertretend für die zahlreichen älteren Untersuchungen soll Bezug genommen werden auf die neuen Publikationen von Klaschka (1980) und Tronnier (1980). Klaschka trägt Allergen und entzündungshemmenden Wirkstoff in der gleichen Externagrundlage auf und bewertet visuell semiquantitativ die Reaktion im Epikutantest. Als gewichtiger Einwand muß angeführt werden, daß es fragwürdig erscheint, ob eine optimale Wirkstofffreigabe aus der Grundlage für Allergen und entzündungshemmenden Wirkstoff im Einzelfall erzielt werden kann. Die Durchführung entsprechender Voruntersuchungen dürfte in der Regel an dem damit verbundenen Aufwand scheitern.

Die Testanordnung von Tronnier (1980) unterscheidet sich einmal dadurch von der Anordnung Klaschkas, daß das zu prüfende Externum vor Applikation des Allergens aufgetragen wird, wodurch jedoch nicht – wie der Autor selbst betont – die gegenseitige Beeinflussung der Allergen- und Wirkstofffreisetzung aus der Grundlage völlig vermieden werden kann. Zum anderen wird bei den Untersuchungen von Tronnier nicht eine semiquantitative visuelle Bewertung der Ekzemreaktion vorgenommen, sondern diese wird durch kontaktfreie Hauttemperaturmessung, Wärmeabgabemessung und Reflexionsphotometrie quantitativ erfaßt. Der Autor versucht außerdem durch getrennte Messung des Blanchingeffektes und Subtraktion desselben die reine entzündungshemmende Wirkung zu ermitteln. Die Problematik dieses Vorgehens kommt u.a. darin zum Ausdruck, daß in einem Teil der Fälle der Blanchingeffekt sich stärker auswirkt als der gesamte entzündungsbeeinflussende Effekt.

Der Kontaktekzemhemmtest ergibt trotz aller möglicher methodischer Einwände sichere Ergebnisse, die in hohem Maß mit den klinischen Wirkungen korrelieren. Der wesentlichste Nachteil des Verfahrens besteht darin, daß es einem sensibilisierten Patienten sicher nur in Einzelfällen zugemutet werden kann, sich einem derartigen Test zu unterziehen, da durch die Allergenexposition bei einer solchen Testung eine Verstärkung der Sensibilisierung zu befürchten ist.

Tierexperimentelle Kontaktekzemhemmtests sind in Abschn. 5.2.4.2 beschrieben, da die Auswertung dabei im wesentlichen durch die quantitative Bewertung des Ödems erfolgt.

5.2.4 Tests mit vorwiegender Erfassung der antiexsudativen Wirkung

5.2.4.1 Krotonölentzündung

Zahlreiche Untersucher haben mit Krotonöl Untersuchungen durchgeführt. Tonelli et al. (1965) trugen auf das Ohr der Ratte eine 1%ige Lösung von Krotonöl auf und beurteilte das Ohrgewicht mit und ohne Anwendung von Kortikosteroiden. Erfaßt wird dabei das entzündliche Ödem. Glenn (1978) gibt an, daß eine 5%ige Lösung von Krotonöl optimal sei und daß durch die Zugabe von 0,1% Schwefelsäure die Wirkung noch verbessert werden kann. Die Erhöhung der Krotonölkonzentration auf mehr als 5% soll keine Wirkungsintensivierung bewirken. Dorfman (1970) hat das Verfahren insofern variiert, als er das Gewicht von Biopsien beurteilte. Weirich et al. (1977) verwendeten eine 75%ige Krotonöllösung am Kaninchenohr. Als Meßparameter benützten diese Autoren die Hauttemperatur, die Dicke des Ohres und das Gewicht einer standardisierten Punchbiopsie. Meist wird das zu prüfende entzündungshemmende Agens in der gleichen Lösung wie das Irritans aufgetragen. Es ist jedoch auch möglich, den entzündungshemmenden Wirkstoff vor bzw. nach der Krotonölapplikation aufzutragen. DiPasquale et al. (1970) haben durch Luftinjektion am Rattenrücken einen Hohlraum erzeugt und in diesen sofort eine 1%ige Lösung und am 4. Tag eine 3%ige Lösung von Krotonöl injiziert. Bewertet wurde die Beeinflussung des Exsudates durch den extern aufgetragenen Wirkstoff. Der Vorteil des Verfahrens ist, daß die Wahl der Grundlage für den entzündungshemmenden Wirkstoff nach der Fragestellung gestaltet werden kann. Eine kritische Darstellung der tierexperimentellen Versuchsanordnungen mit Krotonöl findet sich bei Schlagel (1975).

Eine Modifikation des Testverfahrens zur Anwendung beim Menschen findet sich bei Ortega et al. (1972). Es wird dabei Krotonöl unverdünnt in kleinsten Mengen für 3 h auf die Haut aufgebracht. Anschließend Abwaschen und Aufbringen des zu prüfenden Externums. Beurteilt wird die entstehende Dermatitis nach einer semiquantitativen visuellen Methode. Ermittelt wird die Reduktion der entzündlichen Veränderungen im Vergleich zu einer Kontrolle durch das entzündungshemmende Externum. Die Krotonöldermatitis hat sich zur Erfassung der entzündungshemmenden Wirkung von Externa bewährt. Da jedoch über den Entzündungsmechanismus nur wenig bekannt ist, läßt sich nur schwer eine Aussage darüber machen, welche Relevanz die mit diesem Modell erhobenen Befunde für die klinische Anwendung haben.

5.2.4.2 Andere tierexperimentelle Ödemmodelle

Evans et al. (1971) sowie Kepel et al. (1974) haben experimentell bei der Maus bzw. beim Meerschweinchen ein Kontaktekzem erzeugt. Das zu prüfende Agens wurde entweder mit dem auslösenden Allergen in der gleichen Lösung verabreicht (Evans et al. 1971) oder 24 h später (Kepel et al. 1974) in einer geeigneten Grundlage appliziert. Bewertet wurde die Reduktion des durch das Kontaktekzem hervorgerufenen Ödems. Die erstgenannten Autoren wogen dazu das ganze Ohr, die zuletzt genannten bewerteten das Gewicht von Punchbiopsien. Die zuletzt genannten Autoren beurteilten zusätzlich die histologischen Veränderungen. Silvestrini et al. (1969) sowie Goldlust (1976) erzeugten auf verschiedene Weise ein Arthusphänomen bei der Ratte bzw. beim Kaninchen und bewerteten die Reduktion des Ödems durch extern aufgetragene Steroide. Die Beurteilung erfolgte bei den erstgenannten Autoren visuell unter Mitbewertung der Diffusion von Evans Blau in den Ödemherd und bei den letztgenannten Autoren durch Beurteilung der Dicke einer Hautfalte.

Beliebt sind weiterhin Versuchsanordnungen, bei denen durch Injektion einer ödemprovozierenden Substanz in die Rattenpfote ein Ödem ausgelöst wird. Derartige Substanzen sind beispielsweise 6% Dextran, 1% Formalin, 4% Ovalbumin, 1% Histamin-Hydrochlorid, 0,05% Serotonin und 1% Carragheenin. Das Ödem wird meist durch die Ermittlung des palmodorsalen Durchmessers quantifiziert. Mit Carragheenin bzw. mit Serotonin-Kreatinin-Sulfat können auch an anderen Stellen im Tierversuch experimentelle Ödeme erzeugt werden (Silvestrini et al. 1969; Lambelin et al. 1970). Die Bewertung der Relevanz der Ergebnisse derartiger Tests bei der Prüfung entzündungshemmender Wirkstoffe muß kritisch vorgenommen werden. Klinisch eindeutig wirksame Antiphlogistika können in manchen Modellen sogar das Ödem verschlechtern (Suckert 1967). Neben den allergologisch provozierten Ödemen scheinen noch am ehesten das durch Carragheenin und Dextran hervorgerufene Ödem Rückschlüsse auf die klinische Wertigkeit zu erlauben. Mit besonderer Kritik müssen Tests bewertet werden, bei denen nicht nur ein Ödem, sondern sogar eine Nekrose, z.B. durch Harnstoffinjektionen mit oder ohne Serotonin-Kreatinin-Sulfat erzeugt wird (Silvestrini et al. 1969), da bei der Anwendung am Menschen durch Kontaktantiphlogistika in der Regel nichtnekrotisierende Prozesse beeinflußt werden sollen.

5.2.5 Beeinflussung der Granulombildung

Die Ausbildung eines experimentellen entzündlichen Granuloms kann an der Ratte durch Implantation von Baumwollbällchen unter die Haut erzielt werden. Nach etwa 8 Tagen wird das Baumwollbällchen nebst dem entstandenen entzündlichen Granulom entnommen. Bewertet wird das Trockengewicht des gebildeten Granulationsgewebes. Überprüft wird, ob ein entzündungshemmendes Externum die Granulombildung beeinflußt. Ergebnisse von Lambelin et al. (1970) zeigen eine gute Korrelation der Ergebnisse bei Anwendung dieses Testmodells mit klinischen Erfahrungen auf. Das Modell scheint uns – wie kaum ein anderes Modell – Rückschlüsse auf die Infiltration und Proliferation von Entzündungszellen zu erlauben.

5.2.6 Epidermishyperplasiehemmtest

Viele Kontaktantiphlogistika wirken proliferationshemmend, wenn sie in genügend hoher Konzentration in der Haut vorliegen. Nicht ohne weiteres dürfen Veränderungen der Epidermisdicke mit Veränderungen der Zellproliferation in einen Zusammenhang gebracht werden, weil auch schon bei Konzentrationen, die die Zellproliferation unbeeinflußt lassen, eine Veränderung der Epidermisdicke durch eine Verkürzung der Reifungszeit zustande kommen kann (Laurence u. Christophers 1976).

Nicht gleichgesetzt werden darf die Hemmung einer Proliferationsakanthose durch Kontaktantiphlogistika mit der einfachen Zellproliferationshemmung. Weirich et al. (1978a) konnten zeigen, daß die durch Hexadecan provozierte Proliferationsakanthose durch Salizylsäure reduziert wird, daß aber Salizylsäure allein verabreicht selbst eine Proliferationsakanthose hervorrufen kann. Weirich u. Longauer (1971) konnten weiter zeigen, daß die Epidermishyperplasiehemmung bei Fluocinolonpivalat stärker ist als bei Hydrokortison, daß sich aber die Proliferationshemmung ohne Provokation einer Proliferationsakanthose genau umgekehrt verhält. Die Proliferationshemmung in unbeeinflußter Haut entspricht sicher nicht den Verhältnissen bei der Entzündung, so daß die Proliferationsakanthosehemmung dafür das repräsentativere Modell darstellt.

Epidermishyperplasiehemmtests werden unterschiedlich durchgeführt. Viele Externagrundlagen genügen beim Meerschweinchen zur Auslösung einer Proliferationsakanthose, z.B. Vaseline. Manchmal werden jedoch Stimulatoren der Zellproliferation, wie z.B. von Weirich et al. (1978a und b) Hexadecan, zur Anwendung gebracht. Marks et al. (1973) stimulieren die Zellproliferation durch Strippen. Ein interessantes Modell haben Francis u. Marks (1977) angegeben. Die Autoren erzeugten beim Meerschweinchen durch Injektion von 2%igem Carraghenin ein entzündliches Granulom. Über diesem kommt es zu einer reaktiven Proliferationsakanthose. Diese kann zum Teil durch Kortikosteroide und nichtsteroidale Entzündungshemmer (z.B. Indometacin und Salizylsäure) verhindert werden.

Zwar hemmen auch einige Prostaglandinsynthesehemmer (z.B. Indometacin und Salizylsäure) die Proliferationsakanthose beim Epidermishyperplasiehemmtest. Da andere Prostaglandinsynthesehemmer jedoch keine derartige Wirkung haben, muß man davon ausgehen, daß die Hemmung der Proliferationsakanthose bei diesen Substanzen unabhängig von der Prostaglandinsynthesehemmung erfolgt (Sarkany et al. 1981).

5.3 Entzündungshemmende Wirkstoffe in Externa

5.3.1 Die wichtigsten Wirkstoffe

5.3.1.1 Nichtsteroidale Wirkstoffe

a) Salizylsäure. Salizylsäure (o-Hydroxybenzoesäure) wird häufig in Rezepturen in 1–5%iger Konzentration angewendet. Sie ist außerdem in zahlreichen Spezialitäten enthalten. In der Regel wird Salizylsäure nicht wegen des entzündungshemmenden Effektes, sondern wegen ihrer antimikrobiellen und vor allem wegen ihrer keratoplastischen Wirkung angewendet. Der entzündungshemmende Effekt ist ein wichtiger, meist sich günstig auswirkender Begleiteffekt. Bei der Rezeptur muß beachtet werden, daß die Wirkstofffreigabe aus verschiedenen Grundlagen bei Salizylsäure extrem unterschiedlich ist. Neben einer allgemein entzündungshemmenden Wirkung scheint Salizylsäure über eine prostaglandinsynthesehemmende Wirkung zu verfügen.

b) Acetylsalizylsäure. Acetylsalizylsäure (2-Acetyl-benzoesäure) kommt häufig systemisch zur Anwendung (z.B. Aspirin), kann jedoch ähnlich wie Salizylsäure auch topisch eingesetzt werden. Die entzündungshemmende Wirkung ist ähnlich wie bei der Salizylsäure zu bewerten.

c) Indometacin. Indometacin (1-(p-Chlorbenzoyl)-2-methyl-5-methoxyindol-3-essigsäure) wird ähnlich wie Acetylsalizylsäure vorwiegend systemisch angewendet

(z. B. Amuno). In der BRD stehen keine Spezialitäten mit Indometazin zur Lokaltherapie zur Verfügung. Indometacin gilt als besonders potenter Prostaglandinsynthesehemmer.

d) Diflumidon. Diflumidon (3-Benzoxydifluormethansulfonanilid) ist ein neuer hochpotenter Prostaglandinsynthesehemmer, der sich zur Lokaltherapie eignet. Es gibt jedoch in der BRD noch keine Spezialität, die Diflumidon enthält.

e) Bufexamac. Bufexamac (2-(p-Butoxyphenyl)-acetylhydroxamsäure) wird 5%ig in entzündungshemmenden Lokaltherapeutika (z. B. Parfenac) angewendet. Eine Indikation für eine solche Behandlung wird vor allem bei Kindern und bei Erwachsenen zur Vermeidung einer Steroidtherapie als gegeben angesehen.

f) Bendazac. Bendazac (((1-Benzyl-1 H-indazol-3yl)-oxy)-essigsäure) steht in der BRD in keiner Spezialität zur Verfügung. Der Wirkstoff wird mit gleicher Indikation wie Bufexamac angewendet.

g) Phenylbutazon. Phenylbutazon (1,2-Diphenyl-3,5-dioxo-4-n-butylpyrazolidin) wird 5%ig in Externa verwendet (z. B. Butazolidin). Eine Indikation wird vor allem bei der Lokalbehandlung von Torsionen, Phlebitiden, Arthritiden etc. gesehen.

h) Oxyphenbutazon. Oxyphenbutazon (1-Phenyl-2-(p-hydroxyphenyl)-3,5-dioxo-4n-butylpyrazolidin-Monohydrat) wird ebenfalls 5%ig in Externa angewendet (z. B. Tanderil). Die Indikation entspricht der des Phenylbutazon.

i) Antihistaminika. Beispiele sind n-Phenyl-n-benzyl-4-amino-1-methylpiperidin-(Bamipion-)Hydrochlorid (Soventol), n-Dimethyl-amino-isopropyl-thiophenyl-pyridylamin-Hydrochlorid (Andantol) und Dimetindemaleat (Fenistil). Der Wirkstoffmechanismus beruht auf einem Antagonismus gegen Histamin, Serotonin und Acetylcholin. Der entzündungshemmende Mechanismus ist nur unzureichend belegt, Antihistaminika haben sich jedoch in der Lokalbehandlung als Antipruriginosa bewährt (vgl. dazu unter Abschn. 9.4).

5.3.1.2 Steroidale Wirkstoffe

Alle Kortikosteroide leiten sich vom Hydrokortison (Kortisol) ab. Die chemische Formel von Hydrokortison und einigen anderen Kortikosteroiden finden sich in Abb. 5.7. Die Modifikationen des Hydrokortison können sich durch Änderungen am Sterankern (Doppelbindungen zwischen C1 und C2, Halogenierung mit Fluor oder Chlor in typischen Positionen (C2, C6, C9, C11, C21), Hydroxylierung (C16), Deshydroxylierung (C17, C21), α- und β-Methylierung (C6 und C16) oder auch durch Änderungen an den Seitenketten (z. B. Einführung oder Wegnahme einer ersten oder weiteren Ester- oder Acetonidseitenkette, Änderung des Substitutionsortes einer Seitenkette sowie des chemischen Typus primär oder zusätzlich eingeführter Radikale) ergeben (Weirich 1978).

Für Zusammenhänge zwischen Struktur des Steroids und Wirkungsintensität lassen sich keine allgemeinen Gesetzmäßigkeiten aufstellen. Es läßt sich jedoch sagen, daß die Erhöhung der Lipophilie meist zu einer verbesserten Wirkung bei der externen Therapie führt, was mit der verbesserten Penetration durch die Hornschicht und vielleicht auch mit einer erhöhten Affinität zu Epidermis und Corium zusammenhängen dürfte. Außerdem führt häufig eine Halogenierung zu einer verbesserten Wirkung. Man bezeichnet deshalb die nichthalogenierten Steroide als Dermatokortikosteroide der 1. Generation, einfach halogenierte Steroide als Dermatokortikosteroide der 2. Generation und zweifach halogenierte Steroide als Dermatokortikosteroide der 3. Generation. Die Wirkungsintensität kann jedoch nicht immer ohne weiteres dem Halogenisierungsgrad zugeordnet werden.

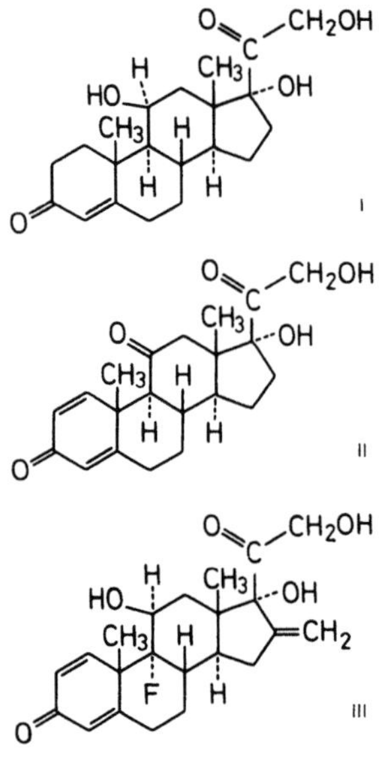

Abb. 5.7. Formeln einiger wichtiger Dermatokortikosteroide. I Hydrokortison, II Prednison, III Fluprednyliden

Am ehesten für eine Klassifizierung der Dermatokortikosteroide scheint das ursprünglich von Herz (1973) angegebene und von Weirich (1978) modifizierte Verfahren der Berechnung von Nutzeffektfaktoren geeignet. In die Berechnung dieses Faktors geht der Konzentrationsverringerungsfaktor ein. Er gibt an, um wieviel geringer die Anwendungskonzentration in Externa gehalten werden kann als bei Hydrokortison. Diese Zahl wird multipliziert mit der grob geschätzten Effektivität bei obligat kortikoidreaktiven Dermatosen (Grad 1–3). Der sich ergebende Wert wird erneut multipliziert mit der grob geschätzten Effektivität bei Psoriasis (Grad 1–3). Weirich (1978) errechnete für einige bekannte Dermatokortikosteroide folgende Nutzeffektfaktoren:

I.	Hydrokortison 1%		$1 \cdot 1 \cdot 1 = 1$
	Prednisolon 0,5%		$2 \cdot 1 \cdot 1 = 2$
II.	Dexamethason 0,1%		$10 \cdot 1 \cdot 1 = 10$
III.	Hydrokortisonbutyrat 0,1%		$10 \cdot 2 \cdot 2 = 40$
	Triamcinolonacetonid 0,1%		$10 \cdot 2 \cdot 2 = 40$
	Fluprednylidenacetat 0,1%		$10 \cdot 2 \cdot 2 = 40$
IV.	Fluorandrenol (-acetonid) 0,05%		$20 \cdot 2 \cdot 2 = 80$
	Betamethasonvalerat 0,1%		$10 \cdot 3 \cdot 3 = 90$
V.	Betamethasondipropionat 0,064%		$16 \cdot 3 \cdot 3 = 144$
VI.	Clobetasolpropionat 0,05%		$20 \cdot 3 \cdot 3 = 180$
	Flumethasonpivalat 0,02%		$50 \cdot 2 \cdot 2 = 200$
	Fluocinolonacetonid 0,025%		$40 \cdot 3 \cdot 2 = 240$

Diese Nutzeffektfaktoren sind nicht absolut repräsentativ für die Effektivität in der therapeutischen Praxis, da die Wirkstoffe in den handelsüblichen Spezialitäten in verschiedener Konzentration vorliegen. So gilt das Clobetasol-17-propionat – abweichend von den obigen Berechnungen – in der Praxis als das weitaus effektivste Dermatokortikosteroid (u.a. Lee 1981).

5.3.1.3 Wirkstoffe mit ausschließlicher Proliferationshemmung

Hauptvertreter ist der Teer, der keine gefäßverengende, keine antiexsudative und wohl auch keine mediatorenblockierende Wirkung aufweist. Dementsprechend kommt die Anwendung nur bei chronischen lymphozytären und plasmazellulären Infiltrationen und der zugehörigen Proliferationsakanthose in Frage. Da die proliferationshemmende Wirkung ganz im Vordergrund steht, wird die Teerwirkung unter Abschn. 6.3.2.3 ausführlich dargestellt.

5.3.2 Wirkungen der entzündungshemmenden Agenzien

Es finden sich in der Literatur zahllose vergleichende Tests für verschiedene Dermatokortikosteroide und auch nichtsteroidale Wirkstoffe an zahlreichen experimentellen Modellen. Dabei lassen sich vielfach für nichtsteroidale Wirkstoffe gleichartige, wenn auch meist schwächere Wirkungen nachweisen wie für Dermatokortikosteroide. In einigen Fällen, besonders beim UV-Erythemhemmtest, kann die Wirkung nichtsteroidaler Wirkstoffe jedoch den Effekt von Dermatokortikosteroiden übertreffen (Silvestrini et al. 1969; Lambelin et al. 1970; Weirich et al. 1976, 1977, 1978 a, b; Francis u. Marks 1977; Law u. Lewis 1977; Weirich u. Lutz 1977; Gaylarde et al. 1978; Trancik 1978 u.a.). Beispiele für vergleichende Untersuchungen finden sich in den Abb. 5.8–5.10, die verschiedenen Publikationen aus dem Arbeitskreis um Weirich entnommen sind. Nicht gesichert ist, ob die nichtsteroidalen, entzündungshemmenden Wirkstoffe ähnlich wie die Dermatokortikosteroide auch auf den allergologischen Auslösungsmechanismus der Entzündung beim Ekzem wirksam sind.

Die wesentlichen Wirkungen entzündungshemmender Externa auf den Entzündungsvorgang wurden bereits bei der Besprechung der verschiedenen Testverfahren diskutiert. Zusammengefaßt sei nochmals hervorgehoben, daß die Hemmung der verschiedenen Entzündungsmediatoren möglich ist, wie dies vor allem von den Korti-

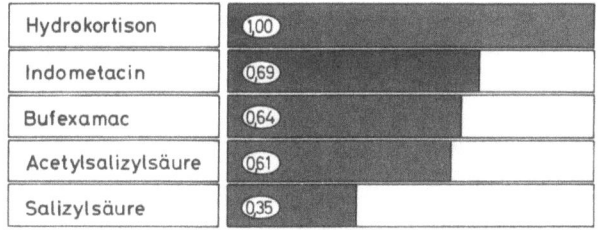

Abb. 5.8. Wirkungsindex der Reaktionsintensität beim Blanchingtest, bezogen auf Hydrokortison (= 1,0). (Nach Weirich u. Lutz 1977)

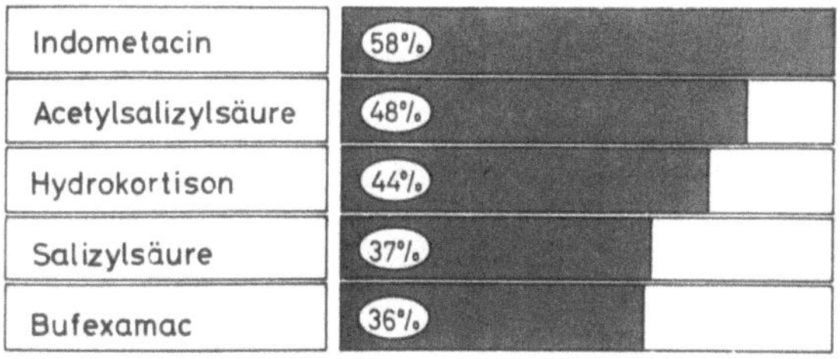

Abb. 5.9. Unterdrückung eines UV-Erythems durch verschiedene Kontaktantiphlogistika. Die Prozentangaben beziehen sich auf die maximal mögliche Suppression. (Nach Weirich et al. 1976)

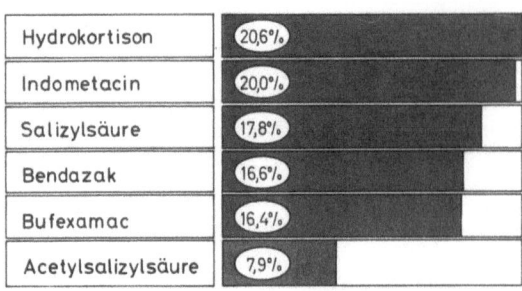

Abb. 5.10. Reduktion der Epidermisdicke durch verschiedene Kontaktantiphlogistika beim Epidermishyperplasiehemmtest. (Nach Weirich et al. 1978 b)

costeroiden (Hemmung der Synthese der Leukotriene und der Prostaglandine) und den Prostaglandinsynthesehemmern im engeren Sinn bekannt ist. Außerdem können der vasokonstriktive und der gefäßabdichtende, antiexsudative Effekt von Bedeutung sein. Die Proliferation und die Infiltration von Entzündungszellen können gehemmt werden. Außerdem ist noch ein proliferationshemmender Effekt auf die Epidermis möglich. Erwähnt werden sollte schließlich noch ein hemmender Effekt vor allem verschiedener Dermatokortikosteroide auf die Fibroblastenproliferation (Berliner et al. 1967; Ponec et al. 1977) und die Kollagensynthese (Saarni et al. 1980), da dieser eine Hemmung der Narbenbildung nach Entzündungen zur Folge hat.

Literatur

Altmeyer P (1977) Modification of experimental UV erythema by external steroids a reflex photometric study. Arch Derm Res 258:203–209
Altmeyer P, Zaun H (1974a) Ergebnisse reflexionsphotometrischer Bestimmungen der Vasokonstriktion nach topischer Steroidapplikation. 2. Einfluß des Lösungsmittels. Arch Derm Forsch 248:387–390
Altmeyer P, Zaun H (1974b) Ergebnisse reflexionsphotometrischer Bestimmungen der Vasokonstriktion nach topischer Steroidapplikation. 3. Gefäßeffekt von Mineralcorticoiden. Zeitlicher Ablauf der Vasokonstriktion. Einfluß der Steroidkonzentration. Arch Derm Forsch 250:381–388
Altmeyer P, Zaun H (1976a) Ergebnisse reflexionsphotometrischer Bestimmungen der Vasokonstriktion nach topischer Steroidapplikation. 4. Zeitlicher Ablauf der Vasokonstriktion und reaktiven Vasodilatation. Arch Derm Forsch 255:43–50
Altmeyer P, Zaun H (1976b) Ergebnisse reflexionsphotometrischer Bestimmungen der Vasokonstriktion nach topischer Steroidapplikation. 5. Vasokonstriktionsphänomene und Tachyphylaxie nach wiederholter Steroidapplikation. Arch Derm Forsch 255:51–56
Andersson J, Sjöberg O, Möller G (1972) Mitogens as probes for immunocyte activation and cellular cooperation. Transplant Rev 11:131–177
Ashton N, Cook C (1955) In vivo observation of the effects of cortisone upon the blood vessels in rabbit ear chambers. Br J exp Path 33:445–450
Barry BW, Woodford R (1975) Comparative bio-availability and activity of proprietary topical corticosteroide preparations: vasoconstrictor assays on thirty one ointments. Brit J Derm 93:563–571
Berliner DL, Gallegos AJ, Schneebeli GL (1967) Early morphological changes produced by antiinflammatory steroids on tissue culture fibroblasts. J invest Derm 48:44–49
Blazek V, Wienert V (1980) Ein neues Verfahren zur Objektivierung des Vasokonstriktionstest nach topischer Anwendung von Kortikosteroiden. Akt Derm 6:129–134
Christie GA, Moore-Robinson M (1970) Vehicle assessment-methodology and results Brit J Derm 82, Suppl 6:93–98
Cleaver LF, Game RW, Folsom KJ (1981) Skin edema due to Puva in the hairless mouse: Effect of antihistamines and indomethacin J invest Derm 76:322

Dipasquale G, Rassaert CL, McDougall E (1970) Modified granuloma pouch procedure for the evaluation of topically applied anti-inflammatory steroids. J pharm Sci 59:267–270

Dorfman RI (1970) Biological activity of topical corticoids. Brit J Derm 82, Suppl 6:45–48

Ehrich WE (1956) Die Entzündung. In: Büchner F, Letterer E, Roulet F (eds) Handbuch der allgemeinen Pathologie. Bd. VII, Teil 1, Springer, Berlin, Göttingen, Heidelberg, S 1–324

Evans DP, Hossack M, Thomson DS (1971) Inhibition of contact sensitivity in the mouse by topical application of corticosteroids. Brit J Pharmacol 43:403–408

Feather JW, Ryatt KS, Dawson JB, Cotterill JA, Barker DJ, Ellis DJ (1982) Reflectance spectrophotometric quantification of skin colour changes induced by topical corticosteroid preparations. Brit J Derm 106:437–444

Francis AJ, Marks R (1977) The effect of anti-prostaglandin agents on epidermal proliferation induced by dermal inflammation. Brit J Derm 97:395–400

Friderich H (1966) Ein Beitrag zur Wirkungsprüfung von Kortikoidexterna im vergleichenden humanpharmakologischen Test. Ärztl Forsch 20:549–552

Friderich H (1967) Über die vergleichende Bestimmung des reaktionspräventiven Effektes von Kortikoidexterna. Ärztl Forsch 21:431–438

Gaylarde PM, Brock AP, Sarkany I (1978) Observations on the interactions between non steroid anti-inflammatory agents and corticosteroids. Austr J Derm 19:39–44

Glenn EM, Bowan BJ, Rohloff NA (1978) Simple laboratory procedure for the evaluation of topically active anti-inflammatory drugs. Agents Actions 8:497–503

Gloor M, Lindemann J (1980a) Über die Wirkung von Keratolytika und Moisturizern auf die Bioverfügbarkeit von Triamcinolonacetonid in der Haut bei topischer Anwendung. Derm Mschr 166:102–106

Gloor M, Lindemann L (1980b) Über den Einfluß von Salicylsäure und feinverteiltem Schwefel auf die Bioverfügbarkeit von Kortikosteroiden in der Haut bei externer Therapie. Z Hautkr 55:1105–1115

Gloor M, Sprenger HJ, Priebe L (1979) Über die optimale meßtechnische Erfassung des gefäßverengenden Effektes der Kortikosteroide – vergleichende Untersuchungen mit der Reflexionsphotometrie und der Fluvographie. Derm Mschr 165:665–669

Goldlust MB, Palmer DM, Augustine MA (1976) Evaluation of topical anti-inflammatory steroid formulations in an arthus model of inflammation. J invest Derm 66:157–160

Greenwald JS, Parrish JA, Jaenicke KF, Anderson RR (1981) Failure of systemically administered corticosteroids to suppress UV B induced delayed erythema. J Amer Acad Derm 5:197–202

Heilmeyer L, Hiemeyer V (1960) Die Entzündung der Haut im Pyrexaltest unter dem Einfluß entzündungshemmender Steroide, sowie bei akuten und chronischen entzündlichen Erkrankungen. Dtsch med Wschr 85:102–104

Heite HJ (1980) Vergleichende Wirksamkeitsprüfung von Lokalkortikoiden an der menschlichen Haut mittels des Pyrexal-Erythem-Tests. Akt Derm 6:103–116

Herz G (1973) Kortikoidexterna in der pädiatrischen Praxis Marseille, München

Holti G (1976) Diskussionsbemerkung. Dermatologica 152, Suppl 1:99

Holzmann H, Lachner H (1969) Zur Aussagekraft humanpharmakologischer Prüfmethoden für den Wirkungsvergleich von Kortikoidexterna. Arch klin exp Derm 234:261–272

Kepel E, Rooks WH, Rodolfo MS, Ferraresi RW, Shott LD (1974) Poison ivy/oak induced delayed hypersensitivity in the guinea pig: Inhibition with fluocinonide. J invest Derm 62:595–596

Király K, Soós G (1976) Objective measurement of topically applied corticosteroids. Dermatologica 152, Supp 1:133–137

Klaschka F (1980) Wirksamkeitsprüfung von Steroidkörpern in epicutanen Anwendungsversuchen Akt Derm 6:177–184

Kölmel K, Schnuch A (1980) Wirkung verschiedener Kortikosteroide auf UV B- und PUVA-Erythem. Akt Derm 6:117–122

Kranz G, Schäfer H, Zesch A (1977) Hydrocortisone (cortisol) concentration and penetration gradient. Acta derm venereol (Stockh) 57:269–273

Lambelin G, Vassart-Thys D, Roba J (1970) Pharmacological studies of bufexamac topically applied on the skin. Arch int Pharmacodyn 187:401–414

Laurence EB, Christophers E (1976) Selective action of hydrocortisone on postmitotic epidermal cells in vivo. J invest Derm 66:222–229

Law E, Lewis AJ (1977) The effect of systemically and topically applied drugs on ultraviolet induced erythema in the rat. Brit J Pharmac 59:591–597

Lee SS (1981) Topical steroids. Int J Derm 20:632–641

Macher E (1956) Über die Wirkung des Kortison auf die kleinen Gefäße der Rattenhaut. Klin Wschr 34:391–394

Marks R, Pongsehirun D, Saylan T (1973) A method for the assay of topical corticosteroids. Brit J Derm 88:69–74

McKenzie AW, Stoughton RB (1962) Method for comparing percutaneous absorption of steroids. Arch Derm 86:608–610

Moore-Robinson M, Christie GA (1970) Vasoconstrictor activity of topical corticosteroidsmethodology and results. Brit J Derm 82, Suppl 6:86–92

Ortega E, Rodriguez C, Burdick KH, Place VA, Gonzales L (1972) The croton oil inflammation suppression assay as a measure of topical corticosteroid potency. Acta derm venereol (Stockh) 52, Suppl 67:95–97

Ponec M, de Haas L, Bachra BN, Polano MK (1977) Effect of glucocorticosteroids on primary human skin fibroblasts. 1. Inhibition of the proliferation of cultured primary human skin and mouse L 929 fibroblasts. Arch Derm Res 259:117–123

Prottey C (1978) The molecular basis of skin irritation. In: Breuer MM (ed) Cosmetic Science, Bd 1 Academic Press, London New York San Francisco, p 275–349

Rovenský J, Záhejský J (1973) Investigation of the vasoconstrictive effect of steroid preparations to external use by means of remitometric pletysmography. Cs Derm 48:362–366

Saarni H, Jalkanen M, Hopsu-Havu VK (1980) Effect of five anti-inflammatory steroids on collagen and glycosaminoglycan synthesis in vitro. Brit J Derm 103:167–173

Sarkany I, Gaylarde PM, Brock AP (1981) Comparative effectiveness of topically applied non-steroid anti-inflammatory agents on guinea pig skin. Clin exp Derm 6:373–377

Schieferstein G (1966) Beitrag zur lokalen Anwendung der Kortikosteroide. Z Haut Geschl Kr 41:354–363

Schlagel CA (1975) Corticosteroids: Animal models and topical therapeutic utility In: Maibach H (ed) Animal models in dermatology. Churchill-Livingstone, Edinburgh London New York, p 202–211

Schnyder UW (1978) Dermo-epidermale Erkrankungen. In: Doerr W, Seifert G, Uehlinger E (eds) Spezielle pathologische Anatomie. Bd. 7/1 Histopathologie der Haut. Springer, Berlin Heidelberg New York, S 265–334

Schöpf E (1980) Immunologie und Immunbiologie der Haut. In: Korting GW (ed) Dermatologie in Praxis und Klinik. Bd. 1, 5.1.–5.12, G. Thieme, Stuttgart New York

Silvestrini B, Cioli V, Burberi S (1969) Pharmacological properties of Bendazac (AF 983) with particular reference to its topical action on some experimental inflammatory processes. Arzneimittel-Forsch 19:30–36

Snyder ES (1976) Effect of topical indomethacin on UV B-induced redness and prostaglandin E levels in sunburned guinea pig skin. Prostaglandins 11:631–643

Stüttgen G (1961) Charakterisierung anaemischer Hautreaktionen auf intracutan applizierte Kortisonderivate. Klin Wschr 39:267–268

Stüttgen G (1976) Vasoconstriction in response to corticosteroids abserved in human lips. Dermatologica 152, Suppl 1:91–100

Suckert R (1967) Die lokale Wirkung von Antiphlogistica auf Rattenpfotenödeme. Arzneimittel-Forsch 17:1560–1563

Thune P (1972) Plethysmographic recordings of skin pulses. 4. Further measurements of the vasoconstriction produced by corticosteroids. Acta derm venereol 52:303–307

Tonelli G Thibault L, Riegler I (1965) A bio-assay for the concomitant assessment of the antiphlogistic and thymolytic activities of topically applied corticoids. Endocrinology 77:625–634

Trancik RJ (1978) Topical nonsteroidal antiinflammatory agents. In: Frost P, Gomez EC, Zaias N, (eds) Recent Advances in Dermatopharmacology. Spectrum Publications, New York, p 133–147

Tronnier H (1960) Über die experimentelle Prüfung von entzündungshemmenden Steroiden an der menschlichen Haut. Berufsdermatosen 8:25–46

Tronnier H (1970) Beitrag zur Penetrationskinetik topischer Steroide. Arch klin exp Derm 237:769–773

Tronnier H (1980) Experimentelle Wirksamkeitsprüfung von Kortikoiddermatika. Akt Derm 6:167–176

Weber G (1976) Diskussionsbemerkung. Dermatologica 152, Suppl 1:99

Weirich EG (1978) Zur Pharmakologie der Dermatokortikoide. Z Hautkr 53:133–140, 189–194, 209–216, 247–254

Weirich EG, Longauer J (1971) Tierexperimentelle Prüfung des epidermal-hypoplastischen Effektes von Externkortikoiden. Ärztl Forsch 25:292–298

Weirich EG, Lutz U (1973) Der Hautvasokonstriktionstest am Menschen als Prüfmethode für Externkortikoide. 1. Mitteilung: Allgemeines zur Problemstellung und Ergebnisse eigener Untersuchungen. Dermatologica 147:353–375

Weirich EG, Lutz UC (1977) Hautvasokonstriktionseffekt von Kontaktantiphlogistika. Dermatologica 155:328–334

Weirich EG, Longauer JK, Kirkwood AH (1976) Dermatopharmacology of salicylic acid 3. Topical contra-inflammatory effect of salicylic acid and other drugs in animal experiments. Dermatologica 152:87–99

Weirich EG, Longauer JK, Kirkwood AH (1977) New experimental model for the primary evaluation of topical contra-inflammatory agents. Arch Derm Res 259:141–149

Weirich EG, Longauer JK, Kirkwood AH (1978a) Effect of topical salicylic acid an animal epidermopoesis. Dermatologica 156:89–96

Weirich EG, Longauer JK, Kirkwood AH (1978b) Epidermal antihyperplastic effects of contact antiphlogistics. Dermatologica 156:1–7

Wintroub BU (1980) Inflammation and mediators. Int J Derm 19:436–442

Wolff K, Hönigsmann H (1980) Allgemeine Pathologie der Haut. In: Korting GW (Hrsg) Dermatologie in Praxis und Klinik. Bd. 1, 8.7–8.48, G Thieme, Stuttgart New York

Woodford R, Barry BW (1977) Bioavailability and activity of topical corticosteroids from a novel drug delivery system, the aerosol quick break foam. J pharm Sci 66:99–103

Zaun H, Altmeyer P (1973) Ergebnisse reflexionsphotometrischer Bestimmungen der Vasokonstriktion nach topischer Steroidapplikations-Methode, Aussagekraft, Fehlerquellen. Arch Derm Forsch 247:379–386

6 Beeinflussung der Zellproliferation in der Haut

6.1 Physiologische und pathophysiologische Grundlagen

6.1.1 Physiologie der Zellproliferation

6.1.1.1 Zellzyklus

Nach der Zellteilung tritt die Zelle in eine Ruhepause ein, die sog. G_1-Phase. Die G_1-Phase ist die längste Phase des Generationszyklus. Bei Beendigung der G_1-Phase beginnt die Zelle, DNS zu reduplizieren. Die Zeitdauer der DNS-Synthese wird als S-Phase bezeichnet. Nach Abschluß der S-Phase tritt die Zelle erneut in eine Ruhephase, die G_2-Phase, ein, die wesentlich kürzer zu sein pflegt als die G_1-Phase. Dann beginnt wieder die Mitosephase (Abb. 6.1). Nicht jede Zelle durchläuft diesen Generationszyklus. Vielmehr beginnt ein großer Teil der Zellen nach der Mitosephase eine Differenzierung, z.B. in der Epidermis zum Keratinozyten und schließlich Korneozyten. Wahrscheinlich begeben sich außerdem Zellen aus der G_1- oder der G_2-Phase heraus in einen ruhenden Pool (G_0), aus dem sie wieder zu einem späteren Zeitpunkt in den Generationszyklus eintreten können.

Eine Zusammenstellung der Ergebnisse einiger Autoren zur Dauer der S-Phase und des Generationszyklus findet sich bei Pullmann (1978) (Tabelle 6.1). Wenn man von den stark abweichenden Ergebnissen von Weinstein et al. (1973) absieht, muß man von einer S-Phasendauer von ca. 5–11 h und einer Generationszeit von ca. 140–320 h ausgehen. Soweit Angaben über die Dauer der G_2- und der M-Phase vorliegen, deuten sie darauf hin, daß die G_2-Phase in der Regel kürzer als die S-Phase, und die M-Phase wesentlich kürzer als die G_2-Phase ist (Schultze 1968). Die G_1-Phase ist bei weitem die am längsten dauernde Phase und dürfte 10 bis 50mal so lange wie die S-Phase dauern.

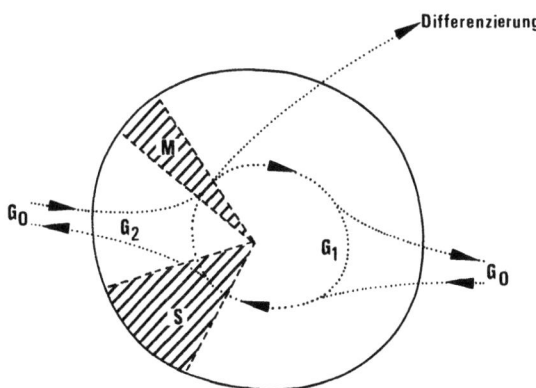

Abb. 6.1. Schematische Darstellung des Zellzyklus

Tabelle 6.1. Literaturangaben über zellkinetische Daten in der normalen Epidermis. (Aus Pullmann 1978)

³H-Index (%)	S-Phase (h)	Generationszeit (h)	Autoren
3,3	5,6	142–166	Christophers u. Schaumlöffel 1967
5,8	10,3	184	Heenen et al. 1973
2,0	6,6	312	Steigleder et al. 1973
3,5	16,0	457	Weinstein u. McCullough 1973
3,7	7,5	206	Allegra u. de Panfilis 1974
2,8	7,2	296	Pullmann 1978

6.1.1.2 Differenzierung

Die Differenzierung der Epidermiszelle führt über den Keratinozyten zum Korneozyten, der für den Aufbau der Hornschicht und damit die Schutzfunktion der Haut verantwortlich ist. Bei der Bildung von Keratin handelt es sich um einen komplizierten biochemischen Vorgang. Morphologisch faßbar ist die Bildung der Tonofibrillen, die aus Bündeln von Tonofilamenten bestehen und mit Desmosomen verknüpft sind, in der Basalschicht und die Bildung von Keratohyalin im Stratum granulosum. Morphologisch vergrößert sich die Zelle nach dem Übertritt vom Stratum basale in das Stratum spinosum beträchtlich. Während dieses Übertritts werden die desmosomalen Kontakt- und Halteapparate umgebaut. Bei Eintritt in das Stratum granulosum wird die Zelle flach und unbeweglich. Die letzte Phase der Umwandlung zum Korneozyten ist charakterisiert durch die Bildung einer dickwandigen inneren Zellmembran, durch die strukturelle Auflösung der Zellorganellen, durch die Entstehung der „keratin pattern" und durch den Wasserverlust von ca. 70 auf ca. 10%–20%. Verbunden mit diesem Prozeß ist der Zelltod. Das Stratum corneum besteht in der Regel aus ca. 17–20 Zellagen. Die Korneozyten können säulenförmig angeordnet sein (sog. Kolumnärstruktur). Beim Menschen ist diese Kolumnärstruktur allerdings nicht an allen Stellen ausgeprägt (Christophers 1980).

Auch andere Zellen zeigen eine Differenzierung. Wichtig ist in diesem Zusammenhang der Fibrozyt, der sich aus dem Fibroblasten herausdifferenziert. Er ist zur Bildung von Kollagen, Elastin und Proteinen und damit zur Faserbildung ebenso befähigt wie zur Bildung der wasserbindenden Grundsubstanz des Bindegewebes, der Glykosaminoglykane. Ähnlich wie bei der Keratinbildung handelt es sich auch hier um komplizierte biochemische Stoffwechselvorgänge (Meigel 1980). Auch andere Zellen der Haut zeigen eine Differenzierung, auf die jedoch in diesem Rahmen nicht eingegangen werden soll, da eine Beeinflussung der Proliferation und Differenzierung dieser Zellen durch proliferationsfördernde und proliferationshemmende extern angewendete Pharmaka nur ausnahmsweise angestrebt wird.

6.1.1.3 Steuerung der Proliferation und Differenzierung

Besser bekannt als die Steuerung der dermalen ist die der epidermalen Proliferation und Differenzierung. Grundsätzlich kann man davon ausgehen, daß eine Proliferationssteigerung häufig mit einer verminderten und eine Proliferationshemmung mit einer verbesserten Differenzierung einhergeht.

Die Steuerungsmechanismen sind von einer eindrucksvollen Vielfalt. Da sie ausführlich vor kurzem von Bauer (1979) geschildert wurden, soll nur das Wesentlichste kurz dargestellt werden:

a) Zyklische Nukleotide. Zahlreiche Zellen werden durch das cAMP und das cGMP gegenläufig gesteuert (sog. Yin-Yang-Theorie). An der Epidermis ist gesichert, daß cAMP die Zellproliferation hemmt und die Keratinisierung begünstigt. Die Hemmung der Zellproliferation scheint vor allem in der G_2-Phase zu erfolgen, es kann jedoch auch die Wirkung auf die G_1-Phase nicht ausgeschlossen werden. Der proliferationshemmende Effekt in der G_2-Phase ist vergleichsweise unwichtig gegenüber der Determination der Zelle zur Differenzierung, die möglicherweise bereits in der G_2-Phase erfolgt. β-adrenerge Mechanismen bewirken über eine cAMP Erhöhung eine Proliferationshemmung in der Epidermis. Eine Proliferationssteigerung durch cGMP wird vermutet.

b) Chalone. Grundsätzlich ist zu unterscheiden zwischen dem G_1- und dem G_2-Chalon. Das G_1-Chalon wird in den Keratinozyten synthetisiert und vermag den Übergang der Basalzellen von der G_1- in die S-Phase zu verhindern. Das G_2-Chalon wird in den Basalzellen synthetisiert, kann eine Hemmung des Übergangs von der G_2-Phase in die M-Phase bewirken, scheint jedoch darüber hinaus einen maßgebenden Einfluß auf die Zelldifferenzierung zu haben. Zusätzlich erscheint ein Einfluß von Chalonen auf die DNS-Synthese in der S-Phase möglich (Yamaguchi et al. 1974). Die Wirkung der Chalone steht in einem engen Zusammenhang mit der Wirkung der zyklischen Nukleotide.

c) Prostaglandine. Vor allem dem PGE_1 und dem PGE_2 wird eine Beeinflussung der zyklischen Nukleotide zugeschrieben. Physiologisch vorhandene Prostaglandinkonzentrationen können eine Stimulation des cAMP bewirken.

d) Epidermaler Wachstumsfaktor (Epidermal Growth Factor, EGF). EGF führt beim Tier zu einer Steigerung der epidermalen Zellproliferation und wird z.B. in der Submaxillardrüse synthetisiert. Auch beim Menschen wurde EGF nachgewiesen, ohne daß allerdings differenzierte Untersuchungen dazu vorliegen würden.

6.1.1.4 Abhängigkeit der Zellproliferation

Eine zirkadiane Abhängigkeit der epidermalen Zellproliferation ist seit langem bekannt. Diese Abhängigkeit kann beim Tier, z.B. bei der Maus, sehr viel ausgeprägter sein als beim Menschen (Fisher 1975). Schell (1978) hat gezeigt, daß diese zirkadiane Proliferationsrhythmik zeitlich phasenverschoben und reziprok zur Tagesperiodik des Serumkortisolspiegels abläuft. Diese Befunde werfen nicht nur ein Licht auf eine mögliche Kortisonwirkung, sondern sie machen vor allem deutlich, daß pharmakologische Untersuchungen zur Zellproliferation nur sinnvoll sind, wenn dieser zirkadiane Rhythmus berücksichtigt wird.

Darüber hinaus gibt es bedeutende andere Abhängigkeiten von endogenen und exogenen Faktoren. Vom 20. Lebensjahr an sinkt die epidermale Zellproliferation allmählich, jedoch stetig ab (Fisher 1975). Bei der Frau führt die Kastration zu einer reduzierten Zellproliferation in der Epidermis und die Östrogensubstitution zu einer Proliferationssteigerung (Punnonen 1972). Eine Abhängigkeit der epidermalen Zellproliferation vom weiblichen Zyklus läßt sich möglicherweise in einem Zusammenhang mit der Schwankung des Östrogenspiegels bringen (Fisher 1975). Besonders wichtig für die Bewertung experimenteller Untersuchungen sind Befunde über die Abhängigkeit der epidermalen Zellproliferation von Umweltfaktoren. Gelfant (1975) fand eine Abhängigkeit von der Temperatur. Bei hoher Temperatur kam es zu einer Stimulation der Zellen in der G_2-Phase. Fisher (1975) zeigte bei haarlosen Mäusen eine Abhängigkeit von der Belichtungszeit, d.h. von der Jahreszeit, auf. Experimentelle Untersuchungen sollten deshalb stets so geplant werden, daß Umwelteinflüsse möglichst gering sind.

6.1.2 Pathophysiologische Befunde zur Zellproliferation

6.1.2.1 Psoriasis vulgaris

Zellkinetische Untersuchungen bei Psoriasis vulgaris haben teilweise widersprüchliche Ergebnisse erbracht. Eine entsprechende Aufstellung derartiger Ergebnisse findet sich bei Bauer (1979). Trotzdem hat sich allmählich herausgeschält, daß bei der Psoriasis eine vermehrte Zellproliferation vorliegt. Aussagekräftige Untersuchungen von Fisher u. Wells (1968) mit der Colcemidmethode haben gezeigt, daß die Zahl der Zellen, die in 4 h in die Mitosephase eintreten, bei der Psoriasis deutlich erhöht ist. Gleichzeitig konnten diese Autoren eine Verlängerung der M-Phase aufzeigen. Diese Ergebnisse wurden in jüngster Zeit von Pullmann (1978) im wesentlichen bestätigt (Abb. 6.2).

Unterschiedlich sind die Auffassungen über die S-Phase. Weinstein u. Frost (1968) haben die Auffassung vertreten, daß die S-Phase bei der Psoriasis verkürzt ist. Im Gegensatz zu diesen Befunden fanden Born u. Kalkoff (1969) einen langsameren Einbau von ^{3}H-Thymidin in die DNS beim Psoriatiker. Bauer et al. (1981) fanden mit der Zytophotometrie eine Verlängerung der S-Phase im Psoriasisherd. Steigleder et al. (1973) errechneten mit der In-vitro-Doppelmarkierungsmethode eine Verlängerung der S-Phase um etwa das Doppelte und eine Vergrößerung des ^{3}H-Thymidin-Labelling-Index auf etwa das 4fache. Es muß also neben einer Verlängerung der S-Phase eine Vermehrung der Zahl der Zellen angenommen werden, die pro Zeiteinheit in die S-Phase eintreten. Diese Ergebnisse wurden später von Pullmann (1978) voll – auch in ihren quantitativen Relationen – bestätigt (Abb. 6.3).

Man kann diese Befunde auf verschiedene Weise interpretieren. Pullmann (1978) errechnet eine verkürzte Generationszeit der Zelle. Da er eine Verlängerung der S-

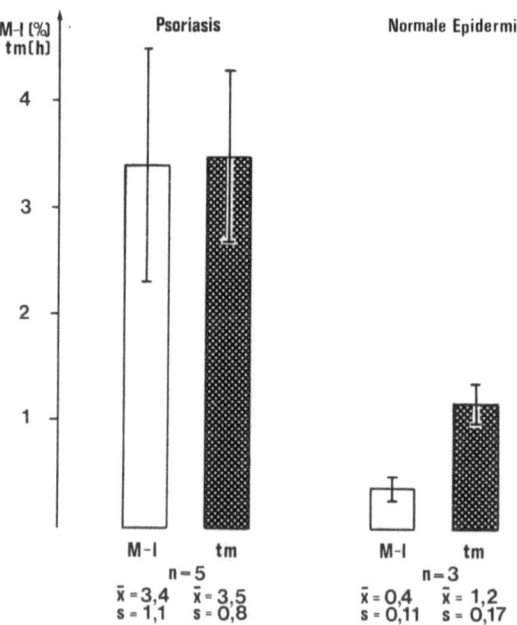

Abb. 6.2. Mitoseindex und Mitosedauer in normaler Epidermis und bei Psoriasis. *M-I* Mitoseindex, *tm* Mitosedauer. (Auszugsweise aus Pullmann 1978)

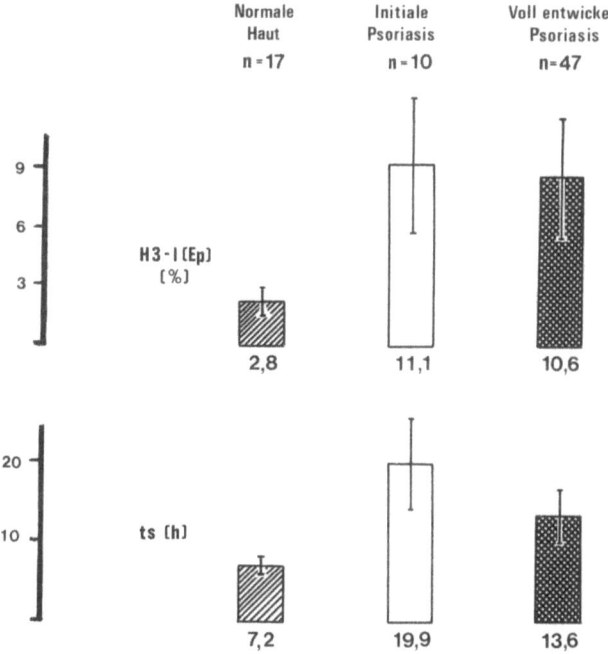

Abb. 6.3. ³H-Thymidin-Labelling-Index und S-Phasenlänge bei Psoriasis und normaler Haut. *H3-I* ³H-Thymidin-Labelling-Index, *ts* Dauer der S-Phase. (Auszugsweise aus Pullmann 1978)

und der M-Phase festgestellt hat, müßte dann eine Verkürzung der G_1- und (oder) G_2-Phase vorliegen. Ebenso gut wären die Befunde von Pullmann (1978) jedoch auch zu erklären, wenn der Zellzyklus unverändert wäre und es zu einer Stimulation von in der G_1- oder der G_2-Phase blockierten Zellen käme (sog. ruhender Zellpool = G_0). Für die letztere Annahme könnten Befunde von Bauer et al. (1981) sprechen.

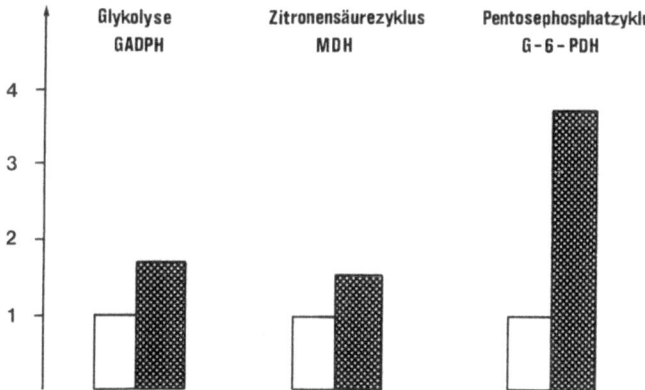

Abb. 6.4. Vergleichende Darstellung der relativen Aktivität von jeweils einem Enzym der Glykolyse (Glycerinaldehyd-3-phosphat-Dehydrogenase GADPH), des Zitronensäurezyklus (Malat-Dehydrogenase MDH) und des Pentosephosphatzyklus (Glucose-6-phosphat-Dehydrogenase G-6-PDH). □ Normale Epidermis (jeweils = 1,0), ▩ Psoriasis. (Auszugsweise aus Rassner 1969)

Rückschlüsse auf die Zellproliferation erlauben auch Enzymanalysen. Abb. 6.4, die einer Übersicht von Rassner (1969) entnommen ist, zeigt, daß die Enzyme der Glykolyse, des Zitronensäurezyklus und vor allem des Pentosephosphatzyklus vermehrt sind. Die extreme Vermehrung der Enzyme des Pentosephosphatzyklus ist pathognomisch für dieses Krankheitsbild (Raab 1975).

Wichtige Befunde existieren über die zyklischen Nukleotide bei Psoriases. Die zum Teil sehr widersprüchlichen Untersuchungsergebnisse wurden in jüngster Zeit von Bauer (1979) dargestellt. Unter Berücksichtigung neuer Befunde von Marcelo et al. (1979), Cantieri et al. (1981) sowie Adachi et al. (1980, 1981) dürfte am ehesten davon auszugehen sein, daß beim Psoriatiker das cGMP erhöht ist, während eine Veränderung des cAMP nicht hinreichend wahrscheinlich gemacht werden konnte. Einen gewichtigen Hinweis darauf, daß der gestörten Relation der zyklischen Nukleotide eine pathogenetische Rolle bei der Psoriasis zukommen könnte, stellen Befunde von Saihan et al. (1980) dar, die eine Normalisierung der erhöhten cGMP-Werte im Psoriasisherd durch eine Dithranoltherapie aufzeigten.

6.1.2.2 Pityriasis simplex capillitii

Seit vielen Jahren wird darüber diskutiert, ob die veränderte bakterielle und mykologische Flora auf der Kopfhaut des Schuppenträgers eine kausale Bedeutung für die Kopfschuppenbildung hat. Nach neuen Ergebnissen von Kligman et al. (1979) ist dies eher unwahrscheinlich. Unabhängig davon, ob die bakteriologischen und mykologischen Veränderungen eine mittelbare Bedeutung für die Kopfschuppenbildung haben, ist die unmittelbare Ursache derselben die gesteigerte Zellproliferation. Diese findet sich in erheblichem Maß im Bereich winziger entzündlicher Mikrofokusse, die nur wenige Papillenspitzen umfassen, und in geringerem Maß in den entzündungsfreien Arealen (Kligman et al. 1979). Die Parallelität zwischen Beeinflussung des klinischen Bildes, des Korneozytencount und der Zellproliferation durch Pharmaka läßt den Zusammenhang zwischen der teilweise fokalen Proliferationssteigerung in der Epidermis und dem klinischen Bild der Kopfschuppen als zweifelsfrei erscheinen (Kligman et al. 1979; Gloor u. Gallasch 1979).

6.1.2.3 Ekzeme

Befunde über die epidermale Zellproliferation bei der allergischen Testreaktion, beim Kontaktekzem und bei der Neurodermitis atopica finden sich bei Pullmann (1978) (Tabelle 6.2). Als gesichert kann in allen Fällen eine Verlängerung der S-Phase angesehen werden. Bei der allergischen Testreaktion muß zusätzlich eine Proliferationssteigerung vorliegen, da die Vergrößerung des ^{3}H-Thymidin-Labelling-Index zu groß ist, als daß sie nur durch die Verlängerung der S-Phase erklärt werden könnte.

Tabelle 6.2. Zellproliferation bei allergischer Testreaktion, Kontaktekzem und Neurodermitis atopica. (Auszugsweise aus Pullmann 1978)

	^{3}H-Index	S-Phase	Generationszeit
Testreaktion	10,5 (7,0)	8,5 (1,5)	105 (51)
Kontaktekzem	4,6 (2,4)	11,4 (2,4)	244 (110)
Neurodermitis	5,5 (2,3)	11,75 (3,7)	233 (83)
Normale Haut	2,8 (1,0)	7,2 (0,8)	298 (121)

Rückschlüsse auf die Zellproliferation beim Kontaktekzem und bei der Neurodermitis atopica sind kaum möglich, da die von Pullmann nachgewiesene Vergrößerung des ^{3}H-Thymidin-Labelling-Index auch allein durch die Verlängerung der S-Phase erklärt werden könnte. Problematisch erscheint uns die Schätzung der Generationszeit in diesen Untersuchungen. Die Befunde, aus denen Pullmann (1979) eine Verkürzung der Generationszeit ableitet, wären ebenso durch eine Stimulation von ruhenden Zellen in der G_1- und G_2-Phase (G_0-Phase) erklärbar (Schultze 1968; Gelfant 1976). Beim seborrhoischen Ekzem ist eine Verlängerung der S-Phase auch in den nichterkrankten Hautarealen nachweisbar (Gloor et al. 1982a). Zellzyklusveränderungen im Sinne einer Ekzemkonstitution erstrecken sich somit auch auf die nichterkrankte Haut.

6.1.2.4 Neoplasien

Von Interesse sind hier senile Keratosen, Spinaliome, Basaliome und Mycosis fungoides, da nur bei diesen Veränderungen eine topische Zytostatikatherapie diskutabel ist. Meist liegt eine vermehrte Zellproliferation vor, wenngleich diese keineswegs der entscheidende Faktor in der Pathogenese ist. Die zytostatische Therapie zielt auf eine Reduktion oder gar Unterbindung der Zellproliferation im Tumor ab und stellt eine symptomatische Maßnahme dar.

6.1.2.5 Keloid

In der Anfangsphase finden sich reichlich Fibroblasten und Kapillaren. Später überwiegen histologisch kollagene Fasern und vor allem eine hyaluronsäurereiche Grundsubstanz (Kint 1981). Das Keloid kann eine Indikation für eine proliferationshemmende Therapie sein, bei der versucht wird, in der Frühphase die Proliferation der Fibroblasten und in der Spätphase die Synthese von kollagenen Fasern und vor allem Glykosaminoglykanen zu unterbinden.

6.1.2.6 Steroidatrophie

Die Steroidatrophie stellt eine schwerwiegende Nebenwirkung der lokalen Kortikosteroidtherapie dar. Sie ist teilweise durch eine Verdünnung der Epidermis charakterisiert, der jedoch kaum eine große Bedeutung für das klinische Bild zugeschrieben werden kann, zumal sie sich auch allmählich nach Absetzen der Steroidtherapie zurückbildet (Altmeyer 1980). Viel wichtiger ist die dermale Atrophie. Sie ist gut verständlich, da in der Zellkultur nicht nur eine Wachstumshemmung für Fibroblasten, sondern auch eine Hemmung der Kollagen- und der Glykosaminoglykansynthese nachgewiesen wurde (Priestley 1978; Ponec 1980; Hopsu-Havu u. Saarni 1980). Die dermale Atrophie ist nicht im gleichen Maß rückbildungsfähig wie die epidermale Atrophie (Altmeyer 1980).

6.2 Untersuchungsmethoden

6.2.1 Untersuchungen an Gewebe- und Zellkulturen

Bei älteren Verfahren handelt es sich meist um Organkulturen. Ein Beispiel sind die Untersuchungen von Caron (1969). Der Autor verwendete tangentiale Hautschnitte und kultivierte sie als Ganzes. Untersucht wurde der Einfluß von Hydrokortison auf das Gewebe. Die Bewertung erstreckte sich vor allem auf histologische Beurteilungen sowie auf den Einbau von ^{3}H-Thymidin. Auch bei einem anderen von Shahrad u. Marks (1977) angegebenen Verfahren werden dünne tangentiale Hautschnitte als Ganzes kultiviert. In diesen überwiegen die epidermalen Zellen weit über die dermalen Zellen. Nach Inkubation mit den zu prüfenden Pharmaka werden die Schnitte mit ^{3}H-Thymidin, ^{3}H-Prolin und ^{3}H-Histidin inkubiert. ^{3}H-Thymidin dient als Indikator für die DNS-Synthese, ^{3}H-Prolin und ^{3}H-Histidin als Indikatoren für die Proteinsynthese. Nach Abschluß der 4stündigen Inkubation mit den genannten markierten Aminosäuren werden die Schnitte homogenisiert und die Inkorporation der Isotopen in die Zellen mit dem Szintillationszähler gemessen.

Werden Zellstämme für die Zellkultur herangezogen, so kann man auf verschiedenartige Zellen zurückgreifen. Beispiele für Zellkulturen epithelialer Zellen sind die Untersuchungen von Klem (1978), Neufarth u. Leonhardi (1980) sowie Ponec et al. (1981). Der erstgenannte Autor benützt einen klonalen Stamm epithelzellähnlicher Zellen, der von Meerschweinchenepidermis abgeleitet wurde, die letzteren Autoren einen menschlichen epithelialen Zellstamm. Weitaus häufiger werden Fibroblastenkulturen für derartige Untersuchungen herangezogen. Teilweise werden dabei tierische und teilweise menschliche Zellstämme verwendet (u.a. Ponec et al. 1977; Priestley 1978; Runikis et al. 1978; Reichert u. Reichert 1980). Ponec et al. (1977) sowie Runikis et al. (1978) weisen darauf hin, daß die erhobenen Befunde stark abhängig sind von der Art der verwendeten Fibroblasten. Nach Ponec et al. (1977) reagieren Mäusefibroblasten u.U. bereits auf eine 1000 bis 10 000fach geringere Dosis von Kortikosteroiden wie menschliche Fibroblasten. Runikis et al. (1978) weisen darauf hin, daß bei identischer Steroidkonzentration bei menschlichen Fibroblasten eine Stimulation und bei Mäusefibroblasten eine Hemmung resultieren kann. Im älteren Schrifttum wurden bei derartigen Untersuchungen auch hautfremde Zellen, so z.B. von Raab u. Patermann (1966) Hefezellen, Zellen des Ehrlich-Aszitestumors und Meerschweinchenleberzellen herangezogen.

Das wichtigste Kriterium für die Beurteilung eines pharmakologischen Einflusses ist die Beeinflussung der Zellvermehrung in der Kultur. Erweitert werden kann die Aussagekraft, indem Stoffwechsel- bzw. Syntheseleistungen der kultivierten Zellen gemessen werden. Altbewährt ist die Messung des O_2-Verbrauches und der CO_2-Produktion im Warburg-Apparat, der sich u.a. Raab u. Patermann (1966) und Pätel et al. (1980) bedient haben. Ebenso eignet sich die Kalorimetrie für Zellen aller Art; sie beruht auf der Tatsache, daß sich aus der Wärmeabgabe von Zellenkulturen 3 Phasen differenzieren lassen. Sie entsprechen der Ausbreitung und dem Wachstum der Zellen bzw. der Zellvermehrung bzw. der Zellkonfluenz (Pätel et al. 1980). Markierungen mit ^{3}H-Thymidin erlauben eine Abschätzung der DNS-Synthese und werden wegen der Einfachheit des Vorgehens und wegen der hohen Zuverlässigkeit vielfach bei pharmakologischen Untersuchungen mit Zellkulturen vorgenommen.

Bei Fibroblastenkulturen werden darüber hinaus auch spezielle Zelleistungen gemessen. Aus dem Einbau von ^{3}H-Prolin in Hydroxyprolin sind Rückschlüsse auf die Kollagensynthese möglich (Ponec et al. 1977; Hopsu-Havu u. Saarni 1980). Der ^{3}H-Prolineinbau in Kollagen kann außerdem aus einer Messung der an die Proteine gebundenen Aktivität vor und nach Kollagenaseeinwirkung ermittelt werden (Priestley 1978). Beurteilt werden kann schließlich der Einbau von ^{3}H-Glucosamin in Hyaluronsäure und sulfatierte Glykosaminoglykane (u.a. Hopsu-Havu u. Saarni 1980). Die Messung der Synthese der sulfatierten Glykosaminoglykane ist auch über eine Bestimmung der Uronsäure möglich (Priestley 1978).

6.2.2 Chemische Untersuchungen an der Haut

Pharmaka können den Glucoseabbau und den Nukleinsäurestoffwechsel beeinflussen. Der Glucoseabbau kann durch Enzymanalysen meßtechnisch erfaßt werden. Aufstellungen über in Frage kommende Enzyme finden sich bei Raab (1975) sowie Raab u. Gmeiner (1976). Mit Hilfe der Säulenchromatographie und nachfolgender Spektralphotometrie lassen sich DNS-Messungen an der menschlichen und tierischen Haut durchführen (Du Vivier et al. 1978). Rückschlüsse auf die RNS-Synthese erlaubt die Messung der Aktivität der DNS-abhängigen RNS-Polymerase (Lucacs u. Braun-Falco 1972). Neue Möglichkeiten scheint die Bestimmung von 5 verschiedenen serinspezifischen Transfer-Ribonukleinsäuren aufzuzeigen, von denen zwei für die Keratinisierung typisch sein sollen (Schwarz u. Gottschling 1980). Schließlich können pharmakologische Einflüsse auf das cGMP gemessen werden (Saihan et al. 1980).

6.2.3 Messungen der Dicke der Epidermis und der Dermis

6.2.3.1 Messungen der Epidermisdicke

Epidermisdickenmessungen werden in großem Umfang zur Bewertung der antiproliferativen Wirkung von Pharmaka verwendet. Es muß dabei in Betracht gezogen werden, daß eine Akanthose nicht immer eine Proliferationsakanthose, sondern manchmal auch eine Reifeverzögerungsakanthose darstellt, so daß Epidermisdicke und Zellproliferation in der Epidermis nicht ohne weiteres gleichgesetzt werden dürfen (Rassner 1969).

Die einfachste Meßmethode stellt die Dickenmessung der Epidermis im histologischen Schnitt dar. Die Fehlerquellen der Methode wurden eingehend von Heite u. Ritter (1962) analysiert. Die Autoren schlagen eine Fixierung der exzidierten Hautfelder in maximal gedehntem Zustand unter Vermeidung jeglicher Kompression bei der Fixierung vor und empfehlen eine histologische Schnittrichtung senkrecht zur Haarreihe im Tierversuch. Sie halten die Dickenmessung an 25 Stellen der Epidermis für ausreichend, um ein statistisch relevantes Ergebnis zu erzielen. Es ist darauf zu achten, daß die Meßstellen nicht im Bereich von Follikeln liegen. Mit geringen Modifikationen bedienen sich zahlreiche andere Autoren ähnlicher Verfahren.

Eine sehr viel weiter gehende Auswertung wurde von Böhm et al. (1974) beschrieben. Die Autoren bestimmen mit dem Kurvimeter eine konstante Oberflächenlänge in photographierten histologischen Schnitten. Dann messen sie planimetrisch die zugehörige Epidermisfläche. Weiter wird die Zellzahl in dem ausgemessenen Areal gezählt. Aus diesen Parametern lassen sich Epidermisbreite und Zellgröße errechnen. Schließlich wird zusätzlich die Papillarfläche ermittelt. Weirich (1970) benützt ein Projektionsmikroskop und zeichnet die Epithelfläche ab. Aus dem gezeichneten Bild wird planimetrisch die Epithelfläche ermittelt. Da die Vergrößerung durch das Projektionsmikroskop bekannt ist, läßt sich der Meßwert in absoluten Einheiten errechnen. Mit diesem Verfahren vergleichbar ist das Vorgehen von Winter u. Burton (1976). Nach eigenen Erfahrungen erbringen planimetrische Verfahren keine wesentlich bessere Aussage als Epidermisdickenmessungen, sind jedoch unverhältnismäßig aufwendiger. Erwähnt werden muß schließlich die Zählung der Zellagen in den verschiedenen Epidermisschichten, derer sich Schweikert u. Schnyder (1972) bedient haben.

6.2.3.2 Dickenmessung der Dermis

Als Meßmethoden für die Erfassung der Dermisdicke sind in erster Linie direkte Messungen der Hautdicke zu nennen. Ein derartiges Verfahren, das beim Menschen für die Messung von Hautfaltendicken verwendet werden kann, wurde von Kirby u. Munro (1976) angegeben. Das Verfahren, das auf der Messung mit einer Mikrometerschraube beruht, eignet sich im Tierversuch für die Messung der Ohrdicke. Eine spezielle Apparatur zur Messung der minimalen Faltendicke der Haut haben Dykes

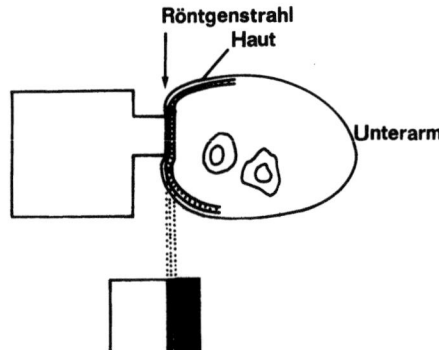

Abb. 6.5. Schematische Darstellung des Prinzips der radiographischen Messung der Hautschichtdicken. (Modifiziert nach Black 1969)

et al. (1976) angegeben (Harpenden Skinfold Caliber). Sehr bewährt hat sich die vielfach angewendete röntgenographische Dickenmessung der Kutis (Black 1969). Das Verfahren ist schematisch in Abb. 6.5 dargestellt. Es beruht darauf, daß die verschiedenen Hautschichten eine unterschiedliche Absorption von Röntgenstrahlen zeigen. Es eignet sich für Anwendung am Menschen, wenngleich wegen der unvermeidbaren Strahlenexposition die Anwendung nur in begrenztem Rahmen möglich sein dürfte. Keine derartigen Bedenken bestehen gegen die Messung der Ultraschallreflexion der Haut, die eine vergleichbare Differenzierung der verschiedenen Hautschichtendicken erlaubt wie die Röntgenabsorptionsmethode (Alexander u. Miller 1979).

Diesen nichtinvasiven Methoden stehen invasive Methoden gegenüber. Beim Tier können standardisierte Hautexzisate gravimetrisch bewertet werden (Young et al. 1977). Ebenfalls am Tier wurden Versuche zur histologischen Messung der Dicke der Dermis vorgenommen. Das Verfahren ist wegen der notwendigen streng vertikalen Schnittführung technisch nicht einfach und wird außerdem dadurch in seiner Aussagekraft beeinträchtigt, daß lösliche Anteile der Dermis bei der Herstellung des histologischen Schnitts herausgelöst werden können (Marks 1976). Eine sehr spezielle Aussage zur Veränderung der kollagenen Fasern erlaubt die elektronenmikroskopische Messung der Faserdurchmesser (Groniowska et al. 1976).

Ein visuelles Verfahren zur Bewertung der Hautatrophie mit dem Stereomikroskop und einer 5-Punkte-Bewertungskala haben Frosch u. Behrenbeck (1980) angegeben. Bewertet werden die Intensität der sichtbaren Hautverdünnung und die Transparenzerhöhung für die darunterliegenden Blutgefäße. Das zu prüfende Steroid wird auf unveränderter Haut unter Okklusivbedingungen (sog. Duhring-Kammertest) oder auf geschädigter Haut (Ammoniumhydroxidblase) unter semiokklusiven Bedingungen aufgebracht. Ebenfalls auf einer visuellen Gradbewertung beruht die Bewertung von dellenförmigen Hautatrophien nach intradermaler Steroidapplikation (Snyder u.

Greenberg 1974). Bisher praktisch kaum benützt, vom theoretischen Standpunkt aus jedoch aussichtsreich, scheinen Messungen der elastischen Eigenschaften der Haut als Meßparameter für die Steroidatrophie (Marks 1976).

Hingewiesen werden muß abschließend auf die Problematik des Tierversuchs. An Hand von Beispielen belegen Dykes u. Marks (1979), daß der Tierversuch Ergebnisse erbringen kann, die in keiner Weise für die Verhältnisse am Menschen repräsentativ sind. Sie weisen insbesondere darauf hin, daß Betamethason-17-valerat bei der Ratte als „Antikortikoid" wirksam sein kann und beispielsweise die entzündungshemmende und atrophisierende Wirkung von Triamcinolonacetonid aufheben kann.

6.2.4 Analysen der epidermalen Zellkinetik

Die meisten der im folgenden genannten Methoden sind am Menschen durchführbar. Im Tierversuch kann man sich u.a. der unbeeinflußten Meerschweinchenhaut (Gloor et al. 1978a) oder der Mäusevagina (Hartmann et al. 1981) bedienen. Tierexperimentelle Modelle für die Psoriasis hat man durch die Essentielle-Fettsäuren-Mangel-Diät und die kurzwellige UV-Bestrahlung zu schaffen versucht (Lowe et al. 1981). Die Interpretation der Tierversuche sollte zurückhaltend erfolgen.

6.2.4.1 Colcemidmethode

Colchicin und in gleicher Weise das heute häufiger verwendete Colcemid führen u.a. zu einer Blockierung der Mitosen in der Metaphase. Im histologischen Bild lassen sich die Mitosen in der Giemsafärbung leicht als Kernpyknosen nachweisen (Abb. 6.6). Die Applikation von Colchicin bzw. Colcemid erfolgt beim Tier in der Regel i.p. Beim Meerschweinchen wird von uns 1 mg/Tier, beim Goldhamster 1 mg/100 g KG gegeben. Beim Menschen kann eine 0,5% Colcemid enthaltende Zubereitung unter Okklusivbedingungen topisch angewendet werden (Fisher et al. 1978). Bewertet werden in der Regel die pyknotischen Kerne in der Basalzellschicht, bezogen auf 1000 insgesamt ausgezählte Zellen. Wenn das Zeitintervall zwischen Colcemid- bzw. Colchicinverabreichung und Tötung der Tiere nicht mehr als 5 h beträgt, ist der ermittelte Wert ein guter Parameter für die Bewertung der Zellproliferation (Bullough 1949). Die Colcemidmethode erlaubt auch eine Bestimmung der Mitosezeit. Es werden dabei in stündlichem Abstand ohne Colcemidapplikation die Mitosen gezählt. Die Summe dieser Mitosen wird in ein Verhältnis gesetzt zur Zahl der bei der Colcemidmethode in 4 h arretierten Mitosen. Das errechnete Verhältnis läßt eine Abschätzung der Mitosezeit zu (Laurence u. Christophers 1976).

6.2.4.2 Einfachmarkierung mit ^{3}H-Thymidin

Das Verfahren ist sowohl in vivo als auch in vitro anwendbar. In vivo werden die Isotopen dem Versuchstier i.p. verabreicht. Zwischen Applikation der Isotopen und Tötung der Tiere sollen möglichst nicht mehr als 60 min liegen. In-vitro-inkubierte Proben dürfen keinen größeren Durchmesser als 1 mm aufweisen, da auch bei einem Sauerstoffdruck von 2,2 Atm. die Diffusion des Isotopes nicht zuverlässig in größere Tiefen als 0,5 mm erfolgt. Beim In-vitro-Versuch genügen 10 µCi ^{3}H-Tymidin für eine Inkubation, beim In-vivo-Versuch geben wir beim Meerschweinchen 300, beim Goldhamster 100 µCi ^{3}H-Thymidin. Die spezifische Aktivität von ^{3}H-Tymidin soll relativ

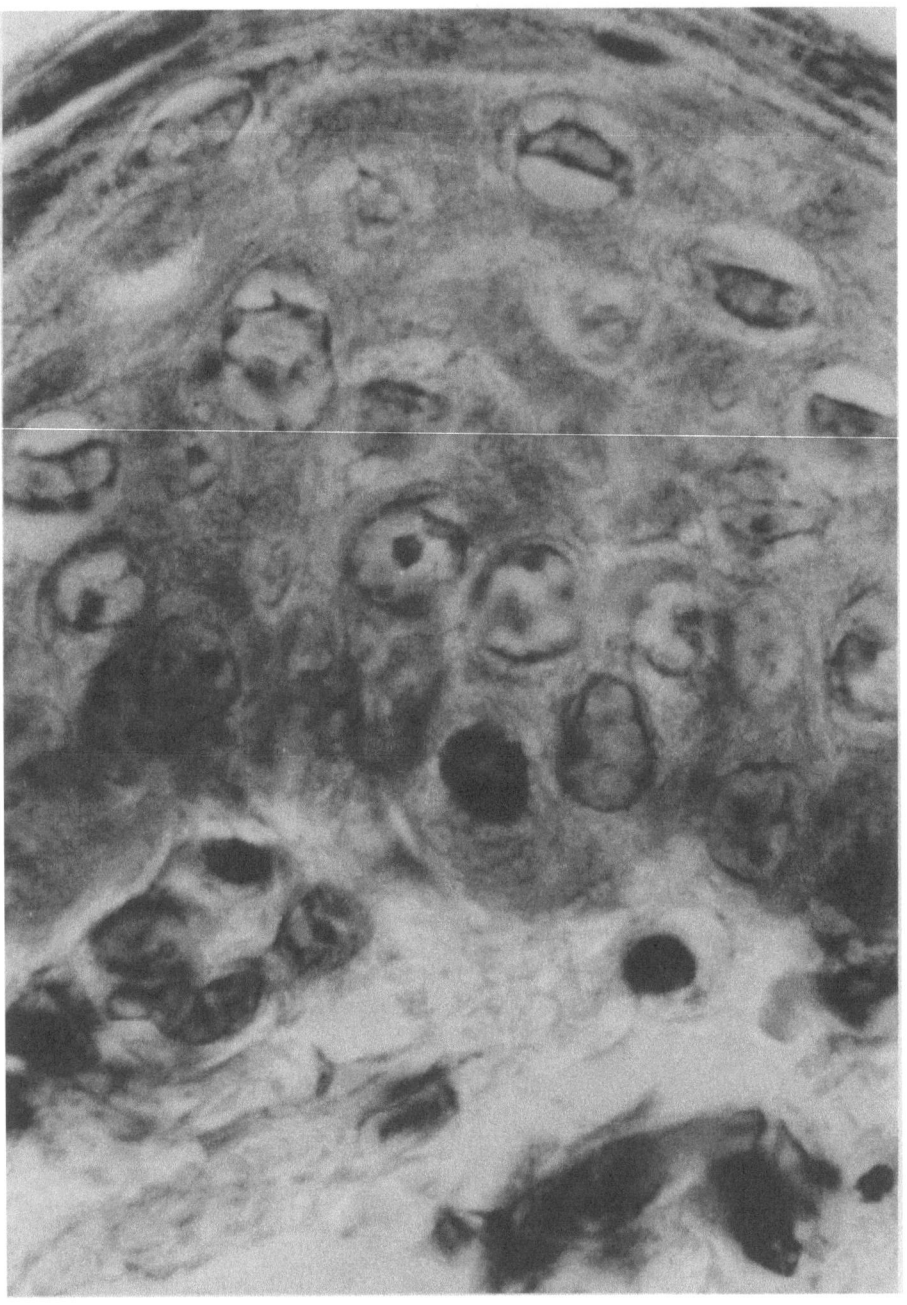

Abb. 6.6. Kernpyknose bei der Colcemidmethode

hoch sein, da Tymidin selbst in hohen Konzentrationen eine Proliferationshemmung bewirkt. Im Schnitt lassen sich die markierten Zellen durch die sog. Grains (Silberkörner) leicht von den nichtmarkierten Zellen abgrenzen. Nur selten ist der Background so groß, daß es schwer zu entscheiden ist, ob eine Zelle markiert ist. In diesen Fällen wird eine Zahl von 5–6 Grains/Zelle als Grenzwert angesehen. Der ^{3}H-Tymidin-Labelling-Index kennzeichnet die Zahl der Zellen, die sich in dem Zeitraum, in dem ³H-Thymidin in aktiver Form vorliegt, in der S-Phase befinden oder in diese eintreten. Die Beeinflußung des Mitoseindex bei der Colchicinmethode und des ³H-Thymidin-Labelling-Index erfolgt nur so lange parallel, als die S-Phasenlänge nicht durch eine Behandlung verändert wird. Aus diesem Grund erlaubt ein derartiger Vergleich auch umgekehrt Rückschlüsse auf Änderungen der S-Phasenlänge.

6.2.4.3 Doppelmarkierungsverfahren

Zweck bei allen Doppelmarkierungsmethoden ist es, die S-Phasenlänge zu messen. Eine Möglichkeit dazu ist die Doppelmarkierung mit ³H-Thymidin. Dabei wird ³H-Thymidin zunächst in niederer, dann in höherer Dosierung verabreicht. Möglich ist eine In-vivo- und eine In-vitro-Markierung. Es sind dann sehr schwach markierte Zellen zu erkennen, bei denen nur die niedere Isotopendosis eingebaut wurde. Sie entsprechen den Zellen, die bis zur zweiten Markierung aus der S-Phase ausgetreten sind. Die doppelt markierten Zellen und die durch die zweite hohe Dosis markierten Zellen sind sehr stark markiert und entsprechen den Zellen, die sich während der Applikationszeit der zweiten Isotopendosis in der S-Phase befinden. Aus dem Verhältnis der schwach markierten Zellen zu den stark markierten Zellen und dem Intervall zwischen den beiden Isotopenapplikationen läßt sich die S-Phasenlänge schätzen. Ein Schema findet sich in Abb. 6.7.

Besser bewährt hat sich die Doppelmarkierungstechnik mit ³H- und ¹⁴C-Thymidin. Wie Abb. 6.8 zeigt, weist ³H-Thymidin eine sehr viel geringere Reichweite der Strahlung auf als ¹⁴C-Thymidin. Wird eine dicke Photoemulsionsschicht verwendet, so findet sich eine Markierung mit ³H-Thymidin nur in der tiefsten Schicht, während

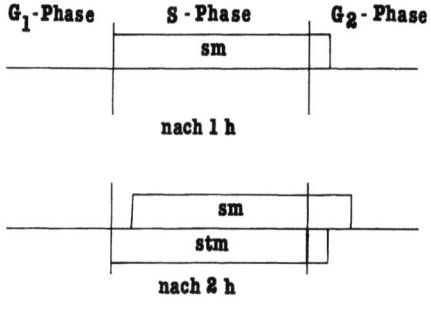

Abb. 6.7. Schematische Darstellung der Doppelmarkierungsautoradiographie mit ³H-Thymidin. *stm* Stark markiert, *sm* schwach markiert

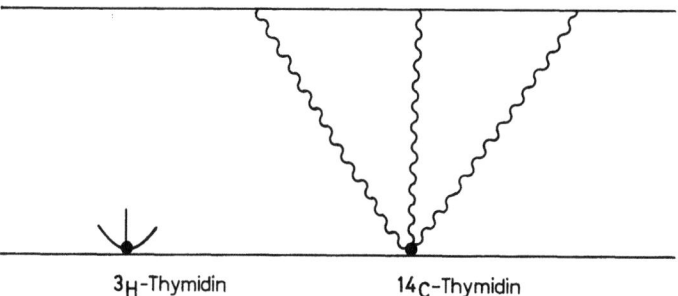

Abb. 6.8. Schema der Veränderungen in der Photoemulsionsschicht bei Doppelmarkierung mit ³H- und ¹⁴C-Thymidin

sich die ^{14}C-Markierung als Bahnspur durch die ganze Photoemulsionsschicht verfolgen läßt. In vivo kann das Verfahren beim Goldhamster, aus Kostengründen jedoch allenfalls in geringem Umfang beim Meerschweinchen durchgeführt werden. Beim Goldhamster verabreichen wir 4mal in halbstündigem Abstand 30 µCi ^{3}H-Thymidin i.p. und fügen bei den beiden letzten Injektionen je 5 µCi ^{14}C-Thymidin hinzu. In vitro inkubieren wir in der ersten Stunde mit 10 µCi ^{3}H-Thymidin, in der zweiten Stunde mit 1 µCi ^{14}C-Thymidin (evtl. auch umgekehrt). Auf eine hohe spezifische Aktivität sollte geachtet werden. Aus dem Verhältnis ^{14}C-markierte/einfach-^{3}H-markierte

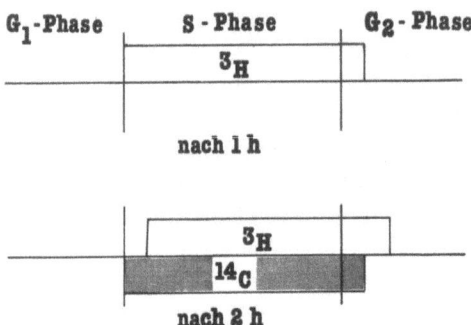

Abb. 6.9. Schematische Darstellung der Doppelmarkierungsautoradiographie mit ^{3}H- und ^{14}C-Thymidin

Kerne lassen sich bei Beachtung des Zeitintervalls zwischen den Isotopenapplikationen Rückschlüsse auf die S-Phasenlänge ziehen. Ein Schema findet sich in Abb. 6.9. Abb. 6.10 zeigt eine mit ^{3}H und ^{14}C doppelt markierte Zelle. Voraussetzung für eine derartige Berechnung ist, daß die Häufigkeitsverteilung der Kerne über den Generationszyklus konstant ist.

Die Doppelmarkierungsverfahren erlauben unter Umständen auch eine Abschätzung der Generationszeit nach folgender von Schultze (1968) angegebener Formel:

$$\frac{\text{Zahl der markierten Zellen}}{\text{Gesamtzahl der Zellen}} = \frac{\text{S-Phasendauer}}{\text{Generationszeit}}.$$

Diese Berechnung führt aber nur dann zu einem sinnvollen Ergebnis, wenn alle Zellen an der Zellproliferation teilnehmen, was keineswegs ohne weiteres vorausgesetzt werden kann.

Bezüglich der theoretischen Grundlagen und der praktischen Methoden sei auf den Handbuchartikel von Schultze (1968) und die Monographie von Pullmann (1978) verwiesen.

6.2.4.4 „Prozent-markierte-Mitosen"-Verfahren

Dabei wird den Versuchstieren eine einmalige Dosis ^{3}H-Thymidin injiziert und in der Folge in kurzen Abständen der Prozentsatz der markierten Mitosen bestimmt. Bei der graphischen Darstellung der Prozentsätze markierter Mitosen als Funktion der Zeit entsteht eine Kurve, aus der sich die Teilphasen des Zellzyklus bestimmen lassen. Der Zeitraum zwischen den Injektionen von ^{3}H-Thymidin und dem Auftreten der ersten markierten Mitosen entspricht der G_2-Phase. Der Mitosephase entspricht das zeitliche Intervall zwischen dem Auftauchen der ersten markierten Mitosen und dem Zeitpunkt, an dem alle Mitosen markiert sind. Die S-Phasendauer ist durch den

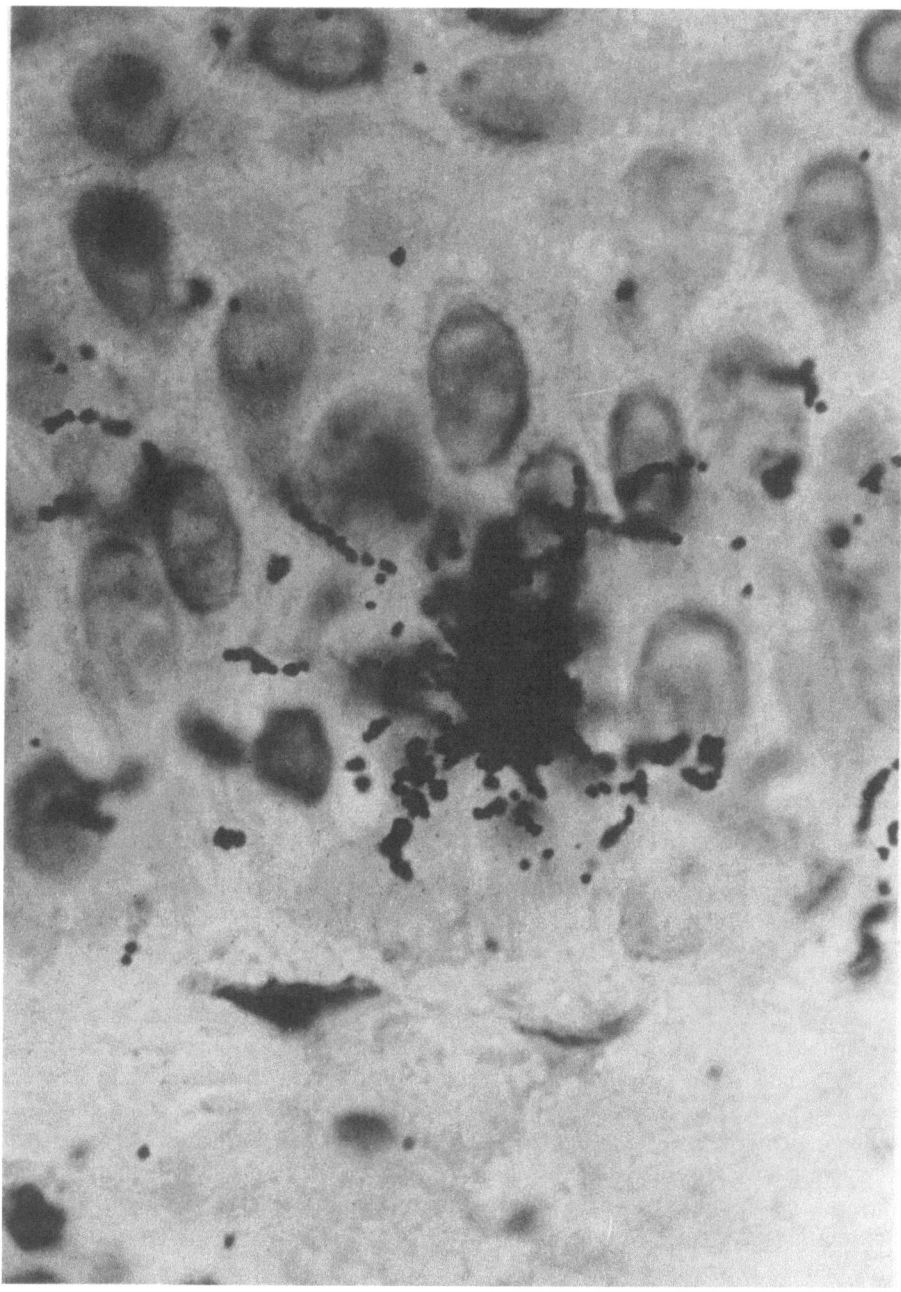

Abb. 6.10. Doppelt markierte Zelle. Es sind die Bahnspuren in den oberen Anteilen der Photoemulsionsschicht zu erkennen.

Zeitraum charakterisiert, zu dem 50% markierte Mitosen in dem auf- und absteigenden Schenkel der Kurve gefunden werden. Die Dauer des Gesamtzyklus ergibt sich schließlich aus dem Auftreten markierter Zellen in der zweiten Zellgeneration. Dieses Verfahren ist sehr aussagekräftig, leider auch sehr aufwendig.

6.2.4.5 Bestimmung des DNS-Syntheseleistungsindex

Dabei wird der sog. Silberkornindex bei der ^{3}H-Thymidin-Einfachmarkierung aus der durchschnittlichen Zahl von Silberkörnern in den markierten Zellen ermittelt. Das Produkt aus Thymidin-Labelling-Index und Silberkorn-Index ergibt den DNS-Synthese-Index. Eine neue Darstellung dieses Verfahrens findet sich bei Born (1980). Das Verfahren ist zeitaufwendig und wird heute meist durch ein modernes DNS-Bestimmungsverfahren ersetzt (Lowe et al. 1981).

6.2.4.6 Flow Cytometry

Es wird zytophotometrisch der DNS-Gehalt der Zellen gemessen. Dazu wird mit einer speziellen Methode eine Suspension von Epidermiszellen hergestellt. Nach dem DNS-Gehalt lassen sich folgende Zelltypen differenzieren:

a) Differenzierte Zellen, Zellen, die sich in der G_1-Phase befinden, und Zellen aus dem ruhenden Zellpool,
b) Zellen in der S-Phase,
c) Zellen in der G_2- und M-Phase.

Durch eine automatische Auswertung ist es möglich, den prozentualen Anteil dieser 3 Zelltypen an der Gesamtzahl der Zellen zu ermitteln. Im Prinzip führt die Methode zu ähnlichen Schlußfolgerungen wie die Doppelmarkierungsautoradiographie. Der Vorteil ist die Auswertung einer großen Zahl von Zellen, der Nachteil ist, daß die Basalzellen nicht allein erfaßt werden können, so daß die Reifungszeit der Zellen (Transitzeit) mit in das Ergebnis eingeht (Bauer et al. 1980; Frentz et al. 1980).

6.2.4.7 Bestimmung der Verweildauer der Epidermiszellen

Beurteilt werden kann die Verweildauer der Epidermiszellen in der lebenden Epidermis mit der ^{3}H-Thymidin-Autoradiographie. Das Bewertungskriterium ist, in welchem Zeitabstand nach der Isotopenapplikation markierte Zellen am oberen Rand der lebenden Epidermis auftauchen (Kligman et al. 1974).

Außerdem kann die Transitzeit der Korneozyten durch die Hornschicht gemessen werden. Man bedient sich dabei der Autoradiographie mit ^{3}H-Glycin. Aus Strahlenschutzgründen kann dieses Verfahren in der Regel nur beim Tier angewendet werden, es wird in der Literatur jedoch auch über entsprechende Untersuchungen am Menschen berichtet (Plewig u. Kligman 1970). Besonders bei Versuchen am Menschen versucht man, die verabreichte Strahlendosis möglichst gering zu halten; es soll die intrakutane Applikation von 5 µCi ^{3}H-Glycin genügen (Plewig u. Kligman 1970). Schwierigkeiten der Bewertung können sich bei artefiziellen Veränderungen an der Hornschicht ergeben.

6.2.5 Untersuchungen am Stratum corneum

6.2.5.1 Bewertung der Korneozyten

Üblicherweise bedient man sich der von Kligman et al. (1974) angegebenen Methode. In einem Glaszylinder wird auf die Kopfhaut eine Tensidlösung (0,1% Triton X-100 in 0,075 M Phosphatpuffer) aufgebracht. Mit einem Glasstab wird die Haut unter standardisierten Bedingungen in diesem Bereich gerieben. Dieses Vorgehen wird einmal wiederholt. Die gewonnenen Korneozyten werden in einem Hämozytometer ausgezählt. Zur besseren Zählbarkeit können sie mit 2% Kristallviolett angefärbt werden. Zu unterscheiden von diesem meist angewendeten Verfahren ist eine Methode, die die Desquamation unter Vermeidung einer mechanischen Alteration der Hornschicht mißt (Kammertechnik nach Marks et al. 1977). Angaben zur Standardisierung der herkömmlichen Scrubmethode und der Kammermethode finden sich bei Marks et al. (1977). Bei beiden Methoden wird der Korneozytencount nicht nur durch proliferationshemmende, sondern auch durch keratoplastische Agenzien beeinflußt.

Bei pharmakologischen Untersuchungen kann neben der Korneozytenzahl auch die Korneozytengröße von Interesse sein. Hölzle et al. (1980) haben ein Verfahren zur Größenmessung der Korneozyten beschrieben. Im Projektionsmikroskop werden die Korneozyten auf Papier projiziert und die Zellstruktur nachgezeichnet. Mit einem Planimeter kann dann die Zellgröße bestimmt werden.

6.2.5.2 Hornschichtdickenmessung

Dazu hat sich das Cantharidinblasenmodell bewährt. Es wird experimentell mit Cantharidin eine Blase erzeugt und die Zahl der Zellagen in der Hornschicht im Gefrierschnitt bewertet. Das Verfahren eignet sich für Prüfungen proliferationshemmender Pharmaka (Lavker et al. 1979; Frosch et al. 1981; Gloor et al. 1982 b). Der Meßwert wird jedoch auch durch keratoplastische Agenzien beeinflußt. Für die In-vivo-Messung der Hornschichtdicke eignet sich ein Verfahren, bei dem eine Nadelelektrode langsam durch die Hornschicht vorgeschoben wird. Bei Erreichen der wasserreichen lebenden Epidermis sinkt der elektrische Widerstand stark ab (Klaschka 1979).

6.2.5.3 Lipidanalysen

Die Hautoberflächenlipide stellen ein Gemisch von Talgdrüsenlipiden und epidermalen Lipiden dar. Eine Zunahme der Zellproliferation in der Epidermis muß zu einer Zunahme des relativen Anteils der epidermalen Lipide an dem Gesamtlipidgemisch auf Kosten der Talgdrüsenlipide führen. In gleicher Weise wird eine Auflösung der interzellulären Verbindungen zwischen den Korneozyten eine Zunahme der epidermalen Lipide auf Kosten der Talgdrüsenlipide bewirken. Da an der Kopfhaut in der Regel eine vermehrte Zellproliferation mit einem verminderten Zusammenhalt zwischen den Korneozyten einhergeht (Kligman et al. 1979), ist es gut verständlich, daß beim Schuppenträger die epidermalen Lipide vermehrt sind (Gloor u. Kohler 1977). Umgekehrt ist es gut verständlich, daß proliferationshemmende Pharmaka bei Anwendung auf der Kopfhaut zu einer Verminderung des relativen Anteils der epidermalen Lipide führen, gleichgültig, ob Schuppenträger oder Gesunde untersucht werden (Gloor u. Gallasch 1979).

Das freie Cholesterin läßt sich dünnschichtchromatographisch gut isolieren. Es kommt im wesentlichen in den epidermalen Lipiden vor, so daß eine Veränderung des Cholesterinanteils mit einer Veränderung des Anteils der epidermalen Lipide gleichgesetzt werden kann. Da das Squalen ausschließlich den Talgdrüsenlipiden zugehört, wird eine Zunahme des Cholesterin in der Regel mit einer Abnahme des Squalen einhergehen und umgekehrt. Uns hat sich die dünnschichtchromatographische Bestimmung des Anteils des freien Cholesterin an den Hautoberflächenlipiden als Maß für die proliferationshemmende Wirkung eines Pharmakons gut bewährt. Parallel durchgeführte tierexperimentelle Untersuchungen der Zellkinetik haben fast immer zu identischen Ergebnissen geführt. Ausnahmen können lediglich dann bestehen, wenn ein Bestandteil der geprüften Zubereitung keratoplastisch wirksam ist, da ein solcher keratoplastischer Effekt auch ohne Beeinflussung der Zellproliferation eine Zunahme der epidermalen Lipide bewirken kann (Gloor u. Gallasch 1979).

6.2.5.4 Klinische Untersuchungen an Schuppenpatienten

Die einfachste Bewertungsmethode ist das Grading nach Kligman et al. (1974), bei dem 10 Schweregrade der Kopfschuppenbildung unterschieden werden. Gewichtsbestimmungen von Schuppen können nach standardisiertem Ausbürsten (z.B. Finkelstein u. Laden 1968) oder nach Anwendung einer Absaugmethode (u.a. Vanderwyk u. Hechemy 1967) vorgenommen werden. Ein meßtechnisch gut erfaßbarer Parameter ist die Schuppendicke. Eine Methode zur Bestimmung derselben wurde von Eberhardt u. Trieb (1979) beschrieben. Ein ebenso zuverlässiger Parameter scheint die Schuppengröße zu sein, die mikroskopisch ermittelt werden kann (Tronnier 1975). Schuppenzahl, Schuppengröße und Schuppendicke werden durch proliferationshemmende Pharmaka in der Regel parallel beeinflußt. Außer durch proliferationshemmende Wirkstoffe können die genannten Parameter auch durch keratoplastische Wirkstoffe verändert werden.

6.3 Einfluß von Externa auf die Zellproliferation

6.3.1 Stimulierende Wirkung

6.3.1.1 Effekt von Grundlagen

Seit langem ist bekannt, daß zahlreiche Externabestandteile beim Meerschweinchen und bei der Ratte eine Proliferationsakanthose bewirken. Bujard et al. (1957) konnten zeigen, daß eine einmalige Applikation von 5% Erucasäure beim Meerschweinchen an der Flanke, nicht jedoch in gleichem Maß an der Zitze eine Akanthose mit einem Maximum nach 2 Tagen hervorruft. Nach 5 Tagen war die Akanthose bereits weitgehend abgeklungen. Wurde die akanthogene Substanz über 10 Tage verabreicht, so kam es noch zu einer stärkeren Akanthose, die ihr Maximum am 5. Tag erreichte. Eine langzeitige Behandlung mit dem Akanthogen über 80 Tage bewirkte eine bis zum 40. Tag nahezu konstant bleibende, dann allmählich abflauende Akanthose, die jedoch auch am 80. Tag noch eindeutig nachweisbar war. Steigleder u. Schultis (1956) zeigten an dem wesentlich schwächeren Akanthogen Vaseline einen wellenförmigen Verlauf der Akanthose mit einem Abklingen nach etwa 30 Tagen trotz dauernder Behandlung auf.

In großem Umfang hat sich Schaaf (1969) mit der Proliferationsakanthose beschäftigt. Bei den Untersuchungen dieses Autors wurde mit Hilfe der Colcemidmethode die Zellproliferation meist mitbewertet, so daß die eindeutige Aussage möglich ist, daß eine Proliferationsakanthose und nicht eine Reifeverzögerungsakanthose (Retentionsakanthose) vorliegt. Der Autor hat sich auch mit der Frage beschäftigt, inwieweit die entzündungserregende, irritierende Wirkung einer Substanz sich mit der akanthoseerregenden Wirkung parallel verhält. Er kam zu der Schlußfolgerung, daß keineswegs eine völlige Parallelität dieser Wirkungen besteht, daß aber meist bei einer geringen akanthogenen Wirkung auch eine geringe irritierende Wirkung vorliegt. Insofern eignet sich der Akanthosetest am Tier zu groben Screeninguntersuchungen bezüglich der irritierenden Wirkung von Externa. Weiter wird darauf hingewiesen, daß keine definitiven Rückschlüsse auf die Wirkung beim Menschen aus den tierexperimentellen Ergebnissen gezogen werden können. Außerordentlich umfangreich ist das Zahlenmaterial über die akanthogene Wirkung von Externabestandteilen.

Meyer et al. (1976) haben umfangreiches Material über die akanthogene Wirkung am Meerschweinchen, Schwein und Menschen vorgelegt. Stets war die Akanthose beim Meerschweinchen sehr viel ausgeprägter als beim Menschen. Der höchste beim Menschen ermittelte Akanthosefaktor war 1,5, der höchste beim Meerschweinchen ermittelte Faktor 3,4. Beim Schwein lagen die Werte annähernd in der gleichen Größenordnung wie beim Menschen. Fisher u. Maibach (1975 b) konnten am Beispiel von Benzalkoniumchlorid und Natriumlaurylsulfat zeigen, daß die Zahl der Mitosen auch beim Menschen durch Externa gesteigert werden kann. Die Autoren betonen, daß sich die irritierende Wirkung nicht streng parallel zur akanthoseerzeugenden Wirkung verhält. Eine Proliferationssteigerung durch Vaseline fand Pullmann (1978) beim Menschen. Bei einer deutlichen Vergrößerung des ^{3}H-Thymidin-Labelling-Index war die S-Phasendauer nahezu konstant.

6.3.1.2 Vitamin-A-Säure

1% Vitamin-A-Säure in Aceton führt beim Meerschweinchen zu einer ausgeprägten Proliferationsakanthose (Christophers u. Braun-Falco 1968). Am Menschen bewirkt eine Lokalbehandlung mit Vitamin-A-Säure eine psoriasisforme Proliferationsakanthose, die sich bei längerer Behandlung trotz weiterer Applikation der Vitamin-A-Säure teilweise zurückbildet (Plewig et al. 1971). Autoradiographisch ist beim Menschen eine erhebliche Vergrößerung des ^{3}H-Thymidin-Labelling-Index in der Epidermis und in den Talgdrüseninfundibula unter einer lokalen Vitamin-A-Säure-Behandlung nachweisbar (Plewig u. Fulton 1972). Pullmann (1978) konnte diese Befunde dahingehend ergänzen, daß die S-Phase und die Generationszeit unter dieser Behandlung verkürzt werden. Zil (1972) vermutet auf Grund von Untersuchungen an der haarlosen Maus, daß Vitamin-A-Säure ruhende Zellen in der G_2-Phase stimuliert. Nach Logan (1972) soll Vitamin-A-Säure bei der Psoriasis nicht zu einer Proliferationssteigerung, sondern zu einer Proliferationshemmung in der Epidermis führen. Arndt u. Freedberg (1974) fanden beim Psoriatiker eine Hemmung der DNS-Synthese bei einer gleichzeitigen Steigerung der RNS- und der Proteinsynthese durch Vitamin-A-Säure. Eine Proliferationshemmung durch Vitamin-A-Säure ist schließlich bei Tumoren anzunehmen (Bollag u. Ott 1971).

6.3.1.3 Östrogene

Untersuchungen über die Wirkung von Östrogenen auf die Epidermis haben zu nicht einfach zu interpretierenden Ergebnissen geführt. Dies ist teilweise dadurch bedingt, daß sich ein topischer Effekt vielfach mit einem systemischen Effekt überlagert, was infolge der guten Resorption von Östrogenen aus Externa gut verständlich ist (Wendker et al. 1976). In der Kultur konnten Sharad u. Marks (1977) zeigen, daß Östrogene die Zellproliferation hemmen, wenn Haut von Männern verwendet wurde. An der Mamille des Meerschweinchens fanden Ühlinger et al. hingegen bereits 1941 eine Proliferationsakanthose nach Östrogenanwendung. Später konnten Bujard et al. (1957) an der Meerschweinchenzitze eine langdauernde Proliferationsakanthose durch Östrogene provozieren; an der Meerschweinchenhaut war die akanthogene

Wirkung unverhältnismäßig geringer. Bullough (1952) zeigte an der Maus, daß Östrogene eine proliferationsfördernde Wirkung auf die Epidermis aufweisen, daß eine längere Behandlung jedoch über eine vermehrte Kortisonausschüttung in der Nebenniere zu einer entgegengesetzten Wirkung führen kann. Goldzieher et al. (1952) konnten an menschlicher Haut demonstrieren, daß eine Lokalbehandlung mit Östrogenen sowohl eine Hypertrophie als auch eine Atrophie bewirken kann. Punnonen (1972) beschrieb eine Stimulation der Zellproliferation in der Epidermis bei ovariektomierten Frauen durch eine Östrogentherapie. Marks u. Sharad (1976) konnten diese Befunde bei vergleichbaren Untersuchungen nicht bestätigen. Vermutlich ist sowohl eine proliferationssteigernde, als auch eine hemmende Wirkung der Östrogene auf die Epidermis möglich, je nachdem welche Körperstelle behandelt wird, wie stark die Östrogenrezeptoren der Haut gesättigt sind, welche sonstigen endokrinen Einflüsse wirksam werden und welche Östrogendosen zur Anwendung kommen.

Wichtiger als die Wirkung auf die Epidermis dürfte die Wirkung der Östrogene auf die Dermis sein. Von mehreren Arbeitsgruppen wurde tierexperimentell ein Effekt auf die Glykosaminoglykansynthese nachgewiesen. Stellvertretend sei auf Untersuchungen von Grossman et al. (1971) an der Maus hingewiesen. Sie fanden nach Östrogentherapie nahezu eine Verfünffachung der Menge an Hyaluronsäure. Es bestand dabei eine hochsignifikante positive Korrelation zwischen Wassergehalt der Dermis und Gehalt an Hyaluronsäure. Auch der Kollagenstoffwechsel bleibt nicht unbeeinflußt durch Östrogene. Untersuchungen von Katz u. Kappas (1968) sprechen für einen langsameren Kollagenabbau, der in einer verminderten Ausscheidung von Hydroxyprolin im Urin erkennbar wird. Die Untersuchungen beziehen sich auf östrogenbehandelte Männer. Hennemann (1971) kommt auf Grund von Untersuchungen am Carrageenan-Granulom des Meerschweinchens zu der Auffassung, daß lösliches Kollagen verstärkt zu unlöslichem Kollagen polymerisiert wird.

6.3.2 Proliferationshemmende Wirkstoffe

6.3.2.1 Einfluß von Externagrundlagen

Born (1969a) hat mit autoradiographischen Methoden gezeigt, daß sowohl der ^{3}H-Thymidin-Labelling-Index als auch die DNS-Syntheseleistung der Epidermiszellen unter einem wirkstofffreien Okklusivverband deutlich reduziert werden. Zu gleichen Ergebnissen kamen Baxter u. Stoughton (1970) durch Auszählen der Mitosen am histologischen Präparat in der Epidermis bei Psoriasis vulgaris. Schließlich konnten Fisher u. Maibach (1978) zeigen, daß nicht nur Okklusivverbände, sondern auch permeable Verbände an der menschlichen Epidermis eine Hemmung der Zellproliferation bewirken.

6.3.2.2 Kortikosteroide

Sowohl in der Zellkultur als auch im Tierversuch und am Menschen wurde von zahlreichen Autoren eine proliferationshemmende Wirkung der Kortikosteroide auf die Epidermis nachgewiesen (u.a. Caron 1968; Born 1969; Baxter u. Stoughton 1970; Weirich u. Longauer 1971; Du Vivier et al. 1978; Gloor u. Miltenberger 1978; Fisher et al. 1978; Altmeyer 1980; Neufarth u. Leonhardi 1980; Hölzle et al. 1980; Tammi 1981; Gloor et al. 1982b). Im Extremfall kann eine Schädigung der Barrierefunktion der Hornschicht mit Austrocknung und entzündlicher Reaktion in der Dermis resultieren (Kligman u. Frosch 1979). Wenn auch bei wiederholter Kortikoidapplikation ein Tachyphylaxiephänomen bezüglich der Hemmung der Zellproliferation beobachtet wurde (Du Vivier u. Stoughton 1976), muß doch auf Grund von Ergebnissen von Altmeyer u. Buhles (1981) angenommen werden, daß auch bei langdauernder Kortikoidbehandlung eine fortlaufende Proliferationshemmung erzielt wird. Auch der Zellzyklus wurd durch Kortikosteroide beeinflußt. So führt Hydrokortison zu einer Verlängerung der S-Phase in der Meerschweinchenhaut (Gloor et al. 1982 b).

Tammi (1981) kommt auf Grund von In-vitro-Befunden zu der Auffassung, daß Kortikosteroide die Zelldifferenzierung in der Epidermis begünstigen. Diese Feststellung steht in Übereinstimmung mit Befunden von Laurence u. Christophers (1976), die bei systemischer Applikation von Hydrokortison in einer Dosis, die Zellproliferation und Zellzyklus unbeeinflußt läßt, eine Verkürzung der Transitzeit der Epidermiszellen beobachteten. Dementsprechend war die Epidermisdicke auch bei einer derartig niedrigen Dosierung reduziert. Holt et al. (1977) fanden, daß Kortikosteroide die Zellgröße in der Epidermis vermindern können. In der Hornschicht wird die Transitzeit durch Hydrokortison erheblich herabgesetzt. Außerdem kommt es durch Kortikosteroide zu einer Verdünnung des Stratum corneum (Frosch et al. 1981; Gloor et al. 1982b).

Die zellkinetischen Untersuchungen werden ergänzt durch biochemische Befunde. Raab u. Gmeiner (1976) konnten eine verminderte Aktivität von Zellenzymen nach Steroidgabe aufzeigen. Betroffen war auch ein Schlüsselenzym des Pentosephosphatzyklus, dessen Intensivierung als charakteristisch bei der Psoriasis vulgaris gilt. Lukacs u. Braun-Falco (1972) fanden bei hohen Steroiddosen eine Aktivitätsverminderung der RNS-Polymerase, die mit der proliferationshemmenden Wirkung in einen Zusammenhang zu bringen ist. Die Aktivitätssteigerung bei niederen Dosen macht es wahrscheinlich, daß extrem niedere Steroiddosen auch eine Proliferationssteigerung bewirken können. Schwarz u. Gottschling (1980) fanden eine Vermehrung von 2 für die Keratinisierung charakteristischen serinspezifischen tRNS und schließen daraus, daß Steroide eine vermehrte Zelldifferenzierung und erst daraus resultierend eine Proliferationsminderung bewirken. Nach Iizuka et al. (1980) sowie Aoyagi et al. (1981) bewirkt Hydrokortison eine Verstärkung der adrenalinprovozierten Stimulation der cAMP-Synthese, die ihrerseits eine Verminderung der Zellproliferation und eine Begünstigung der Zelldifferenzierung bedingt.

Die angegebenen Befunde lassen es als gut verständlich erscheinen, daß alle Erkrankungen mit einer vermehrten Zellproliferation in der Epidermis, insbesondere die Psoriasis und die banalen Kopfschuppen, erfolgreich mit Kortikosteroiden behandelt werden können. Selbstverständlich bestehen zwischen den einzelnen Steroiden ähnlich wie bei der entzündungshemmenden Wirkung erhebliche Unterschiede. Diese dürfen mit der Intensität der Kortikoidbindung an das Zytosol der Keratinozyten in Zusammenhang stehen (Ponec et al. 1981). Es sei diesbezüglich auf die einschlägigen Darlegungen unter Abschn. 5.3.1.2 hingewiesen. Umstritten ist, ob sich die proliferationshemmende Wirkung in der Epidermis und die entzündungshemmende Wirkung immer parallel verhalten. Nach Weirich u. Longauer (1971) soll Flumethasonpivalat eine geringere Proliferationshemmung aufweisen als Hydrokortison, obwohl die entzündungshemmende Wirkung von Flumethasonpivalat unverhältnismäßig größer ist als von Hydrokortison.

Großes Interesse hat die proliferationshemmende Wirkung von Steroiden auf die Dermis gefunden. Durch zahlreiche Untersuchungen an Zellkulturen, an Tiermodellen und am Menschen konnte eine derartige Wirkung zweifelsfrei sichergestellt werden (u.a. Marks et al. 1973; Kirby u. Munro 1976; Groniowska et al. 1976; Verbruggen u. Salomon 1980; Ponec 1980; Frosch u. Behrenbeck 1980). Untersuchungen zur Kollagen- und Glykosaminoglykansynthese haben weiter deutlich gemacht, daß sowohl die Kollagen- als auch die Glykosaminoglykansynthese herabgesetzt werden (Priestley 1978; Hopsu-Havu u. Saarni 1980; Ponec 1980). Die Proliferationshemmung in der Dermis ist bei weitem nicht so gut reversibel wie die epidermale Proliferationshemmung (Altmeyer 1980). Diese Befunde zeigen einerseits eine Indikation für eine Steroidbehandlung beim Keloid auf und weisen andererseits auf die Nebenwirkung Steroidatrophie hin, die eher das Resultat der dermalen als der epidermalen

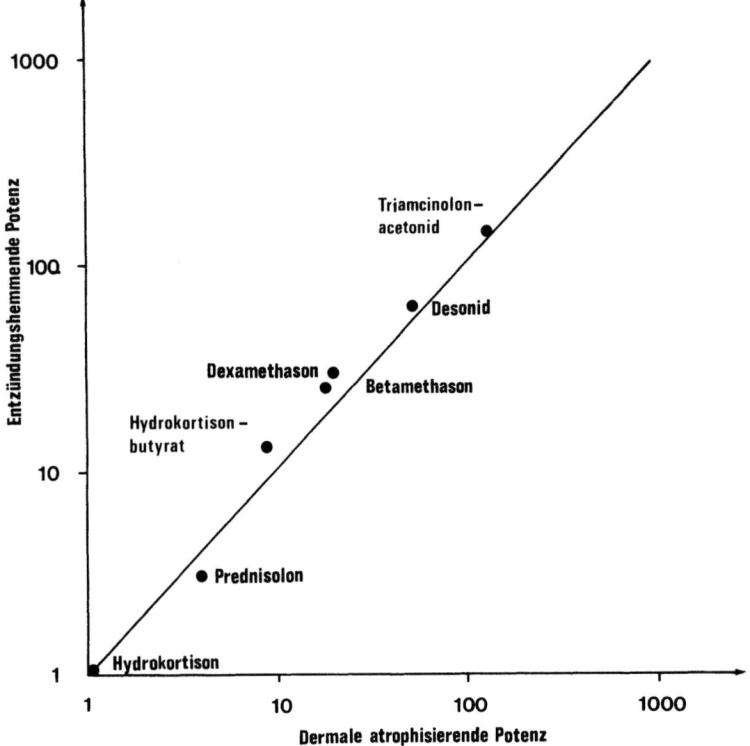

Abb. 6.11. Beziehung zwischen atrophisierender und entzündungshemmender Wirkung von Kortikosteroiden an der Ratte. (Aus Young et al. 1977)

Proliferationshemmung darstellt. Letzteres ergibt sich allein schon daraus, daß zahlreiche andere in der Epidermis proliferationshemmend wirksame Agenzien niemals eine vergleichbare Atrophie bewirken. Der Vollständigkeit halber sei darauf hingewiesen, daß sehr niedere Dosen von Steroiden auch eine proliferationssteigernde Wirkung auf die Dermis haben können (Runikis et al. 1978).

Besonderes Interesse beansprucht die Frage, ob es Steroide gibt, mit denen eine Behandlung ohne das Risiko einer Steroidatrophie durchgeführt werden kann. Diese Frage betrifft vor allem die Langzeitbehandlung, da eine Kurzzeitbehandlung auch mit hochpotenten Steroiden wohl kaum eine Steroidatrophie bewirkt. Young et al. (1977) haben tierexperimentell zeigen können, daß zwischen der entzündungshemmenden Wirkung auf die Krotonöldermatitis am Rattenohr und der atrophisierenden Wirkung auf die Rattendermis eine lineare Korrelation besteht (Abb. 6.11). Wenn auch zahlreiche Untersuchungen zu dieser Frage vorgenommen wurden, so konnte bisher von keiner Arbeitsgruppe der Beweis dafür geführt werden, daß es stark entzündungshemmende Steroide gibt mit einer fehlenden oder minimalen dermal atrophisierenden Wirkung. Festzustehen scheint indessen, daß Hydrokortison, das am schwächsten entzündungshemmend wirksame Dermatokortikosteroid, klinisch kaum zu einer Steroidatrophie führt (Dykes u. Marks 1977; James et al. 1977). Dasselbe scheint im übrigen weitgehend auch für die Provokation einer rosazeaartigen Dermatitis durch Kortikosteroide zu gelten (Cotterill 1979; Wilkinson et al. 1979). Die Verwendung von Hydrokortison zu einer Langzeitbehandlung ist sicher der bessere Weg zur Vermeidung einer Steroidatrophie als die Verdünnung handelsüblicher hochpotenter Steroidpräparationen, da in letzterem Fall – besonders bei reduzierter Barrierefunktion der Hornschicht, z.B. beim Ekzem – nicht ausgeschlossen werden kann, daß Steroidmengen mit atrophisierender Wirkung in die Dermis gelangen.

6.3.2.3 Teere

Immer wieder nachgewiesen wurde im Tierexperiment die Teerakanthose. Sie kann nicht nur durch Steinkohlenteer, sondern auch durch andere Teere, u.a. auch durch Tumenol, ausgelöst werden. In der Regel wurden diese Untersuchungen mit Meerschweinchenhaut vorgenommen (Schaaf 1957; Salfeld u. Orth 1965; Salfeld et al. 1966; Hardmeier et al. 1969; Schweikert u. Schnyder 1972; Gloor et al. 1978a). Entsprechende Befunde wurden jedoch auch an der haarlosen Maus (Elgjo u. Larsen 1973) und am Goldhamster (Foreman et al. 1979) erhoben. Hardmeier et al. (1969) haben zeigen können, daß das Maximum der Akanthose nach etwa 3 Wochen erreicht wird und daß es trotz Fortsetzung der Behandlung zu einer Rückbildung der Akanthose bis zum 42. Tag der Behandlung kommt (Abb. 6.12). Befunde von Lavker et al. (1981) zeigen, daß es auch beim Menschen in den ersten 3 Behandlungswochen zu einer Akanthose kommt. In der Folgezeit atrophisiert die Epidermis jedoch mehr und mehr.

Die Beeinflussung der Zellproliferation durch Teer wurde in der Vergangenheit unterschiedlich beurteilt. In jüngerer Zeit hat sich jedoch die Auffassung durchgesetzt, daß Teer bei geeigneter Applikationsweise die Zellproliferation in der Epidermis hemmt. Mit der Colcemidmethode konnten Elgjo u. Larsen (1973) an der haarlosen Maus sowie Gloor et al. (1978a) am Meerschweinchen eine Verminderung der Zellproliferation durch Teer nachweisen. Walter et al. (1978) fanden an der haarlosen Maus eine Verminderung des Mitoseindex und eine verminderte DNS-Synthese nach Teerbehandlung. Die von Lavker et al. (1981) nachgewiesene Epidermisatrophisierung bei längerdauernder Teerbehandlung am Menschen spricht dafür, daß Teer auch beim Menschen antiproliferativ auf die Epidermis wirkt. Dies scheint auch für die psoriatische Haut zu gelten, denn Pullmann et al. (1981) konnten auch dabei eine Proliferationshemmung durch Teer nachweisen. Unter bestimmten experimentellen Bedingungen kann es jedoch auch vorkommen, daß die Proliferationshemmung durch Teer nicht nachweisbar ist. So gelang es uns bei neuen Untersuchungen am Meerschweinchen nicht, eine deutliche antiproliferative Wirkung des Teers zu verifizieren (Gloor u. Wirth 1981). Auch Fisher u. Maibach (1973) fanden beim Menschen keinen Effekt der Teerbehandlung auf die Zellproliferation. Diese Autoren diskutierten später (1975), ob vielleicht im zirkadianen Rhythmus der Zellproliferation der falsche Zeitpunkt für die Untersuchung gewählt wurde. Möglicherweise ist die Proliferationshemmung nur zu der Zeit nachweisbar, zu der sich die Zellproliferation auf einem hohen Niveau bewegt, nicht aber zu der Zeit, zu der sie ihr Minimum erreicht. Andere Erklärungsmöglichkeiten, wie weniger wirksame Teerchargen, zu kurze Behandlungszeit und Verdeckung des proliferationshemmenden Effektes durch eine proliferationsfördernde Wirkung irritierender Grundlagen sind jedoch ebenfalls denkbar.

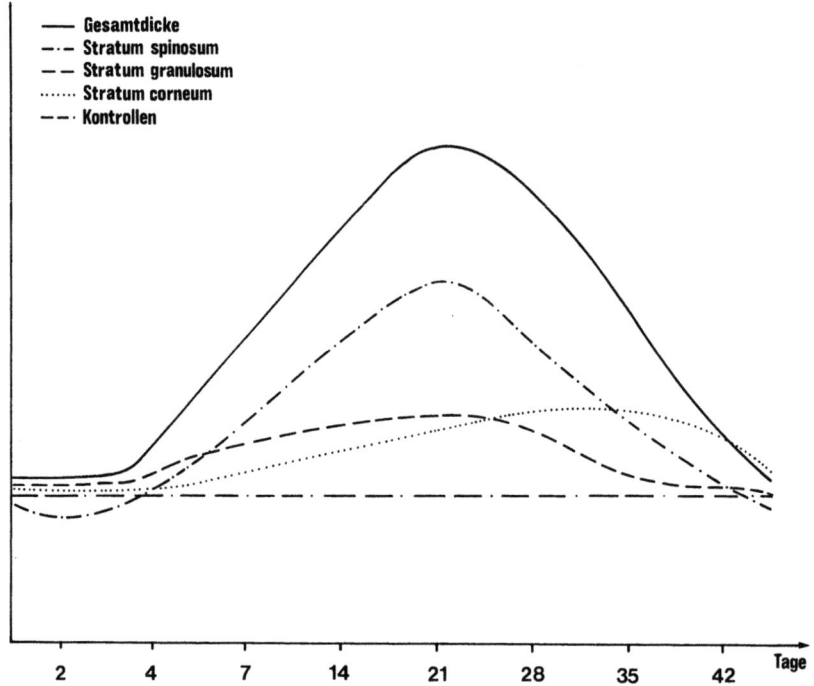

Abb. 6.12. Teerakanthose bei 42tägiger externer Teerbehandlung. (Aus Hardmeier et al. 1969)

Teer beeinflußt auch den Zellzyklus in differenter Weise. Elgjo u. Larsen (1973) konnten durch den Vergleich der Mitoserate mit und ohne Colchicinbehandlung zeigen, daß die Mitosephase durch Teer verlängert wird. Eigene Untersuchungen am Meerschweinchen mit der Doppelmarkierungsautoradiographie erbrachten den Nachweis für eine Verlängerung der S-Phase (Gloor u. Wirth 1981) (Abb. 6.13). Diese könnte die Vergrößerung des ^{3}H-Thymidin-Labelling-Index erklären, die Foreman et al. (1979) am Hamster nach Teerbehandlung fanden. Anders wird der Zellzyklus beim Psoriatiker beeinflußt. Nach Pullmann (1980) soll die S-Phase nicht noch weiter verlängert werden; es ließ sich jedoch nicht – wie bei Dithranol – eine Verkürzung nachweisen. Auch eine Verlängerung der M-Phase beim Psoriatiker ist eher unwahrscheinlich, da Fry u. McMinn (1968) eine Verminderung der Mitosen nach Teerbehandlung beim Psoriatiker fanden.

Während bezüglich der Beeinflussung der Zellproliferation und des Zellzyklus – soweit untersucht – keine Unterschiede zwischen Teer und Kortison erkennbar sind, ist dies bei anderen zellkinetischen Parametern sehr wohl der Fall. So bedingt – wie bereits erwähnt – Teer im Gegensatz zu den Kortikosteroiden eine Akanthose. Ebenfalls im Gegensatz zu den Kortikosteroiden bedingt Teer eine Verdünnung der Hornschicht. Unterschiedlich wird schließlich die Transitzeit durch die Hornschicht beein-

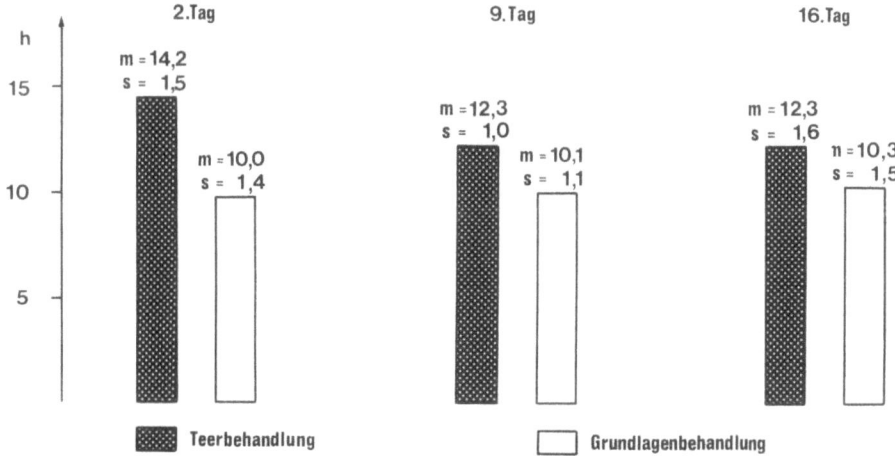

Abb. 6.13. Geschätzte S-Phasendauer in der Epidermis in Abhängigkeit von der Dauer der Behandlung mit Teer beim Meerschweinchen. (Aus Gloor u. Wirth 1981)

flußt. Während Hydrokortison diese erheblich verlangsamt, ist kein entsprechender Effekt von Teer nachweisbar (Lavker et al. 1979; Frosch et al. 1981; Gloor et al. 1982b). Besonders beweiskräftig sind dabei die zitierten eigenen Befunde, da diese am gleichen Tiermaterial unter streng vergleichbaren Bedingungen erhoben wurden. Möglicherweise sind diese Unterschiede von Bedeutung für die Kombinationstherapie mit Teer und Kortikosteroiden.

Kein Zweifel besteht darin, daß die banalen Kopfschuppen (Pityriasis simplex capillitii) durch teerhaltige Shampoos und Haarwässer günstig beeinflußt werden (Kligman et al. 1979). Es finden sich in der Literatur auch einschlägige klinische Untersuchungen (Alexander 1967). Bei eigenen Untersuchungen fanden wir eine Reduktion der epidermalen Lipide in den Kopfhaut- und Haarlipiden, was auf eine Reduktion der Zellproliferation und (oder) eine Verfestigung der interzellulären Verbindungen hindeutet (Gloor et al. 1976). Beides wäre klinisch mit einer Besserung des Krankheitsbildes verbunden.

Tabelle 6.3. Zusammenstellung der wichtigsten Teerzubereitungen und teerähnlichen Wirkstoffe, die zur Zeit für die Rezeptur zur Verfügung stehen

Bezeichnungen	Bestandteile
Steinkohlenteer DAC 1979 (Pix Lithanthracis)	Zahlreiche Verbindungen aus der Benzolreihe, Anilin-, Chinolin- und Pyridinbasen, phenolische Substanzen
Holzteer DAB 6 (Pix liquida)	Phenole, Kresole, Brenzkatechin, Benzole, Xylole, Naphthalin u.a.
Buchenteer DAB 6 (Pix Fagi)	Phenole, Kresole, Kreosot, Guajakol u.a.
Birkenteer DAB 6 (Pix betulina)	Guajakol, Kresol, Kreosot, Xylenole, Cadinen, Harze u.a.
Liquor Carbonis detergens DAB 7	Extrakt von Steinkohlenteer in alkoholischer Seifenrindentinktur
Ichthyol DAB 8 (Ammoniumbituminosulfonat)	Sulfonierte Schieferöle; reich an Thiophen und anderen schwefelhaltigen Verbindungen, verschiedenen Kohlenwasserstoffen und stickstoffhaltigen Basen

Auch die günstige Beeinflussung der Psoriasis vulgaris durch Teer ist durch jahrzehntelange klinische Erfahrungen zahlloser Ärzte gut belegt. Dies gilt besonders auch für die kombinierte Teer-UV-A-Behandlung nach Göckerman. Es ist wahrscheinlich, daß der Proliferationshemmung des Teers dabei eine wesentliche Bedeutung zukommt. Dies dürfte noch mehr für die kombinierte Teer-UV-A-Behandlung gelten, da diese Kombinationsbehandlung bei der haarlosen Maus eine stärkere Proliferationshemmung bewirkt als Teer allein (Walter et al. 1978).

Eine weitere anerkannte Indikation für eine Teerbehandlung ist das chronische Ekzem, insbesonders die Neurodermitis atopica. Wahrscheinlich ist auch dabei für den therapeutischen Erfolg zumindest teilweise die Proliferationshemmung auf die Epidermiszellen und auf die Zellen des entzündlichen Infiltrates maßgebend.

Eine Aufstellung der in der Rezeptur üblichen Teere findet sich in Tabelle 6.3.

6.3.2.4 Dithranol

Dithranol (Cignolin) ist die heute am meisten verwendete Substanz aus der chemischen Gruppe der Anthronverbindungen in der Psoriasistherapie. Neben Dithranol sind auch andere Verbindungen wirksam (Krebs u. Schaltegger 1969). Kaum mehr angewendet wird das Chrysarobin, da die im Handel befindliche Zubereitung eine Droge mit variabler Zusammensetzung darstellt. Die Formel von Dithranol ist der Abb. 6.14 zu entnehmen.

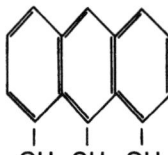

Abb. 6.14. Formel von Dithranol

Eine proliferationshemmende Wirkung von Dithranol wurde an Fibroblastenkulturen (Reichert u. Reichert 1980) und an epidermalen Zellkulturen (Klem 1978) demonstriert. Swanbeck u. Lidén (1966) wiesen eine Reduktion des ^{3}H-Thymidin-Labelling-Index in der Epidermis des Meerschweinchens nach Dithranolbehandlung nach. Lowe u. Breeding (1981) beschreiben eine Reduktion der epidermalen DNS-Synthese bei der haarlosen Maus. Walter et al. (1978) fanden eine Verminderung des Mitoseindex und der DNS-Synthese beim gleichen Versuchstier. Fisher u. Maibach (1975a) konnten an der haarlosen Maus zeigen, daß vor allem die zirkadianen Maxima der Zellproliferation durch eine Cignolinbehandlung reduziert werden, daß aber zu den Tageszeiten, zu denen die physiologische Zellproliferation minimal ist, keine weitere Reduktion der Zellproliferation nachweisbar ist (Abb. 6.15). Die Autoren erklären dadurch auch eigene frühere Befunde am Menschen, bei denen sie keine Reduktion der Mitosen mit der Colcemidmethode nachweisen konnten (Fisher u. Maibach 1973). Vielleicht können so auch Befunde von Born (1969b) geklärt werden, die bei Psoriatikern keine Reduktion des ^{3}H-Thymidin-Labelling-Index ergaben. Eine Reduktion der Mitosen bzw. des ^{3}H-Thymidin-Labelling-Index in Psoriasisherden wird durch Untersuchungen von Baxter u. Stoughton (1970), Steigleder et al. (1973) sowie Lidén u. Michaelsson (1974) belegt.

Interessant sind Untersuchungen zur Beeinflussung des Zellzyklus durch Dithranol. Fisher u. Maibach (1975) fanden bei der haarlosen Maus mit dem „Prozentmarkierte-Mitosen"-Verfahren eine starke Verlängerung der S- und der G_2-Phase (Abb. 6.16). Völlig andere Verhältnisse scheinen indessen bei der Psoriasis zu bestehen, da Steigleder et al. (1973) bei In-vitro-Autoradiographien eine Verkürzung der beim Psoriatiker verlängerten S-Phase fanden. Während die S-Phase somit im Tierexperiment durch Dithranol und Teer identisch beeinflußt wird, scheint die Wirkung

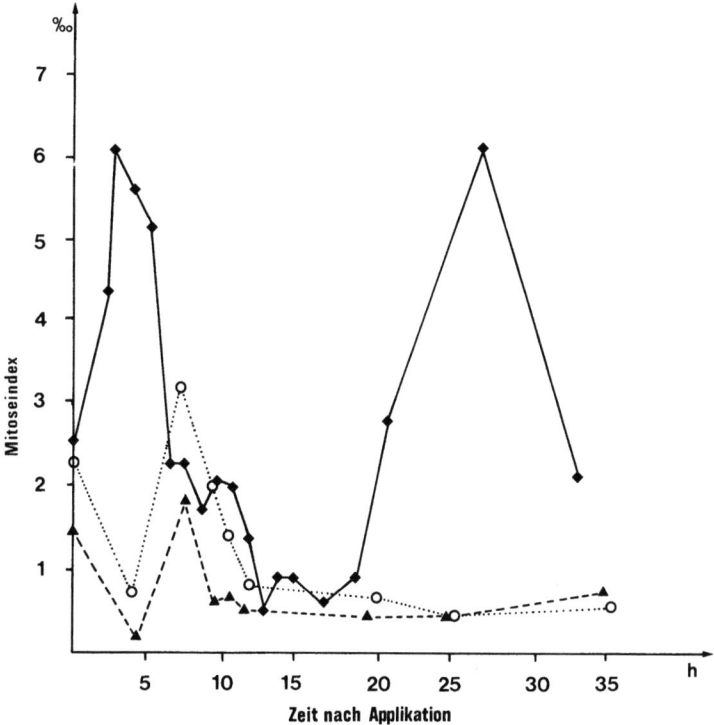

Abb. 6.15. Mitoseindex mit und ohne Dithranolbehandlung bei der haarlosen Maus. Die zirkadianen Peaks werden durch die Therapie aufgehoben. ——— Ohne Behandlung, ... Behandlung mit gereinigtem Dithranol, ---- Behandlung mit handelsüblichem Dithranol. (Auszugsweise aus Fisher u. Maibach 1975a)

beim Psoriatiker nicht völlig identisch zu sein (vgl. unter Abschn. 6.3.2.3). Auf der anderen Seite scheint ähnlich wie beim Teer im Tierversuch die Reifungszeit der Epidermiszellen verlängert zu werden, denn es kommt trotz der fehlenden Proliferationssteigerung zu einer Akanthose (Schaaf 1969). Letzteres spricht – ähnlich wie bei Teer – dagegen, daß die Wirkung von Dithranol und Kortison völlig identisch ist.

Rassner (1972) und Raab (1975) beschreiben eine Hemmung zahlreicher Enzyme der Glykolyse durch Dithranol. Besonders ausgeprägt ist diese Hemmung bei Enzymen des Pentosephosphatzyklus, der bei der Psoriasis stark intensiviert ist. Raab hält diesen Effekt für die primäre Wirkung von Dithranol, wenngleich eine sekundäre Beeinflussung der Zellproliferation dadurch nicht auszuschließen ist. Swanbeck u. Thyresson (1965) diskutieren, ob eine Interaktion von Dithranol mit DNS zu einer Proliferationshemmung führt. Besonders interessant sind neue Ergebnisse von Saihan

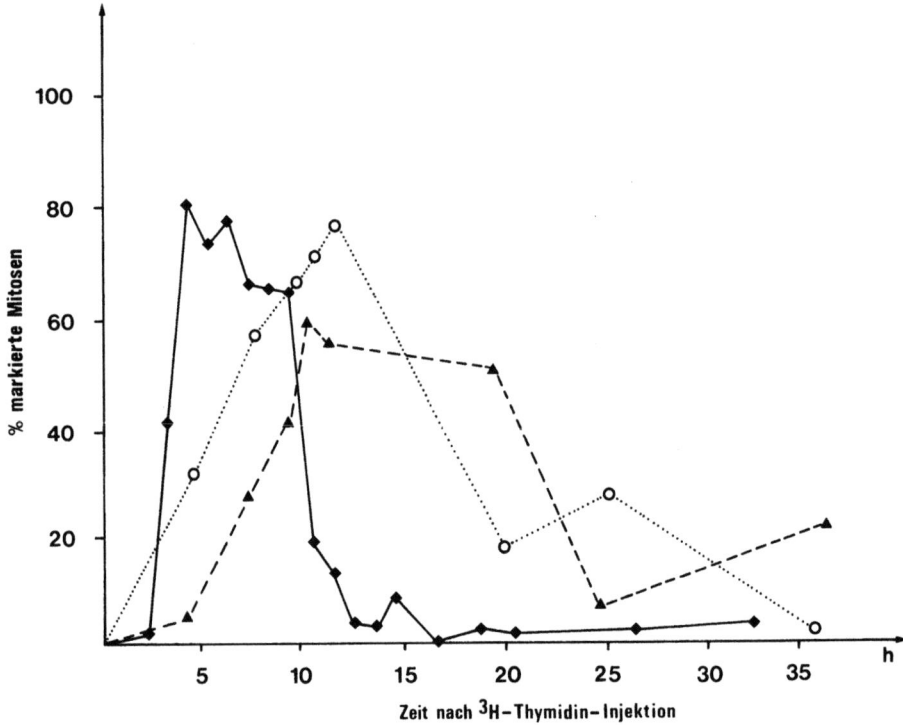

Abb. 6.16. Analyse des Zellzyklus durch das Prozent-markierte-Mitosen-Verfahren mit und ohne Dithranoltherapie bei der haarlosen Maus. Dithranol verlängert die G_2-, die M- und die S-Phase. —— Ohne Behandlung, ... Behandlung mit gereinigtem Dithranol, – – – Behandlung mit handelsüblichem Dithranol. (Auszugsweise aus Fisher u. Maibach 1975a)

et al. (1980), die zeigen, daß Dithranol eine Hemmung der cGMP-Bildung bewirkt, die nach einer Steroidtherapie nicht nachweisbar ist. Auch dieser Befund unterstreicht, daß der Wirkungsmechanismus von Dithranol und Kortison bei der Psoriasis Unterschiede aufweist.

Eine neue Übersicht zur Pharmakologie des Dithranol findet sich bei Schäfer et al. (1981).

6.3.2.5 8-Methoxypsoralen

Zwar wird 8-Methoxypsoralen heute meist systemisch angewendet, da jedoch auch eine Lokaltherapie möglich ist, ist eine kurze Besprechung auch in diesem Rahmen notwendig. UV A allein beeinträchtigt die Zellproliferation nur wenig (Walter et al. 1978; Jung u. Bohnert 1979), während UV B und UV C eine stark proliferationshemmende Wirkung aufweisen (Walter et al. 1978). Wie bereits besprochen, führen Teer und UV A zusammen zu einer wesentlich stärkeren Proliferationshemmung wie Teer allein. Ähnlich liegen die Verhältnisse bei den Psoralenen. Sie bewirken beim Psoriatiker zusammen mit UV A eine Verminderung des ^{3}H-Thymidin-Labelling-Index und eine Verkürzung der S-Phasenlänge. Ihr Wirkungsprofil ähnelt somit – soweit erforscht – dem des Dithranol (Pullmann et al. 1976). Wesentliches Wirkprinzip scheint eine Komplexbildung zwischen DNS und Psoralenen zu sein; detaillierte Angaben zur Wirkung auf molekularer Ebene finden sich bei Jung u. Bohnert (1979). Klinisch scheint die Hauptbedeutung der 8-Methoxypsoralen-UV-A-Behandlung bei der Psoriasis vulgaris und der Mykosis fungoides zu liegen.

6.3.2.6 Harnstoff

Untersuchungen über die Wirkung von Harnstoff in der auch therapeutisch angewendeten Konzentration von 10% (in einer Lösung) finden sich bei Wohlrab (1977). Es kommt zu einer Verminderung des ^{3}H-Thymidin-Labelling-Index, zu einer Verminderung der Zellzahl in der Epidermis und zu einer Verdünnung der Epidermis bei gleichbleibender Zellgröße beim Meerschweinchen. Da Harnstoff wegen seiner moisturizierenden, keratoplastischen und antibakteriellen Wirkung gegeben wird, würde eine Proliferationshemmung häufig eine unerwünschte Nebenwirkung darstellen. In hohen Konzentrationen soll der proliferationshemmende Effekt so groß sein, daß eine Behandlung von Hauttumoren möglich ist (Danopoulos u. Danopoulos 1974).

6.3.2.7 Zytostatika im engeren Sinn

Luger (1977) definiert Zytostatika als Zellgifte, welche das Wachstum rasch proliferierenden Gewebes hemmen. Die meisten Zytostatika beeinträchtigen die Zellteilung durch Schädigung von lebenswichtigen Eiweißverbindungen und Störung von Stoffwechselvorgängen. In der externen Therapie spielen Zytostatika eine untergeordnete Rolle. Verwendet wird seit langem das Pflanzenglykosid Podophyllin bei der Therapie von Condylomata accuminata. Seit einigen Jahren findet der Pyrimidinantagonist 5-Fluoruracil Verwendung bei der Therapie von Präkanzerosen, Basaliomen und Spinaliomen. Als zusätzliches Anwendungsgebiet gelten vulgäre Warzen. In jüngster Zeit wird als Alternative für 5-Fluoruracil Cycloheximid angesehen (Du Vivier 1979). Vor allem in der UdSSR wird Schwefel-Lost bei der Behandlung der Psoriasis verwendet (Illig 1977). Alkylierende Substanzen haben auch bei der Behandlung der Mykosis fungoides Bedeutung erlangt. Hingewiesen sei auf N-Lost (Mechlorethamin) und 1,3-Bis-(2-chloräthyl)-1-nitrosoharnstoff (BCNU) (Grekin et al. 1979, Price et al. 1982).

Podophyllin blockiert ähnlich wie Colchicin die Mitosen in der Metaphase. Außerdem wird die DNS-Synthese in der S-Phase gestört. 5-Fluoruracil hemmt die Thymidilatsynthetase und weniger wichtig die Uridinphosphorylase. Schließlich wird fehlerhaft strukturierte RNS synthetisiert. Cycloheximid blockiert die DNS-Synthese. Alkylierende Substanzen wie S-Lost und BCNU greifen die DNS fast in jeder Zyklusphase an, ihre Hemmwirkung kommt jedoch vor allem in der G_2- und der M-Phase zum Tragen. Ursache dafür, daß lokal angewendete Zytostatika oft auf das gesunde Gewebe in der Umgebung erstaunlich wenig Wirkung haben, dürfte sein, daß die intakte Barrierefunktion der Haut eine Penetration des Zytostatikums weitgehend verhindert. Dies dürfte auch die Erklärung für die geringen Systemwirkungen sein.

Zellkinetische Untersuchungen dienen vor allem einer Beurteilung der notwendigen Behandlungsdauer. Untersuchungen von Wirth et al. (1978) mit 5-Fluoruracil am Meerschweinchen zeigen, daß Mitoseindex, ^{3}H-Thymidin-Labelling-Index, Zellzahl in der Epidermis und Epidermisdicke erst nach mehrwöchiger Therapie ausreichend reduziert werden (Abb. 6.17), wodurch die lange Behandlungsdauer mit diesem Wirkstoff erklärt wird. Nach Befunden von Marshall et al. (1979) an der Maus könnte die Hemmung der DNS-Synthese durch Cycloheximid schneller einsetzen, so daß eine kürzere Behandlungszeit als bei 5-Fluoruracil zu erwarten wäre. Interessant ist in diesen Untersuchungen der Nachweis eines ausgeprägten Reboundphänomens auf

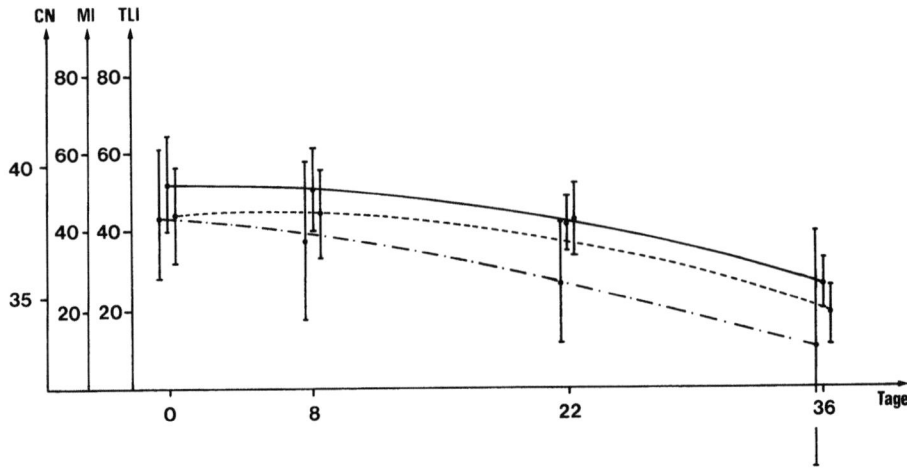

Abb. 6.17. ³H-Thymidin-Labelling-Index, Mitoseindex (Colcemidmethode) und Zellzahl während einer Behandlung mit 5-Fluoruracil beim Meerschweinchen). —— Mitoseindex (Colcemidmethode) (‰) = MI, ---- ³H-Thymidin-Labelling-Index (‰) = TLI, ·—·—·— Zellzahl/100 µm = CN. (Aus Wirth et al. 1978)

die DNS-Synthese. Die Bedeutung dieses Phänomens für die therapeutische Praxis ist bisher nicht definitiv geklärt.

6.3.2.8 Schuppentherapeutika

Kortikoide und Teer wurden bereits oben abgehandelt. Darüber hinaus haben vor allem Selendisulfid, verschiedene Pyrithione, Cadmiumsulfid und Ichthyol eine Bedeutung. Für Selendisulfid wurde eine Reduktion des ³H-Thymidin-Labelling-Index nachgewiesen (Plewig u. Kligman 1969). Eine Reduktion des Mitoseindex bei der Colcemidmethode war am Meerschweinchen für Cadmiumsulfid, ein Pyrithion und Ichthyol zu belegen (Gloor et al. 1978a). Für Selendisulfid wurde außerdem eine Verlängerung der Erneuerungszeit des Stratum corneum mit der Glycinautoradiographie nachgewiesen. Ebenso für eine Beeinflussung der Zelldifferenzierung durch Selendisulfid spricht der Befund einer Verkleinerung der Hornschichtzellen (Plewig u. Kligman 1969). Eine Verminderung des Korneozytencounts ließ sich für Selendisulfid und verschiedene Pyrithione nachweisen (Plewig u. Kligman 1969; Kligman et al. 1979; Rohde et al. 1979). Bei der dünnschichtchromatographischen Analyse der Kopfhaut- und Haarlipide fand sich eine Verminderung des Anteils der epidermalen Lipide an dem gesamten Lipidgemisch durch Selendisulfid, Cadmiumsulfid und Ichthyol (Gloor et al. 1976b; Gloor et al. 1978b). Für Selendisulfid wurde außerdem eine Verdünnung der Schuppen nachgewiesen (Eberhardt u. Trieb 1979). Schließlich belegen klinische Untersuchungen, die im wesentlichen auf dem Grading-Verfahren beruhen, eine therapeutische Wirkung von Selendisulfid und verschiedenen Pyrithionen (Orentreich et al. 1969; Kligman et al. 1979; Rohde et al. 1979; Dietrich u. Böllert 1980; Herbst u. Feistkorn 1980 u.a.).

Literatur

Adachi K, Iizuka H, Halprin KM, Levine V (1980) Epidermal cyclic AMP is not decreased in psoriasis lesion. J invest Derm 74:74–76

Adachi AK, Aoyagi T, Nemoto D, Halprin KM, Levine V (1981) Epidermal cyclic GMP is increased in psoriasis lesion. J invest Derm 76:19–21

Alexander S (1967) Do shampoos effect dandruff? Brit J Derm 79:92–95

Alexander H, Miller DL (1979) Determining skin thickness with pulsed ultra sound. J invest Derm 72:17–19

Allegra F, de Panfilis G (1974) An in vivo method of studying the kinetics of cell proliferation in normal human epidermis. Acta derm venereol 54:87–90

Altmeyer P (1980) Die Beeinflussung der epidermalen und bindegewebigen Anteile der Kutis durch moderne Kortikoidexterna. Akt Derm 6:63–66

Altmeyer P, Buhles N (1981) Tolerance on corticoids? Guinea pig epithel as an experimental system. Arch Derm Res 271:3–9

Aoyagi T, Umeda K, Iizuka H, Miura Y (1981) Effect of hydrocortisone on the adenylate system of the skin – in vitro explant study. Brit J Derm 105:257–266

Arndt KA, Freedberg IM (1977) Macromolecular metabolism in hyperplastic epidermal disease – a radioautographic study. Brit J Derm 91:541–548

Bauer R (1979) Regulatoren des epidermalen Zellzyklus. In: Handbuch der Haut- und Geschlechtskrankheiten Ergänzungswerk Bd. 1/4A, Springer, Berlin Heidelberg New York, S 117–152

Bauer FW, Crombag NHCMN, de Grood RM, Jongh GJ (1980) Flow cytometry as a tool for the study of cell kinetics in epidermis. Brit J Derm 102:629–639

Bauer FW, Crombag NHCMN, Boezeman JBM, de Grood PM (1981) Flow cytometry as a tool for the study of cell kinetics in skin. 2. Cell kinetic data in psoriasis. Brit J Derm 104:271–276

Baxter DL, Stoughton RB (1970) Mitotic index of psoriasis lesions treated with anthralin, glucocorticosteroid and occlusion only. J invest Derm 54:410–412

Black MM (1969) A modified radiographic method for measuring skin thickness. Brit J Derm 81:661–666

Böhm W, Braun W, Pankow B, Wohlrab W, Peker J (1974) Über die Reaktion der Epidermis nach Harnstoffeinwirkung. 1. Mitteilung: Epidermales Testsystem. Derm Mschr 160:373–377

Bollag W, Ott F (1971) Vitamin A-Säure in der Tumortherapie – Tierexperimentelle Untersuchungen über die Wirkung von Vitamin A-Säure auf Tumoren. Schweiz med Wschr 101:11–17

Born W (1969 a) Epidermale DNS-Synthese unter Okklusivverbänden im Tritium-Thymidin-Autoradiogramm. Z Haut-Geschl Kr 44:305–310

Born W (1969 b) Zur Wirkung von Cignolin auf die DNS Synthese in der Epidermis. Hautarzt 20:178–180

Born W (1980) Beschleunigung und Verlangsamung verschiedener Phasen des epidermalen Basalzellzyklus durch örtliche Kortikosteroidanwendung. Akt Derm 6:67–74

Born W, Kalkoff KW (1969) Zur DNS Synthese der psoriatischen Epidermiszelle. Arch Klin exp Derm 236:43–52

Bujard E, Brun R, Jadassohn W (1957) Expériences sur l'acanthose chez le cobaye. Dermatologica 114:171–177

Bullough WS (1949) The action of colchicine in arresting epidermal mitosis. J exp Biol 26:287–291

Bullough WS (1952) Stress and epidermal mitotic activity. 2. The effect of the sex hormones. J Endocrinol 8:365–376

Cantieri JS, Graff G, Goldberg ND (1981) Cyclic GMP metabolism in psoriasis: increased activity of soluble epidermal cyclic GMP phosphodiesterase and its modulation by calcium. Brit J Derm 104:301–305

Caron CA (1969) The effect of hydrocortisone on skin in organ cultures. Acta derm venereol 49:59–63

Christophers E (1980) Epidermopoese und Keratinisation. In: Korting GW (Hrsg) Dermatologie in Praxis und Klinik. Bd 1, G Thieme, Stuttgart New York, 1.64–1.67

Christophers E, Braun-Falco O (1968) Stimulation der epidermalen DNS Synthese durch Vitamin A-Säure Arch klin exp Derm 232, 427–433

Christophers E, Schaumlöffel E (1967) Zur DNS Synthesezeit in der menschlichen Epidermis. Arch klin exp Derm 228:57–64

Cotterill JA (1979) Perioral dermatitis. Brit J Derm 101:259–262

Danopoulos ED, Danopoulos IE (1974) Urea treatment of skin malignancies. Lancet 1:560–561

Dietrich G, Böllert V (1980) Praxisnahe Prüfmethode für Wirkstoffe gegen vermehrte Schuppung der Kopfhaut. Ärztl Kosm 10:34–45

Dykes PJ, Marks R (1977) The atrophogenicity of 1% hydrocortisone plus 10% urea (alphaderm). A comparison with other corticosteroids. Clin Tr J 14:139–144

Dykes PJ, Marks R (1979) An appraisal of the methods used in the assessment of atrophy from topical corticosteroids. Brit J Derm 101:599–609

Dykes PJ, Francis AJ, Marks R (1976) Measurement of dermal thickness with the harpenden skinfold caliper. Arch Derm Res 256:261–263

Eberhardt H, Trieb G (1979) Die Schuppendicke als Maß für die Wirkung von Antischuppenpräparaten. Ärztl Kosm 9:11–14

Elgjo K, Larsen TE (1973) Alterations in epidermal growth kinetics induced by coal tar ointment and methotrexate. J invest Derm 61:22–24

Finkelstein P, Laden K (1968) An objective method for evaluation of dandruff severity. J Soc cosm Chem 19:668–673

Fisher LB (1975) Psoriasis and cell kinetics: The use of mouse and human skin models in animals models in dermatology. Maibach H (Hrsg), Churchill-Livingstone, Edinburgh London New York p 234–247

Fisher LB, Maibach HI (1973) Topical antipsoriatic agents and epidermal mitoses in man. Arch Derm 108:374–377

Fisher LB, Maibach HI (1975a) The effect of anthralin and its derivates on epidermal cell kinetics. J invest Derm 64:338–341

Fisher LB, Maibach HI (1975b) Effect of some irritants on human epidermal mitosis. Cont Derm 1:273–276

Fisher LB, Wells GC (1968) The mitotic rate and duration in lesions of psoriasis and ichthyosis. Brit J Derm 80:235–240

Fisher LB, Maibach HI, Trancik RJ (1978) Variable occlusive tape systems and the mitotic activity of stripped human epidermis-effects with and without hydrocortisone. Arch Derm 114:727–729

Foreman MI, Picton W, Lukowiecki GA, Clark C (1979) The effect of crude coal tar treatment on unstimulated hairless hamster skin. Brit J Derm 100:707–715

Frentz G, Møller U, Christensen I (1980) DNS flow cytometry on human epidermis. 1. Methodological studies on normal skin. J invest Derm 74:119–121

Frosch PJ, Behrenbeck EM (1980) Hautatrophie durch verschiedene Kortikosteroide im Ammoniumhydroxydblasentest sowie im Duhring-Kammertest am Menschen. Akt Derm 6:51–62

Frosch PJ, Reckers R, Wendt H (1981) The corticosteroid stratum corneum assay-a new bioassay to evaluate the risk of topical corticosteroids. Arch Derm Res 270:252

Fry L, McMinn RMH (1958) The action of chemotherapeutic agents on psoriatic epidermis. Brit J Derm 80:373–383

Gelfant S (1975) Temperatur-induced cell proliferation in mouse ear epidermis in vivo. Exp cell res 90:458–461

Gelfant S (1976) The cell cycle in psoriasis: a reappraisal. Brit J Derm 95:577–590

Gloor M, Gallasch G (1979) Haarwäsche und Haarwaschmittel In: Orfanos C (Hrsg) Haar und Haarkrankheiten S 931–960 G Fischer, Stuttgart New York

Gloor M, Kohler H (1977) A contribution to a new test method for dandruff inhibiting and "keratolytic" action of drugs. Europ J clin Pharm 11:377–380

Gloor M, Miltenberger G (1978) Über die Wirkung von Haarwässern auf die Kopfhaut- und Haarlipide unter besonderer Berücksichtigung des Wirkstoffes Dexamethason und der Grundlage Isopropylalkohol. Fette-Seifen-Anstrichmittel 80:359–362

Gloor M, Wirth H (1981) Über die Wirkungen von Steinkohlenteer auf die Zellkinetik in der Epidermis. Hautarzt 32, Suppl 5:438–439

Gloor M, Mattern E, Friederich HC (1976a) Über die Wirkung eines Steinkohlenteerzusatzes zu Kopfwaschmitteln auf Menge und Zusammensetzung der Kopfhaut- und Haarlipide. Derm Mschr 162:678–683

Gloor M, Wollner B, Friederich HC (1976b) Beitrag zur Wirkung eines Kadmiumsulfid- und eines Ichthyol-Natriumzusatzes zu Kopfwaschmitteln auf die behaarte Kopfhaut. Therapiewoche 26:7503–7510

Gloor M, Dressel M, Schnyder UW (1978a) The effect of coal tar distillate, cadium sulfide, ichthyol sodium and Omadine MDS on the epidermis of the guinea pig. Dermatologica 156:238–243

Gloor M, Baldes G, Lipphardt BA, Jäger B (1978b) Über den Effekt von Selendisulfid auf Menge und Zusammensetzung der Kopfhaut- und Haarlipide. Therapiewoche 28:3582–3588

Gloor M, Reimus HP, Wirth H (1982a) Cell kinetic investigations on the epidermis of uninvolved skin of patients suffering from seborrhoic eczema. Arch Derm Res 272:139–141

Gloor M, Rosswag J, Wirth H (1982b) Vergleichende Untersuchungen über den Effekt von Hydrocortison und Steinkohlenteer auf die Epidermis des Meerschweinchens. Derm Mschr 168:608–612

Goldzieher JW, Roberts IS, Rawls WB, Goldzieher MA (1952) Local action of steroids on senile human skin. Arch Derm 66:304–315

Grekin DA, Zackheim HS, Epstein EH (1979) Topical chemotherapy of mycosis fungoides. Cutis 24:543–546

Groniowska M, Dabrowski J, Maciejewski W, Walski M (1976) Electron-microscopic evaluation of collagen fibrils after topical corticosteroid therapy. Dermatologica 152, Supp 1:147–153

Grosman N, Hvidberg E, Schou J (1971) The effect of oestrogenic treatment on the acid mucopolysaccharide pattern in skin of mice. Acta pharm toxicol 30:458–464

Hartmann ME, McCullough JL, Weinstein GD (1981) Mechanism of chemotherapeutic drug action in mouse vaginal epithelium. Predictive value for topical antipsoriatic drugs. Arch Derm 117:399–403

Hardmeier TH, Schnyder UW, Ötterli R, Neumann D (1969) Über die Wirkung verschiedener Teerpräparate auf die Meerschweinchenzitze: Ein Modell für das Studium der Reaktionsmöglichkeiten der Epidermis. Ther Umsch 26:97–100

Heenen M, Achten G, Galand P (1973) Autoradiographic analysis of cell kinetics in human normal epidermis and basal cell carcinoma. Cancer Res 33:123–127

Heite HJ, Ritter K (1962) Fehlerkritische Studie zur Messung der Epidermisbreite beim Akanthosetest. Dermatologica 124:406–419

Henneman DH (1971) Effect of estradiol-17 B on collagen biosynthesis, degradation and reutilization in vivo. Biochem Biophys Res Comm 44:326–332

Herbst BR, Feistkorn R (1980) Behandlung von Kopfschuppen mit einem Aluminiumpyrithion enthaltenden Haarwasser. Ärztl Kosm 10:46–49

Hölzle E, Park J, Plewig G (1980) Einfluß verschiedener Glucocorticoide und ihrer Grundlagen auf die Corneocyten der normalen Epidermis. Akt Derm 6:75–81

Holt P, Delforno C, Marks R (1977) Corticosteroid effect on epidermal cell size. Europ Soc derm Res, Amsterdam

Hopsu-Havu VK, Saarni H (1980) Wirkungen von Glucocorticoiden auf die in vitro Synthese von Hyaluronsäure, sulfatierten Glykosaminoglykanen und Kollagen. Akt Derm 6:83–90

Iizuka H, Kamigaki K, Nemoto O, Aoyagi T, Miura Y (1980) Effects of hydrocortisone on the adrenaline-adenylate cyclase system of the skin. Brit J Derm 102:703–710

Illig L (1977) Die Behandlung der Psoriasis vulgaris mit Schwefel Lost extern unter besonderer Berücksichtigung ihres möglichen Carcinogeneserisikos. Z Hautkr 52:973–987

James MP, Black MM, Sparkes CG (1977) Measurement of dermal atrophy induced by topical steroids using a radiographic technique. Brit J Derm 96:303–305

Jung EG, Bohnert E (1979) Lichtbiologie der Haut. In: Handbuch der Haut- und Geschlechtskrankheiten, Ergänzungswerk, Bd 1/4 A, Springer, Berlin Heidelberg New York S 459–540

Kalkoff KW, Born W, Reinhard W (1966) Der antipsoriatische Cignolineffekt im Vergleich (autoradiographisch und histochemisch) zum Fluocinolonacetonid. Arch klin exp Derm 227:857–860

Katz FH, Kappas A (1968) Influence of estradiol and estriol on urinary excretion of hydroxyproline in man. J Lab clin Med 71:65–74

Kint A (1981) Pseudosarkome der Haut. In: Korting GW (Hrsg) Dermatologie in Klinik und Praxis. Bd. 4, G Thieme-Verlag Stuttgart, New York S 41.146–41.154

Kirby DJ, Munro DD (1976) Steroid induced atrophy in an animal and human model. Brit J Derm 94, Suppl 12:111–119

Klaschka F (1979) Arbeitsphysiologie der Hornschicht in Grundzügen. In: Handbuch der Haut- und Geschlechtskrankheiten, Ergänzungswerk Bd. 1/4 A, Springer, Berlin Heidelberg New York, S 153–261

Klem EB (1978) Effects of antipsoriasis drugs and metabolic inhibitors on the growth of epidermal cells in culture. J invest Derm 70:27–32

Kligman AM, Frosch PJ (1979) Steroid addiction. Int J Derm 18:23–31

Kligman AM, Marples RR, Lantis LR, McGinley KJ (1974) Appraisal of efficacy of antidandruff formulations. J Soc cosm Chem 25:73–91

Kligman AM, McGinley KJ, Leyden JJ (1979) Kopfschuppen – ihre Ursachen und Behandlung. In: Orfanos C (Hrsg) Haar und Haarkrankheiten. G Fischer, Stuttgart-New York S 663–680

Krebs A, Schaltegger H (1969) Untersuchungen zur Strukturspezifität der Psoriasisheilmittel Chrysarobin und Dithranol. Hautarzt 20:204–209

Laurence EB, Christophers E (1976) Selective action of hydrocortisone on postmitotic epidermal cells in vivo. J invest Derm 66:222–229

Lavker RM, Grove GL, Leyden JD (1979) Effect of vitamin A acid and crude coal tar on the epidermis. J invest Derm 72:277

Lavker RM, Grove GL, Kligman AM (1981) The atrophogenic effect of crude coal tar on human epidermis. Brit J Derm 105:77–82

Lidén S, Michaelsson G (1974) Dithranol (Anthralin) in psoriasis. Brit J Derm 91:447–456

Logan WS (1975) zit. bei LB Fisher Psoriasis and cell kinetics: The use of mouse and human skin models. In: Maibach H (ed) Animal Models in Dermatology. Churchill Livingstone, Edinburgh London New York, p 234–247

Lowe NJ, Breeding J (1981) Anthralin-different concentration effects on epidermal cell DNA synthesis rates in mice and clinical response in human psoriasis. Arch Derm 117:698–700

Lowe NJ, Stoughton, McCullough JL, Weinstein CD (1981) Topical drug effects on normal and proliferating epidermal cell models-comparison with responses in psoriatics. Arch Derm 117:394–398

Luger A (1977) Cytostatika in der Dermatologie-Indikation, Kontraindikation, Nebenwirkungen. Springer, Berlin Heidelberg New York

Lukacs I, Braun-Falco O (1972) Zur Wirkungsweise von Glucocorticosteroiden in der Epidermis. Arch Derm Forsch 243:326–334

Marcelo CL, Duell EA, Stawiski MA, Anderson RF, Voorhees JJ (1979) Cyclic nucleotide levels in psoriatic and normal keratomed epidermis. J invest Derm 72:20–24

Marks R (1976) Methods for the assessment of skin atrophogenicity of topical corticosteroids. Dermatologica 152, Suppl 1:117–126

Marks R, Shahrad P (1976) Ageing and the effect of estrogens on the skin. In: Beard R (ed) The menopause. MTP Press, Lancaster

Marks R, Pongsehirun P, Saylan T (1973) A method for the assay of topical corticosteroids. Brit J Derm 88:69–74

Marks R, Nicholls S, Fritzgeorge D (1977) Measurement of intracorneal cohesion in man using in vivo techniques. J invest Derm 69:299–302

Marshall RC, Brookes LG, du Vivier A (1979) The effects of epidermal DNA synthesis of topically applied cycloheximidine. Brit J Derm 101:163–166

Meigel WN (1980) Biochemie der Dermis. In: Korting GW (Hrsg) Dermatologie in Praxis und Klinik. Bd 1, G Thieme, Stuttgart New York, S 328–333

Meyer FU, Wollmann C, Exner N, Exner G (1976) Vergleichende Untersuchungen an der Haut von Meerschweinchen, Schwein und Mensch nach Einwirkung verschiedener Externa. Derm Mschr 162:986–991

Neufarth A, Leonhardi G (1980) Die Wirkung verschiedener Hautkortikosteroide am Modell des menschlichen epithelialen Hautzellstammes NCTC 2544. Akt Derm 6:35–41

Orentreich N, Taylor EH, Berger A, Auerbach R (1969) Comparative study of two antidandruff preparations, J pharm Sci 58:1279–1280

Pätel M, Schaarschmidt B, Reichert U (1981) Calorimetric and manometric measurements on human skin fibroblasts in culture. Brit J Derm 105, Suppl 20, 60–61

Plewig G, Fulton J (1972) Autoradiographische Untersuchungen an Epidermis und Adnexen nach Vitamin A-Säure-Behandlung. Hautarzt 23:128–136

Plewig G, Kligman AM (1970) Zellkinetische Untersuchungen bei Kopfschuppenerkrankung (Pityriasis simplex capillitii) – eine radioautographische Untersuchung. Arch klin exp Derm 236:406–421

Plewig G, Wolff HH, Braun-Falco O (1971) Lokalbehandlung normaler und pathologischer menschlicher Haut mit Vitamin A-Säure. Arch klin exp Derm 239:390–413

Ponec M (1980) Wirkung der Kortikosteroide auf das Wachstum und auf die Kollagensynthese von kultivierten menschlichen Hautfibroblasten. Akt Derm 6:91–101

Ponec M, de Haas C, Bachra BN, Polano MK (1977) Effects of glucocorticosteroids on primary human skin fibroblasts. I. Inhibition of the proliferation of cultured primary human skin and mouse L 929 fibroblasts. Arch Derm Res 259:117–123

Ponec M, Kempenaar JA, de Kloet ER (1981) Corticoids and cultured human epidermal keratinocytes: specific intracellular binding and clinical efficacy. J invest Derm 76:211–214

Price NM, Deneau DG, Hoppe RT (1982) The treatment of mycosis fungoides with ointment-based mechlorethamine. Arch Derm 118, 234–237

Priestley GC (1978) Effects of corticosteroids on the growth and metabolism of fibroblasts cultured from human skin. Brit J Derm 99:253–261

Pullman H (1978) Autoradiographie-Untersuchungen der Zellproliferation bei Psoriasis vulgaris. Grosse Scripta 3, Grosse, Berlin

Pullmann H, (1980) Persönliche Mitteilung

Pullmann H, Zingsheim M, Steigleder GK, Orfanos CE (1976) PUVA- und Anthralintherapie der Psoriasis, ein klinischer, histologischer und autoradiographischer Vergleich. Z Hautkr 51:861–871

Pullmann H, Enderer K, Steigleder GK (1981) Cytokinetic effect of anthralin on psoriasis keratinocytes. Brit J Derm 105, Suppl 20:55–56

Punnonen R (1972) Effect of castration and peroral estrogen therapy on the skin. Acta obstetr gynecol scand Suppl 21:3–44

Raab W (1975) Zur antipsoriatischen Wirkung von Dithranol (Anthralin). Hautarzt 26:452–459

Raab WP, Gmeiner BM (1976) Encyme inhibition in human skin homogenates by hydrocortisone acetate and hydrocortisone butyrate. Arch Derm Res 255:265–270

Raab W, Patermann F (1966) Die Wirkung externer Antipsoriatika auf die Zellatmung. Arch klin exp Derm 226:144–152

Rassner G (1969) Die Akanthose. Hautarzt 20:197–205

Rassner G (1972) Enzymaktivitätshemmung in vitro durch Dithranol (Cignolin). Arch klin exp Derm 243:47–51

Reichert J, Reichert U (1980) Effects of anthralin and analogs on growth and DNA synthesis in human fibroblasts. Symposium: Current concept in the mode of action of anthralin in the treatment of psoriasis. Sophia Antipolis, Valbonne 17.–18.10.1980

Rohde BTh, Kuhlwein A, Reinel D (1979) Nachweis der schuppenhemmenden Wirkung eines Pyrithion-Zink enthaltenden Präparates mittels Hornzellzählung. Akt Derm 5:55–60

Runikis JD, McLean DI, Stewart WD (1978) Growth rate of cultured human fibroblasts increased by glucocorticoids. J invest Derm 70:348–351

Saihan EM, Albano J, Burton JL (1980) The effect of steroid and dithranol therapy on cyclic nucleotides in psoriatic epidermis. Brit J Derm 102:565–569

Salfeld K, Orth F (1965) Über die Wirkung einiger differenter Antiekzematika auf die normale Meerschweinchenhaut – 1. Mitteilung: Teere. Arch klin exp Derm 221:368–382

Salfeld K, Rupec M, Hoos I (1966) Über die Wirkung einiger differenter Antiekzematika auf die normale Meerschweinchenhaut – 3. Mitteilung: Teere und Schieferöle in niederer Konzentration. Arch klin exp Derm 224:392–401

Schaaf F (1957) Akanthosetest mit Teer und Teerkohlenwasserstoffen. Dermatologica 115:374–381

Schaaf F (1969) Probleme dermatologischer Grundlagenforschung. Hüthig, Heidelberg

Schäfer H, Schalla W, Shroot B (1981) Anthralin-facts, trends and unresolved problems. Zbl Haut-Geschl Kr 146:273–282

Schell H (1978) Biorhythmik und Epidermisproliferation, Grosse Scripta 4, Grosse, Berlin

Schultze B (1968) Die Orthologie und Pathologie des Nucleinsäure- und Eiweißstoffwechsels der Zelle im Autoradiogramm in Handbuch der allgemeinen Pathologie Bd. 2/5 S 466–670 Springer Verlag Berlin, Heidelberg, New York

Schwarz E, Gottschling H (1980) Changes in the serine-specific transfer ribonucleic acid pattern of guinea pig epidermis after corticosteroid treatment. Arch Derm Res 269:153–159

Schweikert H, Schnyder UW (1972) Die Teerakanthose der Meerschweinchenzitze, 1. Histologische Befunde. Arch Derm Forsch 243:31–38

Shahrad P, Marks R (1977) A pharmacological effect of oestrone on human epidermis. Brit J Derm 97:383–386

Snyder DS, Greenberg RA (1974) Evaluation of atrophy production and vasoconstrictor potency in humans following intradermally injected corticosteroids. J invest Derm 63:461–463

Steigleder GK, Schultis K (1956) Experimentelle Untersuchungen zur Epidermisverbreiterung. Arch klin exp Derm 202:567–576

Steigleder KG, Schumann H, Lennartz KJ (1973) Autoradiographic in vitro examination of psoriatic skin before, during and after dithranol treatment. Arch Derm Forsch 246:231–235

Swanbeck G, Lidén S (1966) The inhibitory effect of dithranol (anthralin) on DNA synthesis. Acta derm venereol 46:228–230

Swanbeck G, Thyresson N (1965) Interaction between dithranol and nucleic acids. A possible mechanism for the effect of dithranol on psoriasis. Acta derm venereol 45:344–348

Tammi R (1981) A histometric and autoradiographic study of hydrocortisone action in cultured human epidermis. Brit J Derm 105:383–390

Tronnier H (1975) Zum Nachweis der Wirkung von Haarbehandlungs- und Pflegepräparaten. Parf Kosm 56:31–39

Ühlinger E, Jadassohn W, Fierz HE (1941) Mitoses occuring in the acanthosis produced by hormones. J invest Derm 4:331–335

Vanderwyk RW, Hechemy KE (1967) A comparison of the bacterial and yeast flora of the human scalp and their effect upon dandruff production. J Soc cosm Chem 18:629–639

Verbruggen LA, Salomon DS (1980) Glucocorticoid receptors and inhibition of neonatal mouse dermal fibroblast growth in primary culture. Arch Derm Res 269:111–126

du Vivier A (1979) The treatment of cutaneous malignancies with topically applied cycloheximide. Brit J Derm 101:167–169

du Vivier A, Stoughton RB (1976) Acute tolerance to effects of topical glucocorticosteroids. Brit J Derm 94, Supp 12:25–32

du Vivier A, Marshall RC, Brookes LG (1978) An animal model for evaluating the local and systemic effects of topically applied corticosteroids on epidermal DNA synthesis. Brit J Derm 98:209–215

Walter JF, Stoughton RB, de Quoy RP (1978) Suppression of epidermal proliferation by ultraviolet light, coal tar and anthralin. Brit J Derm 99:89–96

Weinstein GD, Frost P (1968) Abnormal cell proliferation in psoriasis. J invest Derm 50:254–259

Weinstein GD, McCullough JL (1973) Cytokinetics in diseases of epidermal hyperplasia. Ann Rev Med 24:245–352

Weirich EG (1970) über die Quantifizierung epidermoplastischer Reaktionen mit Hilfe der seriellen Projektions-Histoplanimetrie. Arch klin exp Derm 239:79–95

Weirich EG, Longauer J (1971) Tierexperimentelle Prüfung des epidermal-hypoplastischen Effektes von Externcorticoiden. Ärztl Forsch 25:292–298

Wendker H, Schäfer H, Zesch A (1976) Penetrationskinetik und Verteilung lokal applizierter Östrogene. Arch Derm Res 256:67–74

Wilkinson DS, Kirton V, Wilkinson JD (1979) Perioral dermatitis: a 12 year review. Brit J Derm 101:245–257

Winter GD, Burton JL (1976) Experimentally induced steroid atrophy in the domestic pig and man. Brit J Derm 94, Suppl 12:107–109

Wirth H, Vollweiler B, Gloor M, Schnyder UW (1978) The effect of systemic treatment with 5 Fluoruracil on the epidermis of the guinea pig. Arch Derm Res 263:31–35

Wohlrab W (1977) Die therapeutische Harnstoffwirkung auf die Haut. Dermatologica 155:97–107

Yamaguchi T, Hirobe T, Kinjo Y, Manaka K (1974) The effect of chalone on the cell cycle in the epidermis during wound healing. Exp cell res 89:247–254

Young JM, Yoxall BE, Wagner BM (1977) Corticosteroid-induced dermal atrophy in the rat. J invest Derm 69:458–462

Zil JSt (1972) Vitamin A acid effects on epidermal mitotic activity, thickness and cellularity in the hairless mouse. J invest Derm 59:228–232

7 „Keratolytische" und komedogene Wirkung

7.1 Grundlagen

7.1.1 Nomenklatur

Unter dem Begriff Keratolyse im weiteren Sinn werden zwei grundsätzlich verschiedene Mechanismen verstanden. Einmal kann es zu einer Aufspaltung der intrazellulären Keratine kommen. In diesem Fall spricht man zutreffend von einer Keratolyse im engeren Sinn. Eine derartige direkte Keratolyse wird u.a. durch Alkalisulfide, Erdalkalisulfide, Thioglykolsäure und Thiomilchsäure bewirkt. Verwendet werden derartige Substanzen z.B. bei der Epilation.

Demgegenüber steht ein anderer Mechanismus, der in den Interzellularräumen angreift. Verändert werden der interzelluläre Zement und (oder) die Desmosomen, die für die Haftung der Korneozyten aneinander verantwortlich sind. Man nennt derartige Wirkstoffe, zu denen viele medizinisch verwendeten Substanzen gehören, Keratoplastika. Keratoplastika können direkt auf die Interzellularsubstanz wirken, wie z.B. die Salizylsäure (sog. direkte Keratoplastika). Dieser Effekt ist auch in vitro nachweisbar. Zu unterscheiden ist die Wirkung der sog. indirekten Keratoplastika. Sie beeinflussen den Verhornungsmechanismus und haben keine direkte Wirkung auf die Interzellularsubstanzen. Sie sind lediglich in vivo und nicht in vitro wirksam. Prototyp ist die Vitamin-A-Säure. Keratoplastika führen zur Ablösung intakter Korneozyten und nicht wie Keratolytika im engeren Sinn zur Auflösung der Korneozyten. Der Begriff Keratoplastika erscheint nicht als glücklich, da er ein Weichmachen der Hornschicht hervorhebt, was eher charakteristisch für Moisturizer als für Substanzen sein dürfte, die eine Ablösung von Korneozyten bewirken.

Einer Erläuterung bedürfen schließlich die Begriffe komedolytisch und komedogen. Als komedolytisch werden Agenzien bezeichnet, die imstande sind, die Hornmassen im Komedo ganz oder teilweise aufzulösen. Es handelt sich um Keratoplastika, die die Voraussetzung erfüllen müssen, daß sie in hinreichender Menge in die Infundibula penetrieren. Als komedogen werden Externabestandteile bezeichnet, die eine Akne provozieren können (sog. Acne cosmetica bzw. Acne detergicans). Sie haben die Eigenschaften, im Infundibulum eine Komedonenbildung zu initiieren. Diese Eigenschaft ist als unerwünschte Nebenwirkung anzusehen.

7.1.2 Morphologie der Hornschicht

Im Stratum basale der Epidermis finden sich kubische bis zylindrische Zellen mit basophilem Plasma und gut definierten, dunkel tingierten Kernen. Sie liegen der Basalmembran an. Ihre funktionelle Bedeutung liegt einmal in der Verzahnung von Epidermis und Dermis, und zum anderen darin, daß in dieser Schicht die Zellteilungen stattfinden. Beim Übergang der Zelle in das Stratum spinosum vergrößert sich die Zelle erheblich. Je weiter die Zelle dann nach oben tritt, um so mehr wird sie abgeflacht und orientiert sich horizontal zur Basalmembran. Das stachelige Aussehen der Zellen, das der Schicht den Namen gegeben hat, kommt durch die Zellkontakte und die dahin konvergierenden Tonofibrillen zustande. Erneut eine Umwandlung zeigt der Keratinozyt beim Übergang ins Stratum granulosum. Die Zelle wird flach, und es kommt zur Ausbildung von Keratinosomen, die ein lipidreiches, feinlamelliertes Material in den interzellulären Raum abgeben.

Zwischen dem Stratum granulosum und der Hornschicht findet sich eine diskontinuierliche Schicht sog. T-Zellen (transitional cells). Sie ähneln mit ihrer stark opaken Zellmusterung und ihrem dichten Zytoplasma den in der Basalschicht des Stratum corneum gelegenen Korneozyten, weisen aber anderseits auch Eigenschaften der Zellen des Stratum granulosum auf. Im Stratum granulosum findet sich eine hochgradige enzymatische Aktivität (u.a. saure Phosphatase als lysosomales Leitenzym). Sie ist auch noch teilweise in den T-Zellen und im unteren Teil der Hornschicht nachweisbar. Die Umwandlung des Keratinozyten zum Korneozyten ist durch eine strukturelle Auflösung der Zellorganellen (Zellkern, Mitochondrien, Ribosomen, endoplasmatisches Retikulum), durch eine Verdickung der Zellmembran und einen hochgradigen Wasserverlust der Zelle charakterisiert. Der Wasseranteil der lebenden Epidermiszellen liegt bei 80%, der der Korneozyten bei ca. 10–20%.

Die Hornschicht besteht aus ca. 17–20 sich überlappenden Korneozyten und ist ca. 15 µm dick. Seitlich sind die Korneozyten miteinander verzahnt, nach oben und unten erscheinen sie wie miteinander verklebt. Im Normalfall besteht ein Gleichgewicht zwischen Neuentstehung und Desquamation der Korneozyten. Bei nicht zu hoher Zellproliferation kommen die Zellen im Stratum granulosum säulenförmig übereinander zu liegen. Dieser säulenförmige Aufbau setzt sich fort im Stratum corneum. Es entsteht die sog. Kolumnärstruktur. Bei Vorliegen der Kolumnärstruktur bestehen seitlich zwischen den Zellsäulen nur relativ wenig Haftstellen, während die Haftung in senkrechter Richtung optimal ist. Abweichende Verhältnisse finden sich bei gesteigerter Zellproliferation. In diesem Fall verschwindet die Kolumnärstruktur, und es entsteht ein ungeordnetes Bild in der Hornschicht. Die Haftung zwischen den Zellen wird dabei wahrscheinlich verbessert. Ein ungeordnetes Bild der Hornschicht findet sich vor allem an den Fußsohlen, an den distalen Extremitätenanteilen und an der behaarten Kopfhaut.

Die Hornschicht läßt sich in 3 Schichten einteilen. Die basale und die mittlere Schicht entsprechen dem alten Begriff Stratum conjunctum, die superfizielle obere Schicht dem Begriff Stratum disjunctum. Die basale Schicht besteht aus sog. A-Zellen. Diese sind durch ein kompaktes Keratinmuster charakterisiert. Die mittlere Schicht besteht aus sog. B-Zellen mit einem eher schwammartigen Aussehen. Die superfizielle Schicht enthält Zellen, die den A-Zellen ähneln, jedoch abgeflacht sind. Die basale und intermediäre Schicht sind durch ihre hohe Kohärenz und Festigkeit charakterisiert, während sich in der superfiziellen Schicht die Zellen voneinander zu lösen beginnen, bis es schließlich zur allmählichen Ablösung der Zellen (Desquamation) kommt.

Von großem Interesse sind die Verbindungen zwischen den Zellen. Im Stratum basale der Epidermis sind die Zellen über sog. Halbdesmosomen mit der Basalmembran verbunden. Außerdem bestehen über Desmosomen Verbindungen zu benachbarten Zellen. Die Desmosomen bestehen aus einem intra- und einem interzellulärem Anteil. Zum zellulären Anteil gehören das Plasmalemm, die Haftplatte mit filamentöser Infrastruktur und die konvergierenden Tonofibrillen. Interzellulär ist die sog. Mittelschicht. Während der Wanderung der Keratinozyten nach außen kommt es zu einem ständigen Umbau der Desmosomen; da sich die Zellen dauernd verschieben, kann nur so der Zusammenhalt zwischen den Zellen gewährleistet werden. Im Stratum granulosum werden die Desmosomen zunehmend modifiziert. Sie erscheinen zunächst verdickt; die Verdickung kommt durch die Bildung von 4 zusätzlichen interzellulären Schichten zustande. Später wird der interzelluläre Teil des Desmosoms spindelförmig und kontrastreicher und löst sich schließlich in der superfiziellen Hornschicht auf. Neben den Desmosomen finden sich als Zellverbindungen in der Epidermis sog. Nexus (gap junctions) und tigh junctions. In der superfiziellen Schicht des Stratum corneum, wo es zunehmend zu einer Auflösung der Desmosomen kommt, spielt der sog. interzelluläre Zement eine wichtige Rolle für den Zusammenhalt der Zellen.

Ausgehend von der Vorstellung, daß die Größe der Verbindungsflächen zwischen den Korneozyten die intrakorneale Kohäsion beeinflussen könnte, haben Nicholls et al. (1980) gezeigt, daß die intrakorneale Kohäsion um so größer ist, je kleiner die Korneozyten und je größer damit die Junktionsflächen zwischen den Korneozyten sind.

Hinweise auf die Originalliteratur können in diesem Rahmen nicht gegeben werden. Es sei deshalb auf die Übersichten von Klaschka (1979), Rupec (1980) und Christophers (1980) verwiesen.

7.1.3 Biochemische Aspekte

Bezüglich der Biochemie der Hornschicht soll lediglich zu prinzipiellen und für die „keratolytische" Therapie wichtigen Gesichtspunkten Stellung genommen werden.

Intrazellulär finden sich im Korneozyten Faserproteine (Keratinprotein-Gruppe). Sie weisen eine schraubenförmige Struktur mit Wasserstoffbrückenbildung auf. Elektronenmikroskopisch imponieren sie als Filamente. Sie sind bereits im Stratum basale der Epidermis nachweisbar und unterliegen Veränderungen während der Reifung des Keratinozyten zum Korneozyten. Man nimmt an, daß diese Faserproteine sich zwischen den Desmosomen von einer Wand der Zelle zur anderen erstrecken. Diese Keratine enthalten nur wenig Cystin. Bei der Verhornung der Zelle kommt es zu Querverbindungen der Keratine. Nun können die Keratine nur noch durch alkalische Puffer, die eine denaturierende Substanz wie etwa Harnstoff enthalten, aufgelöst werden. Der Prozeß ist irreversibel.

Elektronenmikroskopische Untersuchungen haben wahrscheinlich gemacht, daß die Keratine in eine Matrix eingelagert sind. Bei der Elektronenmikroskopie erscheint die Matrix elektronendichter als die Faserproteine. Es resultiert das sog. Keratin-Pattern, das als charakteristisch für die A-Zellen im Stratum corneum gilt. In den B-Zellen der intermediären Schicht des Stratum corneum ist dieses Keratinmuster nicht mehr in gleicher Weise nachweisbar. Die unorientierte Matrix besteht aus schwefelreichen Proteinen. Die Vernetzung erfolgt im wesentlichen über Schwefelbrücken. Ob Zusammenhänge zwischen den Keratohyalingranula des Stratum granulosum und der Matrix der Hornschichtzellen bestehen, ist nicht definitiv geklärt.

Wahrscheinlich finden sich außerdem zwischen den Faserproteinen Lipide. Es handelt sich dabei um polare Lipide und zwar z.T. um besondere Sterinester. Die Lipide sollen in charakteristischer Weise senkrecht zu den Faserproteinen angeordnet sein. Diese Lipoproteine spielen für hydrophile Agenzien eine wesentliche Rolle in der Barrierefunktion der Hornschicht.

Beträchtlichen Veränderungen unterliegt auch die Zellwand während der Keratinisierung. In den Interzellularraum hinein werden Proteine eingelagert (δ-Schicht), die ein Haften der Zellen aneinander bedingen. Außerdem ist eine Anlagerung von Substanzen an die innere Wand der Korneozyten zu beobachten. Dieser verdickten Korneozytenwand kommt eine Bedeutung in der Barrierefunktion ebenso zu wie den Lipoproteinkomplexen des Zellinhaltes. Für Elektrolyte scheint die Korneozytenwand nahezu undurchlässig zu sein. Wahrscheinlich sind auch in die Korneozytenwand Lipide eingelagert.

Von größter Bedeutung für pharmakologische Betrachtungen ist die Interzellularsubstanz. Leider bestehen jedoch dazu nur sehr ungenaue Vorstellungen. Als gesichert kann lediglich gelten, daß es sich teilweise um saure Mukopolysaccharide handelt, deren Struktur jedoch keineswegs geklärt ist. Zusätzlich sind Lipide eingelagert. Ähnliches gilt auch für die chemische Struktur der Desmosomen. Hier überwiegen Proteine, es finden sich jedoch auch Kohlenhydrate und Lipide. Letztere bestehen teilweise aus Phospholipiden und teilweise aus Sterinen. Unter den Interzellularsubstanzen läßt sich eine oberflächliche Schicht auf den Korneozytenmembranen abgrenzen, die sog. Glykokalix, die auch von Keratinozyten in der Kultur gebildet wird.

Abschließend muß auf das sog. Wasserlösliche eingegangen werden. Zum großen Teil handelt es sich dabei um Abbauprodukte von intra-, in weit höherem Maß jedoch von interzellulärem Material. Die funktionelle Bedeutung dieser Substanzen beruht auf der Aufrechterhaltung des sog. Säuremantels, noch mehr jedoch auf den wasserbindenden Eigenschaften, was auf Grund des hohen Gehaltes an Laktat, Pyrrolidoncarbonsäure und Harnstoff, die sämtlich auch therapeutisch wegen ihrer Hygroskopizität als Moisturizer Verwendung finden, gut verständlich ist. Im übrigen besteht das Wasserlösliche im Wesentlichen aus Aminosäuren und Elektrolyten.

Neben den hornschichteigenen Substanzen finden sich in der Hornschicht auch Sekretionsprodukte der Schweißdrüsen und der Talgdrüsen. Vor allem Laktat und NaCl sollen sudorigenen Ursprungs sein. Bei den Lipiden finden sich bis in große Tiefen der Hornschicht typische Talgdrüsenlipide. Diese dringen ähnlich wie Externagrundlagen bis in etwa $^2/_3 - ^3/_4$ der Hornschicht ein. Bei der teilweise bakteriellen Veresterung des epidermogenen Cholesterins werden vielfach sebogene Fettsäuren an das Cholesterin gebunden. Ein interessantes Beispiel für die große Bereitschaft der Hornschicht, lipophile Substanzen einzulagern, bietet die Beobachtung, daß bei Verkehrspolizisten in abgasreichen Großstadtregionen mehr Paraffine in den Hautoberflächenlipiden gefunden werden als bei der Landbevölkerung. Die Hornschicht ist also sogar in der Lage, aus der Luft Paraffine aufzunehmen (Gloor et al. 1974).

Wegen der Fülle der Originalliteratur soll diese nicht im Detail zitiert werden, sondern es sei auf die Übersichten von Klaschka (1979), Schwarz (1979) und Baden et al. (1976) verwiesen.

7.1.4 Verhornung unter pathologischen Bedingungen

7.1.4.1 Acne vulgaris

Grundsätzlich ist davon auszugehen, daß der Komedo in jedem Fall die Primärefforeszenz bei der Acne vulgaris darstellt. Bei jüngeren Aknepatienten überwiegt auch tatsächlich der Komedo weit die entzündlichen Effloreszenzen. Diese entstehen ausnahmslos aus geschlossenen Komedonen. Beim älteren Aknepatienten wird die Neigung zur Komedonenbildung etwas geringer, während die Neigung, mit entzündlichen Veränderungen zu reagieren, mit zunehmendem Alter zunimmt. So wird der Komedo bei älteren Aknepatienten oft bereits im Stadium des Mikrokomedo entzündlich verändert, so daß klinisch bei solchen Patienten oft nur sehr wenige Komedonen zu sehen sind. Trotzdem kommt es auch hier nie zur Ausbildung einer entzündlichen Effloreszenz, ohne daß zumindest ein Mikrokomedo vorliegen würde.

Die Vorstufe von Komedonen sind oft Talgdrüsenfilamente. Bei diesen liegt jedoch keine vermehrte Adhäsion der Zellen vor, und es kommt somit auch nicht zu einem Stau des Talgdrüsensekretes. Damit ein Komedo entsteht, muß eine Keratinisierungsstörung hinzukommen. Diese ist morphologisch am Auftreten einer Körnerschicht zu erkennen. Die Korneozyten haften fest aneinander, und es kommt zur Ausbildung einer soliden Masse von Hornzellen, die schließlich den Durchtritt des Talgdrüsensekretes nach außen verhindern. Die Ursache ist zumindest teilweise, daß die Desmosomen und auch die tigh junctions länger erhalten bleiben (Woo-Sam 1977). Die Hyperkeratose wird dadurch verstärkt, daß eine vermehrte Zellproliferation in den Talgdrüseninfundibula hinzukommt.

Die Bereitschaft, eine Hyperkeratose im Talgdrüseninfundibulum auszubilden, ist mit großer Wahrscheinlichkeit genetisch determiniert. Zur Provokation sind jedoch komedogene Substanzen notwendig. Wie unter Abschn. 8.1.4.2 dargestellt, gehört dazu das Squalen, das einen typischen Bestandteil des Talgdrüsensekretes darstellt und beim Aknepatienten vermehrt ist. Ob den freien Fettsäuren, die durch bakterielle Lipolyse aus den Glyceriden des Talgdrüsensekretes im Infundibulum freigesetzt werden, eine ähnliche Bedeutung in vivo zukommt, ist nicht definitiv geklärt. Als komedogene Substanzen kommen jedoch eine Reihe von anderen Agenzien in Frage, u.a. Externagrundlagen und Detergenzien. Es kann dadurch das Bild der Acne detergicans oder der Pomadenakne ausgelöst werden. Ein extern verwendeter Wirkstoff mit stark komedogener Wirkung ist der Teer (Mills u. Kligman 1975). Umstritten ist die komedogene Wirkung von Schwefel (Mills u. Kligman 1972; Strauss et al. 1978). Beispiele für beruflich bedingte akneähnliche Bilder, die zumindest teilweise durch eine komedogene Wirkung von Berufssubstanzen zu erklären sind, sind die Ölakne und die sog. Chlorakne (meist durch Penta- und Hexachlornaphthaline bedingt).

Im Prinzip ähnliche Mechanismen der Komedonenbildung gelten auch bei anderen Komedonen wie den „Solar Comedones" älterer Menschen und den Komedonen bei Morbus Favre-Racouchot, wenngleich das komedogene Agens in diesem Fall unbekannt ist.

Bezüglich der Originalliteratur sei auf Kap. 8 und die Monographien von Plewig u. Kligman (1975) sowie Cunliffe u. Cotterill (1975) verwiesen.

7.1.4.2 Genetisch bedingte Keratosen

Es handelt sich dabei um eine große Gruppe von Erkrankungen, die im einzelnen in diesem Rahmen nicht dargestellt werden können. Gemeinsam ist allen, daß sie zu einer Hyperkeratose führen. Unterschiede bestehen u.a. darin, daß es sich teilweise um Retentionshyperkeratosen handelt, bei denen die Zellproliferation nicht vermehrt ist (z.B. die autosomal dominante und die X-chromosomol rezessive Ichthyose), und teilweise um Proliferationshyperkeratosen, bei denen die Zellproliferation heraufgesetzt ist (z.B. Ichthyosis congenita). Bei den Retentionshyperkeratosen liegt meist eine Orthohyperkeratose vor, bei der Proliferationshyperkeratose finden sich herdförmige parakeratotische Einschlüsse in orthohyperkeratotischen Arealen. Bei der autosomal dominanten und der X-chromosomal rezessiven Ichthyose scheint die Hyperkeratose zumindest teilweise durch eine verzögerte Auflösung der desmosomalen Bindungen bedingt zu sein. Im übrigen sind die Ursachen der Hyperkeratose noch weitgehend ungeklärt. Ultrastrukturelle Untersuchungen haben deutlich gemacht, daß es sich nicht in allen Fällen um eine identische Ursache handeln kann. So findet sich bei der autosomal dominanten Ichthyose ein Defekt der Keratohyalinbildung (strukturell abnormales, krümeliges Keratohyalin), während bei der X-chromosomal rezessiven Form des Keratohyalin strukturell normal und fast immer vermehrt ist. Charakteristisch für die Ichthyosis congenita ist, daß in den Korneozyten meist Lipidvakuolen gefunden werden. Auf sonstige mit Hyperkeratose, Parakeratose und Dyskeratose einhergehenden Erkrankungen sei nicht im einzelnen eingegangen, da keine exakten Vorstellungen über den Mechanismus der Hyperkeratosebildung vorliegen.

Bezüglich der Originalliteratur und weiterer Details sei auf die Übersichten von Schnyder (1978a), Voigtländer u. Schnyder (1980) sowie Voigtländer et al. (1980) verwiesen.

7.1.4.3 Ekzem, Psoriasis und Kopfschuppen

Parallelitäten zwischen Ekzem, Psoriasis und Kopfschuppen bestehen darin, daß es in mehr oder weniger großen Arealen zu einem Schwinden des Stratum granulosum und einer Parakeratose kommt. Dies ist ein Ausdruck einer mangelhaften Zellreifung. Verbunden damit ist eine mangelhafte Kohäsion zwischen den Corneocyten in der Umgebung der parakeratotischen Areale. Es resultiert die Schuppenbildung. Ist dieser Prozeß geringgradig ausgeprägt und beschränkt er sich auf die oberflächlichen Hornschichtbereiche, so lösen sich die Schuppen vollständig ab; ist er so ausgeprägt, daß er sich bis in die tiefen Hornschichtanteile erstreckt, so bleiben die Schuppen in Teilarealen an der Hornschicht haften. Im Einzelnen sei auf die Übersichten von Schnyder (1978a) bezüglich des Ekzems, von Kligman et al. (1979) bezüglich der Kopfschuppung und von Rassner (1980) bezüglich der Psoriasis verwiesen.

7.2 Untersuchungsmethoden

7.2.1 Tierexperimentelle Komedonenmodelle

Der Kaninchenohrtest nach Mills u. Kligman (1975) ist bei weitem der aussagekräftigste Test, wenn man komedolytische und komedogene Agenzien untersuchen will. Er beruht darauf, daß am Kaninchenohr durch komedogene Agenzien die Bildung von Komedonen provoziert werden kann. Der Test eignet sich einmal zur Überprüfung der komedogenen Wirkung von Externabestandteilen und zum anderen zur Prüfung, inwieweit ein keratoplastisches Agens imstande ist, die Komedonenbildung durch einen derartigen komedogenen Wirkstoff rückgängig zu machen bzw. zu verhindern.

Will man einen keratoplastischen Wirkstoff untersuchen, so kann die Follikelhyperkeratose in diesem Modell auf verschiedene Weise provoziert werden. Mills u. Kligmann (1975) benützen 1% Steinkohlenteer in einer Lösung ungesättigter Ester von Linolsäure und Lanolinalkoholen. Die Lösung wird an 5 Tagen der Woche einmal täglich über 2 Wochen aufgetragen. Ein erster Effekt ist schon nach 4 Tagen zu sehen, nach 2 Wochen finden sich reichliche Hyperkeratosen. Größere Komedonen konnten die Autoren mit 5% Teer erzielen, der Test war dann jedoch weniger sensibel. Andere Autoren haben andere komedogene Agenzien verwendet. So bedient sich Kroepfli (1976) des Benzoxazols. Die Substanz wird 3%ig in Unguentum hydrophilicum appliziert. Auch hier wird an 5 Tagen der Woche behandelt. Hambrick (1957) hat dazu das toxische Penta- und Hexachlornaphthalin (sog. Halowax) benützt.

Nach dieser Vorbehandlung wird von Mills u. Kligman (1975) die Behandlung mit dem keratoplastischen Agens begonnen. Sie wird ebenfalls an 5 Tagen der Woche 2 Wochen lang vorgenommen. An der nichtbehandelten Kontrollstelle kommt es während dieser 2 Wochen keineswegs zu einer Rückbildung der Komedonen, sondern sogar zu einer Vergrößerung. Die Komedonenbildung wird histologisch an Tangentialschnitten der Haut beurteilt. Die Autoren bedienen sich eines semiquantitativen Grading-Verfahrens, das nach ihren eigenen Angaben Erfahrung bei der Bewertung erforderlich macht. Kroepfli (1976) führt die Behandlung mit dem keratoplastischen Agens 6–7 Wochen lang durch und beurteilt an in der üblichen Weise senkrecht geschnittenen histologischen Präparaten die Follikelhyperkeratose.

Ein anderes Tiermodell, bei dem sich zahlreiche horngefüllte Hauteinstülpungen (Pseudokomedonen) finden, ist die Rhinomaus. Dieses Modell erlaubt die Abgrenzung der direkten von der indirekten keratoplastischen Wirkung. Während Vitamin-A-Säure zu einem weitgehenden Verschwinden der Pseudokomedonen führt, bedingt Salizylsäure lediglich eine teilweise Entleerung derselben (Kligman u. Kligman 1979).

7.2.2 Komedonenmodell am Menschen

Plewig (1970) hat am Menschen durch Auftragen von Halowax experimentell eine Chlorakne erzeugt. Es wurde dabei eine 50%ige ölige Halowaxmischung auf ein Heftpflaster gebracht und dieses 15 Tage auf der Haut unter Okklusivbedingungen appliziert. Bei einer Modifikation dieser Methode wird die gleiche Zubereitung jeweils 2 Tage lang unter Okklusivbedingungen verabreicht. Diese Behandlung wurde 8mal wiederholt, so daß die gesamte Behandlungsdauer 16 Tage betrug. Nach etwa 4–12 Wochen kommt es zur Komedonenbildung. Überprüft wird, inwieweit ein keratoplastischer Wirkstoff in der Lage ist, die Komedonen zu beseitigen. Es ist fraglich, ob dieses Modell in der angegebenen Anordnung genügend sensitiv ist, um einen keratoplastischen Effekt schwächerer Art nachzuweisen. Zu bedenken ist weiterhin, inwieweit dieses Testverfahren toxikologisch unbedenklich ist. Kligman u. Mills (1972) haben am Menschen Untersuchungen zur Klärung einer komedogenen Wirkung von Externabestandteilen durchgeführt. Es dauert beim Menschen meist 6 Wochen und länger, bis sich eine Komedonenbildung bei okklusiver Applikation des zu untersuchenden Agens provozieren ließ. Der Testausfall war nur dann sensitiv, wenn Versuchspersonen verwendet wurden, die früher eine schwere Akne durchgemacht hatten.

7.2.3 Hornschichtdarstellung

Die ursprüngliche Methode der morphologischen Darstellung der Hornschicht geht auf Christophers u. Kligman (1964) zurück. Die Autoren betteten die Präparate ohne Fixation direkt in Paraffin ein. Das weitere Vorgehen entsprach der üblichen histologischen Aufarbeitung. Als Alternative wurden Gefrierschnitte verwendet. Der Schnitt wurde dann mit einigen Tropfen 0,4 n NaOH überschichtet. Unmittelbar anschließend wird ein Tropfen einer 0,1%igen Lösung von Methylenblau hinzugegeben. Die Zellen schwellen stark auf, und die Zellgrenzen färben sich blau an. Als Alternative für die Methylenblaufärbung bietet sich die Betrachtung im Phasenkontrastmikroskop an (Mackenzie 1969).

Wesentlich verbessert wurde diese Methode von Christophers (1970). Kryostatschnitte werden mit einer wäßrigen Lösung von Fluorescein-Isothiocyanat (1:10 000) überschichtet. Nach 2minütiger Einwirkung werden die Schnitte sorgfältig gewässert und mit Essigsäure eingedeckt (je nach Tierart 0,5, 1 oder 10%). Anschließend werden die Schnitte im Fluoreszenzmikroskop betrachtet. Die Präparate sind in der feuchten Kammer 1-2 Tage lang haltbar. Die Zellgrenzen stellen sich im Fluoreszenzmikroskop deutlich dar, so daß die Struktur der Hornschicht gut beurteilt werden kann.

Die Methode der Hornschichtdarstellung erlaubt die Beurteilung der Zahl der Zellagen im Stratum corneum. Man kann sich dabei der Cantharidinblase bedienen (Christophers u. Kligman 1964), man kann aber auch den Gefrierschnitt als solchen bewerten (Roberts et al. 1980). Eine weitere Möglichkeit haben Untersuchungen von Huber u. Christophers (1977a) ergeben. Sie zeigen, daß bei geringem seitlichen Druck auf einen mit Fluorescein-Isothiocyanat gefärbten Gefrierschnitt im Fall einer direkten keratoplastischen Wirkung eine Ablösung der Korneozyten voneinander erfolgt.

7.2.4 In-vivo-Messung der Hornschichtreißfestigkeit

Marks et al. (1977) haben eine Apparatur angegeben, die es erlaubt, die Kraft zu messen, die nötig ist, um einen Metallkopf, der mit einem Cyanoacrylatgel auf die Haut aufgeklebt wurde, nach oben abzureißen („Cohesography").

7.2.5 In-vivo-Bestimmung der Hornschicht-Turn-over-Zeit

Diese Verfahren beruhen darauf, daß die Hornschicht angefärbt wird und der Schwund der Verfärbung beobachtet wird. Roberts et al. (1980) färbten die Hornschicht mit 1% Silbernitrat an und verwendeten anschließend zur Reduktion einen photographischen Entwickler. In bestimmten Zeitabständen wurde die Haut unter standardisierten Bedingungen photographiert und am Photo eine reflexionsphotometrische Auswertung vorgenommen. Eine Alternative, die sich allerdings bei den Untersuchungen von Roberts et al. (1980) nicht bewährt hat, ist die Auftragung von 5% Dansylchlorid. Es entsteht eine unter UV-A-Licht gut nachweisbare Fluoreszenz, deren zeitliche Dauer als Maß für die Turn-over-Zeit der Hornschicht gewertet wird (Jansen et al. 1974).

7.2.6 Korneozytencount und Analyse der Hautoberflächenlipide

Beide Methoden werden - wie unter Abschn. 6.2.5.1 bereits ausgeführt - sowohl durch Pharmaka beeinflußt, die auf die Zellproliferation einwirken, als auch durch keratoplastische Agenzien.

Bezüglich der Korneozytenzählung sei auf Abschn. 6.2.5.1 verwiesen. Eine detaillierte Beschreibung der in Frage kommenden Verfahren findet sich bei Roberts u. Marks (1980). Erwähnt werden muß außerdem das Verfahren von Christensen et al. (1978), bei dem ein selbsthärtendes Gel auf die Haut aufgebracht wird. Nach dem Erhärten wird das Gel abgezogen. Bestimmt wird das alkalilösliche Protein aus dem Zellmaterial, das mit dem Gel abgezogen wird.

Die dünnschichtchromatographische Analyse der Kopfhaut- und Haarlipide erlaubt Aussagen über den Anteil der epidermalen Lipide an dem gesamten Lipidgemisch. Bezüglich des methodischen Vorgehens sei auf die Abschn. 6.2.5.3 und 8.2.4 verwiesen. Als Maß für den Anteil der epidermalen Lipide kann der Anteil des freien Cholesterin gelten, da dieses vorwiegend in den epidermalen Lipiden vorkommt. Es ist zu erwarten, daß eine keratoplastische Wirkung zu einer Zunahme der epidermalen Lipide führt (Gloor u. Gallasch 1979).

Bei beiden Methoden können sich ein antiproliferativer und ein keratoplastischer Effekt überlagern. Der Korneozytencount wird dabei gleichsinnig beeinflußt, da auch eine antiproliferative Wirkung diesen Wert reduziert. Die epidermalen Lipide werden durch einen antiproliferativen Wirkstoff vermindert, so daß ein antiproliferativer Effekt einen keratoplastischen Effekt verdecken kann. Wie eigene Untersuchungen mit dem Handelspräparat Selsun gezeigt haben, können der Wirkstoff in einem Shampoo antiproliferativ und die Tensidgrundlage keratoplastisch wirken (Gloor et al. 1978).

7.2.7 Scanningelektronenmikroskopie

Bei der scanningelektronenmikroskopischen Untersuchung der Hautoberfläche läßt sich ein keratoplastischer Effekt durch eine Ablösung großflächiger, aus mehreren Korneozyten bestehenden polymorphen Platten nachweisen. Auch der Komedonenpropf wird oberflächlich aufgefasert. Quantitativ erfassen läßt sich dieser Effekt durch die Profilometrie an den bei der Scanningelektronenmikroskopie verwendeten Abdrücken (Marks et al. 1975; Davies u. Marks 1976; Fanta 1978).

7.2.8 Elektronenmikroskopie

Die Elektronenmikroskopie ist eine wichtige Methode zur Erfassung des Keratinisierungsvorgangs und seiner Beeinflussung durch indirekte Keratoplastika, vor allem durch Vitamin-A-Säure. Zu bewerten ist die Zahl der Tonofibrillen und Desmosomen. Bewertet werden außerdem die Keratinosomen und das Keratohyalin (Wolff et al. 1970).

7.3 Wirkung von Externabestandteilen

7.3.1 Keratolytische Wirkstoffe im engeren Sinn

Keratolytische Wirkstoffe im engeren Sinn sollen das Keratin aufspalten. Sie kommen vor allem in Enthaarungsmitteln zur Anwendung. Das Problem besteht bei der Rezeptur von Enthaarungsmitteln darin, daß eine Schädigung des Hautkeratins möglichst gering gehalten werden soll und das Haarkeratin dabei möglichst weitgehend aufgespalten werden soll. Verwendet werden anorganische Sulfide. Deren Nachteil besteht darin, daß es unter bestimmten Umständen, besonders beim Kontakt mit Wasser, zur Bildung von H_2S kommt und eine beträchtliche Geruchsbelästigung entstehen kann. Weit mehr werden in der Praxis Mercaptane, wie z. B. Thioglykolsäureverbindungen, verwendet. Calciumthioglykolat, das bei einem pH-Wert von 9- bis 9,5 zum Haarwellen verwendet wird, eignet sich bei einem alkalischeren pH-Wert zur Enthaarung. Der Vorteil gegenüber den anorganischen Sulfiden ist die bessere Stabilität und die geringere Geruchsbelästigung. Die übliche Konzentration liegt bei 2–4%. Die Alkalikonzentration (am besten $CaOH_2$) soll relativ hoch sein. Bezüglich weiterer Details sei auf die Monographie von Jellinek (1976) verwiesen. Eine keratolytische Wirkung im engeren Sinn dürfte auch dem Bleioxid zukommen, wenn es in Form von Bleipflaster (33% Bleioxid, 33% Erdnußöl, 33% Schweineschmalz) oder von Unguentum diachylon (40% Bleipflaster in Vaselinum flavum) angewendet wird. Eine keratolytische Wirkung im engeren Sinn weisen schließlich auch über 40%ige Zubereitungen von Harnstoff auf (Kligman 1957). Hellgren u. Larsson (1974) konnten bei In-vitro-Versuchen zeigen, daß die charakteristische „keratin pattern" der Hornschichtzellen unter dem Einfluß einer gesättigten Harnstofflösung verschwindet. Die Konsistenz der Epidermis wird gelartig, und die Epidermis zerfiel bei Schütteln der Lösung. Therapeutisch ausgenützt wird dieser Effekt bei der Auflösung von Nägeln.

7.3.2 Keratoplastische Wirkstoffe

7.3.2.1 *Vitamin-A-Säure*

Bereits 1963 hat Stüttgen gezeigt, daß Vitamin-A-Säure bei topischer Anwendung einen schuppenauflösenden Effekt bei ichthyosiformen Krankheitsbildern hat. In der Folgezeit wurde der keratoplastische Effekt der Vitamin-A-Säure sowohl bei Lokalanwendung als auch bei systemischer Applikation durch zahlreiche klinische und auch experimentelle Untersuchungen immer wieder bestätigt. Am Kaninchenohrmodell ließen sich auch Vergleiche mit anderen keratoplastischen Agenzien durchführen, wobei Vitamin-A-Säure weitaus die überlegene Substanz war (Mills u. Kligman 1975). Die überlegene keratoplastische Wirkung von Vitamin-A-Säure kommt auch bei Untersuchungen am Chloraknemodell beim Menschen zum Ausdruck, an dem Benzoylperoxid und Schwefel unwirksam waren, während Vitamin-A-Säure eine eindeutige klinische Wirkung hatte (Plewig 1970). Heute gehören 0,05%ige bis 0,1%ige Zubereitungen von Vitamin-A-Säure zum therapeutischen Repertoire jedes Dermatologen bei der Acne vulgaris und bei Hyperkeratosen jeder Art.

Vitamin-A-Säure ist kein direktes Keratoplastikum. Vielmehr wird der Verhornungsmechanismus beeinflußt. Bei elektronenmikroskopischen Untersuchungen fanden Wolff et al. (1970) an der Meerschweinchenepidermis, daß Vitamin-A-Säure eine Reduktion der Tonofilamente, Desmosomen, Keratinosomen und des Keratohyalin bewirkt. In Abhängigkeit von der Anwendungskonzentration kommt es bei längerer Behandlung zu einer teilweisen Rückbildung dieser Veränderungen. Die Autoren deuten die Vitamin-A-Säure-Wirkung als Hemmung der Verhornung mit Umdifferenzierung der Epidermis zur aktiven Synthese eines atypischen Zellproduktes. In die gleiche Richtung deuten u.a. auch Befunde von Prutkin (1967) am experimentellen Keratoakanthom des Kaninchens, bei dem es unter Vitamin-A-Säurebehandlung zu einer Schleimproduktion in den Tumorzellen anstelle der Hornbildung kam. Ähnliche Befunde wie am Meerschweinchen fanden Plewig et al. (1971) auch am Menschen. Hohe Vitamin-A-Säure-Konzentrationen bewirken initial eine Hyper-Parakeratose mit Verlust des Stratum granulosum. Auf längere Sicht stehen eine Verdünnung der Hornschicht und ultrastrukturell eine Verminderung der Tonofibrillen und auch der Desmosomen im Vordergrund. Bemerkenswert waren das Auftreten z.T. großer kernnaher Zisternen, die einen homogenen, kaum elektronendichten Inhalt aufweisen, und eine verstärkte Keratohyalinbildung.

Die Beeinflussung der Keratinisierung der Hornschicht ist nicht die einzige Wirkung auf die Epidermis. Bereits unter Abschn. 6.3.1.2 wurde dargestellt, daß die

Zellproliferation durch Vitamin-A-Säure gesteigert werden kann. Es ist nicht definitiv geklärt, ob die Beeinflussung des Verhornungsmechanismus in einem ursächlichen Zusammenhang mit der gesteigerten Zellproliferation steht. Wie die Verhältnisse bei banalen Kopfschuppen (Pityriasis simplex capilitii) zeigen, ist ein solcher Zusammenhang nicht ganz von der Hand zu weisen. Vor allem die oben beschriebenen ultrastrukturellen Befunde lassen indessen annehmen, daß die gesteigerte Zellproliferation allein nicht die Umdifferenzierung der Epidermis erklärt, sondern allenfalls eine Teilrolle in diesem Mechanismus spielt. Eine weitere Wirkung ist die Irritation der Haut, die besonders in der initialen Behandlungsphase und bei hoher Anwendungskonzentration auftritt (Plewig et al. 1971). Sie scheint nicht die Voraussetzung für die Wirkung auf die Verhornung zu sein (Günther 1974). Dieser Effekt kann zu großen Schwierigkeiten in der praktischen Therapie führen und kommt bemerkenswerterweise in der Mundschleimhaut kaum vor. Erwartungsgemäß führt die Umdifferenzierung der Epidermis auch zu einer Reduktion der Barrierefunktion der Hornschicht, was in einer Erhöhung des transepidermalen Wasserverlustes (Grice et al. 1973) und in einer verminderten Barrierefunktion für andere Pharmaka (Kaidbey et al. 1975) zum Ausdruck kommt.

7.3.2.2 Salizylsäure

Salizylsäure wird seit langen Jahren wegen ihrer keratoplastischen Wirkung therapeutisch verwendet. Bereits Moncorps (1929) weist darauf hin, daß dabei nicht das Keration verändert wird wie bei den Keratolytika im engeren Sinn. Außerdem hat dieser Autor bereits Angaben über die keratoplastischen Grenzkonzentrationen gemacht und festgestellt, daß erhebliche Unterschiede zwischen den verschiedenen Darreichungsformen bestehen.

Nachdem der keratoplastische Effekt der Salizylsäure zwar seit langem bekannt, aus Mangel an geeigneten Methoden jedoch nicht eindeutig belegbar war, wurden in den letzten Jahren von mehreren Autoren Untersuchungen vorgelegt, die eindrucksvoll die keratoplastische Wirkung belegen. Marks et al. (1975) sowie Davies u. Marks (1976) fanden scanningelektronenmikroskopisch bzw. mit surfometrischen Methoden, daß Salizylsäure zu einer Ablösung von Korneozyten führt. Diese Befunde waren um so ausgeprägter, je höher die Salizylsäurekonzentration war. Zu ähnlichen Ergebnissen kam auch Fanta (1978). Besonders bemerkenswert ist, daß Davies u. Marks (1976) breite, freie Interzellularräume nachweisen konnten. Dies deutet auf eine Beeinflussung der Interzellularsubstanz durch Salizylsäure hin.

Huber u. Christophers (1977a) haben sich der fluoreszenzmikroskopischen Darstellung der Hornschicht an der Meerschweinchenpfote bedient. Auch eine 50%ige gesättigte Lösung von Salizylsäure in Äther führte zu keiner Veränderung des morphologischen Bildes. Wurde jedoch durch einen seitlichen Druck auf das Präparat eine mechanische Wirkung auf die Hornschicht ausgeübt, so lösten sich die intakten Korneozyten bis in die untersten Bereiche der Hornschicht voneinander. Beim Vergleich mit der Wirkung von Säuren und Basen konnten die gleichen Autoren (Huber u. Christophers 1977b; Huber 1977) zeigen, daß diese zu einer Aufquellung der obersten Hornschichtzellen führen, die ihrerseits eine Auflösung des interzellulären Zusammenhaltes bewirkt. Die verwendete Salizylsäurekonzentration war bei diesen Versuchen allerdings weit höher, als es dem praktisch therapeutischen Vorgehen entspricht.

Tabelle 7.1. Dicke des Stratum corneum (in Anzahl der Zellagen) vor Behandlung, nach Behandlung mit 70% Alkohol und nach Behandlung mit 6% Salizylsäure in 70% Alkohol. Salizylsäure bewirkt eine Verdünnung der Hornschicht. (Aus Roberts et al. 1980)

	Anzahl der Zellagen in der Hornschicht	
	M	s
Vor Behandlung	23,3	2,4
Nach Behandlung mit 70% Alkohol	22,0	3,1
Nach Behandlung mit 6% Salizylsäure in 70% Alkohol	16,1	1,6

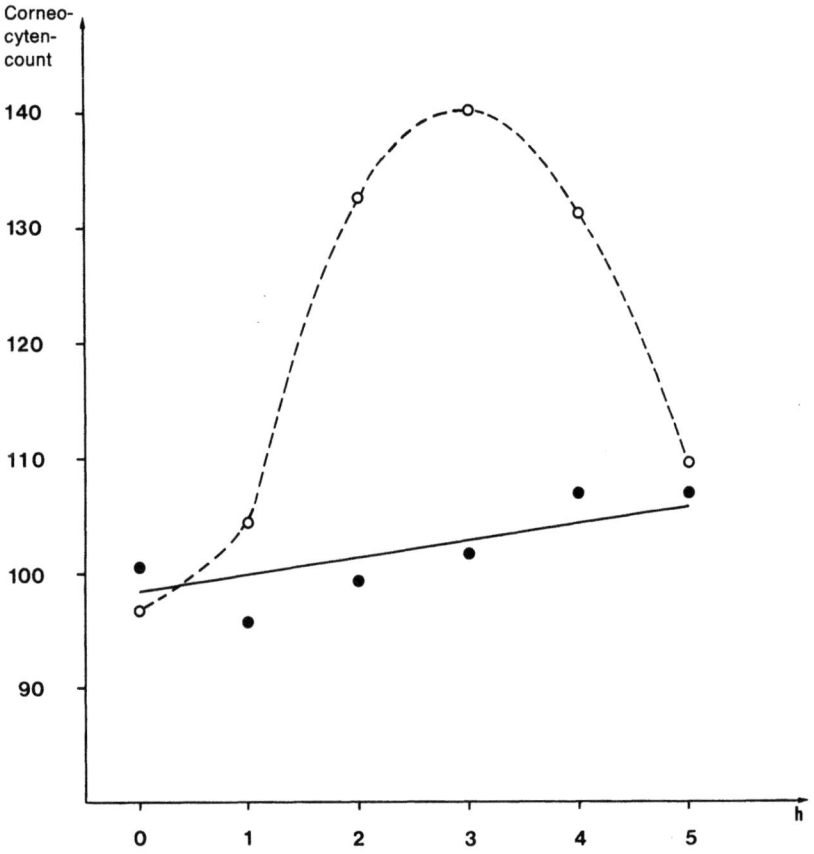

Abb. 7.1. Korneozytencount nach Behandlung mit 6% Salizylsäure in 70% Alkohol und nach Behandlung mit 70% Alkohol. ----- Behandlung mit Salizylsäure, ——— Behandlung ohne Salizylsäure. (Zusammengestellt nach Werten von Roberts et al. 1980)

Neue Untersuchungen haben Roberts et al. (1980) vorgelegt. Tabelle 7.1 zeigt, daß 6%ige Salizylsäure am Menschen in einer alkoholischen Lösung eine Verminderung der Zahl der Zellagen in der Hornschicht bewirkt. Wurde der Korneozytencount bewertet, so findet sich zunächst als Beleg für die keratoplastische Wirkung eine Zunahme desselben. Vom 4. Behandlungstag an ist der Korneozytencount dann erwartungsgemäß reduziert, auch wenn man die Grundlage zum Vergleich heranzieht, die natürlich als solche ebenfalls Korneozyten ablöst. Die Befunde von Roberts et al.

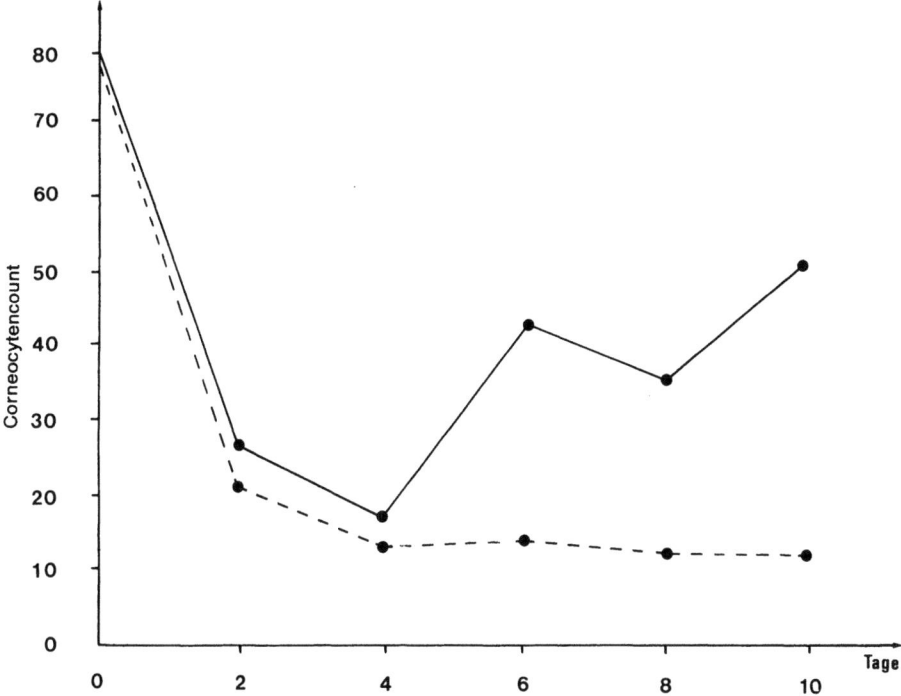

Abb. 7.2. Korneozytencount nach Behandlung mit 70% Alkohol und mit 6% Salizylsäure in 70% Alkohol. ——— Ohne Salizylsäure, ----- mit Salizylsäure. (Vereinfacht nach Roberts et al. 1980)

(1980) finden sich in Abb. 7.1, soweit sie die initiale Steigerung, und in Abb. 7.2, soweit sie die spätere Reduktion des Korneozytencount betreffen. Mit der Silbernitratfärbungsmethode der Hornschicht konnten diese Autoren weiter zeigen, daß die Färbungsintensität unter einer Salizylsäurebehandlung schneller abnimmt, was für eine Verkürzung der Turn-over-Zeit der Hornschicht spricht (Abb. 7.3). Dem entsprechen Befunde von Christensen et al. (1978), die ein selbsthärtendes Gel auf die Haut aufbrachten und zeigen konnten, daß in dem an das erhärtete Gel haftendem Zellmaterial das alkalilösliche Protein nach Salizylsäurebehandlung vermehrt ist.

Zu erwähnen sind schließlich Versuche an den Pseudokomedonen der Rhinomaus und am Kaninchenohrmodell. Kligman u. Kligman (1979) bzw. Mills u. Kligman (1975) konnten damit belegen, daß Salizylsäure eine komedolytische Wirkung aufweist. Gut verständlich wird dieser Befund durch Untersuchungen von Takahashi et al. (1976), die autoradiographisch zeigen konnten, daß Salizylsäure in großem Umfang in die Talgdrüseninfundibula penetriert.

Von verschiedenen Arbeitskreisen konnte übereinstimmend deutlich gemacht werden, daß Salizylsäure die Zellproliferation unbeeinflußt läßt, so daß keine Parallelität mit der Vitamin-A-Säure besteht (Pullmann et al. 1975; Davies u. Marks 1976; Roberts et al. 1980).

7.3.2.3 Benzoylperoxid

Am Kaninchenohrmodell konnten Mills u. Kligman (1975) in der oben beschriebenen Versuchsanordnung zeigen, daß ein 10% Benzoylperoxid enthaltendes Gel die Zahl

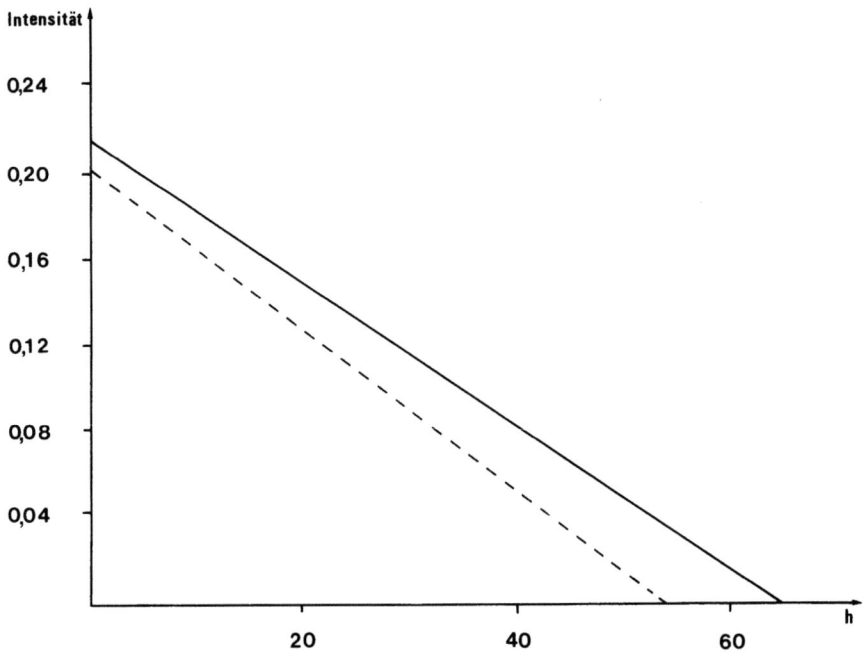

Abb. 7.3. Verschwinden einer Silberfärbung der Hornschicht in Abhängigkeit von der Zeit.
—— Behandlung mit 70% Alkohol, ---- Behandlung mit 6% Salizylsäure in 70% Alkohol.
(Vereinfacht nach Roberts et al. 1980)

der Komedonen um 50% reduziert. Beim Menschen konnte Fanta (1978) – allerdings nur an einer Versuchsperson – nach einer Behandlung mit einem 10% Benzoylperoxid enthaltenden Gel ein Abheben von Platten, die aus mehreren Korneozyten bestehen, beobachten. Der Komedonenpfropf zeigte an seiner Oberfläche eine Aufsplitterung in grobe, blattartige Lamellen. Daß die keratoplastische Wirkung von Benzoylperoxid nur relativ gering ist, zeigen Befunde am Chloraknemodell des Menschen mit 5- und 10%igen Benzoylperoxidzubereitungen (Plewig 1970). Nach Plewig (1980) soll Benzoylperoxid – ähnlich wie Vitamin-A-Säure – eine indirekte metabolische keratoplastische Wirkung entfalten.

7.3.2.4 Schwefel

Schwefel wird seit Jahrzehnten vor allem in der Aknetherapie eingesetzt. Erstaunlich mangelhaft sind indessen die Belege für die so oft angeführte keratoplastische Wirkung von elementarem Schwefel. Gloor u. Mattern (1976) haben eine Standardtensidlösung mit einem Zusatz von 1,25% elementarem Schwefel überprüft. Sie wendeten bei wöchentlichen Haarwäschen in der 1., 2. und 4. Woche nur die Standardtensidlösung und in der 3. Woche die Standardtensidlösung mit Schwefel an. Die Schwefelanwendung bewirkte eine Vergrößerung des Anteils der epidermalen Lipide (Cholesterin) (Abb. 7.4). Dieser Befund spricht für einen keratoplastischen Effekt.

Mills u. Kligman (1972) nahmen auf Grund von Untersuchungen am Kaninchenohrmodell und auf Grund okklusiver Anwendung beim Menschen über 6 Wochen eine komedogene Wirkung von elementarem Schwefel an. Die komedogene Wirkung von Schwefel wurde indessen bei Nachuntersuchungen nicht bestätigt (Fulton et al.

1974; Strauss et al. 1978). Da der Kaninchenohrtest manchmal übersensibel sein kann und da sich die Untersuchungen von Strauss et al. (1978) auf ein großes Kollektiv von mehr als 50 Versuchspersonen beziehen, kann man nicht davon ausgehen, daß Schwefel bei der Akne kontraindiziert ist.

Windhagen u. Plewig (1977) haben elementaren Schwefel DAB 6 1- und 3%ig beim Meerschweinchen angewendet und eine Proliferationsakanthose mit resultieren-

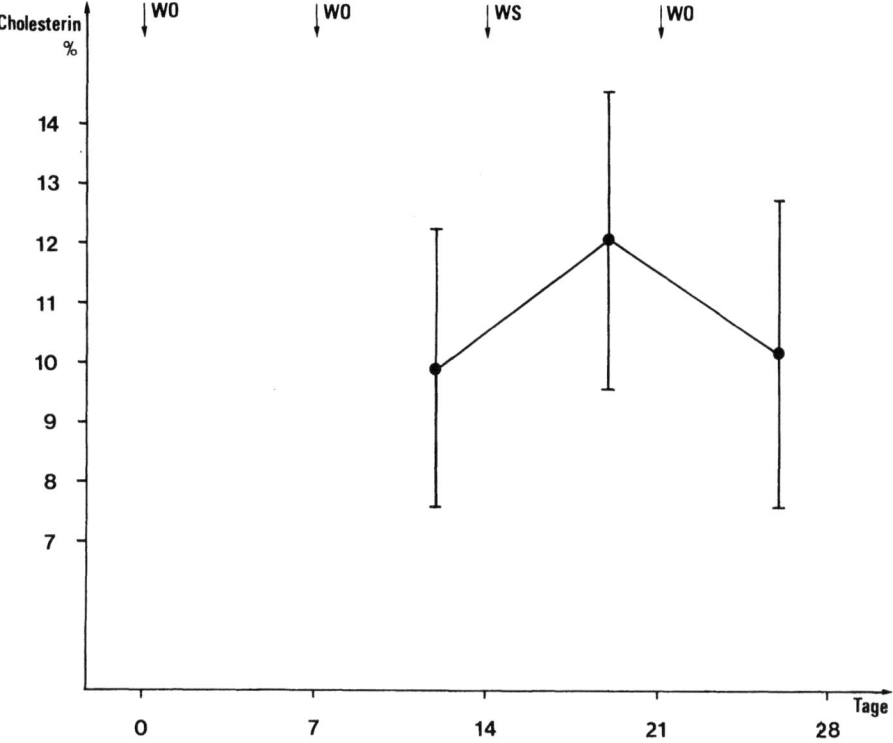

Abb. 7.4. Zunahme des Anteils des freien Cholesterins (repräsentativ für epidermale Lipide) an den Kopfhaut- und Haarlipiden nach einmaliger Schwefelbehandlung (1,25% kolloidaler Schwefel in einer Standardtensidlösung) als Ausdruck einer keratoplastischen Wirkung. *Wo* Wäsche ohne Schwefel, *Ws* Wäsche mit Schwefel. (Nach Gloor u. Mattern 1976)

der Verhornungsstörung (Parakeratose) beobachten können. Sie bringen diese Verhornungsstörung in einen Zusammenhang mit der keratoplastischen Wirkung. Am Menschen konnte dieser Effekt von Pullmann et al. (1977) nicht bestätigt werden. Da – wie an anderer Stelle ausgeführt – beim Meerschweinchen eine Proliferationsakanthose sehr viel leichter provozierbar ist als beim Menschen, kann die Proliferationsakanthose am Meerschweinchen bei der Deutung der keratoplastischen Wirkung wohl nicht in Betracht gezogen werden.

7.3.2.5 α-Hydroxysäuren

Nach van Scott u. Yu (1978) sind eine größere Anzahl von α-Hydroxysäuren und Derivate derselben keratoplastisch wirksam. Klinische Erfahrungen liegen mit 5%

Glykolsäure (van Scott u. Yu 1978) sowie Na-Pyruvat 5% (Levy u. Goldsmith 1979) vor. Es soll sich um eine indirekte metabolische keratoplastische Wirkung handeln, die möglicherweise durch eine Beeinflussung der Mukopolysaccharidsynthese zustande kommt.

7.3.2.6 Tenside

Gloor et al. (1977) haben mit zwei unterschiedlichen Tensidgemischen und einem Standardtensid in wöchentlichem Abstand standardisierte Haarwäschen vorgenommen. Eines dieser Tensidgemische führte zu einer starken Zunahme des freien Cholesterin, d.h. der epidermalen Lipide (Abb. 7.5). In Übereinstimmung damit fanden Bernstein et al. (1979) scanningelektronenmikroskopisch einen keratoplastischen Effekt von Natriumlaurylsulfat. Es muß also eine keratoplastische Wirkung mancher Tenside angenommen werden, die bei der Anwendung in Shampoos und bei der Aknetherapie beachtet werden muß.

7.3.2.7 Propylenglykol

Propylenglykol soll besonders unter Okklusivbedingungen eine gute keratoplastische Wirkung aufweisen. Als optimal kann die Wirkung bei einer Propylenglykolkonzen-

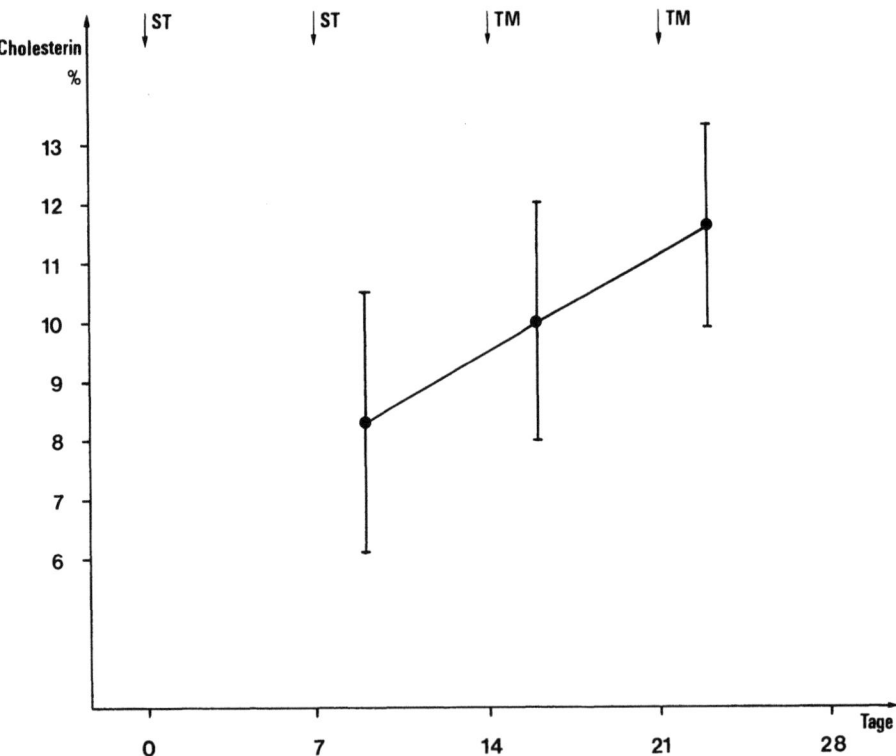

Abb. 7.5. Zunahme des Anteils des freien Cholesterins (repräsentativ für die epidermalen Lipide) an den Kopfhaut- und Haarlipiden nach Behandlung mit einer keratoplastischen Tensidlösung als Ausdruck der keratoplastischen Wirkung. *ST* Wäsche mit einer 6%igen Lösung eines nichtkeratoplastischen Tensides (Polyäthylenglykollauryläthersulfat-Na), *TM* Wäsche mit einer keratoplastischen Tensidlösung (35% Triäthanolaminlaurylsulfat, 12% äthoxyliertes Partialglyceridgemisch, 0,5% NaCl). (Nach Gloor et al. 1977)

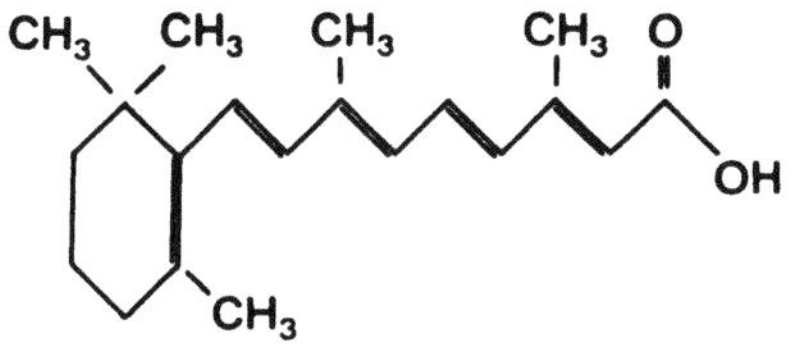

Vitamin A Säure

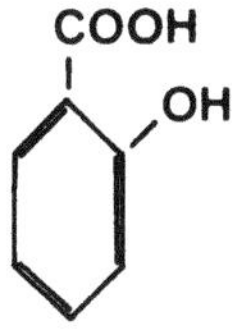

Salicylsäure

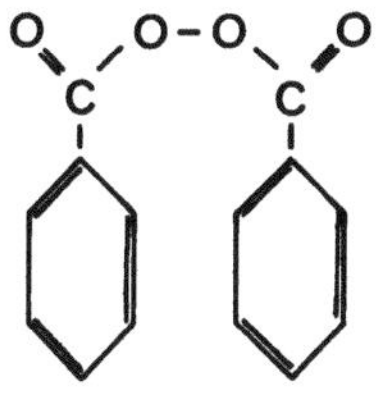

Benzoylperoxid

Abb. 7.6. Formeln der wichtigsten keratoplastischen Wirkstoffe

tration von 60% gelten. In der Praxis wird meist ein Gel mit 54% Propylenglykol und 6% Salizylsäure verwendet (Baden 1978).

Die *Formeln* der wichtigsten Keratoplastika finden sich in Abb. 7.6.

7.3.3 Komedogene Wirkung

Zahlreiche Bestandteile von dermatologischen und kosmetischen Externa wirken komedogen. Es können dabei zwischen einzelnen Chargen erhebliche Unterschiede bestehen. Dementsprechend sollten vom Hersteller derartiger Zubereitungen zum Ausschluß einer komedogenen Wirkung stets Untersuchungen am Kaninchenohrmodell durchgeführt werden. Häufig ist eine komedogene Wirkung pflanzlicher Öle zu beobachten. Sehr unterschiedliche Befunde erhält man bei der Überprüfung von Kohlenwasserstoffen. Besonders ausgeprägt ist die komedogene Wirkung von Teeren. Auch Fettsäuren und Fettalkohole können komedogen wirken. Hervorzuheben ist dabei die ausgeprägte Wirkung von Ölsäure (Kligman u. Mills 1972; Mills u. Kligman 1975).

Literatur

Baden HP (1978) The management of hyperkeratosis. In: Frost P, Gomez EC, Zaias N (eds) Recent advances in dermatopharmacology. Spectrum Publications, New York, S 219–242
Baden HP, Lee LD, Kubilus J (1976) Intra- and extracellular cementing substances. J Soc cosm Chem 27:433–441

Bernstein EO, Coble DW, Kairinen EO (1979) An electron microscopic and light microscopic study of the effects of surfactants on stratum corneum of mammalian skin. Scan Elektron Micros 111:334, 347–357

Christensen MS, Nacht S, Kantor SL, Gans EH (1978) A method for measuring desquamation and its use for assessing the effects of some common exfoliants. J invest Derm 71:285–294

Christophers E (1970) Eine neue Methode zur Darstellung des Stratum corneum. Arch klin exp Derm 237:717–721

Christophers E (1980) Epidermopoese und Keratinisation. In: Korting GW (Hrsg) Dermatologie in Praxis und Klinik. Bd 1, 1.64–1.67, G Thieme, Stuttgart New York

Christophers E, Kligman AM (1964) Visualization of the cell layers of the stratum corneum. J invest Derm 42:407–409

Cunliffe WJ, Cotterill JA (1975) The acnes-clinical features, pathogenesis and treatment. WB Saunders, London Philadelphia Toronto

Davies M, Marks R (1976) Studies on the effect of salicyclic acid on normal skin. Brit J Derm 95:187–192

Fanta D (1978) Klinische und experimentelle Untersuchungen über die Wirkung von Benzoylperoxyd in der Behandlung der Akne. Hautarzt 29:481–486

Fulton JE, Bradley S, Aqundez A, Black Th (1974) Non-comedonic cosmetics. Cutis 17:344–345, 349–351

Gloor M, Gallasch G (1979) Haarwäsche und Haarwaschmittel. In: Orfanos C (Hrsg) Haar und Haarkrankheiten. G Fischer, Stuttgart New York, S 931–960

Gloor M, Mattern E (1976) Über die Wirkung eines Zusatzes von kolloidalem Schwefel zu Haarwaschmitteln auf die behaarte Kopfhaut. Arzneimittel-Forsch 26:1724–1726

Gloor M, Josephs H, Friederich HC (1974) Über den Einfluß der Luftverschmutzung auf den Paraffingehalt der Hautoberflächenlipide. Arch Derm Forsch 250:277–284

Gloor M, Jäger B, Baldes G (1977) Wirkungseffekt waschaktiver Substanzen in Kopfwaschmitteln. Hautarzt 28:404–406

Gloor M, Baldes G, Lipphardt BA, Jäger B (1978) Über den Effekt von Selendisulfid auf Menge und Zusammensetzung der Kopfhaut- und Haarlipide. Therapiewoche 28:3582–3588

Grice H, Sattar H, Bakes H (1973) Urea and retinoic acid in ichthyosis and their effects on transepidermal water loss and water holding capacity of stratum corneum. Acta derm-venereol 53:114–118

Günther S (1974) Vitamin A acid in acne vulgaris: association between peeling effect and improvement. Derm Mschr 160:215–218

Hambrick GW (1957) The effect of substituted naphthalenes on the pilosebaceous apparatus of rabbit and man. J invest Derm 28:89–103

Hellgren L, Larsson K (1974) On the effect of urea on human epidermis. Dermatologica 149:289–293

Huber C (1977) Zur Wirkung von Laugen, Säuren und Keratolytika auf das Stratum corneum. Inauguraldissertation Kiel (1977)

Huber C, Christophers E (1977 a) „Keratolytic" effect of salicylic acid. Arch Derm Res 257:293–297

Huber C, Christophers E (1977 b) Effects of alkaline on horny layer cellularity. Arch Derm Res 258:169–173

Jansen LH, Hojyo-Tomoko MT, Kligman AM (1974) Improved fluorescence staining technique for estimating turnover of the human stratum corneum. Brit J Derm 90:9–12

Jellinek JSt (1976) Kosmetologie – Zweck und Aufbau kosmetischer Präparate. Hüthig, Heidelberg

Kaidbey KH, Kligman AM, Yoshida H (1975) Effects of intensive application of retinoic acid on human skin. Brit J Derm 92:693–701

Klaschka F (1979) Arbeitsphysiologie der Hornschicht in Grundzügen. In: Handbuch der Haut- und Geschlechtskrankheiten Ergänzungswerk Bd. 1/4 A, Springer, Berlin Heidelberg New York, S 153–262

Kligman AM (1957) Dermatologic uses of urea. Acta derm-venereol 37:155–159

Kligman LH, Kligman AM (1979) The effect on rhino mouse skin of agents which influence keratinization and exfoliation. J invest Derm 73:354–358

Kligman AM, Mills OH (1972) Acne cosmetica. Arch Derm 106:843–850

Kligman AM, McGinley KJ, Leyden JJ (1979) Kopfschuppen – ihre Ursachen und Behandlung. In: Orfanos CE (Hrsg) Haar und Haarkrankheiten. G Fischer, Stuttgart New York

Kroepfli P (1976) Untersuchungen zur Wirkung der Vitamin A Säure bei experimentell ausgelöster Follikelkeratose. Dermatologica 153:88–95

Levy StB, Goldsmith LA (1979) Sodium pyruvate treatment for hyperkeratotic disorders. South med J 72:307–310

Mackenzie JC (1969) Ordered structure of the stratum corneum of mammalian skin. Nature 222:881–882

Marks R, Davies M, Cattell A (1975) An explanation for the keratolytic effect of salicylic acid. J invest Derm 64:283

Marks R, Nicholls S, Fritzgeorge D (1977) Measurement of intracorneal cohesion in man using in vivo techniques. J invest Derm 69:299–302

Mills OH, Kligman AM (1972) Is sulfur helpful or harmful in acne vulgaris? Brit J Derm 86:620–627

Mills OH, Kligman AM (1975) Assay of comedolytic agents in the rabbit ear. In: Maibach H (Hrsg) Animal models in dermatology. Churchill Livingstone, Edinburgh London New York p 176–183

Moncorps C (1929) Untersuchungen über die Pharmakologie und Pharmakodynamik von Salben und salbeninkorporierten Medikamenten. 2. Mitteilung: Über die Resorption und Pharmakodynamik der salbeninkorporierten Salicylsäure. Arch exp Path Pharm 141:50–66

Nicholls S, King CS, Marks R (1980) The influence of corneocyte area on stratum corneum function. J invest Derm 74:449

Plewig G (1970) Lokalbehandlung der Chloracne (Halowaxacne) mit Vitamin A Säure. Hautarzt 21:465–470

Plewig G (1980) Keratolytische Aknetherapie unter besonderer Berücksichtigung der Vitamin-A-Säure. Fette-Seifen-Anstrichmittel 82:537–541

Plewig G, Kligman AM (1975) Acne – Morphogenesis and treatment. Springer, Berlin Heidelberg New York

Plewig G, Wolff HH, Braun-Falco O (1971) Lokalbehandlung normaler und pathologischer menschlicher Haut mit Vitamin A-Säure. Arch klin exp Derm 239:390–413

Prutkin L (1967) The effect of vitamin A acid on hyperkeratinization and the keratoakanthoma J invest Derm 49:165–172

Pullmann H, Lennartz KJ, Steigleder GK (1975) Die Wirkung der Salicylsäure auf die Proliferationskinetik psoriatischer Epidermiszellen – Autoradiographische in vitro-Untersuchungen. Arch Derm Forsch 251:271–275

Pullmann H, Koenen H, Steigleder GK (1977) On the effect of topically applied sulfur. Arch Derm Res 257:327–328

Rassner G (1980) Psoriasis. In: Korting GW (Hrsg) Dermatologie in Praxis und Klinik. Bd 2, 10.1–10.24, G Thieme, Stuttgart New York

Roberts D, Marks R (1980) The determination of regional and age variations in the rate of desquamation: a comparison of four techniques. J invest Derm 74:13–16

Roberts DL, Marshall R, Marks R (1980) Detection of the action of salicylic acid on the normal stratum corneum. Brit J Derm 103:191–196

Rupec M (1980) Mikroskopische und elektronenmikroskopische Anatomie der Haut. In: Korting GW (Hrsg) Dermatologie in Praxis und Klinik. Bd 1, 1.14–1.52, G Thieme, Stuttgart New York

Schnyder UW (1978 a) Vorwiegend epidermale Dermatosen. In: Schnyder UW (Hrsg) Spezielle pathologische Anatomie, Bd 7 Histopathologie der Haut, 2. Aufl, Teil 1 Dermatosen. Springer, Berlin Heidelberg New York, S 213–233

Schnyder UW (1978 b) Dermo-epidermale Erkrankungen. In: Schnyder UW (Hrsg) Spezielle pathologische Anatomie, Bd 7 Histopathologie der Haut, 2. Aufl, Teil 1 Dermatosen. Springer, Berlin Heidelberg New York, S 265–334

Schwarz E (1979) Biochemie der epidermalen Keratinisation. Grundzüge der pathologischen Verhornung. In: Handbuch der Haut- und Geschlechtskrankheiten, Ergänzungswerk Bd 1/4 A, Springer, Berlin Heidelberg New York, S 1–152

Strauss JS, Goldman PH, Nacht PH, Gans EH (1978) A reexamination of the potential comedogenicity of sulfur. Arch Derm 114:1340–1342

Stüttgen G (1963) Die Vitamin A Säure-Wirkung bei lokaler Applikation auf die menschliche Haut. Fette-Seifen-Anstrichmittel 65:239–241

Takahashi H, Ishii T, Tanabe K, Ikeda H (1976) The percutaneous absorption of salicylic acid. J Derm 3:135–138 van Scott EJ, Yu YR (1978) Modulation of keratinization with α-hydroxy acids and related compounds. In: Frost P, Gomez EC, Zaias N (eds) Recent Advances in dermatopharmacology. Spectrum Publications, New York, p 211–217

Voigtländer V, Schnyder UW (1980) Palmoplantakeratosen. In: Korting GW (Hrsg) Dermatologie in Praxis und Klinik. Bd 2, 21.26–21.32, G Thieme, Stuttgart New York

Voigtländer V, Anton-Lamprecht I, Schnyder UW (1980) Ichthyosen. In: Korting GW (Hrsg) Dermatologie in Praxis und Klinik. Bd 2, 21.1–21.16, G Thieme, Stuttgart New York

Windhager K, Plewig G (1977) Wirkung von Schälmitteln (Resorcin, kristalliner Schwefel, Salizylsäure) auf Meerschweinchenepidermis. Arch Derm Res 259:187–198

Wolff HH, Christophers E, Braun-Falco O (1970) Beeinflussung der epidermalen Ausdifferenzierung durch Vitamin A Säure – Eine elektronenmikroskopische Untersuchung. Arch klin exp Derm 237:774–795

Woo-Sam PC (1977) Cohesion of horny cells during comedo formation – an electron-microscopy study. Brit J Derm 97:609–615

8 Beeinflussung der Talgdrüsensekretion

8.1 Physiologie und Pathophysiologie der Talgdrüse

8.1.1 Menge und Zusammensetzung des Talgdrüsensekretes

Bei den Hautoberflächenlipiden handelt es sich um ein Gemisch von Talgdrüsenlipiden und epidermalen Lipiden. Der Anteil dieser beiden Komponenten ist von Körperstelle zu Körperstelle und Proband zu Proband unterschiedlich und hängt einerseits von der Talgsekretion und andererseits vom epidermalen Zellumsatz ab. Außerdem bewirken die Propionibakterien in den Talgdrüseninfundibula durch eine teilweise Aufspaltung der Triglyceride des Talgdrüsensekretes und die Staphylokokken der Hautoberfläche durch eine teilweise Veresterung des epidermalen Cholesterins mit freien Fettsäuren eine sekundäre Veränderung der Lipide.

Die Talgdrüsensekretion ist an verschiedenen Körperstellen stark unterschiedlich. Eine eindrucksvolle Darstellung der physiologischen Verhältnisse aus einer Publikation von Jadassohn (1964) findet sich in Abb. 8.1. Talgdrüsenreich sind das Gesicht, die Schulterregion und die vordere und hintere Schweißrinne. Besonders talgdrüsenarm sind die unteren und oberen Extremitäten. Stark ist auch die Abhängigkeit von Lebensalter und Geschlecht. Vor der Pubertät ist die Talgdrüsensekretion in der Regel gering. In der Pubertät kommt es zu einem sehr starken Anstieg. Nach dem 35. Lebensjahr ist eine abnehmende Tendenz zu beobachten. Problematisch ist die Beurteilung der Geschlechtsabhängigkeit der Talgdrüsensekretion. Bewertet man die auf der unbeeinflußten Haut vorhandenen Lipide, so finden sich keine wesentlichen Geschlechtsunterschiede. Lediglich in der frühen Pubertät sind die Lipidwerte beim weiblichen Geschlecht wegen des früheren Einsetzens der Geschlechtsreife größer als beim männlichen Geschlecht (Gloor et al. 1975b). Bewertet man indessen die Talgdrüsensekretionsrate, so finden sich beim weiblichen Geschlecht deutlich geringere Werte als beim männlichen Geschlecht. Eine Ausnahmesituation besteht wiederum in der frühen Pubertät, wo es infolge der früher einsetzenden Geschlechtsreife beim weiblichen Geschlecht zu einer größeren Talgdrüsensekretionsrate kommt (Cunliffe u. Shuster 1969). Diese Diskrepanz dürfte durch Unterschiede im Entleerungsmechanismus der Talgdrüse bei den beiden Geschlechtern zu erklären sein.

Das Ausmaß der Talgdrüsensekretion ist genetisch festgelegt. Gloor u. Schnyder (1977) konnten bei Zwillingsuntersuchungen zeigen, daß die Diskordanz zwischen zweieiigen Zwillingen signifikant größer ist als zwischen eineiigen Zwillingen (Abb. 8.2). Neben dem Erbfaktor sind zahlreiche andere Parameter von Bedeutung. Burton et al. (1970) demonstrierten einen zirkadianen Rhythmus der Talgdrüsensekretion. Wirth et al. (1982b) konnten am Hamsterohrmodell zeigen, daß verschiedene zellkinetische Parameter in der Talgdrüse einem zirkadianen Rhythmus unterliegen und daß diese Rhythmen in Epidermis und Talgdrüse parallel ablaufen. Gloor et al. (1975b) konnten eine jahreszeitliche Abhängigkeit mit einem Gipfel im Sommer und einem Minimum im Winter nachweisen. Burton et al. (1973) fanden eine Abhängig-

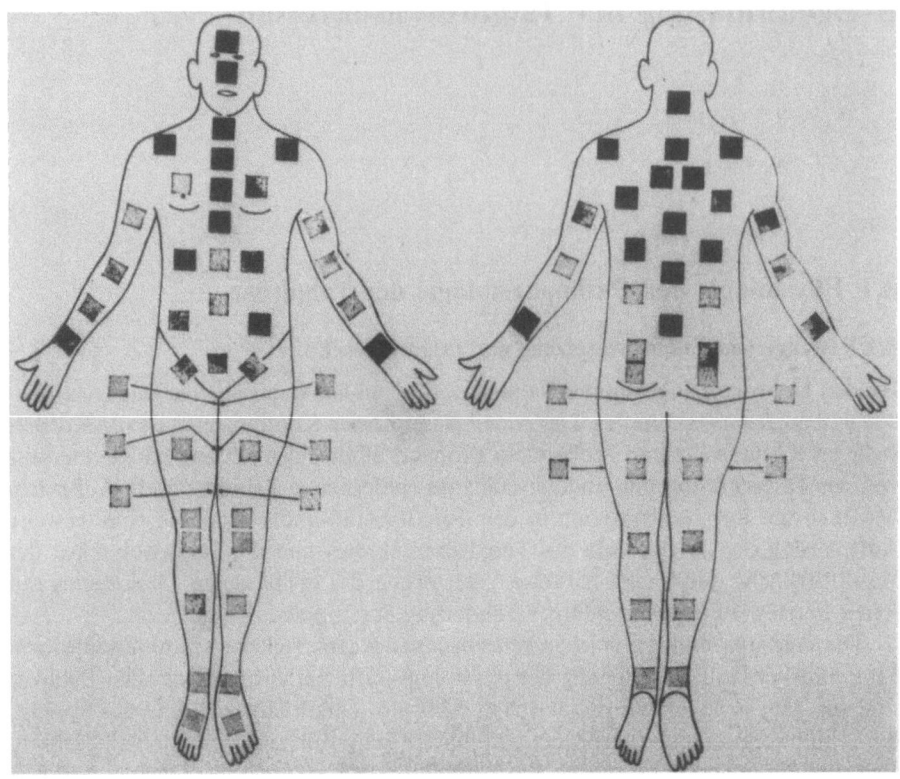

Abb. 8.1. Verteilung der Hautoberflächenlipide (Osmiumsäuremethode). (Nach Jadassohn 1964)

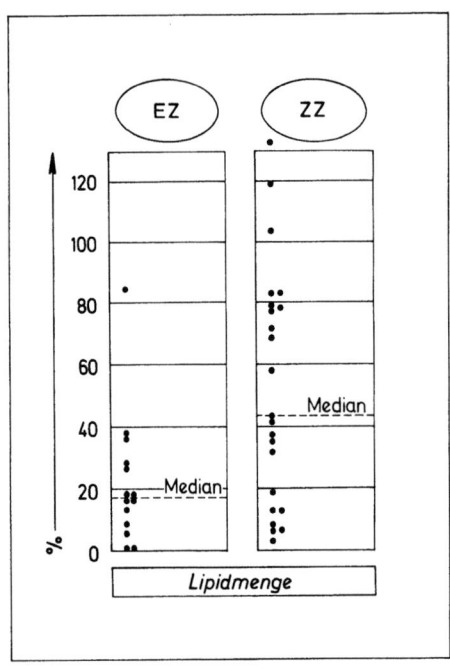

Abb. 8.2. Diskordanz der Hautoberflächenlipidmengen bei eineiigen (EZ) und zweieiigen (ZZ) Zwillingen. Da die Diskordanz bei den eineiigen Zwillingen signifikant geringer ist, ist von einer genetischen Determination auszugehen. (Aus Gloor u. Schnyder 1977)

keit vom weiblichen Zyklus. Schließlich sind klimatische Faktoren von Bedeutung, worauf im folgenden noch einzugehen sein wird.

Die Zusammensetzung der reinen Talgdrüsenlipide, der epidermalen Lipide, der Hautoberflächenlipide am Rücken und der Kopfhaut- und Haarlipide ist Tabelle 8.1 zu entnehmen. Die Talgdrüsenlipide enthalten reichlich Squalen und Wachsester, während diese Lipide in den epidermalen Lipiden kaum enthalten sind (Downing u. Strauss 1974). Nach Summerly et al. (1976) wird außerdem Squalen in der Talgdrüse um so mehr produziert, je größer die Talgdrüse ist. Veränderungen der absoluten und auch relativen Mengen des Squalen bzw. der Wachsester in Abhängigkeit von der

Tabelle 8.1. Zusammensetzung von Hautoberflächenlipiden, Kopfhaut- und Haarlipiden, Talgdrüsenlipiden und epidermalen Lipiden nach Literaturangaben. Prozentangabe jeweils ohne Berücksichtigung der Paraffine

	Hautoberfläche Rücken (Gloor et al. 1972a)	Kopfhaut und Haare (Gloor et al. 1978)	Talgdrüse (Downing u. Strauss 1974)	Epidermis (Downing u. Strauss 1974)
Freie Fettsäuren	21,0	30,9 ⎫	57,5	65
Glyceride	39,5	26,7 ⎭		
Sqalen	6,2	10,1	12	—
Wachsester ⎱	25,2	22,7	26	—
Cholesterinester ⎰			3	15
Cholesterin	8,4	9,6	1,5	20

Talgdrüsensekretion werden deshalb ausgenützt, um Rückschlüsse auf die Talgdrüsensekretion zu ziehen (Cooper et al. 1976; Ohkido et al. 1976; Maes et al. 1979). Umgekehrt führt eine Vermehrung der epidermalen Lipide zu einer absoluten und relativen Vermehrung des freien Cholesterin in den Hautoberflächenlipiden. Auf mögliche Rückschlüsse aus dem Cholesteringehalt der Hautoberfläche auf die Zellproliferation in der Epidermis bzw. den Zustand der Verbindungen zwischen den Korneozyten wird in den Abschn. 6.2.5.3 und 7.2.6 eingegangen. Desgleichen werden Veränderungen der Relation freie Fettsäuren/Triglyceride, die ein Ausdruck einer Beeinflussung der mikrobiellen Lipolyse sind, an anderer Stelle (unter Abschn. 4.2.3.2) diskutiert.

Die freien Fettsäuren, Glyceride, Wachsester, Cholesterinester und Paraffine in den Hautoberflächenlipiden weisen eine sehr komplizierte, gaschromatographisch gut differenzierbare Zusammensetzung auf. Pharmakologische Gesichtspunkte ergeben sich daraus kaum, so daß diesbezüglich auf unsere vorausgegangenen Handbuchartikel (Gloor u. Horáček 1979) verwiesen sei.

8.1.2 Steuerung der Talgdrüsensekretion

8.1.2.1 Hautoberflächenlipide und Talgdrüsensekretion

Wird die Haut entfettet, so zeigt der Lipidersatz stets die gleiche zeitliche Abhängigkeit. Zunächst erfolgt das Nachfetten schnell, verlangsamt sich dann immer mehr und sistiert schließlich völlig (Abb. 8.3). An der unbehaarten Haut dauert es etwa 7–10 h, an der behaarten Kopfhaut etwa 3–5 Tage, bis der Ausgangslipidspiegel nach einer Entfettung wieder erreicht wird (Gloor et al. 1973d; Eberhardt 1974). Die Verlangsa-

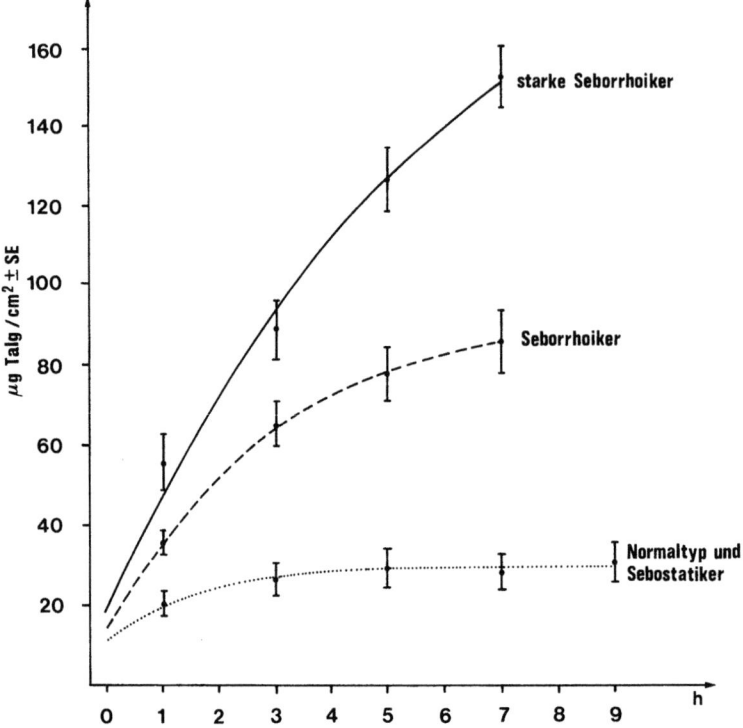

Abb. 8.3. Nachfettungskurve nach Entfettung der unbehaarten Haut (Mattglasmethode). (Nach Eberhardt u. Trieb 1979)

mung des Lipidersatzes bei zunehmender Hautoberflächenlipidmenge ist ein starkes Argument für die Annahme einer hemmenden Wirkung der auf der Haut vorhandenen Lipide auf die Talgdrüsenentleerung (Eberhardt u. Trieb 1979). Nicht geklärt ist, ob diese Beeinflussung über eine Hemmung der Zellproliferation in der Talgdrüse erfolgt (sog. feed back). Bermerkenswerterweise ist der Zeitraum bis zur Einstellung eines steady state sehr unterschiedlich. Nach Gloor u. Kohler (1977) ist er beim Seborrhoiker länger als beim Sebostatiker, so daß man davon ausgehen muß, daß eine Seborrhö nicht nur durch eine vermehrte Zellproliferation in der Talgdrüse, sondern auch durch einen verminderten Hemmeffekt auf der Haut vorhandener Lipide auf die Talgdrüsensekretion bedingt ist.

8.1.2.2 Talgdrüsenchalone

Bullough u. Laurence (1970) fanden eine Hemmung der Zellproliferation in der Talgdrüse durch ein Chalon, das aus der Schweinehaut gewonnen wurde. Eberhardt et al. (1980) konnten bei der Ratte nachweisen, daß Extrakte aus der Haut eine Hemmung der Talgdrüsensekretion bewirken. Demonstriert wurde eine Reduktion der Hautoberflächenlipide mit der Mattglasmethode und eine Reduktion der Mitoserate in der Talgdrüse mit der Colcemidmethode. Da die Hemmung der Talgdrüsensekretion innerhalb weniger Stunden erfolgt, soll es sich um ein Chalon handeln, das in der G_2-Phase eingreift.

8.1.2.3 Hormonelle Steuerung

Auf Grund sehr zahlreicher Untersuchungen besteht kein Zweifel daran, daß Androgene die Talgdrüsensekretion bei zahlreichen Versuchstieren und auch beim Menschen stimulieren. Die Androgenwirkung kann zumindest teilweise durch eine gesteigerte Zellproliferation in der Talgdrüse erklärt werden. Die Reduktion der Talgdrüsensekretion bei testosteronbehandelten weiblichen Ratten durch ein Antiandrogen geht dementsprechend mit einer Verminderung der Zellproliferation einher (Ebling 1970).

Eine Hemmung der Talgdrüsensekretion bewirken auch Östrogene. Nach Ebling (1970) reduzieren Östrogene bei der testosteronbehandelten weiblichen Ratte zwar die Talgdrüsensekretion, nicht jedoch in entsprechender Weise die Zellteilung in der Talgdrüse. Ebling nimmt deshalb an, daß Östrogene auf eine andere Weise in die Lipogenese eingreifen. Wirth et al. (1980) konnten am männlichen Goldhamster zeigen, daß Östradiol und Cyproteronacetat in identischer Weise die Zellproliferation in der Talgdrüse hemmen. Dieser Befund kann im Zusammenhang mit den zitierten Befunden von Ebling nur so interpretiert werden, daß Östradiol eine Hemmung der Androgenfreisetzung bewirkt, so daß man von einem doppelten Wirkungsmechanismus der Östrogene ausgehen muß.

Eine Wirkung auf die Talgdrüsensekretion hat auch das Progesteron. Nach Simpson et al. (1979) führt Progesteron bei topischer Applikation beim weiblichen, nicht jedoch beim männlichen Geschlecht zu einer Reduktion der Talgdrüsensekretion. Nach Girard et al. (1980) sowie Vermorken et al. (1980) ist dieser Effekt zumindest teilweise durch eine Hemmung des Testosteronmetabolismus bedingt.

Von pharmakologischem Interesse ist auch die Wirkung der Kortikosteroide. Bei der Frau führen Kortikosteroide zu einer Hemmung der Androgensynthese. Besonders eindrucksvolle Reduktionen einer erhöhten Talgdrüsensekretion erreicht man bei der Frau durch eine kombinierte Östrogen-Kortikosteroidtherapie (Sheihan u. Burton 1980).

Von geringerem Interesse ist die Einwirkung anderer Hormone aus pharmakologischer Sicht. Es sei deshalb bezüglich dieser vom physiologischen Standpunkt aus wichtigen Befunde auf unseren vorausgegangenen Handbucharticle verwiesen (Gloor u. Horáček 1979).

8.1.2.4 Physikalische Faktoren

In vivo autoradiographische Untersuchungen von Wirth et al. (1981 b) am Goldhamsterohrmodell haben gezeigt, daß eine Photochemotherapie mit UV A und 8-Methoxypsoralen zu einer Hemmung der Zellproliferation in der Talgdrüse führt. Umgekehrt kann eine niedrig dosierte Lichttherapie ohne 8-Methoxypsoralen die Talgdrüsensekretion stimulieren (Gloor u. Karenfeld 1977). Diese Befunde deuten darauf hin, daß je nach Spektrum und je nach Strahlungsintensität Licht eine Proliferationssteigerung oder eine Proliferationshemmung in der Talgdrüse bewirken kann.

Eine erhebliche Bedeutung für die Talgdrüsensekretion haben auch Luftfeuchtigkeit und Temperatur. Nach Williams et al. (1974) ist die Weite der Follikelostien abhängig von der Luftfeuchtigkeit. Zahlreiche Autoren haben angegeben, daß bei hoher Hauttemperatur die Talgdrüsensekretion zunimmt (Lit. s. b. Gloor u. Horáček 1979). Dies gilt auch, wenn durch hyperämisierende Pharmaka die Hauttemperatur erhöht wird (Rätz u. Matheus 1975). Ob dabei nur die Entleerung der Talgdrüsen infolge einer Konsistenzverminderung der Lipide beeinflußt wird oder ob die Mitoserate in der Talgdrüse verändert wird, ist nicht geklärt.

8.1.3 Physiologische Bedeutung der Talgdrüsenlipide

Bei Betrachtung der physiologischen Bedeutung der Talgdrüsenlipide muß beachtet werden, daß die Talgdrüsenlipide sehr langsam spreiten (Schirren et al. 1966). Die Darstellung der Talgdrüsenlipide mit der Osmiumsäuremethode zeigt dementsprechend, daß die Talgdrüsenlipide im wesentlichen rund um die Follikelostien herum angeordnet sind (Gloor et al. 1973 c). Unter physiologischen Bedingungen gilt dies allerdings nicht in gleichem Maß wie unter experimentellen Bedingungen, da es durch Kleiderkontakt und Berührung zu einer Verteilung der Lipide kommt. Sicher kann man jedoch nicht davon ausgehen, daß die Lipide einen geschlossenen Film auf der Haut ausbilden.

Die physiologische Bedeutung der Talgdrüsenlipide für das Aussehen der Haut ist schwer zu fassen. Es gelten dabei ähnliche Verhältnisse wie bei der Beurteilung der Wirkung von Externagrundlagen. Sicher kommt den Talgdrüsenlipiden ähnlich wie vielen Externagrundlagen eine weichmachende und glättende Wirkung auf die Hautoberfläche zu. Diese Wirkung dürfte in talgdrüsenreichen Regionen allerdings weit mehr zum Tragen kommen wie in talgdrüsenarmen Regionen. Möglicherweise wird diese Funktion in den talgdrüsenarmen Regionen mehr von den epidermalen Lipiden wahrgenommen.

Große Bedeutung wird außerdem den Talgdrüsenlipiden bezüglich der Regulation der Bakterienflora der Haut eingeräumt. Bedeutsamer als der früher vielfach diskutierte Hemmeffekt auf pathogene Keime (u.a. Miescher et al. 1953) könnte allerdings die Hemmwirkung auf die saprophytären Propionibakterien und Staphylokokken sein (Heczko u. Kasparowicz 1976; Ko et al. 1978; Basta et al. 1980). Da die verschiedenen Keime unterschiedliche Empfindlichkeiten aufweisen, könnten die Talgdrüsenlipide bei der Regulation der saprophytären Keimflora eine Rolle spielen. So soll nach Ko et al. (1978) die Verminderung der Oktadecadiensäure in den Talgdrüsenlipiden des Aknepatienten eine Vermehrung von P. acnes, vor allem aber von P. granulosum bewirken. In Betracht gezogen werden muß außerdem, daß die weichmachende und glättende Wirkung der Talgdrüsenlipide die Wachstumsbedingungen für Aerobier verschlechtern könnte. Darauf könnten eigene Befunde hindeuten, die besonders günstige Wachstumsbedingungen für Aerobier, u.a. S aureus, auf der sebostatischen Haut des Neurodermitikers aufzeigen (Gloor et al. 1982).

Nachgewiesen ist auch ein Effekt der Lipide auf die Spreitung von Wasser auf der Haut. In Bestätigung und Ergänzung vorausgegangener Mitteilungen anderer Autoren konnten Gloor et al. (1973 c) zeigen, daß die Benetzbarkeit der Haut mit Wasser um so größer ist, je mehr Hautoberflächenlipide vorhanden sind und je größer der Anteil der freien Fettsäuren an den Hautoberflächenlipiden ist. Vor allem den freien Fettsäuren scheint also auch in vivo eine Wirkung als oberflächenaktive Substanz zuzukommen. Nicht bestätigt hat sich indessen bei eigenen neuen Untersuchungen die frühere Auffassung, daß der Wassergehalt des Stratum corneum von den Hautoberflächenlipiden abhängig ist (Gloor et al. 1980 c).

Schwer vorstellbar ist eine Schutzfunktion der Talgdrüsenlipide, wenn man sich die geringe Spreitung der Lipide und ihre vorwiegend perifollikuläre Anordnung vor Augen hält. Dementsprechend wurde bei eigenen Versuchen keine Abhängigkeit des Alkaliresistenztests von den Hautoberflächenlipiden gefunden (Gloor et al. 1972 c).

Mitteilungen in der alten Literatur, die eine erhöhte Alkaliempfindlichkeit der Haut nach Entfetten annehmen lassen, dürften eher durch eine Schädigung der Barrierefunktion des Stratum corneum durch den Entfettungsvorgang zu erklären sein.

8.1.4 Klinische Bedeutung der Talgdrüsenlipide

8.1.4.1 Seborrhö

Die ölige Seborrhö stört den Patienten vor allem am behaarten Kopf. Die Haare erscheinen bereits wenige Tage nach der Haarwäsche fettig, glänzend und ungepflegt, so daß der Patient gezwungen ist, häufig die Haare zu waschen. Im Gesicht, besonders an der Stirn und perinasal, stören den Seborrhoiker außerdem das fettige Glänzen und die Großporigkeit der Haut. Damit das Aussehen einer öligen Seborrhö entsteht, genügt es nicht, daß die Talgdrüsensekretion verstärkt ist, sondern es muß eine verstärkte bakterielle Lipolyse der Triglyceride des Talgdrüsensekretes hinzukommen (Gloor et al. 1973a).

8.1.4.2 Acne vulgaris

Auf einen Zusammenhang zwischen Talgdrüsensekretion und Akne weist das Entstehungsalter der Akne hin. Die Akne beginnt mit der Pubertät, die an der Haut u.a. dadurch charakterisiert ist, daß unter dem Einfluß der Sexualhormone die Talgdrüsensekretion zunimmt. Die hohe Koinzidenz zwischen Akne und Seborrhö wird durch zahlreiche Untersuchungen belegt (u.a. Burton u. Shuster 1971; Gloor et al. 1972a; Plewig 1974; Cooper et al. 1976). Summerly et al. (1976) gehen davon aus, daß die großen Talgdrüsen des Aknepatienten vermehrt Squalen sezernieren. Da Squalen eine komedogene Wirkung aufweist (Kligman et al. 1970), ist nach Auffassung dieser Autoren davon auszugehen, daß es beim Aknepatienten durch den erhöhten Squalenanteil an den Talgdrüsenlipiden zu einer vermehrten komedogenen Wirkung der Lipide kommt. Für diese These sprechen auch übereinstimmende Befunde aus drei Arbeitskreisen, die eine Vermehrung von Squalen in den Hautoberflächenlipiden von Aknepatienten aufzeigten (Cotterill et al. 1972; Gloor et al. 1972a; Tronnier u. Brunn 1972). Tucker et al. (1980) nehmen darüber hinaus eine Bedeutung der Talgdrüsenlipide für die entzündliche Reaktion in der entzündlichen Akneefloreszenz an. Sie fanden eine chemotaktische Wirkung der Komedonenlipide auf mononukleäre Leukozyten und eine zytotoxische Wirkung auf mononukleäre und polymorphkernige Leukozyten. Vor allem sollen für diesen Effekt die freien Fettsäuren im Komedoneninhalt verantwortlich sein.

8.1.4.3 Neurodermitis atopica

In-vitro-autoradiographische Untersuchungen bei Neurodermitis atopica haben Wirth et al. (1981a) durchgeführt. Sie fanden eine im Vergleich zu gesunden Kontrollen reduzierte Zellproliferation und eine verlängerte S-Phase in der Talgdrüse. Die Talgdrüsengröße war signifikant reduziert. Das gleiche gilt von der Talgdrüsenzahl. Abb. 8.4, die dieser Publikation entnommen ist, zeigt, wie gravierend die Unterschiede zwischen Neurodermitikern und gesunden Kontrollpersonen sind. Wahrscheinlich ist die Sebostase des Neurodermitikers einer der Faktoren, die für das „trockene" und rauhe Aussehen der Haut verantwortlich sind. Andere gewichtige Faktoren sind sicher in der gestörten Verhornung zu erblicken, die nach Finley et al.

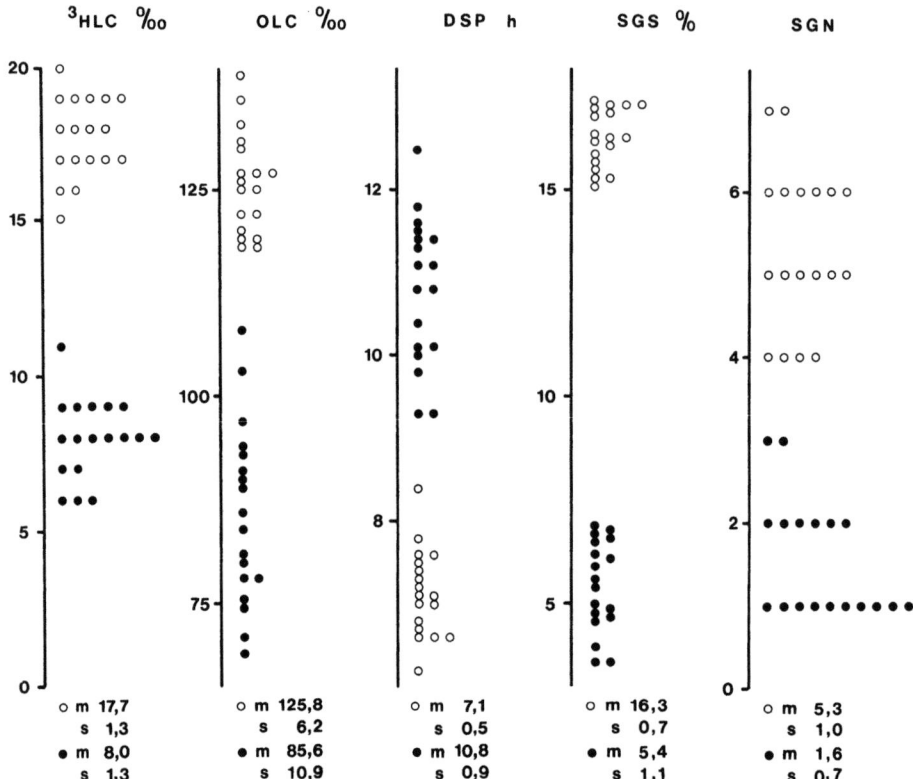

Abb. 8.4. Zellkinetische Parameter bei Gesunden und Neurodermitikern. ³HLC Einfach ³H-markierte Zellen, OLC einfach ¹⁴C- und doppelt ³H- und ¹⁴C-markierte Zellen, DSP S-Phasenlänge, SGS Talgdrüsengröße, SGN Talgdrüsenzahl/Flächeneinheit, ● Neurodermitiker, ○ Kontrollen. (Aus Wirth et al. 1981)

(1980) durch subklinische ekzematöse Veränderungen auch der klinisch nichterkrankten Haut bedingt sein soll.

8.2. Methoden zur Analyse der Talgdrüsensekretion

8.2.1 Analysen der Zellkinetik in der Talgdrüse

8.2.1.1 Untersuchungsmaterial

Zellkinetische Untersuchungen an der Talgdrüse sind beim Menschen möglich, wenn man sich in vitro autoradiographischer Methoden bedient. Nach Lennartz et al. (1971) ergeben In-vivo- und In-vitro-Methoden in der Regel parallele Ergebnisse. Die meisten zellkinetischen Untersuchungen wurden indessen an tierexperimentellen Modellen vorgenommen. Uns hat sich dabei das von Plewig u. Luderschmidt (1977) angegebene Hamsterohrmodell bewährt. Zahlreiche parallele Untersuchungen am Hamsterohrmodell und beim Menschen haben gezeigt, daß sich fast immer gleichartige Ergebnisse ergeben. Das Hamsterohrmodell ist reich an Talgdrüsen (Abb. 8.5), die der Steuerung durch Androgene ähnlich wie die menschlichen Talgdrüsen unterliegen. Von anderen Arbeitskreisen wurden die Talgdrüsen am Rattenrücken für derartige Untersuchungen verwendet (u.a. Ebling 1970). Zahlreiche Untersuchungen wurden an der Präputialdrüse der Ratte durchgeführt. Wie von Pochi (1975) dargestellt, sind die Befunde an der Präputialdrüse nicht ohne weiteres auf die menschliche Talgdrüse übertragbar. Häufig verwendet wurde vor allem bei der Analyse von Hormonwirkungen das kostovertebrale Organ (hamster flank organ) beim Goldhamster,

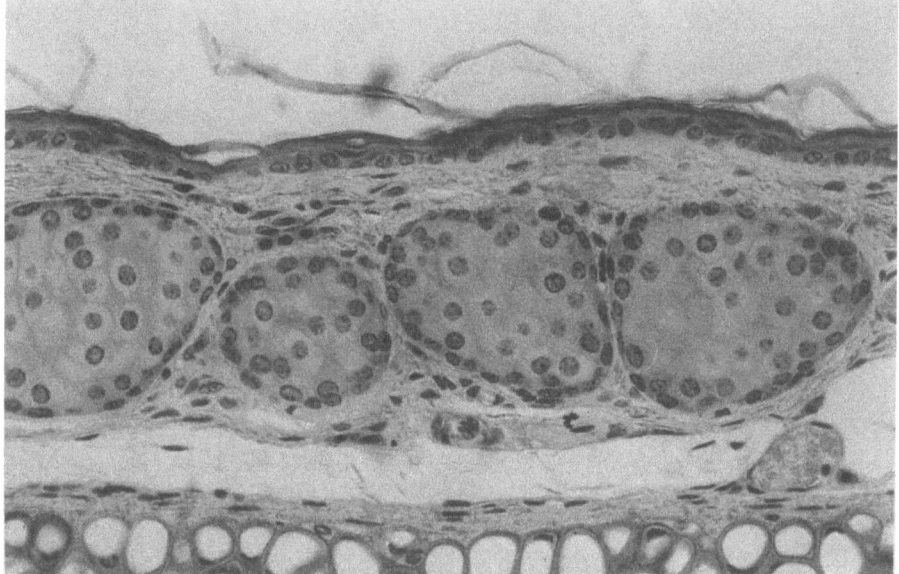

Abb. 8.5. Histologische Darstellung der Talgdrüsen am Hamsterohrmodell

das zahlreiche androgenabhängige Talgdrüsen aufweist und auch Versuchsanordnungen im Halbseitenversuch ermöglicht. Eine kritische Darstellung zu diesem tierexperimentellen Modell findet sich bei Gomez u. Frost (1975). Eigene Befunde am Hamsterohrmodell lassen annehmen, daß zirkadiane Rhythmen bei derartigen Versuchen leicht systematische Fehler bedingen. Der Versuchsaufbau muß also immer so angelegt sein, daß zirkadiane Rhythmen das Ergebnis nicht beeinflussen können (Wirth et al. 1982b).

8.2.1.2 Methoden

8.2.1.2.1 Colchicinmethode

Die Methode beruht darauf, daß Colchicin bzw. Colcemid die Mitosen in der Metaphase blockiert. Der Anteil der arretierten Mitosen an den Basalzellen erlaubt Rückschlüsse auf die Zellproliferation.

8.2.1.2.2 ^{3}H-Thymidin-Einfachmarkierung

Es werden alle Zellen markiert, die sich während der Zeit, in der ^{3}H-Thymidin aktiv vorliegt, in der S-Phase befinden. Werden M- und S-Phase nicht verändert, verhält sich der ^{3}H-Thymidin-Labelling-Index parallel mit dem Mitoseindex bei der Colchicinmethode. Ist dies nicht der Fall, so deutet dies auf Veränderungen der M- und vor allem der S-Phasenlänge hin.

8.2.1.2.3 Doppelmarkierung

Die Doppelmarkierungsverfahren erlauben Rückschlüsse auf die Zellproliferation und die S-Phasenlänge.

8.2.1.2.4 Prozent-markierte-Mitosen-Verfahren

Das Verfahren erlaubt eine allerdings aufwendige Analyse des gesamten Zellzyklus.

8.2.1.2.5 Bestimmung des DNS-Syntheseleistungsindex

Das Verfahren erlaubt Rückschlüsse auf die DNS-Syntheseleistung und ergibt eine ähnliche Schlußfolgerung wie die gleichzeitige Bewertung von Zellproliferation und S-Phasenlänge bei den Doppelmarkierungsmethoden.

8.2.1.2.6 Bestimmung der an der Basallamina haftenden markierten Zellen

Es handelt sich um eine Einfachmarkierung mit ^{3}H-Thymidin. Zwischen Tötung der Tiere und Isotopenverabreichung liegt ein Zeitraum von 5–7 Tagen. Beurteilt wird der Prozentsatz der markierten Zellen, die zu diesem Zeitpunkt noch Kontakt mit der Basallamina aufweisen. Wesentlich wird dieser Parameter durch die Differenzierungszeit der Zelle und wohl auch durch die Lipidsynthesezeit bestimmt. Wenn auch eine restlose Klärung aller Faktoren, die diesen Parameter bestimmen, noch nicht möglich ist, erlaubt der Wert doch zusammen mit anderen zellkinetischen Parametern die Aufstellung zellkinetischer Reaktionsmuster auf Pharmaka.

8.2.1.2.7 Beurteilung der chemischen Lipogenese

Nach Mesquita-Guimães u. Coimbra (1981) lassen Fetttröpfchengröße und -zahl der perinukleären Granula in der Präputialdrüse der Ratte Rückschlüsse auf die chemische Lipogenese zu. Es konnte von diesen Autoren ein Einfluß von Sexualhormonen auf diese Parameter demonstriert werden. Ob sich das Verfahren auch auf die Talgdrüsen anwenden läßt, ist noch nicht geklärt.

Die unter Abschn. 8.2.1.2.1 bis 8.2.1.2.5 genannten Methoden sind unter 6.2.4.1 bis 6.2.4.5 ausführlich und mit Literaturhinweisen dargestellt. Bezüglich Details der Methoden sei darauf verwiesen.

8.2.2 Bestimmung der Talgdrüsengröße

Sowohl beim Menschen wie auch bei den verschiedenen oben angegebenen tierexperimentellen Modellen wurde von zahlreichen Untersuchern die Talgdrüsengröße gemessen. Diese Untersuchung stellt meist eine Ergänzung der zellkinetischen Untersuchungen dar. Für sich genommen muß die Talgdrüsengröße mit Vorsicht bewertet werden. Sie verhält sich keineswegs immer parallel zur Zellproliferation in der Talgdrüse, wie dies von Plewig u. Kligman (1978) an der Altershaut deutlich gemacht werden konnte. Diese Autoren fanden an der Altershaut eine herabgesetzte Zellproliferation bei einer gleichzeitigen Vergrößerung der Talgdrüsen.

Direkt bestimmen läßt sich das Gewicht der Präputialdrüse, was einer der Gründe für die Beliebtheit dieses tierexperimentellen Modells ist. Besonders einfach ist die Bewertung der Talgdrüsengröße mit der Integrationsplattenmethode (Sauter u. Loud 1975). Dabei wird über einen histologischen Schnitt im Mikroskop eine Integrationsplatte projiziert und der Prozentsatz der Punkte der Integrationsplatte, die über Talgdrüsen liegen, ermittelt. Nicht mitbewertet werden darf die Epidermis, da diese durch Pharmaka häufig verdickt bzw. verdünnt wird. Uns hat sich dieses Verfahren bei zahlreichen Untersuchungen am Goldhamster gut bewährt.

In der Literatur werden zahlreiche Modifikationen der Methodik der Talgdrüsenflächenbestimmungen beschrieben. Teilweise werden die Talgdrüsenflächen planimetriert, teilweise wird der Inhalt der Talgdrüsen durch Serienschnitte stereometrisch erfaßt. Die Verfahren sind vielfach aufwendig. Teilweise machen sie eine Beschränkung auf einige wenige Talgdrüsen notwendig. Nicht gesichert ist, ob durch diese Verfahren eine größere Aussagekraft erreichbar ist wie durch die einfache Integrationsplattenmethode. Bezüglich Literatur sei auf Haskin et al. (1953), Heite u. Streckhardt (1962) sowie Weirich u. Longauer (1974) hingewiesen.

8.2.3 Bestimmung der Hautoberflächenlipidmenge

8.2.3.1 *Grundsätzliche Bemerkungen*

Wichtig ist, daß genau definiert wird, was gemessen wird. Werden die Hautoberflächenlipide auf der unbeeinflußten Haut gemessen, so spricht man vom „casual level". Wird 12 h vor der Messung die Berührung der Haut vermieden, so erfaßt man den „total level", der in der Regel höher ist als der casual level. Sehr oft wird der Lipidersatz 2 bzw. 3 h nach Entfetten der Haut gemessen („replacement sum"). Von „retained level" spricht man, wenn die Haut vor der Lipidbestimmung abgewischt wird (Herrmann u. Prose 1951). Es kann durchaus nicht vorausgesetzt werden, daß sich diese Meßwerte stets parallel verhalten. Insbesondere bei Bewertung von casual level und replacement sum ergeben sich oft unterschiedliche Beurteilungen.

Bei allen Methoden gilt, daß nur Ergebnisse verglichen werden dürfen, die mit der gleichen Methode erarbeitet wurden. Bei den direkten Extraktionsmethoden werden Hornschicht- und Infundibulumlipide in einem weit größerem Ausmaß erfaßt als bei den Absorptionsmethoden. Auch bei den Papierabsorptionsmethoden tritt ein Sogeffekt auf das Infundibulum und die Hornschicht auf, so daß deren Ergebnisse nicht verglichen werden können mit den Ergebnissen der Mattglasmethode. Unterschiede bezüglich der Menge der erfaßten Infundibulum- bzw. Hornschichtlipide können sich außerdem aus der Extraktionszeit und der Art des Lösungsmittels bei den direkten Extraktionsmethoden und aus Auflagedruck und Papierqualität bei der Papierabsorptionsmethode ergeben.

Ein wichtiger Gesichtspunkt bei der Bewertung pharmakologischer Wirkungen ist die Zeitdauer zwischen Einwirkung des Pharmakons und nachweisbaren Veränderungen der Hautoberflächenlipidmenge. Von einer Reihe von Autoren wurden Zellerneuerungszeiten von einer bis zu mehr als 2 Wochen angegeben (z. B. Plewig et al. 1971). Nach diesen Ergebnissen wäre zu erwarten, daß Änderungen der Talgdrüsensekretion erst 1–2 Wochen nach Pharmakoneinwirkung nachweisbar sind. Entgegen dieser Erwartung fanden Eberhardt et al. (1980) bereits wenige Stunden nach Colcemidapplikation eine verminderte Hautoberflächenlipidmenge bei der Ratte. Auch nach eigenen Erfahrungen treten Veränderungen der Hautoberflächenlipidmenge nach Einwirkung von Pharmaka häufig bereits nach wenigen Tagen auf.

8.2.3.2 Methodische Möglichkeiten

Die Zahl der methodischen Mitteilungen in der Literatur ist so außerordentlich groß, daß nur die derzeit aktuellsten Methoden angeführt werden können. Bezüglich der übrigen Methoden sei auf unseren Handbuchartikel (Gloor u. Horáček 1979) verwiesen.

8.2.3.2.1 Direkte Extraktionsmethoden

Beim Menschen werden direkte Extraktionen der Hautoberflächenlipide mit den verschiedensten Lösungsmitteln seit mehr als 40 Jahren vorgenommen (z.B. Carrié 1936). Beim Tier werden die Hautoberflächenlipide durch Eintauchen nahezu des ganzen Tieres in ein Lösungsmittel extrahiert (z.B. Archibald u. Shuster 1970). Das Verfahren ergibt gut reproduzierbare Ergebnisse und erfaßt einen großen Teil der Infundibulum- und Hornschichtlipide mit.

In jüngerer Zeit wurde von uns (Gloor et al. 1973 d) eine Modifikation der Methode zur Bestimmung der Kopfhaut- und Haarlipide angegeben. Dabei werden die Haare vor der Analyse auf 4,5 cm in dem Untersuchungsareal gekürzt und anschließend gemeinsam die Kopfhautlipide und die an den unteren 4,5 cm der Haare haftenden Lipide extrahiert. Zusätzlich können noch die an den distalen Anteilen der Haare haftenden Lipide extrahiert werden. Ein ähnliches Verfahren, bei dem die an den Haaren haftenden Lipide gemessen werden, wurde von Ebling (1970) bei zahlreichen tierexperimentellen Untersuchungen angewendet.

In der Regel bedient man sich heute bei der quantitativen Bestimmung der extrahierten Lipide der gravimetrischen Methode. Andere Bestimmungsverfahren scheinen keine wesentlichen Vorteile zu bieten (Gloor u. Horáček 1979).

8.2.3.2.2 Absorptionsmethoden mit direkter Lipidbestimmung

Die weitaus größte Bedeutung hat die Papierabsorptionsmethode nach Strauss u. Pochi (1961). Bei dem Verfahren wird der Lipidersatz 3 h nach Entfettung gemessen. Möglich ist auch die Ermittlung des casual level. Die Lipidbestimmung erfolgt meist gravimetrisch. Es werden – wenn auch in wesentlich geringerem Maß als bei den direkten Extraktionsmethoden – Infundibulum- und Hornschichtlipide miterfaßt. Das Verfahren erwies sich als gut reproduzierbar (Chivot et al. 1981).

8.2.3.2.3 Absorptionsmethoden mit indirekter Lipidbestimmung

Große Bedeutung hat das Verfahren von Brun et al. (1953) erlangt. Dabei wird das vorher auf die Haut aufgedrückte absorbierende Papier Osmiumsäuredämpfen ausgesetzt. Es kommt zu einer schwarzen Anfärbung der absorbierten Lipide. Die Auswertung erfolgte bei der Originalmethode visuell semiquantitativ. Wichtige Modifikationen sind die Abdruckmethode von Sarkany u. Gaylarde (1968) und die quantitative Messung des Färbungsgrades mit Hilfe der Reflexionsphotometrie (Gloor et al. 1972 b).

Noch größer ist die Bedeutung des von Schäfer u. Kuhn-Bussius (1970) beschriebenen Mattglastests. Der Vorteil des Verfahrens ist neben der Einfachheit der Durchführung, daß kein Sogeffekt auf die Infundibulum- und Hornschichtlipide entsteht. Gemessen wird die Verminderung der Lichtdurchlässigkeit von Mattglas durch Lipide. Eine reflexionsphotometrische Auswertung haben in jüngster Zeit Cunliffe et al. (1980) sowie Saint-Légér u. Lévéque (1980) beschrieben. Eine Modifikation stellte das Folienverfahren von Tronnier u. Kuhn-Bussius (1974) dar.

Sowohl die Osmiumsäuremethode als auch die Mattglasmethode haben sich gut bewährt und erbringen reproduzierbare Ergebnisse.

8.2.4 Squalen- und Wachsesterbestimmungen

Wie eingangs erwähnt, werden Wachsester und Squalen ausschließlich von der Talgdrüse sezerniert. Bestimmungen der absoluten und relativen Mengen von Wachsestern und Squalen erlauben somit Rückschlüsse auf die Talgdrüsensekretion. Bei Squalen soll zusätzlich auch der relative Anteil des Squalen an den Talgdrüsenlipiden um so größer sein, je größer die Talgdrüse ist (Summerly et al. 1976).

Bewährt haben sich verschiedene dünnschichtchromatographische Methoden (Saint-Légér u. Bague 1981; weitere Literatur vgl. Gloor u. Horáček 1979). Sie erlauben eine eindeutige Messung der Squalenbande, oft kommt es jedoch nicht zu einer befriedigenden Trennung der Wachs- und Cholesterinester (Abb. 8.6). Gut durchführbar ist auch die gaschromatographische Squalenbestimmung (Maes et al. 1979).

In der Regel wird die Bestimmung der Squalen- und Wachsesterfraktion ergänzend zu den quantitativen Lipidbestimmungen durchgeführt und im Zusammenhang

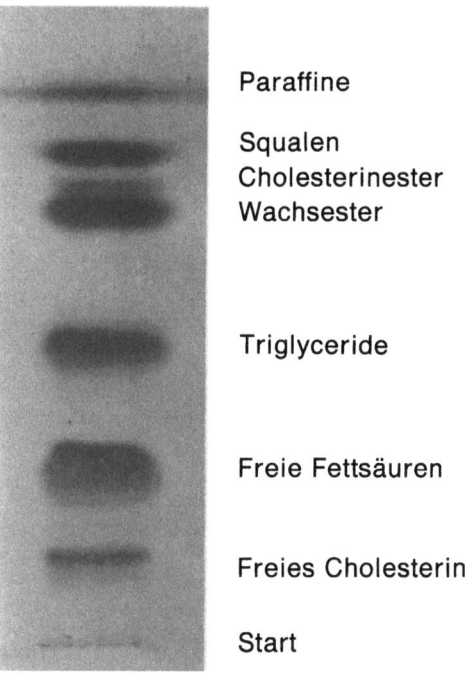

Abb. 8.6. Dünnschichtchromatogramm der Hautoberflächenlipide. Die Squalenfraktion ist gut zu erkennen. Die Wachsester sind densitometrisch nicht eindeutig von den Cholesterinestern zu trennen

mit diesen interpretiert. Nach Maes et al. (1979) erlaubt die Bestimmung der absoluten Squalenmenge, die an den Haaren haftet, sehr differenzierte Aussagen über das Nachfetten der Haare. Die Methode dürfte große Bedeutung für pharmakologische Untersuchungen erlangen, da nur ein einziges Haar für eine solche Analyse genügt. Downing et al. (1981) haben die Squalenmenge in Punchbiopsien bestimmt und daraus Rückschlüsse auf die Talgdrüsensekretionsleistung über längere Zeiträume gezogen.

Ergänzend sei darauf hingewiesen, daß bei Analysen der Hautoberflächenlipide der Squalen- und Wachsesteranteil stark von der Sammelmethode abhängt, da – wie bereits angeführt – bei den verschiedenen Sammelmethoden Hornschicht- und Infundibulumlipide unterschiedlich erfaßt werden. Ein Vergleich von Meßergebnissen ist deshalb nur bei gleicher Sammelmethode sinnvoll.

8.3 Beeinflussung der Talgdrüsensekretion durch Externa

8.3.1 Einfluß der Externagrundlagen

8.3.1.1 Entfettende Externagrundlagen

Entfettende Externagrundlagen sind in erster Linie Lösungen von waschaktiven Substanzen, aber auch Zubereitungen mit Alkoholanteilen oder Fettlösungsmitteln wie Äther oder Aceton. Grundsätzlich führt eine Entfettung immer zu einem Lipidersatz, der zunächst schnell erfolgt, sich dann immer mehr verlangsamt und schließlich bei Erreichen des casual level völlig sistiert. An der behaarten Kopfhaut konnten Gloor et al. (1973d) zeigen, daß die Nachfettung um so schneller erfolgt, je stärker die primäre Entfettung ist. Die unterschiedlich starke Entfettung erfolgte durch Verwendung einer stark und einer weniger stark entfettenden Tensidlösung (Abb. 8.7).

Umstritten ist die Einwirkung häufiger und intensiver Haarwäschen auf die Talgdrüsensekretion. Tierexperimentelle Untersuchungen von Skog (1958), Sidi et al. (1968) sowie Archibald u. Shuster (1970) deuten darauf hin, daß eine Steigerung der

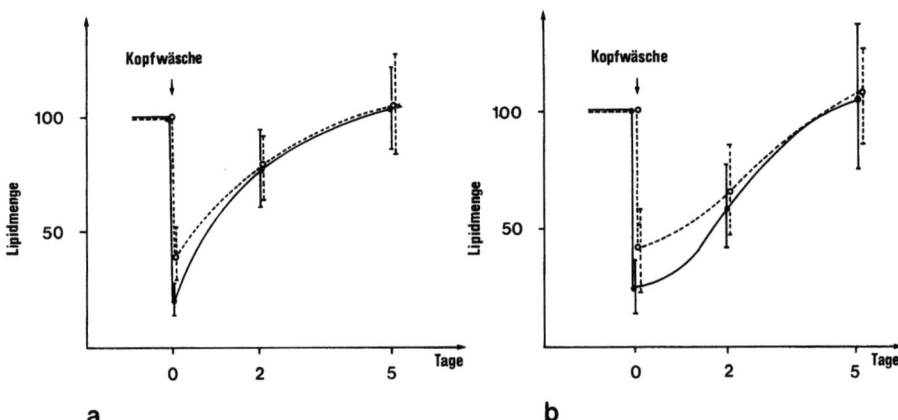

Abb. 8.7. Starke bzw. schwache Entfettung der Kopfhaut und der Haare. Die Nachfettung verläuft bei stärkerer Entfettung schneller. Am 2. Tag nach der Wäsche ist kaum noch ein Unterschied vorhanden. **a** Kopfhaut- und Haarlipide, **b** Haarlipide (distale Haaranteile). (Vereinfacht aus Gloor et al. 1973d)

Talgdrüsensekretion durch häufige Haarwäschen möglich ist. Dem stehen tierexperimentelle Befunde von Wallat (1982) an der Ratte gegenüber, die keinen Einfluß der Häufigkeit der Haarwäsche auf die Talgdrüsensekretion aufzeigten. Am Menschen fand Eberhardt (1980) eine Stimulation der Talgdrüsensekretion, wenn das 4tägige Intervall zwischen 2 Haarwäschen halbiert wurde. Im Gegensatz dazu kam Leonhardi (1973) zu der Auffassung, daß es für die Talgdrüsensekretion unerheblich ist, ob eine Haarwäsche im Abstand von 2 oder 6 Tagen erfolgt. Zu einer ähnlichen Meinung kam Shaw (1979) bei Gegenüberstellung einer einmaligen und einer 3maligen Haarwäsche pro Woche. Die Werte des letztgenannten Autors sprechen sogar eher für einen sekretionshemmenden Effekt einer häufigen Haarwäsche. Eigene Befunde aus jüngster Zeit zeigen zwar eine verstärkte Zellproliferation in der Talgdrüse und eine Vergrößerung derselben, nicht aber eine Zunahme der Lipidmenge auf der Kopfhaut bei täglicher Haarwäsche im Vergleich zu einer Haarwäsche im Abstand von jeweils 10 Tagen (Wirth et al. 1982a). Diese widersprüchlich erscheinenden Befunde, die an den gleichen Versuchspersonen zur gleichen Zeit gewonnen wurden, können nicht sicher interpretiert werden. Möglicherweise beeinflußt die Haarwäsche nicht nur die Zellproliferation in der Talgdrüse, sondern auch die Entleerung der Talgdrüse.

Ein interessanter zusätzlicher Aspekt ergibt sich für alkoholische und wäßrige Grundlagen von Haarwässern. Gloor et al. (1973b) haben nach einer standardisierten Haarwäsche bei 20 gesunden Versuchspersonen auf der einen Kopfhälfte 70% Isopropanol aufgetragen. Die andere Kopfhälfte blieb unbehandelt. Nach einem Tag wurden die distalen Haaranteile entfernt und die Lipide, die daran hafteten, bezogen auf das Trockengewicht der Haare bestimmt. Es ließ sich zeigen, daß auf der mit Isopropanol behandelten Seite durchschnittlich 9,26% mehr Lipide nachweisbar waren als auf der unbehandelten Seite. Isopropanol führt also zu einem Aufziehen eines Teiles der nach der Haarwäsche noch auf der Kopfhaut verbliebenen Lipide auf die Haare. 2 Tage nach der Haarwäsche wurden die Kopfhaut- und Haarlipide gemeinsam extrahiert und gravimetrisch gemessen. Nun fanden sich auf der mit Isopropanol behandelten Seite durchschnittlich 19,45% weniger Lipide. Das verstärkte Aufziehen von Lipiden im Anschluß an die Haarwäsche führt also zu einer Hemmung des Lipidersatzes.

8.3.1.2 Fettende Externagrundlagen

Bei der Sebostase werden vielfach fettende Externa verabreicht, um die trockene und rauhe Haut weich und geschmeidig zu machen. Aus dem gleichen Grund kommen lipidhaltige Externa bei Verhornungsstörungen, z.B. Ichthyosen, zur Anwendung. Wenig untersucht ist bisher die Frage, wie durch eine solche Therapie die Talgdrüsensekretion beeinflußt wird. Daß sie nicht immer unbeeinflußt bleibt, wird aus Untersuchungen von Aron-Brunetière u. Aron (1973) deutlich, die histologisch am Meerschweinchen eine hochgradige Talgdrüsenhyperplasie nach Anwendung einer O/W-Emulsion fanden. Nach Anwendung einer wasserfreien Zubereitung und einer W/O-Emulsion fand sich eine minimale bzw. keine hypertrophisierende Wirkung.

Interessant sind in diesem Zusammenhang Untersuchungen mit Pyrrolidoncarbonsäurehexadecylester. Diese Substanz führt zu einer Verminderung der Talgdrüsensekretion, wie dies von verschiedenen Autoren mit der Mattglasmethode aufgezeigt wurde. Quantitative Bestimmungen der auf der Haut vorliegenden Pyrrolidoncarbonsäurehexadecylester und Hautoberflächenlipidmengen machen die Deutung wahrscheinlich, daß der Pyrrolidoncarbonsäurehexadecylester ähnlich wie die

Hautoberflächenlipide selbst eine hemmende Wirkung auf die Talgdrüsenentleerung ausübt. Sie wäre somit nicht durch die spezifische Wirkung dieser Substanz, sondern durch die physikalischen Eigenschaften derselben zu erklären (Gloor et al. 1976a). Eine vergleichbare Wirkung wäre bei anderen Externagrundlagen zu vermuten.

8.3.2 Hormonelle Wirkstoffe

Praktisch häufig angewendet werden Östrogene. Die Wirkstoffpenetration von Östrogenen aus Externa ist nach Untersuchungen von Wendker et al. (1976) außerordentlich groß. Schon 1963 hat Strauss die Auffassung vertreten, daß bei Dosen, die eine sebosuppressive Wirkung hervorrufen, praktisch immer eine systemische Wirkung resultiert. In jüngster Zeit hat dieser Autor (Strauss 1981) zeigen können, daß bei Lokalanwendung einer östrogenhaltigen Zubereitung auf der symmetrischen Körperstelle in gleicher Weise eine Talgdrüsensekretionshemmung resultiert wie an der Behandlungsstelle.

Interesse hat in jüngster Zeit die topische Therapie mit Progesteron gefunden. Simpson et al. (1979) fanden keinen Einfluß auf die Talgdrüsensekretion beim Mann. Bei der Frau kam es jedoch zu einer erheblichen Sekretionshemmung während einer 2monatigen Therapie. Trotz Fortsetzung der Therapie restituierte sich die Talgdrüsensekretion in der Folgezeit wieder. Gründe für dieses merkwürdige Verhalten der Talgdrüsensekretion nach Progesterontherapie sind nicht erkennbar.

Großes Interesse hat die topische Antiandrogentherapie gefunden. Nach Kotwas et al. (1978) kommt es zu einer langsamen Wirkstoffpenetration, die erst nach einer Anwendungszeit von 1000 min ein erhebliches Ausmaß erreicht. Im Tierversuch konnte eine sebosuppressive Wirkung von Antiandrogenen wiederholt zweifelsfrei nachgewiesen werden. Als Beispiel für derartige Untersuchungen seien die Befunde von Gomez u. Frost (1975) am Hamsterflankenorgan, von Luderschmidt u. Plewig (1977) am Hamsterohrmodell und von Ebling et al. (1979) am Rattenrücken genannt. Beim Menschen wurde nur nach Lokalbehandlung mit 17α-Propyltestosteron eine geringe, therapeutisch nicht ausnützbare sebosuppressive Wirkung nachgewiesen (Lyons u. Shuster 1981). Alle anderen Antiandrogene erwiesen sich als ineffektiv. Die Gründe dafür sind unklar, da der Angriffspunkt der Antiandrogene ohne Zweifel an der Talgdrüse selbst liegt.

8.3.3 Nichthormonelle sebosuppressive Wirkstoffe

8.3.3.1 Teer

Foreman et al. (1979) fanden bei einer Lokalbehandlung mit reinem Steinkohlenteer eine hohe Teerkonzentration in den Follikeln und den Talgdrüsen. Außerdem stellten sie eine hochgradige Atrophisierung der Talgdrüsen histologisch fest. Gloor u. Kellermann (1977) führten am Goldhamster eine Behandlung mit 10% Steinkohlenteerdestillat in einer Standardtensidlösung insgesamt 8mal in 3tägigem Abstand durch. Als Kontrolle diente das symmetrische Ohr. Abb. 8.8 und 8.9 zeigen die Ergebnisse der Mitosebestimmung mit der Colcemidmethode und der Talgdrüsengrößenbestimmung mit der Integrationsplattenmethode. Es läßt sich zeigen, daß die Teerbehandlung zu einer Reduktion der Mitosen und zu einer Talgdrüsenatrophisierung führt.

Gloor et al. (1976b) haben entsprechende Versuche am Menschen durchgeführt. Bei 15 Personen wurden 4mal in jeweils einwöchigem Abstand Haarwäschen unter standardisierten Bedingungen durchgeführt. Bei den ersten beiden Haarwäschen

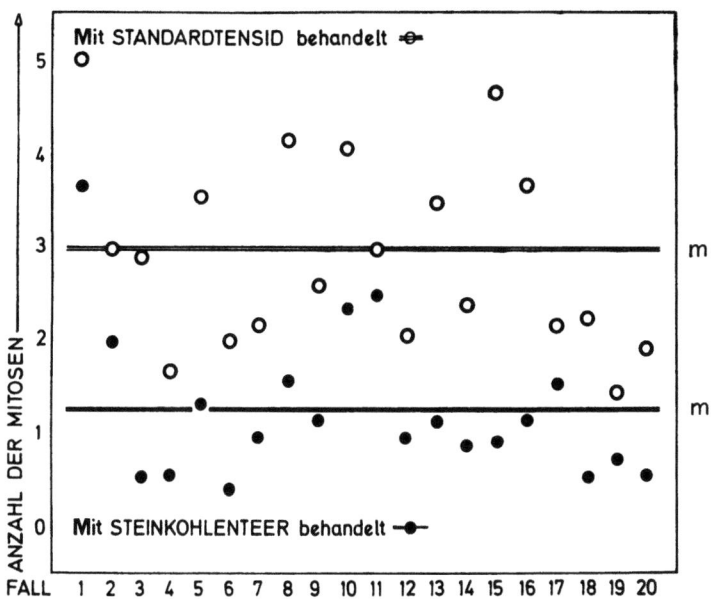

Abb. 8.8. Mitosen in der Talgdrüse des Goldhamsters nach Teerbehandlung und nach Grundlagenbehandlung (Colcemidmethode). (Aus Gloor u. Kellermann 1977)

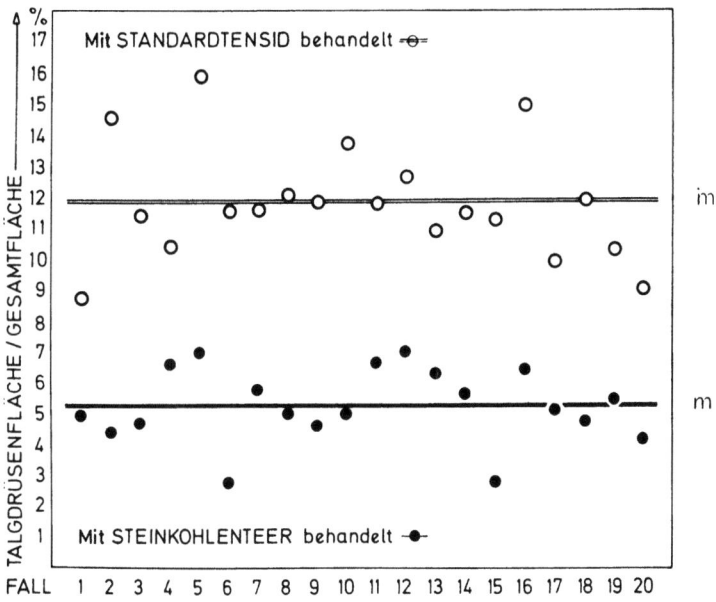

Abb. 8.9. Talgdrüsengröße im Goldhamsterohr nach Teerbehandlung und nach Grundlagenbehandlung. (Aus Gloor u. Kellermann 1977)

wurde nur die Standardtensidlösung verwendet, bei den beiden letzten Haarwäschen wurde der Standardtensidlösung 1,5% eines Steinkohlenteerdestillates beigegeben. Wurden die durch direkte Extraktion ermittelten Mengen der Kopfhaut- und Haarlipide bewertet, so kam es bei den Bestimmungen am 5. Tag nach der Haarwäsche zu einer signifikanten Reduktion der Lipide durch die Teerbehandlung (Abb. 8.10). Man

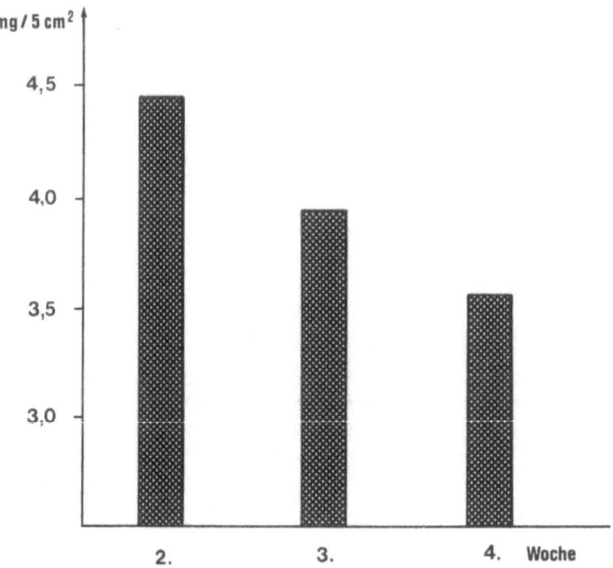

Abb. 8.10. Menge der Kopfhaut- und Haarlipide nach Behandlung mit der Standardtensidlösung (2. Woche) und nach Behandlung mit Teer (3. und 4. Woche) in der gleichen Tensidgrundlage jeweils am 5. Tag nach der Haarwäsche. (Aus Gloor et al. 1976 b)

kann also davon ausgehen, daß sich teerhaltige Tensidlösungen zur sebosuppressiven Behandlung bei der Seborrhoea oleosa capitis eignen. Wegen der gleichzeitigen komedogenen Wirkung (Foreman et al. 1979) kommt allerdings Teer für die Aknebehandlung nicht in Frage.

Chemische Ähnlichkeiten mit Teerbestandteilen weist das β-Naphtol auf, das häufig in der Aknetherapie eingesetzt wird. Powell (1970) hat mit einer Lokalbehandlung mit β-Naphthol bei 4 Aknepatienten zeigen können, daß es nicht nur im behandelten Areal, sondern auch in weit entfernten Arealen zu einer Talgdrüsensekretionshemmung kam. Diese zeigte sich nicht nur in den quantitativen Lipidbestimmungen, sondern auch in den dünnschichtchromatographischen Analysen der Hautoberflächenlipide, die eine deutliche Reduktion der Wachsester, einer für das Talgdrüsensekret charakteristischen Fraktion, aufzeigen. Diese Befunde erklären zusammen mit dem Schäleffekt des β-Naphthol die hervorragende klinische Wirkung β-Naphtholhaltiger Akneschälpasten.

8.3.3.2 Benzoylperoxid

Gloor et al. (1980 b) haben zellkinetische Untersuchungen am Goldhamsterohrmodell durchgeführt. Mit der Colcemidmethode konnte eine Reduktion der Zellproliferation in der Talgdrüse aufgezeigt werden. Bei der Bestimmung des ^{3}H-Thymidin-Labelling-Index ließ sich ebenfalls eine signifikante Reduktion durch eine Benzoylperoxidbehandlung nachweisen, diese war indessen deutlich geringer als die Reduktion des Mitoseindex bei der Colcemidmethode. Da dieser Befund auf eine Verlängerung der S-Phase hindeutet, wurden zusätzlich In-vivo-Doppelmarkierungsuntersuchungen mit ^{3}H- und ^{14}C-Thymidin durchgeführt. Sie zeigten eine hochsignifikante Verlängerung der S-Phase auf. Außerdem wurde mit der ^{3}H-Thymidin-Einfachmarkierungsmethode die Zahl der markierten Zellen bestimmt, die 7 Tage nach Isotopenapplikation noch Kontakt mit der Basallamina hatten. Der sich ergebende Prozentsatz, bezogen auf die Gesamtzahl der markierten Zellen, wurde durch die Benzoylperoxidbehandlung signifikant vergrößert. Schließlich wurde die Talgdrüsengröße gemessen. Dabei ließ sich eine signifikante Reduktion nachweisen. Alle Untersuchungen wurden an jeweils 15 Goldhamstern im Halbseitenversuch durchgeführt. Auf einem Ohr kam 10% Benzoylperoxid in einer Gelzubereitung zur Anwendung, auf der anderen Seite wurde die reine Gelgrundlage ohne den Wirkstoff aufgetragen.

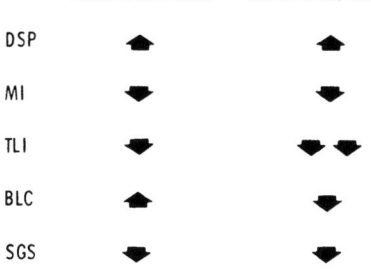

Abb. 8.11. Beeinflussung der verschiedenen zellkinetischen Parameter durch Benzoylperoxid und Cyproteronacetat am Goldhamsterohrmodell. DSP Dauer der DNS-Synthesephase, MI Mitoseindex, TLI ^{3}H-Thymidin-Labelling-Index, BLC Anteil der markierten Zellen, die noch Kontakt mit der Basallamina haben, SGS Anteil der Talgdrüsen an der Gesamtfläche. (Aus Wirth u. Gloor 1980)

Vergleicht man das Reaktionsmuster der Hamsterohrtalgdrüsen auf Benzoylperoxid und Cyproteronacetat, so ergeben sich die in Abb. 8.11 angegebenen Verhältnisse. Während die meisten Parameter gleichsinnig beeinflußt werden, ergaben sich doch bezüglich zweier Parameter Unterschiede. Gegensinnig beeinflußt wird die Zahl der Zellen, die 7 Tage nach Isotopenapplikation noch Kontakt mit der Basalmembran haben. Während Benzoylperoxid diesen Prozentsatz erhöht, wird er durch Cyproteronacetat erniedrigt. Bezüglich des ^{3}H-Thymidin-Labelling-Index fällt eine sehr viel größere Reduktion durch Cyproteronacetat im Vergleich zu Benzoylperoxid auf. Diese Befunde machen deutlich, daß die Wirkung von Benzoylperoxid nicht durch eine Beeinflussung der Androgensteuerung der Talgdrüse erfolgt (Wirth u. Gloor 1980).

Fanta (1978) hat in vitro autoradiographische Untersuchungen an der menschlichen Talgdrüse nach topischer Benzoylperoxidbehandlung durchgeführt. Die Entnahmen wurden vor und nach 3wöchiger Behandlung mit einem 5% Benzoylperoxid enthaltenden Handelspräparat vorgenommen. Untersucht wurden 8 behandelte Personen und eine Kontrollperson. Bei den behandelten Personen kam es zu einer hochsignifikanten Reduktion der markierten Zellen in der Talgdrüse, während die Zahl der markierten Zellen im Infundibulum und in der Epidermis unverändert blieb. Bei neuen Untersuchungen aus unserem Arbeitskreis (Spürgel 1982) konnte in Übereinstimmung damit gezeigt werden, daß Benzoylperoxid (10% in einem Alkoholgel, 2 × tgl. Behandlung 8 Tage lang) ähnlich wie im Tierversuch auch am Menschen zu einer Verminderung der Zellproliferation (einfach ^{3}H markierte Zellen bei der Doppelmarkierungsautoradiographie), zu einer Verlängerung der S-Phase und zu einer Verkleinerung der Talgdrüsen führt.

Widersprüchliche Ergebnisse haben Bestimmungen der Hautoberflächenlipidmenge nach Lokalbehandlung mit Benzoylperoxid erbracht. Fanta (1978) hat bei 15 Versuchspersonen und 4 Kontrollen Hautoberflächenlipidbestimmungen mit der direkten Extraktionsmethode und der Phosphorvanillinsäurereaktion vorgenommen. Bestimmt wurde die Lipidmenge auf unbeeinflußter Haut (casual level) und der Lipidersatz/Zeiteinheit (replacement sum). In beiden Fällen ließ sich eine signifikante

Reduktion der Hautoberflächenlipidmenge durch eine 4wöchige Behandlung mit einem 5% Benzoylperoxid enthaltenden Gel erzielen. Zu widersprüchlichen Ergebnissen kamen Goldstein und Pochi (1981). Sie behandelten 10 männliche Aknepatienten 6 Wochen lang mit einem 10% Benzoylperoxid enthaltenden Gel. Ermittelt wurde der Lipidersatz/Zeiteinheit (replacement sum) mit der Papierabsorptionsmethode vor, während und nach der Behandlung. Es war keine Reduktion der Lipidmenge feststellbar. Auch Puschmann (1982) fand keine Reduktion der Hautoberflächenlipidmenge durch eine topische Benzoylperoxidbehandlung. Er bestimmte nach 3wöchiger Behandlung den Lipidersatz/Zeiteinheit (replacement sum) mit der Mattglasmethode und mit der direkten Extraktionsmethode. Auch bei neuen Untersuchungen aus unserem Arbeitskreis (Spürgel 1982) ließ sich keine Reduktion der Hautoberflächenlipidmenge durch eine Benzoylperoxidbehandlung (10% in einem Alkoholgel, Applikation 2 × tgl. über 8 Wochen) nachweisen (Bestimmung von casual level und replacement sum mit der direkten Extraktionsmethode, Squalenbestimmung), obwohl am gleichen Patientenkollektiv – wie erwähnt – autoradiographisch eine Proliferationshemmung in der Talgdrüse gefunden wurde. Vermutlich wird durch Benzoylperoxid nicht nur die Talgdrüse sondern auch das Talgdrüseninfundibulum und damit die Talgdrüsenentleerung beeinflußt.

8.3.3.3 Therapeutisch nicht verwendete Wirkstoffe

Zu nennen ist hier die 5:8:11:14-Tetraensäure. Sie führt sowohl bei systemischer, als auch bei lokaler Anwendung zu einer Talgdrüsensekretionshemmung (Burton u. Shuster 1972). Auf die teilweise kontroverse Diskussion zur Wirkung dieser Substanz wird nicht im einzelnen eingegangen, da sie wegen Nebenwirkungen nicht mehr therapeutisch eingesetzt wird.

8.3.4 Talgdrüsensekretionssteigernde Wirkstoffe

8.3.4.1 Selendisulfid

Über Tierversuche hat Skog (1958) berichtet. Er hat je 6 Meerschweinchen mit einem selendisulfidhaltigen und einem selendisulfidfreien Shampoo behandelt. Sowohl das selendisulfidhaltige wie das selendisulfidfreie Shampoo führten zu einer Hypertrophie der Talgdrüsen. Diese war jedoch sehr viel ausgeprägter bei Anwendung des selendisulfidhaltigen Shampoos. Gloor et al. (1980a) haben differenzierte zellkinetische Untersuchungen am Goldhamsterohrmodell durchgeführt. Vier Kollektive von je 15 Goldhamstern wurden 6mal in 3tägigem Abstand an einem Ohr mit einer Standardtensidlösung ohne und am anderen Ohr mit 2,5% Selendisulfid behandelt. Mit der Colcemidmethode wurde im Vergleich zum mit der Standardtensidlösung behandeltem Ohr eine signifikante Vergrößerung des Mitoseindex nachgewiesen. Nicht ganz

	BENZOYLPEROXID	SELENDISULFID
DSP	↑	↓
MI	↓	↑
TLI	↓	↑
BLC	↑	↓
SGS	↓	↑

Abb. 8.12. Beeinflussung der verschiedenen zellkinetischen Parameter durch Selendisulfid und Benzoylperoxid am Goldhamsterohrmodell. Die Wirkung ist in allen Punkten gegensätzlich. DSP Dauer der DNS-Synthesephase, MI Mitoseindex, TLI ^{3}H-Thymidin-Labelling-Index, BLC Anteil der markierten Zellen, die noch Kontakt mit der Basallamina haben, SGS Anteil der Talgdrüsen an der Gesamtfläche. (Aus Wirth u. Gloor 1980)

so ausgeprägt war die Vergrößerung des ^{3}H-Thymidin-Labelling-Index, was verständlich ist, weil sich mit der Doppelmarkierungsmethode mit ^{3}H- und ^{14}C-Thymidin eine Verkürzung der S-Phase aufzeigen ließ. Die Abwanderung der markierten Zellen in das Talgdrüsenlumen erfolgte nach Selendisulfidbehandlung beschleunigt. Die Talgdrüsen waren signifikant vergrößert. Die Wirkung ist in jeder Hinsicht gegensätzlich zum Effekt von Benzoylperoxid. (Abb. 8.12).

In der Literatur finden sich auch Hinweise auf eine Vermehrung der Talgdrüsensekretion beim Menschen. So fand Bereston (1954) bei 31% der von ihm mit einem selendisulfidhaltigen Shampoo behandelten Patienten als Nebenwirkung eine Sebor-

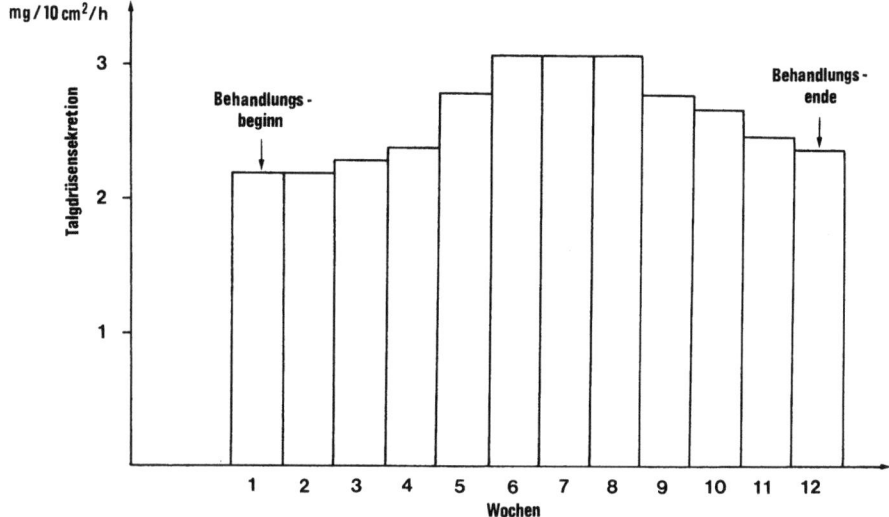

Abb. 8.13. Veränderung der Talgdrüsensekretion bei ausgewählten Fällen nach Selendisulfidbehandlung. (Aus Goldschmidt u. Kligman 1968)

rhoea oleosa capitis. Goldschmidt u. Kligman (1968) haben 30 Personen wegen einer Pityriasis simplex capillitii mit einem selendisulfidhaltigen Shampoo behandelt. Sie fanden in 40% der Fälle eine Vermehrung der Talgdrüsensekretion mit Hilfe der Erfassung der replacement sum mit der Papierabsorptionsmethode. Der Anstieg der Talgdrüsensekretion betrug im Mittel 35%. Wie Abb. 8.13 aus dieser Publikation zeigt, war nach 6 Wochen das Maximum der Sekretionssteigerung errreicht. Von der 9. Behandlungswoche an normalisierte sich die Talgdrüsensekretion wieder, auch wenn die Behandlung nicht abgesetzt wurde. Nach 12 Wochen war nahezu der Ausgangswert wieder erreicht. Gloor et al. (1978) haben 12 Personen mit einer Standardtensidlösung, 11 Personen mit 2,5% Selendisulfid in einer gleichartigen Standardtensidlösung und weitere 18 mit dem ebenfalls 2,5% Selendisulfid enthaltenden Handelspräparat Selsun behandelt. Sie konnten bei 10 der 11 mit Selendisulfid in der Standardtensidlösung und bei 15 der 18 mit Selsun behandelten Personen einen deutlichen Anstieg der Talgdrüsensekretion bei direkter Extraktion der Kopfhaut- und Haarlipide nachweisen. Der Anstieg war bereits 2 Tage nach der ersten Anwendung meßtechnisch erfaßbar. Abb. 8.13 gibt die quantitativen Verhältnissen wieder.

8.3.4.2 Pyrithione

Pyrithione werden in mindestens gleichgroßem Umfang zur Behandlung der Kopfschuppen eingesetzt wie Selendisulfid. Wir haben mit Mg-Pyrithion (Bis-(2-pyridyl-1-

oxid-disulfid-Addukt mit MgSO₄) tierexperimentelle Untersuchungen durchgeführt. Es wurde dabei 10mal im Abstand von 3 Tagen auf einem Ohr von 20 Goldhamstern eine Standardtensidlösung mit 1% Mg-Pyrithion aufgetragen. Das andere Ohr wurde in gleicher Weise mit der wirkstoffreien Standardtensidlösung behandelt. Gemessen wurde die Talgdrüsengröße und mit Hilfe der Colcemidmethode die Zellproliferation. Es ließ sich sowohl eine signifikante Vergrößerung der Talgdrüsen als auch eine signifikante Vermehrung der Mitosen nachweisen (Gloor et al. 1979).

Die gleichen Autoren haben mit demselben Wirkstoff Untersuchungen an der menschlichen Kopfhaut durchgeführt. Es wurden dabei 5mal in wöchentlichem Ab-

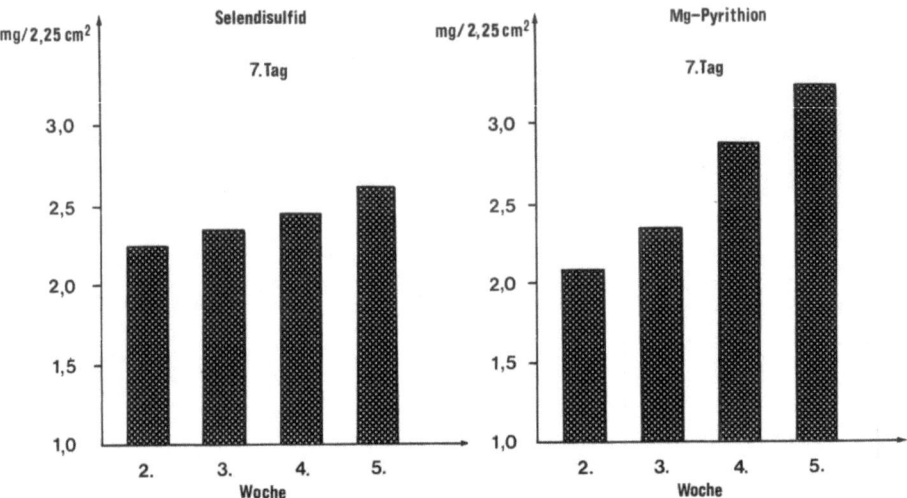

Abb. 8.14. Veränderung der Kopfhaut- und Haarlipide am 7. Tag nach der Kopfwäsche. In der 2. Woche Behandlung mit Standardtensidlösung, in der 3.–5. Woche mit Selendisulfid bzw. Mg-Pyrithion. (Nach Gloor et al. 1978, 1979)

stand Haarwäschen durchgeführt. Bei den beiden ersten Haarwäschen wurde eine Standardtensidlösung, bei den 3 folgenden Haarwäschen 1% Mg-Pyrithion in dieser Standardtensidlösung angewendet. Wenn die Kopfhaut- und Haarlipide bei den 16 Probanden am 7. Tag nach der Haarwäsche untersucht wurden, kam es von Haarwäsche zu Haarwäsche zu einer durch das Pyrithion bedingten Sekretionssteigerung der Talgdrüsen (Abb. 8.14). Der Anstieg war signifikant (Gloor et al. 1979).

8.3.4.3 Therapeutisch nicht verwendete Substanzen

Zu einem Anstieg der Talgdrüsensekretion führen wahrscheinlich alle hyperämisierenden Substanzen. Rätz u. Matheus (1975) konnten mit der Papierabsorptionsmethode zeigen, daß Propylnicotinicum 10%ig zu einer einige Tage anhaltenden Sekretionssteigerung der Talgdrüse führt. Es ist nicht geklärt, ob es sich dabei um eine Proliferationssteigerung in der Talgdrüse handelt oder ob nur die Talgdrüsenentleerung beeinflußt wird. In der Regel ist die talgdrüsenstimulierende Wirkung von Nikotinsäurederivaten ohne praktische Bedeutung.

Über eine talgdrüsenstimulierende Wirkung von γ-Oryzanol haben Ueda et al. (1976) berichtet. Bei jeweils 14 Ratten wurden nach einer Lokalbehandlung mit 1% γ-Oryzanol eine signifikante Vermehrung des Mitoseindex bei der Colchicinmethode und des ^{3}H-Thymidin-Labelling-Index in der Talgdrüse nachgewiesen. Analog konnte beim Menschen eine Steigerung der Talgdrüsensekretion durch diesen Wirkstoff erzielt werden. Praktisch therapeutisch wurde der Wirkstoff bisher, soweit bekannt, nicht ausgenützt.

Literatur

Archibald A, Shuster S (1970) The measurement of sebum secretion in the rat. Brit J Derm 82:146–151

Aron-Brunetière R, Aron C (1973) La résponse des glandes sébacées du cobaye à des applications percutanées d'émulsion huile dans l'eau. Bull soc franc Derm Syph 80:575–578

Basta M, Wilburg J, Heczko PB (1980) In vitro effects of skin lipid extracts on skin bacteria in relation to age and acne changes. J invest Derm 74:437–439

Bereston ES (1954) Use of selenium sulfide shampoo in seborrheic dermatitis. J Amer med Ass 156:1246–1247

Brun G, Enderlin K, Kull E (1953) A propos de sebum tests. Dermatologica 106:165–170

Bullough WS, Laurence EB (1970) Chalone control of mitotic activity in sebaceous glands. Cell Tissue Kinet 3:291–300

Burton JL, Shuster S (1971) The relationship between seborrhea and acne vulgaris. Brit J Derm 84:600–602

Burton JL, Shuster S (1972) The effect of topical tetraynoic acid on the seborrhoea of acne. Brit J Derm 86:66–67

Burton JL, Cunliffe WJ, Shuster S (1970) Circadian rhythm in sebum excretion. Brit J Derm 82:497–501

Burton Jl, Cartlidge M, Shuster S (1973) Variations in sebum excretion during the menstrual cycle. Acta derm-venereol 53:81–84

Carrié C (1936) Untersuchungen über die chemischen Substanzen auf der Haut. 1. Mitteilung: Methode zur Bestimmung chemischer Substanzen auf der Haut. Arch Derm Syph 173:604–606

Chivot M, Zeziola F, Saurat JH (1981) The rate of sebum excretion in man. A study on the reproducibility and the accuracy of the gravimetric method. Brit J Derm 105:701–705

Cooper MF, McGrath H, Shuster S (1976) Sebaceous lipogenesis in human skin. Brit J Derm 94:165–172

Cotterill JA, Cunliffe WJ, Williamson B, Bulusu L (1972) Age and sex variation in skin surface lipid composition and sebum excretion rate. Brit J Derm 87:333–340

Cunliffe WJ, Shuster S (1969) The rate of sebum excretion in man. Brit J Derm 81:697–704

Cunliffe WJ, Kearney JN, Simpson BN (1980) A modified photometric technique for measuring sebum excretion rate. J invest Derm 75:394–398

Downing DT, Strauss JS (1974) Synthesis and composition of surface lipids of human skin. J invest Derm 62:228–244

Downing DT, Stewart ME, Strauss JS (1981) Estimation of sebum production rates in man by measurement of the squalene content of skin biopsies. J invest Derm 77:358–360

Eberhardt H (1974) The regulation of sebum excretion in man. Arch Derm Forsch 251:155–164

Eberhardt H, Kuhn-Bussius H (1980) Der Einfluß des Waschintervalls auf die Rückfettung der Haare. Ärztl Kosmetol 10:317–319

Eberhardt H, Trieb G (1979) Is the excretion of sebum regulated? Arch Derm Res 266:127–133

Eberhardt H, Pappritz G, Trieb G (1980) Effects of skin extract on sebaceous gland function in the rat. Arch Derm Res 268:15–21

Ebling FJ (1970) Factors influencing the response of the sebaceous glands of the rat to androgen. Brit J Derm 82, Suppl. 6:9–14

Ebling FJ, Randall VA, Skinner J (1979) Local suppression of sebum secretion by topical application of cyproterone acetate to rats treated with testosterone. J invest Derm 72:267

Fanta D (1978) Klinische und experimentelle Untersuchungen über die Wirkung von Benzoylperoxid in der Behandlung der Akne. Hautarzt 29:481–486

Finley AY, Nicholls S, King CS, Marks R (1980) The "dry" non-eczematous skin associated with atopic eczema. Brit J Derm 102:249–256

Foreman MI, Picton W, Lukowiecki GA, Clark C (1979) The effect of topical crude coal tar treatment on unstimulated hairless hamster skin. Brit J Derm 100:707–715

Girard J, Barbier A, Lafille C (1980) Inhibition of testosterone metabolism and lipogenesis in animal sebaceous glands by progesterone. Arch Derm Res 269:281–290

Gloor M, Horáček J (1979) Über die Hautoberflächenlipide. In: Handbuch der Haut- und Geschlechtskrankheiten, Ergänzungswerk Bd. 1, Teil 4 A, Springer, Berlin Heidelberg New York, S 263–348

Gloor M, Karenfeld A (1977) Effect of ultraviolet light therapy, given over a period of several weeks, on the amount and composition of the skin surface lipids. Dermatologica 154:5–13

Gloor M, Kellermann H (1977) Tierexperimentelle Untersuchungen zur sebosuppressiven Wirkung von Steinkohlenteer. Derm Mschr 163:550–553

Gloor M, Kohler H (1977) On the physiology and biochemistry of the scalp and hair lipids. Arch Derm Res 257:273–279

Gloor M, Schnyder UW (1977) Vererbung funktioneller Eigenschaften der Haut. Hautarzt 28:231–234

Gloor M, Graumann U, Wiegand I, Friederich HC (1972a) Menge und Zusammensetzung der Hautoberflächenlipide bei Patienten mit Acne vulgaris und gesunden Vergleichspersonen. Arch Derm Forsch 242:316–322

Gloor M, Schulz U, Wieland G, Wiegand I, Friederich HC (1972b) Beitrag zur quantitativen Bestimmung der Hautoberflächenlipide in der Praxis. 1. Mitteilung. Dermatologica 144:229–236

Gloor M, Strack R, Oschmann H, Friederich HC (1972c) Über den Einfluß der Hautoberflächenlipide auf das Ergebnis der Alkaliresistenzbestimmung nach Burckhardt. Berufsdermatosen 20:105–110

Gloor M, Breitinger J, Friederich HC (1973a) Über die Zusammensetzung der Hautoberflächenlipide bei Seborrhoea oleosa und Seborrhoea sicca. Arch Derm Forsch 247:59–64

Gloor M, Fichtler C, Friederich HC (1973b) Über den Einfluß alkoholischer Haarwässer auf das Nachfetten der Haare nach der Kopfwäsche. Kosmetologie 3:193–194

Gloor M, Franz P, Friederich HC (1973c) Untersuchungen über die Physiologie der Talgdrüsen und über den Einfluß der Hautoberflächenlipide auf die Benetzbarkeit der Haut. Arch Derm Forsch 248:79–88

Gloor M, Rietkötter J, Friederich HC (1973d) Entfettung und Nachfetten der Kopfhaut und der Haare nach Kopfwäsche mit verschiedenen Tensiden. Fette-Seifen-Anstrichmittel 75:200–202

Gloor M, Handke J, Baumann C, Friederich HC (1975a) Über den Einfluß jahreszeitlicher und klimatischer Faktoren auf die Hautoberflächenlipide. Derm Mschr 161:996–1002

Gloor M, Kionke M, Friederich HC (1975b) Biochemical and physiological parameters on the skin surface of healthy test persons. A contribution toward the interpretation of the results obtained by a screening program. Arch Derm Res 252:317–330

Gloor M, Derichs RD, Friederich HC (1976a) Über die Beeinflussung der Talgdrüsensekretion durch Pyrollidoncarbonsäurehexadecylester. Ärztl Kosm 6:4–8

Gloor M, Mattern E, Friederich HC (1976b) Über die Wirkung eines Steinkohlenteerzusatzes zu Kopfwaschmitteln auf Menge und Zusammensetzung der Kopf- und Haarlipide. Derm Mschr 162:678–683

Gloor M, Baldes G, Lipphardt BA, Jäger B (1978) Über den Effekt von Selendisulfid auf Menge und Zusammensetzung der Kopfhaut- und Haarlipide. Therapiewoche 28:3582–3588

Gloor M, Mildenberger KH, Miltenberger G (1979) The effect of the bis-(2-pyridil-1-oxid)-disulfide adduct with $MgSO_4$ on the scalp and hair lipids. Arzneimittel Forsch 29:670–672

Gloor M, Gantner M, Wirth H, Schnyder UW (1980a) On the influence of topically applied drugs on cell kinetics in the sebaceous gland - Investigations with the example of selenium disulfide in the syrian hamster ear. Dermatologica 160:175–179

Gloor M, Klump H, Wirth H (1980b) Cytokinetic studies on the sebo-suppressive effect of drugs using the example of benzoyl peroxide. Arch Derm Res 267:97–99

Gloor M, Willebrandt U, Thomer G, Kupferschmid W (1980c) Water content of the horny layer and skin surface lipids. Arch Derm Res 268:221–223

Gloor M, Peters G, Stoika D (1982) On the resident aerob, bacterial flora in unaffected skin of patients with atopic dermatitis and in healthy controls. Dermatologica 164:258–265

Goldschmidt H, Kligman AM (1968) Increased sebum secretion following selenium sulfide shampoos. Acta derm venereol 48:489–491

Goldstein JA, Pochi PE (1981) Failure of benzoyl peroxide to decrease sebaceous gland secretion in acne. Dermatologica 162:287–291

Gomez EC, Frost P (1975) Hamster flank organ: relevance of studies with topically applied antiandrogens. In: Maibach H (ed) Animal models in dermatology. Churchill-Livingstone, Edingburgh London New York, p 190–202

Haskin D, Lasher N, Rothman S (1953) Some effects of ACTH, cortisone, progesterone and testosterone on sebaceous glands in the white rat. J invest Derm 20:207–212

Heczko PH, Kasprowicz A (1976) Epidemiological and ecological studies on mechanisms of staphylococcal carriage. Zbl Bakt Abt I Orig Suppl 5:935–940

Heite HJ, Streckhardt KH (1962) Die unterschiedliche Beeinflußbarkeit der Talgdrüsengröße durch Prednisolon bei verschiedenen dermatologischen Krankheitsbildern. Arch klin exp Derm 214:250–260

Herrmann F, Prose PH (1951) Studies on the ether-soluble substances on the human skin. I. Quantity and "replacement sum". J invest Derm 16:217–230

Jadassohn W (1964) Hautanhangsgebilde. Arch klin exp Derm 219:63–82

Kligman AM, Wheatley VR, Mills OH (1970) Comedogenicity of human sebum. Arch Derm 102:267–275

Ko HL, Heczko PB, Pulverer G (1978) Differential susceptibility of propionibacterium acnes, P. granulosum and P. avidum to free fatty acids. J invest Derm 71:363–365

Kotwas J, Schäfer H, Zesch A (1978) Vergleichende in vitro Untersuchungen zur Liberation und Penetration von lokal appliziertem Cyproteronacetat. Pharmazie 33:671–673

Lennartz KJ, Klein HO, Féaux de Lacroix W, Klein PJ (1971) Vergleichende in vivo- und in vitro-Untersuchungen der Zellkinetik experimenteller Tumoren und die Bestimmung des Generationszyklus von Tumorzellen des Menschen in vitro. Verh dtsch Gesellsch Path 55:591–596

Leonhardi G (1973) Veränderungen der Hautoberflächenlipide mit fortschreitendem Alter. Kosmetologie 3:102–104

Luderschmidt C, Plewig G (1977) Effect of cyproterone acetate and carboxylic acid derivates on the sebaceous glands of the syrian hamster. Arch Derm Res 258:185–191

Lyons F, Shuster S (1981) Effect of topical 17α- propyltestosterone on sebum excretion in man. Brit J Derm 104:685–686

Maes D, Leduc M, Nadvornik IM, Reinstein JA, Turek BA, Vieu M (1979) Some aspects of hair regreasing. Int J Cosm Sci 1:169–176

Mesquita-Guimães J, Coimbra A (1981) The effect of sexual hormones on the lipid and proteinaceous secretion of the rat preputial sebaceous gland. Arch Derm Res 270:325–331

Miescher G, Lincke H, Rinderknecht P (1953) Zur Chemie und Biologie des Talges. Dermatologica 106:76–86

Ohkido M, Matsuo I, Abe T (1976) Functional analysis of sebaceous gland activity in normal and pathological human skin. In: Kabori T, Montagna W (eds), Biology and diseases of the hair. Univ. Park Press Baltimore London Tokyo, 575–579

Plewig G (1974) Acne vulgaris: proliferative cells in sebaceous glands. Brit J Derm 90:623–630

Plewig G, Kligman AM (1978) Proliferative activity of the sebaceous gland of the aged. J invest Derm 70:314–317

Plewig G, Luderschmidt C (1977) Hamster ear for sebaceous glands. J invest Derm 68:171–176

Plewig G, Christophers E, Braun-Falco O (1971) Cell transition in human sebaceous glands. Acta derm venereol 51:423–428

Pochi PE (1975) Sebaceous gland assay. In: Maibach H (ed) Animal models in dermatology. Churchill-Livingstone, Edingburgh London New York, p 184–189

Powell EW (1970) The effects of β-2-naphtol peeling paste on sebaceous glands remote from its site of application. Brit J Derm 82:371–376

Puschmann M (1982) Klinisch-experimentelle Untersuchungen zum Wirkungsnachweis von Benzoylperoxid. Hautarzt 33, 257–265

Rätz KH, Mattheus A (1975) Beeinflussung der Hautoberflächenlipide durch einige Lokaltherapeutika. Derm Mschr 161:948–951

Saint-Léger S, Bague A (1981) A simple and accurate routine procedure for qualitative analysis of skin surface lipids (SSL) in man. Arch Derm Res 271:215–222

Saint-Léger D, Lévéque JL (1980) Les methodes d'evaluation quantitative des lipides de surface chez l'homme. Presentation d'une nouvelle procédure. Int J cosm Sci 2:283–294

Sarkany I, Gaylarde P (1968) A method for demonstration of the distribution of sebum on the skin surface. Brit J Derm 80:744–746

Sauter LS, Loud AV (1975) Morphometric evaluation of sebaceous gland volume in intact, castrated, and testosterone treated rats J. invest. Derm 64, 9–13

Schäfer H, Kuhn-Bussius H (1970) Methodik zur quantitativen Bestimmung der menschlichen Talgsekretion. Arch klin exp Derm 238:429–435

Schirren CG, Kanngiesser W, Woyton A (1966) Über die geringe Spreitungsgeschwindigkeit von Hautfett unter physiologischen Versuchsbedingungen. Hautarzt 17:224–227

Seihan EM, Burton JL (1980) Sebaceous gland suppression in female acne patients by combined glucocorticoid-oestrogen therapy. Brit J Derm 103: 139–142

Shaw DA (1979) Hair lipid and sufactants. Extraction of lipid by surfactants and lack of effect of shampooing on rate of refatting of hair. Int J cosm Sci 1:317–328

Sidi E, Bourgois-Spinasse J, Aroute J (1968) Causes actuelles des alopécies féminines diffuses. 13. int Congr. Derm München 1967, Bd. 2, Springer, Berlin Heidelberg New York S 771–774

Simpson NB, Bowden PE, Forster RA Cunliffe WJ (1979) The effect of topically applied progesterone on sebum excretion rate. Brit J Derm 100:687–692

Skog E (1958) The influence of selenium disulphide on sebaceous gland volume in guinea pigs. Acta derm venereol 38:15–19

Spürgel D (1982) Untersuchungen zur Wirkung von Benzoylperoxid auf die Talgdrüsensekretion. Dissertation Heidelberg

Strauss JS (1963) Hormones in cosmetics. J Amer med Ass 186:759–762

Strauss JS (1981) Hormones and the pilosebaceous apparatus. In: Orfanos CE, Montagna W, Stüttgen G (eds), Hair Research – Status and Future Aspects. Springer, Berlin Heidelberg New York S 223–228

Strauss JS, Pochi PE (1961) The quantitative gravimetric determination of sebum production. J invest Derm 36:293–298

Summerly R, Yardley HJ, Raymond M, Tabiowo A, Ilderton E (1976) The lipid composition of sebaceous glands as a reflection of gland size. Brit J Derm 94:45–53

Tronnier H, Brunn G (1972) Vergleichsuntersuchungen des Hautoberflächenfettes Hautgesunder und Aknekranker. Berufsdermatosen 20:79–88

Tronnier H, Kuhn-Bussius H (1974) Zur Brauchbarkeit optischer Methoden für die Bestimmung des Hautoberflächenfettes. Kosmetologie 4:230–234

Tucker StB, Rogers III RS, Winkelmann RK, Privett OS, Jordan RE (1980) Inflammation in acne vulgaris: Leucocyte attraction and cytotoxicity by comedonal material. J invest Derm 74:21–25

Ueda H, Hayakawa R, Hoshino S, Kobayashi M (1978) The effect of topicaly applied γ-oryzanol on sebaceous glands. J Derm 3:19–24

Vermorken AJM, Goos CMAA, Roelofs HMJ (1980) The antiandrogenic effect of progesterone on the hamster flank organ. Brit J Derm 102:455–460

Wallat S (1982) Methoden zur Bestimmung von Haar- und Hautoberflächenfett (Sebum) bei Mensch und Versuchstier – dargestellt am Beispiel der Rückfettung nach häufiger Haarwäsche. Fette-Seifen-Anstrichmittel 84:122–129

Weirich EG, Longauer J (1974) Inhibition of sebaceous glands by topical application of oestrogen and antiandrogen on the auricular skin of rabbits. Histometric studies of the activity of the sebaceous glands. Arch Derm Forsch 250:81–93

Wendker H, Schäfer H, Zesch A (1976) Penetrationskinetik und Verteilung lokal applizierter Östrogene. Arch Derm Res 256:67–74

Williams M, Cunliffe WJ, Gould D (1974) Pilo-sebaceous duct physiology. I. Effect of hydration on pilosebaceous duct orifice. Brit J Derm 90:631–635

Wirth H, Gloor M (1980) Zur Zellkinetik in der Talgdrüse. Fette-Seifen-Anstrichmittel 82:206–210

Wirth H, Gloor M, Kimmel W (1980) Influence of cyproterone acetate and estradiol on cell kinetics in the sebaceous gland of the golden hamster ear. Arch Derm Res 268:277–281

Wirth H, Gloor M, Stoika D (1981 a) Sebaceous glands in uninvolved skin of patients suffering from atopic dermatitis. Arch Derm Res 270:167–169

Wirth H, Rauner N, Gloor M, Oßwald F, Schnyder UW (1981 b) On the influence of X-ray irridation and photochemotherapy with 8-methoxypsoralen on the sebaceous gland of the syrian hamster ear. Dermatologica 162:321–326

Wirth H, Neumahr W, Gloor M (1982 a) Über den Einfluß häufiger Haarwäschen auf die menschliche Talgdrüse. Derm Mschr 168:75–81

Wirth H, Spannagel M, Gloor M (1982 b) Diurnal fluctuations of cell kinetic parameters in the epidermis and the sebaceous gland of the hamster ear. Acta derm-venereol (im Druck)

9 Sonstige Wirkungseffekte

9.1 Lichtschutz

9.1.1 Wirkung des Lichtes auf die Haut

9.1.1.1 Physikalische und physiologische Grundlagen

Das Sonnenlicht umfaßt neben dem sichtbaren Licht (400–760 nm) das infrarote (760 nm bis mehr als 3000 nm) und das ultraviolette (200–400 nm) Licht. Für die Dermatologie ist in erster Linie das UV-Licht relevant. Dabei unterscheidet man UV C (200–280 nm), UV B (280–315 nm) und UV A (315–400 nm). UV C kommt im Sonnenlicht, dem der Mensch unter Normalbedingungen exponiert ist, nur in geringem Maß vor. Groß ist jedoch die Bedeutung des UV B und des UV A unter physiologischen Bedingungen.

Trifft das Licht auf Moleküle, so kann es zum Durchtritt des Lichtes ohne Wechselwirkungen mit der Materie kommen. Eine andere Möglichkeit ist, daß das Licht seine Richtung ändert, dabei aber die Materie nicht beeinflußt. Die dritte Möglichkeit ist die Absorption des Lichtes. Nur im Fall einer Lichtabsorption ist eine biologische Wirkung möglich.

UV verschiedener Wellenlänge wird in der Haut unterschiedlich absorbiert. Bis etwa 300 nm erfolgt die Lichtabsorption vorwiegend im Stratum corneum und im oberen Stratum spinosum. Bei höheren Wellenlängen dringt das Licht tiefer in die Haut ein, so daß es auch zu einer erheblichen Lichtabsorption im unteren Stratum spinosum, im Stratum basale und im oberen Corium kommt.

Bei der Lichtabsorption werden Elektronen auf höhere Energieniveaus angehoben. Zusätzlich kann sich die Drehrichtung von Elektronen um die Orbitalachse ändern. In beiden Fällen entstehen unstabile, angeregte Zustände, deren Energie beim Übergang in den Grundzustand wieder abgegeben wird. Daraus können photochemische Sekundärreaktionen resultieren. Diese können zur Bildung freier Radikale führen, die eine Rolle beim Sonnenerythem und bei der Pigmentstimulierung spielen dürften. Eine wichtige Rolle spielt die photochemische Sekundärreaktion bei der Vitamin-D-Synthese. Schließlich kann es zu photochemischen Sekundärreaktionen an Proteinen, Aminosäuren und vor allem an der DNS kommen. DNS-Schädigungen können innerhalb einer genetisch fixierten Kapazität durch verschiedene Repairmechanismen (Exzisionsreparatur, Photoreaktivierung, Postreplikationsreparatur) behoben werden. Da zum Verständnis der pharmakologischen Fragestellung nur ein grober Überblick erforderlich ist, sei bezüglich Details auf die Monographie von Lischka u. Jung (1979) und den Handbuchbeitrag von Jung u. Bohnert (1979) verwiesen.

9.1.1.2 Physiologischer Lichtschutz

Die Erythemschwellenzeiten weisen eine logarithmische Verteilung auf. Dies deutet darauf hin, daß am physiologischen Lichtschutz mehrere Faktoren beteiligt sind, die

Tabelle 9.1. Hauttypen (Nach Cripps 1981)

Hauttyp	Anamnese	Aussehen
I	Schnell Sonnenbrand, keine Bräunung	Rothaariger keltischer Typ mit Epheliden
II	Schnell Sonnenbrand, geringe Bräunung	Hellhäutige, hell behaarte, blauäugige Europäer
III	Weniger leicht Sonnenbrand, leichte Bräunung	Dunklerhäutige Europäer
IV	Selten Sonnenbrand, gute Bräunung	Mittelmeertyp des Europäers
V	Selten Sonnenbrand starke Bräunung	Mittelöstlicher oder südamerikanischer Typ
VI	Niemals Sonnenbrand, schwarze Hautfarbe	Schwarze Rasse

multiplikativ und nicht additiv zusammenhängen (Hoppe et al. 1975). Üblicherweise werden heute 6 verschiedene Hauttypen unterschieden. Details sind in Tabelle 9.1 zu finden, die einer Arbeit von Cripps et al. (1981) entnommen ist. Diese Hauttypen unterscheiden sich signifikant bezüglich der minimalen Erythemwerte. Entsprechende Meßwerte bei den ersten 4 bei Europäern vorkommenden Hauttypen, die aus einer Arbeit von Sayre et al. (1981) entnommen wurden, finden sich in Tabelle 9.2.

Eine wesentliche Rolle für den physiologischen Lichtschutz spielt das Stratum corneum. In dieser Schicht von toten Zellen wird der größte Teil des Lichtes reflektiert und durch Streuung abgelenkt oder absorbiert, ohne daß biologische Wirkungen resultieren. Ist die Hornschicht sehr dick, wie z. B. an Palma und Planta, so ist es kaum möglich, ein Lichterythem auszulösen. Ist der Wassergehalt der Hornschicht sehr hoch, so wird die Lichtschutzwirkung geringer (Frain-Bell 1973 u.a.). Beeinflußt wird die Lichtschutzwirkung des Stratum corneum außerdem durch die Hautoberflächenlipide. Sie absorbieren Licht im gesamten Strahlenbereich mit einem Maximum bei 215 nm. Bei 300 nm wird die Lichtabsorption durch die Hautoberflächenlipide auf 10% geschätzt (Beadle u. Burton 1981). Schließlich kann die Lichtschutzfunktion des Stratum corneum durch Wind beeinflußt werden. Owens et al. (1974) fanden, daß das experimentelle UV-Erythem der Maus durch Wind verstärkt wird. Lichtexposition führt zu einer erheblichen Verdickung der Hornschicht, der sog. Lichtschwiele (Miescher 1931).

Ein zweiter Faktor, der wahrscheinlich beim Lichtschutz eine wichtige Rolle spielt, ist das Melanin. Die Menge an Melanin unterscheidet sich bei den verschiedenen Hauttypen und Rassen. Durch Lichteinwirkung kann es zu einer Zunahme

Tabelle 9.2. Durchschnittswerte und Standardabweichungen für die minimale Erythemdosis (MED) in Robertson-Berger-Einheiten. Die 4 Hauttypen unterscheiden sich signifikant. (Aus Sayre et al. 1981)

Hauttyp	MED (Robertson-Berger-Einheiten)
I	128 ± 63
II	251 ± 96
III	351 ± 103
IV	467 ± 122

kommen (Bräunung). Dabei unterscheidet man eine Sofortpigmentierung, die unmittelbar nach Lichteinwirkung eintritt, wahrscheinlich durch die Photooxidation von farblosen Melaninvorstufen bedingt ist und durch UV A und sichtbares Licht katalysiert wird, von der Spätpigmentierung, die verzögert auftritt und durch eine gesteigerte Melaninsynthese verursacht ist. Sie wird in erster Linie durch UV B, in einem gewissen Grad jedoch auch durch UV A provoziert (Lischka u. Jung 1979).

Der dritte Faktor, dem eine Lichtschutzwirkung zugeschrieben wird, ist die Urocanin-Säure, die im Schweiß und in der Epidermis vorkommt. Sie liegt in der nicht lichtexponierten Haut meist in der cis-Form vor. Unter dem Einfluß von Licht soll es zu einer cis-trans-Isomerisierung kommen. Dadurch wird Lichtenergie neutralisiert (Lit. s. bei Johnson 1978).

Zur Frage der Lichtgewöhnung hat Cripps (1981) über interessante Befunde berichtet. Durch eine $3^1/_2$ monatige Sonnenlichtexposition im Sommer konnte die Lichtschutzwirkung der Haut um den Faktor 2,33 gesteigert werden. Eine UV-B-Bestrahlung mit 3,49 J/cm^2 innerhalb 4 Wochen bedingte eine Steigerung der Lichtschutzwirkung um den Faktor 8,01, eine UV-A-Bestrahlung im Rahmen der PUVA-Therapie mit 20 J/cm^2 innerhalb 2 Wochen führte zu einer Steigerung des Lichtschutzfaktors der Haut um den Faktor 2,7. Der Autor kommt zu der Schlußfolgerung, daß die Steigerung der Lichtschutzwirkung sich nicht zum Bräunungseffekt parallel verhält.

9.1.1.3 Schädigung der Haut durch Licht

9.1.1.3.1 Sonnenbrand

Ein Lichterythem kann durch UV C und UV B hervorgerufen werden (Abb. 9.1) (Johnson 1978). UV A kann im Sinne der Photoaugmentation ein UV-B-Erythem verstärken. Nicht einheitlich sind die Auffassungen über die Erythemwirkung von UV A. So lehnt Raab (1980) eine derartige Wirkung völlig ab, während Lischka u. Jung (1979) sie in Betracht ziehen. Kein Zweifel besteht darüber, daß UV A im Zusammenwirken mit phototoxischen Agenzien (z. B. 8-Methoxypsoralen oder Teer) ein Erythem auslösen kann.

In den ersten Stunden nach der Lichtexposition kommt es in der Epidermis zu einer Zellproliferationshemmung mit resultierender DNS-Synthesehemmung (u. a. Walter u. de Quoy 1980; Lowe u. Breeding 1980). Außerdem finden sich in den oberen und bei stärkerer Lichtwirkung auch in den tieferen Epidermisschichten Keratinozy-

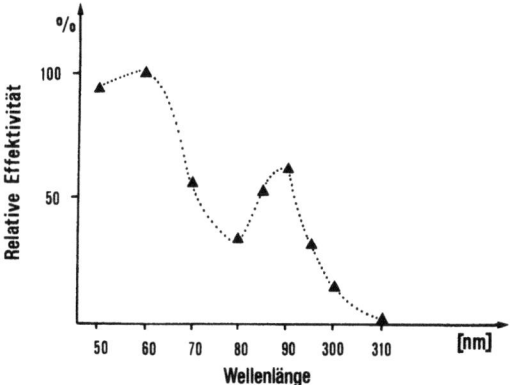

Abb. 9.1. Sonnenbrandspektrum bei hellhäutigen Europäern. (Aus Johnson 1978)

ten mit Pyknose und Achromie. Im Gefolge kommt es zu einer dyskeratotischen Einzelzellverhornung (sog. surnburn cells). Die Langerhans-Zellen verringern sich gleichzeitig. Der Organismus versucht, die epidermalen Schädigungen zu beheben. Bereits in den ersten h nach der Bestrahlung findet sich ein gesteigerter DNS-Repair. Außerdem ist vom 2. Tag nach der Bestrahlung an eine verstärkte Zellproliferation in der Epidermis feststellbar.

In der Dermis kommt es zur Mastzelldegranulation, ausgeprägtem Ödem, Gefäßdilatation, Verbreiterung der Gefäßendothelien und Ausbildung eines entzündlichen Infiltrates. Bezüglich der Mediatoren der dermalen entzündlichen Veränderungen ist eindeutig geklärt, daß für die ganz initiale Phase Histamin und die folgende Phase Prostaglandine (bes. PGE_2) eine Rolle spielen (Snyder 1976; Gilchrest et al. 1981; weitere Literatur vgl. Kap. 5). In der Spätphase scheinen andere Mediatoren, wie Kinine, eine größere Bedeutung zu haben (Jung u. Bohnert 1979). Beim PUVA-Erythem dürften Prostaglandine keine wesentliche Rolle spielen. Bezüglich weiterer vielfach spekulativer Vorstellungen über die beteiligten Entzündungsmediatoren sei auf den Handbuchbeitrag von Jung u. Bohnert (1979) verwiesen.

9.1.1.3.2 Chronische Lichtschädigung der Haut

Die chronische Lichtschädigung der Haut führt zu einer Epidermisatrophie mit einer Reduktion der Zellproliferation (Jung u. Bohnert 1979). Wichtiger ist jedoch die Schädigung der Dermis, die sich klinisch in dem Bild der sog. Altershaut darstellt. Histologisch stellt sich die Elastika im oberen Drittel der Dermis mit fragmentierten und plumpen Fasern dar, die zu scholligem Material verklumpen. Ultrastrukturell sind Schädigungen sowohl der elastischen als auch der kollagenen Fasern nachweisbar (Jung u. Bohnert 1979). Biochemisch läßt sich durch UV B und UV A eine gesteigerte Synthese der Glykosaminoglykane nachweisen. Beide Strahlenqualitäten führen außerdem zu einer gesteigerten Kollagensynthese. Allerdings bedingt eine höher dosierte UV-B-Bestrahlung eine Reduktion der Kollagenbiosynthese (Kreysel et al. 1977). Veränderungen des Bindegewebes waren auch bei funktionellen Untersuchungen an der haarlosen Maus nach 4wöchiger UV-A- und UV-B-Bestrahlung nachweisbar. Es fanden sich eine Erhöhung der erforderlichen Reißkraft und eine Erniedrigung der Reißdehnung der Haut bei den bestrahlten Tieren (Vogel et al. 1981). Es wird überwiegend angenommen, daß neben UV B (und ggf. UV C) UV A für das Bild der senilen Elastoidose verantwortlich ist (u. a. Ippen u. Kölmel 1980). Eine diesbezügliche völlige Unbedenklichkeit des UV A wird von Raab (1980) postuliert.

9.1.1.3.3 Lichtkarzinom

Für die Lichtprovokation von Hautkarzinomen sprechen vor allem epidemiologische Untersuchungen, die gezeigt haben, daß diese häufiger auftreten, wenn Menschen weißer Rasse viel im Freien tätig sind und wenn sie in einer Region mit hoher Sonneneinstrahlung leben. Ein weiteres wichtiges Argument für die kanzerogene Wirkung des Lichtes ist, daß 95% der Basaliome und Spinaliome in belichteten Arealen auftreten (Raab 1980). Nach der heute üblichen Auffassung wirken ausschließlich UV C und UV B kanzerogen, während dem UV A allenfalls im Sinne der Verstärkung der UV-B-Wirkung (Photoaugmentation) eine kokanzerogene Wirkung zukommt. Allerdings muß dies nicht gelten, wenn UV A in Verbindung mit einem Photosensibilisator, z. B. 8-Methoxypsoralen oder Teer, angewendet wird. Bezüglich der einschlägigen Untersuchungen in der Literatur sei auf Abschn. 10.4. verwiesen.

9.1.1.3.4 Lichtdermatosen

Dazu gehören:

a) *Photoallergische Reaktionen auf Fremdsubstanzen.* Bei der Ausbildung der Sensibilisierung und der Auslösung der ekzematösen Reaktion ist neben dem Photoallergen langwelliges UV-Licht (vor allem UVA) erforderlich. Bez. Details vgl. unter Abschn. 10.3.

b) *Phototoxische Reaktionen auf Fremdsubstanzen.* Im Zusammenwirken mit phototoxischen Agenzien führt UVA und evtl. sichtbares Licht zu einer toxischen Beschädigung der Haut. Bez. Details vgl. unter Abschn. 10.3.

c) *Phototoxische Reaktionen auf endogene Stoffwechselprodukte.* Es handelt sich dabei um die Porphyrien der verschiedenen Art. Die in der Haut vorliegenden Porphyrine wirken phototoxisch nach UVA-Einwirkung. Bez. Details s. bei Lischka u. Jung (1979).

d) *Steigerung der Lichtempfindlichkeit durch unbekannte Faktoren.* Dies ist der Fall bei der Lichturtikaria, der polymorphen Lichtdermatose, der Hydroa vacciniformia, dem Bloom-Syndrom, dem Hartnup-Syndrom, der Pellagra und der Mallorca-Akne. Bei diesen Erkrankungen kann man die Wirkung des Lichtes meist nicht eindeutig einem bestimmten Spektralbereich zuordnen.

e) *Durch Licht provozierte Dermatosen.* Beispiele sind der Erythematodes, das seborrhoische Ekzem, die Rosazea und gelegentlich Bilder aus der Pemphigusgruppe. Das Aktionsspektrum des Lichtes beim Erythematodes umfaßt neben dem UVB einen Bereich des UVA bis etwa gegen 330 nm (Lischka u. Jung 1979). Beim lichtprovoziertem seborrhoischen Ekzem und bei der Rosazea kann allein das UVB verantwortlich sein (Tronnier 1970). Es ist jedoch nicht sicher, ob dies für alle Fälle in gleicher Weise gilt.

9.1.2 Testung von Lichtschutzmitteln

9.1.2.1 In-vitro-Messung der Lichtabsorption

Die In-vitro-Messung der Lichtabsorption ist von großer Bedeutung als Screening-Methode bei der Suche nach Lichtschutzsubstanzen sowie bei der Beurteilung des Absorptionsspektrums. Sie erlaubt keine definitiven Rückschlüsse auf die In-vivo-Wirkung einer Zubereitung. Grundsätzlich ist die Durchführung auf 3 verschiedene Arten möglich. Groves et al. (1979) sowie Cumpelik (1980) tragen die zu prüfende Zubereitung in konstanter Schichtdicke auf Quarzküvetten auf und messen die Lichtdurchlässigkeit photometrisch. Von zahlreichen anderen Autoren wird die Lichtschutzsubstanz in einer Flüssigkeit gelöst und die Lichtdurchlässigkeit bei vorgegebener Konzentration des UV-Filters und bei vorgegebener Schichtdicke der Lösung gemessen. Bewertet wird die Lichtdurchlässigkeit (z.B. Greiter et al. 1978) oder die Extinktion, die den negativen Logarithmus der Lichtdurchlässigkeit darstellt (z.B. Henne 1978). Abb. 9.2 zeigt typische Absorptionskurven für einige Lichtfilter. Bei der dritten Methode wird das Lichtschutzmittel auf eine Quarzplatte gebracht und die so beschichtete Quarzplatte zwischen Lichtquelle (Kunst- oder Sonnenlicht) und Kamera gebracht. Eine standardisierte Meßanordnung, die eine quantitative Bewertung der Filmschwärzung erlaubt, findet sich bei Kahn u. Wilcox (1969). Vergleichende Untersuchungen von Cumpelik (1980) haben gezeigt, daß die Lichtabsorption bei den beiden erstgenannten Methoden sich stark unterscheiden kann.

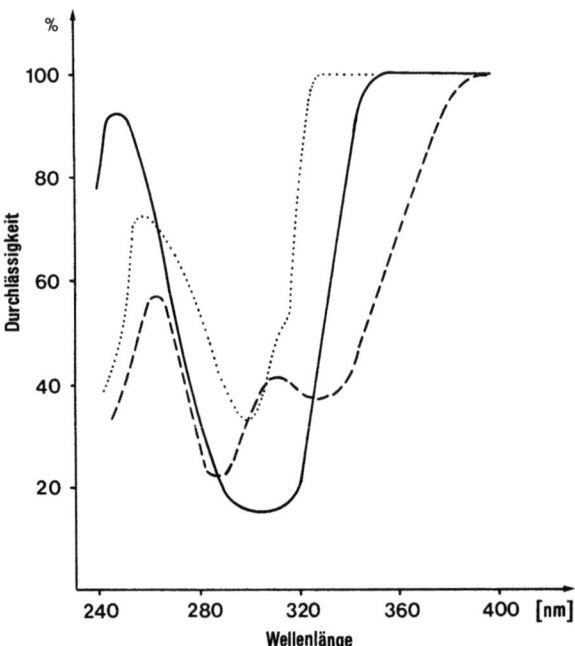

Abb. 9.2. Lichtdurchlässigkeit von verschiedenen Lichtschutzsubstanzen bei Lösung in Flüssigkeit. ---- Benzophenon, ... Benzimidazol, ——— Zimtsäure. (Vereinfacht nach Greiter et al. 1978)

9.1.2.2 In-vitro-Messung der Lichtabsorption unter Verwendung von Tierhaut

Ankermann et al. (1975) haben das zu prüfende Lichtschutzmittel auf isoliertes Stratum corneum von jungen Ratten aufgebracht und die Lichtabsorption desselben mit und ohne die Lichtschutzsubstanz gemessen. Bemerkenswert ist, daß die Autoren für p-Aminobenzoesäure, die bei physikalischen Lichtabsorptionsmessungen in einer wäßrigen Lösung nur im UV-B-Bereich eine Absorption zeigte, bei diesen Versuchen auch eine Lichtabsorption im UV-A-Bereich fanden. Diese Befunde wurden mit einer vergleichbaren Technik später von Sayre et al. (1979 a) bestätigt. Nach Auffassung der zuletzt genannten Autoren erlaubt die Methode relativ gute Rückschlüsse auf die In-vivo-Verhältnisse. Eine sehr interessante Variation dieser Methode stellt die Anwendung der photoakustischen Spektroskopie durch Pines (1978) dar. Es wird dabei die Lichtabsorption von Haut neugeborener Ratten mit und ohne Vorbehandlung gemessen. Abb. 9.3 zeigt eine entsprechende Kurve aus dieser Publikation. Im Bereich zwischen ca. 270 und 350 nm ist eine deutlich stärkere Energieabsorption nach Anwendung von UV-Filtern zu erkennen, die durch die Lichtabsorption im UV-Filter bedingt sein dürfte. Bei einem der geprüften Lichtfilter kommt die Energieabsorption nicht mehr zum Tragen, wenn das Lichtschutzmittel eingezogen ist.

9.1.2.3 Beurteilung der Absorption eines Lichtschutzmittels in der Hornschicht

Bottari et al. (1978) beschrieben ein In-vitro-Verfahren, das die Absorption von Lichtschutzsubstanzen an intaktes entfettetes menschliches Keratin und an Wollkeratin beurteilen läßt. Das Verfahren stellt ein Screeningverfahren dar, das bei neu entwickelten Substanzen Rückschlüsse auf die zu erwartende In-vivo-Wirkung zuläßt. Yankell et al. (1970) behandeln den mexikanischen Hund mit Lichtschutzzubereitungen und bewerten die Menge Lichtschutzmittel in Tesafilmabrissen. Heute würde man wahrscheinlich gegenüber der spektralphotometrischen Bestimmung der Wirkstoffe die unter Abschn. 2.3.2 beschriebene Isotopenmethode bevorzugen. Ähnliche Aussagen über das Eindringen eines Lichtschutzmittels in die Hornschicht erlauben fluoreszenzmikroskopische Untersuchungen (Ippen u. Perschmann 1970). Auch die Abwaschbarkeit von Lichtschutzsubstanzen von der Haut läßt sich bei Screeninguntersuchungen so analysieren: Greiter et al. (1979) haben geprüft, welche Mengen

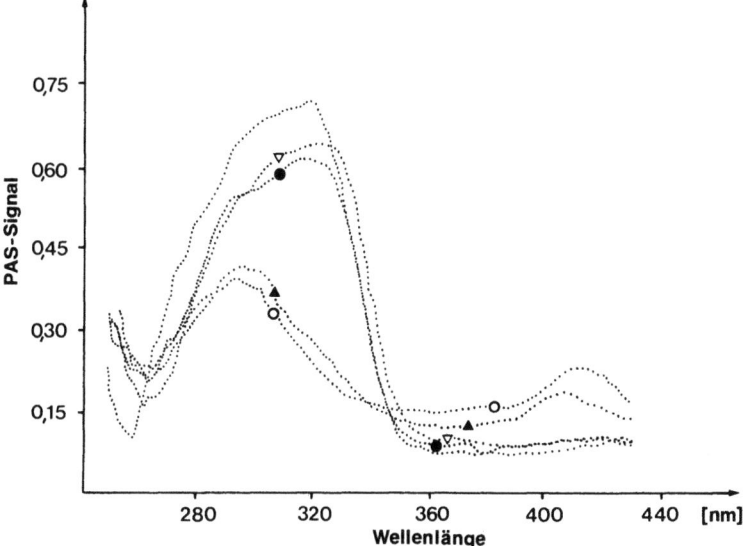

Abb. 9.3. Photoakustisches Absorptionsspektrum von Haut neugeborener Ratten ohne Vorbehandlung sowie mit Vorbehandlung. ··· ○ ··· Unbehandelt, ······ behandelt mit Spezialität A nichtaufgesogen, ··· ▲ ··· behandelt mit Spezialität A aufgesogen, ··· ● ··· behandelt mit Spezialität B nichtaufgesogen, ··· ▽ ··· behandelt mit Spezialität B aufgesogen. (Aus Pines 1978)

des Lichtschutzmittels von Wolle bzw. Schweineepidermis durch Wasserexposition entfernt werden. Sayre et al. (1980) bedienten sich bei entsprechenden Untersuchungen der Epidermis haarloser Mäuse.

Vergleichbare Untersuchungen wurden auch in vivo an der menschlichen Haut durchgeführt. Lorenzetti (1976) nahm $1^1/_2$ h nach Anwendung einer Lichtschutzzubereitung eine zweiminütige Wäsche der Haut unter definierten Bedingungen vor. Anschließend wurden Tesafilmabrisse abgenommen. Aus diesen wurde das Lichtschutzmittel extrahiert und spektralphotometrisch bestimmt. Es ließ sich zeigen, daß auch im 10. Tesafilmabriß noch Lichtschutzmittel nachweisbar war. Ähnliche Untersuchungen wurden von anderen Autoren vorgenommen. Bei diesen Methoden muß beachtet werden, daß die Einwirkungszeit des Lichtschutzmittels das Ergebnis erheblich beeinflussen kann.

9.1.2.4 In-vivo-Untersuchungen an Tieren

Als Versuchstier eignet sich in erster Linie die haarlose Maus. Geprüft wird im Prinzip immer, inwieweit sich durch ein Lichtschutzmittel Lichtschädigungen bzw. Lichtreaktionen der Haut unterdrücken lassen. Im einzelnen wurden folgende Verfahren vorgeschlagen:

a) Beurteilung der Erythemreaktion. Stott et al. (1978) erzeugten bei der haarlosen Maus ein UV-Erythem. Beurteilt wurde, ob mit einem Lichtschutzmittel dieses Erythem verhindert werden kann.

b) Morphologische Beurteilung der Epidermis. Gurish et al. (1981) bewerteten die Epidermisverdickung, Parakeratose und Melaninbildung bei der haarlosen Maus nach UV-Einstrahlung. Durch verschiedene Lichtschutzsubstanzen konnten diese aufgehoben werden.

c) Messung der DNS-Synthese. In den ersten h nach Lichtapplikation wird die Zellproliferation und damit die DNS-Synthese in der Epidermis durch UV-Licht gehemmt. Es wird geprüft, ob ein Lichtschutzmittel diese Hemmung verhindern kann. Beispiele für derartige Versuchsanordnungen finden sich bei Lowe u. Breeding (1980), Walter u. de Quoy (1980) sowie Walter (1981).

d) Bewertung der kanzerogenen Wirkung. Snyder u. May (1975) haben an der haarlosen Maus durch kombinierte Anwendung eines chemischen Kanzerogens und UV B Karzinome erzeugt. Die Behandlung der Mäusehaut mit p-Aminobenzoesäure vor Lichtapplikation verhinderte die Tumorbildung.

e) Beurteilung dermaler Veränderungen. Kligman et al. (1982) beurteilten histologisch und elektronenmikroskopisch die durch UV-Licht hervorgerufenen dermalen Veränderungen. Es kommt zu einer Vermehrung der elastischen Fasern, der Retikulinfasern und der neutralen sowie sauren Mucolpolysaccharide bei einer Degeneration des Kollagen. Lichtschutzsubstanzen verhindern diese Veränderungen in mehr oder weniger großem Ausmaß. Vogel et al. (1981) stellten fest, daß UV-Licht den Kraftaufwand für den Abriß ausgestanzter Hautproben erhöht und die Reißdehnung erniedrigt. Geprüft wurde, ob Lichtschutzmittel diese Veränderungen verhindern können.

f) Beurteilung der UV-A-Schutzwirkung. Barth (1978) verabreichte der Albino-Maus 5- und 8-Methoxypsoralen subkutan. Dann wurde eine UV-A-Bestrahlung durchgeführt. Ein Mäuseohr wurde ohne und eines mit vorheriger Anwendung des Lichtschutzmittels bestrahlt. Gemessen wurde der Ohrdurchmesser als Parameter für die phototoxische Reaktion.

9.1.2.5 In-vivo-Untersuchungen am Menschen

Bei kosmetischen Lichtschutzmitteln wurde früher ausschließlich ein UV-B-Lichtschutz angestrebt. In jüngerer Zeit wird jedoch zunehmend auch eine Schutzwirkung gegen UV A gefordert. Beim therapeutischen Lichtschutz, der bei Photodermatosen und durch Licht provozierten Dermatosen zur Anwendung kommen soll, liegt das Schwergewicht ganz auf der Schutzwirkung gegen UV A. Die Schutzwirkung gegen UV B wird meist dadurch objektiviert, daß eine Zubereitung die Erythemschwellenzeit erhöht. Durchgesetzt hat sich als Bewertungskriterium der sog. Lichtschutzfaktor, der angibt, um welchen Faktor die Erythemschwellenzeit vergrößert wird. Eine andere Möglichkeit der Objektivierung ist die Zählung der „Sunburn Cells" in Hautexzisaten aus bestrahlter, mit einem Lichtschutzmittel behandelter und nichtbehandelter Haut (Grove u. Kaidbey 1980). Bei der Testung des Schutzes gegen UV A bedient man sich in der Regel phototoxischer Reaktionen. Überprüft wird, ob eine phototoxische Reaktion bei standardisierten Bestrahlungsbedingungen durch ein Lichtschutzmittel unterdrückt werden kann. Als phototoxische Wirkstoffe wurden dabei Teer, 8-Methoxypsoralen, Demethylchlortetracyclin und Fluoranthren verwendet (Dahlen et al. 1970; Laugner u. Kligman 1972; Kaidbey u. Kligman 1978).

Soll der Lichtschutzfaktor gegen UV B überprüft werden, so kann man Kunstlicht oder natürliches Sonnenlicht verwenden. In ersterem Fall hat sich vor allem die Xenonlampe bewährt. Allerdings sollen sich nur dann Ergebnisse gewinnen lassen, die für die physiologischen Anwendungsbedingungen repräsentativ sind, wenn die Haut zusätzlich erwärmt wird (Sayre et al. 1978). Der Nachteil des Kunstlichtverfahrens ist es, daß die Strahlenqualität nicht völlig identisch ist mit der natürlichen Strahlung, der Vorteil ist die Reproduzierbarkeit der Ergebnisse. Untersuchungen mit natürlichem Sonnenlicht sind oft nur schlecht standardisierbar, da sich Lichtqualität, Luftfeuchtigkeit, Wind etc. an verschiedenen Versuchsorten und zu verschiedenen Versuchszeiten unterscheiden (Black 1971). Bei sehr differenzierten Untersuchungen wurden deshalb parallel Untersuchungen mit Kunstlicht und mit Sonnenlicht unter verschiedenen Bedingungen (z. B. Alpengletscher und trockenes subtropisches Klima in Arizona) durchgeführt (z. B. Pathak et al. 1969).

Ein standardisiertes Verfahren zur Bestimmung des Lichtschutzfaktors wurde von Ippen et al. (1977) angegeben. Berücksichtigt wird bei diesem Verfahren, daß die minimale Erythemdosis und die Lichtschutzfaktoren eine logarithmische Verteilung aufweisen. Gegen dieses Verfahren sind mehrere Einwände möglich. So werden die große Zahl und geringe Größe der Testfelder, der oft ungleiche Lampenabstand der einzelnen Testfelder, die nichtdefinierte Schichtdicke, die Ungenauigkeit der visuellen Ablesung, die geringe Zahl der Versuchspersonen und die fehlende Definition des Hauttyps derselben kritisiert. Weitere Einwände richten sich gegen die ausschließliche Verwendung von Kunstlicht (Greiter u. Doskoczil 1977). Möglichkeiten zur objektiven Messung des Erythems mit der Reflexionsphotometrie wurden u.a. von Tronnier et al. (1973) aufgezeigt. Die zuletzt genannten Autoren haben außerdem gezeigt, daß sich der experimentelle Aufwand deutlich verkleinern läßt, wenn die individuelle minimale Erythemdosis für die Versuchspersonen vor Versuchsbeginn gemessen wird. Außerdem reduzieren diese Autoren die Anzahl der Testfelder dadurch, daß sie nur Strahlendosen applizieren, die im Bereich der zu erwartenden minimalen Erythemdosis liegen.

Soll ein Lichtschutzmittel beim Baden oder bei körperlicher Anstrengung angewendet werden, was in der Regel bei kosmetischen Lichtschutzmitteln der Fall ist, so ist es sinnvoll, die Reduktion der Lichtschutzwirkung durch Wasserexposition und Transpiration zu messen. Bei Kunstlichtuntersuchungen im Labor kann die Wasserexposition durch Immersionstests simuliert werden. Bei Untersuchungen mit Sonnenlicht läßt man die Versuchspersonen schwimmen (Sayre et al. 1979 a, b). Zusätzlich sollen körperliche Belastungstests durchgeführt werden, die zum Schwitzen führen. Deren Ergebnis verhält sich nicht immer parallel zu den Resultaten von Wasserimmersions- bzw. Badetests (Kaidbey u. Kligman 1978).

Kaidbey u. Kligman (1978) empfehlen zusätzlich, den Eindringeffekt eines Lichtschutzmittels in der Hornschicht zu überprüfen. Es werden dabei einige Tesafilmabrisse von der Haut in definiertem Zeitabstand nach Anwendung des Lichtschutzmittels abgenommen und anschließend Erythemschwellenbestimmungen vorgenommen. Bei einem Teil der geprüften Zubereitungen führte das Strippen der Haut zu einer völligen Aufhebung des Lichtschutzes, bei einem anderen Teil blieb die Lichtschutzwirkung teilweise erhalten.

9.1.3 Lichtschutzmittel

9.1.3.1 Bedeutung der Grundlagen

Piper (1963) hat in vitro gezeigt, daß Externagrundlagen ohne eine spezifische Lichtschutzsubstanz Licht absorbieren können. Es waren dabei erhebliche Unterschiede nachweisbar (Ergebnisse auszugsweise in Abb. 9.4). Unter den getesteten Grundlagen war die Lichtabsorption bei Vaselinum flavum am größten und bei Silikon am geringsten. In jüngerer Zeit wurden diese Befunde durch Schleider et al. (1979) im Prinzip bestätigt. Abb. 9.5 gibt Befunde bei 3 bekannten Salbengrundlagen wieder.

Darüber hinaus ist die Wirkung von Lichtschutzstoffen stark grundlagenabhängig. Dies wird aus vergleichenden Untersuchungen von Kaidbey u. Kligman (1981) deutlich. Einige Beispiele aus diesen Untersuchungen sind in Tabelle 9.3 festgehalten. Charlet u. Finkel (1979) konnten an einem Modellsystem zeigen, daß die Lichtschutzwirkung von 5-Phenyl-5-methylbenzoxazol um so besser ist, je mehr Wasser die Modellemulsion enthält. Die Autoren folgern, daß die Verteilung des Lichtschutzstoffes im Stratum corneum besser erfolgt, wenn ein hoher Wasseranteil der Emulsion die

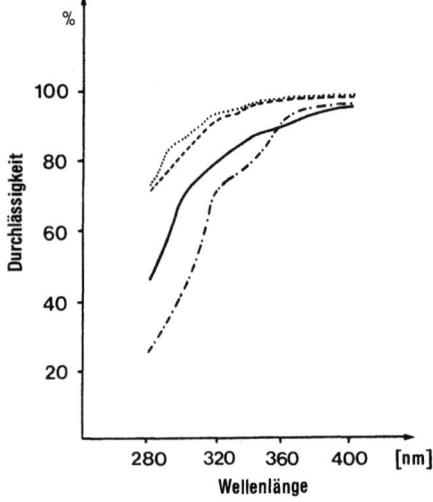

Abb. 9.4. Durchlässigkeit von Salbengrundlagen für UV-Licht in Abhängigkeit von der Wellenlänge. ...... Eucerin, ---- Vaselinum album, —— Adeps lanae, -·-·- Vaselinum flavum. (Aus Piper 1963)

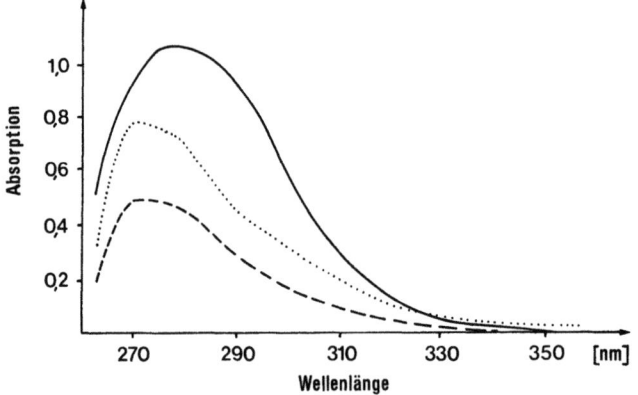

Abb. 9.5. Lichtabsorption in spektraler Abhängigkeit für 3 Externagrundlagen. —— Paraffine, ... Vaseline, ---- hydrophile Salbe. (Aus Schleider et al. 1979)

Tabelle 9.3. Abhängigkeit des Lichtschutzfaktors von der Grundlage. Es sind Gegenüberstellungen an 3 Beispielen zu entnehmen. (Auszugsweise nach Kaidbey u. Kligman 1981)

Lichtschutzsubstanz	Grundlage	Sonnenschutzfaktor
Octyldimethyl-PABA 8%	Lotio	7,19
	Creme	11,34
Octyldimethyl-PABA 8%	Lotio	7,85
und Oxybenzon 6%	Creme	15,85
	Creme	18,43
PABA 5%	Lotio	9,1
	Lotio	13,5

Hornschicht hydriert. Die Autoren glauben, daß O/W-Emulsionen in den meisten Fällen die beste Grundlage für Lichtschutzzubereitungen darstellen. Optimal soll die Verwendung eines hydrophilen und eines lipophilen Lichtfilters in O/W-Emulsionen sein. Dem steht gegenüber, daß Öle sowie W/O-Emulsionen beim Baden weniger stark von der Haut entfernt werden als O/W-Emulsionen (Greiter et al. 1978). Eine außerordentliche starke Beständigkeit einer Lichtschutzzubereitung ließ sich durch die Verwendung einer Polymergrundlage auf Ammoniumacrylat/Acrylat-Ester-Base erreichen (Berger et al. 1978; Catalano u. Fulghum 1977).

9.1.3.2 Lichtschutzsubstanzen

Früher wurden für kosmetische Lichtschutzmittel vor allem UV-B-Filter verwendet. Wegen der wahrscheinlich großen Bedeutung des UV A für die Ausbildung der senilen Elastoidose besteht seit einigen Jahren der Trend, zusätzlich UV-A-Filter zu verwenden. Völlig unumgänglich ist das Vorhandensein von UV-A-Filtern, wenn ein therapeutischer Lichtschutz bei Lichtdermatosen, Photoallergien und phototoxischen Reaktionen erzielt werden soll, da dafür meist in erster Linie das UV A verantwortlich ist.

Aufstellungen über die wichtigsten Lichtschutzsubstanzen finden sich bei Markland (1976), Algra u. Knox (1975), Greiter et al. (1978), Wilkin (1978) sowie Charlet u. Finkel (1978). Ein Auszug daraus ist in Tabelle 9.4 zusammengestellt. Die wichtigsten Formeln finden sich in Abb. 9.6. Hinzu kommen verschiedene pflanzliche Produkte, von denen Aloesaft am wichtigsten ist. Er enthält ein Gemisch von Anthracenderivaten (Proserpio 1976). Ein anderer natürlich vorkommender Lichtschutzstoff ist Urocaninsäure, die physiologisch im Stratum corneum vorkommt und auch in Lichtschutzpräparaten eingesetzt wird (Anglin 1976). Ein geringer Lichtschutzeffekt kommt außerdem den Antihistaminika zu (u.a. Demmler u. Klingbeil 1954). Durch geeignete Kombination von Lichtschutzsubstanzen und Verwendung optimaler Grundlagen lassen sich heute Lichtschutzfaktoren bis etwa 20 erzielen. Ab einem Lichtschutzfaktor von 8–10 spricht man von Sunblockern.

Die Resistenz einer Lichtschutzzubereitung gegen Wasser hängt, wie oben gezeigt, von der Art der Grundlage ab. Darüber hinaus verhalten sich jedoch auch die Lichtschutzsubstanzen selbst unterschiedlich. Interessant sind Ergebnisse mit p-Aminobenzoesäure (Laugner u. Kligman 1972). Erst nach einer Verweildauer von 2 h erweist sich diese Substanz auf der Haut als hinreichend wasserfest. Bei kürzerer Anwendungszeit wird sie großenteils durch das Wasser abgewaschen. Bei Auswahl optimaler Lichtschutzsubstanzen und optimaler Grundlagen lassen sich Lichtschutz-

Tabelle 9.4. Chemische Bezeichnung und Handelsbezeichnung einiger Lichtschutzstoffe. Weitere Lichtschutzsubstanzen vgl. bei Markland (1976), Greiter et al. (1978) sowie Algra u. Knox (1978)

Lichtschutzsubstanz	Handelsbezeichnung	Absorptionsbereich
Paraaminobenzoesäure und deren Derivate		
p-Aminobenzoesäure	Pabanol	UV B
N-propylierter p-Aminobenzoesäureäthylester	Amersreen P	UV B (UV A)
p-Dimethylaminobenzoesäureisoamylester	Escalol 506	UV B (UV A)
p-Aminobenzoesäureglycerinester	Escalol 106	UV B
p-Dimethylaminobenzoesäure-2-äthylhexylester, Octyldimethyl-p-aminobenzoesäure	Escalol 507	UV B (UV A)
Äthyl-p-aminobenzoat	Bencocain	UV B
p-Aminobenzoesäureäthylester	SC 9155	UV B
Benzophenone		
2,2'-Dihydroxy-4,4'-dimethoxybenzophenon, Dioxyphenon	Uvinul D 49	UV A UV B
Gemisch von Benzophenonderivaten	Uvinul 490	UV A UV B
2,2'-4,4'-Tetrahydroxybenzophenon	Uvinul D 50	UV A UV B
2,2'-Dihydroxy-4,4'-dimethoxybenzophenon	Uvinul DS 49	UV A UV B
2-Hydroxy-4-methoxy-benzophenon-5-sulfonsäure	Uvinul MS 40	UV A UV B
2-Hydroxy-4-methoxy-benzophenon, Oxyphenon	Uvinul M 40 Eusolex 4360	UV A UV B
4-Phenylbenzophenon-2'-carbonsäure-2-äthylhexylester	Eusolex 3573	UV B (UV A)
2,2'-Dihydroxy-4-methoxybenzophenon	Cyasorb UV 24	UV A UV B
Zimtsäurederivate		
p-Methoxyzimtsäurecyclohexylester	Parsol Ultra	UV B (UV A)
Diäthanolaminsalz der p-Methoxyzimtsäure	Parsol Hydro	UV B (UV A)
p-Methoxyzimtsäure-2-äthylhexylester	Neo-Heliopan AV Parsol MCX	UV B (UV A)
p-Methoxyzimtsäure-2-äthoxyäthylester	Giv Tan F	UV B (UV A)
p-Methoxyzimtsäure-isoamylester	Neo Heliopan E 1000	UV B (UV A)
p-Methoxyzimtsäureoctylester	Prosolal S 8	UV B (UV A)
Salizylsäurederivate		
2-Äthylhexylsalizylat	Enthalten in Sonnelan	UV B (UV A)
Triäthanolaminsalizylat	Synarome W	UV B (UV A)

Tabelle 9.4 (Fortsetzung)

Lichtschutzsubstanz	Handelsbezeichnung	Absorptionsbereich
Andere		
2-Phenyl-5-methyl-benzoxazol	Witisol	UV B
Dianisoylmethan	Parsol DAM	UV A (UV B)
5-(3,3 Dimethyl-2-norbornyliden)-3-penten-2-on	Orisolal S 9	UV B (UV A)
3-(4-Methylbenzyliden)-campher	Eusolex 6300	UV B (UV A)
3,4-Dimethoxy-phenylglyoxylsäure-Na-Salz	Eusolex 161	UV B
2-Phenylbenzimidazol-5-sulfonsäure	Eusolex 232 Novantisol	UV B (UV A)
4-Isopropyl-dibenzoylmethan	Eusolex 8021	UV A (UV B)
3-Benzyliden-D,L-Campher	Ultren BK	UV B

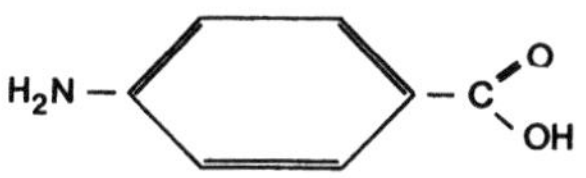

p-Aminobenzoesäure [PABA]

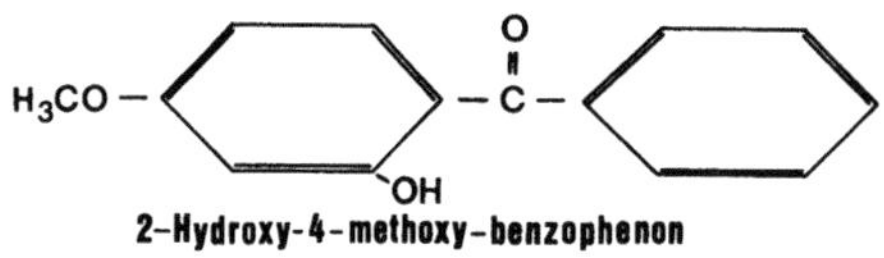

2-Hydroxy-4-methoxy-benzophenon

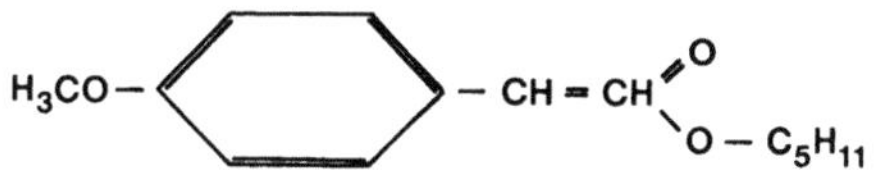

p-Methoxyzimtsäure-Isoamylester

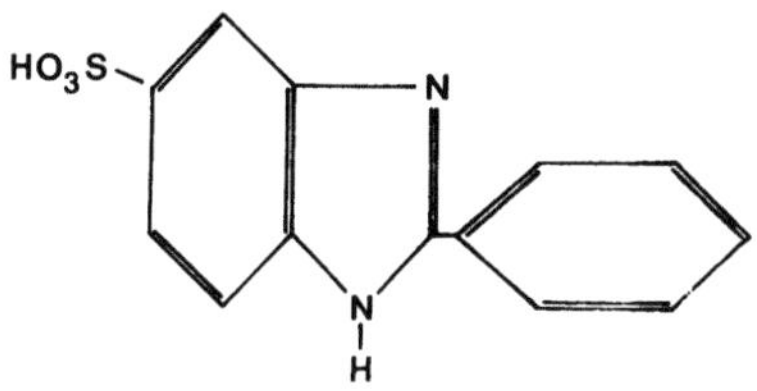

2-Phenylbenzimidazol-5-sulfonsäure

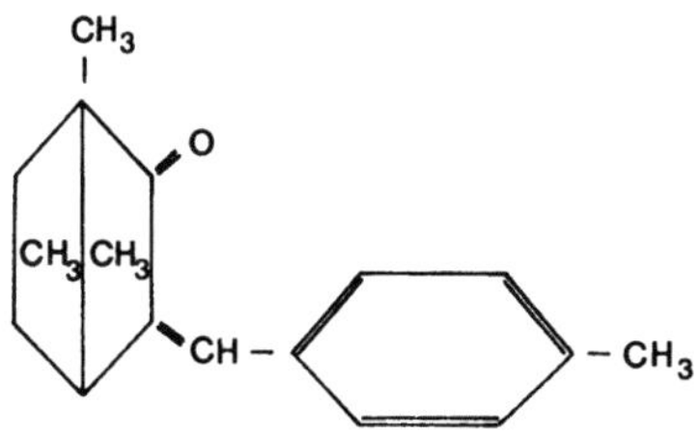

3-(4-Methylbenzyliden)-campher

Abb. 9.6. Chemische Formeln einiger wichtiger Lichtschutzsubstanzen. Weitere Formeln vgl. bei Charlet u. Finkel (1978)

präparate herstellen, die durch ein Bad kaum an Wirkung verlieren (u.a. Kaidbey u. Kligman 1981).

9.1.3.3 Lichtschutz durch Bräunungsmittel und Pigmente

Puder wie Titandioxid können zusammen mit Farbzusätzen in Lichtschutzpräparaten verwendet werden. Sie werden vor allem angewendet, wenn ein hoher Schutz gegen UV A erforderlich ist, also vor allem bei Lichtdermatosen, photoallergischen und phototoxischen Reaktionen (MacLeod u. Frain-Bell 1974; Kaidbey u. Kligman 1978 u.a.).

Interesse gefunden hat außerdem der Lichtschutz durch bräunende Agenzien. Eine PUVA-Behandlung (UV A + 8-Methoxypsoralen) bewirkt eine erhebliche Bräunung und zugleich einen guten Lichtschutz (Gschnait et al. 1979). Ausgehend davon wurde verschiedentlich versucht, durch Kombination von Bergamottöl mit UV-Filtern kosmetische Lichtschutzzubereitungen mit bräunendem Effekt herzustellen. Nach Brenner u. Gschnait (1980) sind niedere Konzentrationen von Bergamottöl dabei ineffektiv. Höhere Konzentrationen eignen sich wegen der Häufigkeit schwerer phototoxischer Reaktionen nicht für Lichtschutzmittel.

Der Walnußbestandteil Lawson reagiert unter Farbbildung mit den Hornschichtproteinen. Daraus resultiert eine Lichtfilterwirkung (Proserpio 1976), verbunden mit einem Bräunungseffekt. Eine vergleichbare künstliche Bräunung der Haut wird mit Dihydroxyaceton erzielt. Nach Fusaro u. Johnson (1975) soll Dihydroxyaceton einen Lichtschutz im langwelligen UV-A-Bereich und gegen sichtbares Licht bewirken. Demgegenüber wurde von zahlreichen anderen Autoren angenommen, daß Dihydroxyaceton keine Lichtschutzwirkung aufweist (u.a. Proserpio 1976; Jellinek 1976).

9.2 Antiperspiranzien

9.2.1 Klinische Grundlagen

Eine Hyperhidrosis kann symptomatisch bei konsumierenden Erkrankungen (z.B. Tb), Infektion (z.B. Typhus), Stoffwechselstörungen (z.B. Diabetes), Hormonstörungen (z.B. Hyperthyreose) und Adipositas auftreten. Kommt sie bei gesunden Personen vor, so kann dies genetisch bedingt sein oder auf vegetative oder emotionelle Ursachen zurückgehen. Von großer Bedeutung für die Pharmakotherapie ist die Hyperhidrose auf vegetativer und emotioneller Grundlage. Die Hyperhidrose auf vegetativer Grundlage ist vor allem in den Axillen lokalisiert, die Hyperhidrose auf emotioneller Grundlage vor allem an den Palmae und Plantae. Starke emotionelle Erregungen können darüber hinaus zu einer Hyperhidrose der Axillen und der Stirn, im Extremfall auch am ganzen Körper führen (Tronnier 1973; Schliack u. Schiffter 1979).

Ohne die intakte Funktionseinheit Grenzstrang – Axon – peripheres Endnetz – ekkrine Schweißdrüse ist keine Schweißsekretion möglich. Eine Denervierung führt immer nach mehr oder weniger langer Zeit zu einem völligen Sistieren der Schweißdrüsensekretion. So ist in den ersten Monaten nach der Transplantation auf einem freien Hauttransplantat keine Schweißdrüsensekretion nachweisbar. Sie restituiert sich erst, wenn es nach ca. 2–5 Monaten zu einer Reinnervation des Transplantates kommt (Gloor u. Friederich 1970). Daraus ergibt sich insofern ein therapeutischer Ansatzpunkt, als die pharmakologische Unterbrechung der nervalen Steuerung der

Schweißdrüsen entweder durch Anästhetika oder durch Anticholinergika möglich ist. Andere therapeutische Ansatzpunkte sind an der Schweißdrüse selbst oder an den Schweißdrüsenausführungsgängen denkbar.

Die Therapie der Hyperhidrose erfolgt nicht nur aus kosmetischen Gründen. Daneben stellen die palmoplantare Hyperhidrose für die Palmar- und Plantarmykose, die axilläre Hyperhidrose für bakterielle Infektionen und die Hyperhidrose des Thorax für die Pityriasis versicolor wichtige Dispositionsfaktoren dar. Zugänglich für die Lokalbehandlung sind vor allem Axillar – sowie Palmar- und Plantarhyperhidrose, während die generalisierte Hyperhidrose besser systemisch therapiert wird.

9.2.2 Testmethoden

9.2.2.1 Tierexperimentelle Untersuchungen

Tierexperimentelle Untersuchungen wurden an der Palmarhaut von Mäusen (Marcy u. Quermonne 1976; Sivadjian 1978) und anästhesierten Katzen (Alphin et al. 1967) durchgeführt. Während bei den Untersuchungen an Mäusen die spontane Schweißdrüsensekretion beeinflußt wurde, wurde bei den Versuchen an Katzen die Schweißsekretion durch parenterale Applikation von Pilocarpin stimuliert. Die Messung der Schweißsekretion erfolgte durch Messung des elektrischen Hautwiderstandes (Marcy u. Quermonne 1976), durch Erfassung der Wasserdampfabgabe der Haut (Alphin et al. 1967) oder durch ein hygrophotographisches Verfahren (Sivadjian 1978).

9.2.2.2 Untersuchungen am Menschen

Die meisten Untersuchungen zur Prüfung von Antiperspiranzien wurden am Menschen vorgenommen. Die Schweißdrüsensekretion wird dabei vielfach durch Applikation eines Parasympatikomimetikums stimuliert. Meist wird Pilocarpin mit Hilfe der Iontophorese appliziert (z.B. Hunziker et al. 1973). Möglich ist aber auch eine Stimulation der Schweißsekretion durch adrenerge Agenzien (Fiedler 1968). Ein Beispiel dafür ist die epinephrininduzierte Schweißsekretion bei den Untersuchungen von Juhlin et al. (1979). Eine Reihe anderer Untersucher stimulieren die Schweißsekretion durch Hitzeexposition (z.B. Puschmann 1980) oder durch emotionelle Reize (u.a. Quatrale et al. 1977; Jensen u. Karlsmark 1980). Vergleichende Untersuchungen zur Auslösung des emotionellen Schwitzens haben Quatrale et al. (1977) vorgelegt. Dabei erwies sich als optimal der Wörterassoziationstest. Weniger geeignet waren Rechentests und Elektroschocks. Vor allem die beiden letztgenannten Tests führten nicht bei allen Versuchspersonen zu einer zuverlässigen Auslösung emotionellen Schwitzens.

Für die Messung der Schweißdrüsensekretion hat man sich zahlreicher Methoden bedient:

a) Morphologischer Nachweis der sezernierenden Schweißdrüsen. Möglich ist die direkte Beobachtung der sezernierenden Schweißdrüsen mit dem Kapillarmikroskop, die durch Anfärben der Haut und Auftragen von etwas Zedernöl erleichtert werden kann. Man kann dabei die Zahl der sezernierenden Schweißdrüsen, aber auch die Durchmesser der Schweißperlen bestimmen. Für pharmakologische Fragestellungen besser geeignet sind kolorimetrische Verfahren, die darauf beruhen, daß durch Wasser oder andere Schweißbestandteile Farbreaktionen ausgelöst werden. Diese können entweder direkt auf der Haut oder auf einem auf die Haut aufgelegtem Papier bzw. Gazematerial zur Darstellung gebracht werden. Eine quantitative Auswertung kann durch Zählung der Schweißdrüsen, Messung der Durchmesser der Farbpunkte oder einfacher durch reflexionsphotometrische Farbmessung durchgeführt werden. In den Axillen kann Gazematerial mit Hilfe von Ping-Pong-Bällen mit der Haut in Kontakt gebracht werden.

Die Farbreaktionen, die in der Literatur beschrieben wurden, sind so zahlreich, daß sie nicht im Detail beschrieben werden können. Beispiele sind die Jod-Stärke-Reaktion (Blaufärbung), die Blau-Violett-Färbung von Chinizarin, die Hellrotfärbung von Rhodamin, die Rosafärbung von Kobaltchlorid, die sog. Tintenreaktion (Reaktion von Eisensalzen mit Tannin unter Blaufärbung), die Bromphenolblaureaktion und die Preußischblaureaktion, die sämtlich unter dem Einfluß von Wasser zustande kommen. pH-Veränderungen durch Schweißsekretion werden beim Nitrazingelbtest und beim Phenolphthaleintest bewertet. Das im Schweiß enthaltene NaCl wird beim $AgNO_3$-Test (Bildung von AgCl) erfaßt. Die Aminosäuren im Schweiß bewirken die Ninhydrinreaktion. Der im Schweiß enthaltene Ammoniak führt zu einer schwarzen Verfärbung von p-Phthaldialdehyd. Eine chemische Reaktion unter Wassereinfluß liegt auch dem bereits erwähnten hygrophotographischen Verfahren zugrunde. Weitere Möglichkeiten sind der Monographie von Fiedler (1968) zu entnehmen. Dort finden sich auch zahlreiche Literaturangaben, methodische Detailangaben und eine Diskussion von Fehlermöglichkeiten.

b) Gravimetrische Verfahren. Eine große Bedeutung für pharmakologische Untersuchungen hat die Messung der Gewichtszunahme von Wattebäuschen in den Axillen durch aufgesogenen Schweiß erlangt (u. a. Cullum 1978; Quatrale et al. 1977). Jensen u. Karlsmark (1980) messen die Gewichtszunahme von Kompressen unter Plastikhandschuhen durch aufgesogenen Schweiß. Als Beispiel für Untersuchungen, bei denen ein saugfähiges Substrat in einer Kapsel auf der Haut appliziert wird und dann die Gewichtszunahme gemessen wird, seien die Untersuchungen von Lee et al. (1980) genannt.

c) Messung der Wasserabgabe der Haut. Die in Frage kommenden Meßverfahren wurden bereits unter Abschn. 3.2.2.1 dargestellt. Bezüglich weiterer Details sei auf die Monographie von Fiedler (1968) verwiesen.

d) Messung des elektrischen Widerstandes der Haut. Schweißsekretion vermindert den elektrischen Widerstand der Haut erheblich. Versuchsanordnungen, die auf diesem Effekt beruhen, finden sich beispielsweise bei Barcroft u. Hamilton (1948) sowie Grice et al. (1972).

e) Thermographie. Die Schweißsekretion führt zu einer Kühlung der Haut. Dieser Effekt kann thermographisch erfaßt werden und erlaubt dann Rückschlüsse auf die Schweißsekretion (Davis u. Rees-Jones 1978).

f) Gradingverfahren. Ein Gradingverfahren zur Beurteilung der palmoplantaren Hyperhidrose haben Bergstresser u. Quero (1976) beschrieben. Ein klinisches Bewertungsschema für die Plantarhyperhidrose, das sichtbares Schwitzen, Mazeration, livides Erythem und Regeneration frischer Haut berücksichtigt, wurde von Frankland u. Seville (1971) beschrieben.

Für *alle Testverfahren* dürfte gelten, daß nur der Halbseitenvergleich bei gleichzeitig durchgeführten Versuchen sinnvolle Aussagen erlaubt, da nur bei diesem Vorgehen Fehler in Abhängigkeit von exogenen und endogenen Faktoren ausgeschaltet werden können.

9.2.3 Wirkstoffe mit schweißhemmender Wirkung

9.2.3.1 Wirkstoffe, die eine Obstruktion des Schweißdrüsenausführungsganges bedingen

9.2.3.1.1 Aluminiumsalze

Aluminiumverbindungen spielen die größte Rolle in der therapeutischen Praxis. Eine Aufstellung üblicherweise verwendeter Aluminiumverbindungen findet sich in Tabelle 9.5. Besondere Bedeutung hat Aluminiumchlorid-Hexahydrat (AlCl$_3$ · 6 H$_2$O) erlangt. Es wird in 15–30%iger wäßriger oder alkoholischer Lösung appliziert. Alkoholische Lösungen sind irritabler als wäßrige Lösungen. Möglich ist die offene Anwendung. Bei okklusiver Anwendung läßt sich eine Wirkungsdauer von mehreren Wochen erzielen, bei offener Anwendung ist die Wirkungsdauer wesentlich kürzer (Hölzle u. Kligman 1979 b). Deutlich verbessert wird die schweißhemmende Wirkung, wenn die Lösung einmassiert wird (Hölzle u. Kligman 1979 b). Nahezu aufgehoben werden kann sie, wenn der Patient bei der Anwendung schwitzt (Hölzle u. Kligman 1979 b). Bei Patienten über 60 Jahre führen Aluminiumchloridlösungen nicht mehr zu einer Hemmung der Schweißdrüsensekretion (Hunziker et al. 1973).

Über praktische Therapieerfolge bei Anwendung einer 25%igen Aluminiumchlorid-Hexahydrat-Lösung mit alkoholischer Grundlage bei axillärer Hyperhidrose berichten Brandrup u. Larsen (1978). Die okklusive Anwendung führt zwar zu einem schnelleren Erfolg, auf weite Sicht lassen sich jedoch auch mit nichtokklusiver Anwendung zufriedenstellende Ergebnisse erzielen. In der Regel erweist sich eine 1- bis 2malige Anwendung in der Woche als notwendig. Der klinische Effekt bei palmarer und plantarer Hyperhidrose dürfte weniger gut sein.

Tabelle 9.5. Aluminium- und Aluminium-Zirkonium-Salze mit schweißsekretionshemmender Wirkung. (Nach Jass 1980, ergänzt)

Aluminiumchlorid
Aluminiumchlorhydrat
Aluminiumdichlorhydrat
Aluminiumsesquichlorhydrat
Aluminium-Zirkonium-Trichlorhydrat
Aluminium-Zirkonium-Tetrachlorhydrat
Aluminium-Zirkonium-Pentachlorhydrat
Aluminium-Zirkonium-Octachlorhydrat
Aluminium-Chlorohydrex PG
Aluminium-Dichlorohydrex PG
Aluminium-Sesquichlorohydrex PG
Aluminium-Chlorohydrex PEG
Aluminium-Dichlorohydrex PEG
Aluminium-Sesquichlorohydrex PEG
Aluminium-Zirkonium-Trichlorohydrex-Glycin
Aluminium-Zirkonium-Tetrachlorohydrex-Glycin
Aluminium-Zirkonium-Pentachlorohydrex-Glycin
Aluminium-Zirkonium-Octachlorohydrex-Glycin
Gepufferte Aluminiumsulfate
Aluminiumbromhydrat
Aluminiumsulfat
Kalium-Aluminium-Sulfat
Natrium-Aluminium-Laktat
Natrium-Aluminium-Chlorhydroxy-Laktat

Große Diskussionen hat es in der Literatur zum Wirkungsmechanismus von Antiperspiranzien auf der Basis von Aluminiumsalzen gegeben. Nach Hölzle u. Kligman (1979a) führt die okklusive Anwendung von Aluminiumchloridlösungen zur Ausbildung eines aluminiumhaltigen Pfropfes, der das Akrosyringium bis in das obere und mittlere Corium ausfüllt. Die Lumenzellen im Schweißdrüsenausführungsgang wurden zerstört, eine wesentliche entzündliche Raktion war jedoch nicht nachweisbar. Die Sekretionshemmung der Schweißdrüsen hielt solange an, bis es zu einer Zellerneuerung im Akrosyringium kam. Nach Quatrale et al. (1981 a–c) erstreckt sich die Wirkung anderer Aluminiumverbindungen nicht so weit in die Tiefe des Schweißdrüsenausführungsganges. So wirken Aluminiumchlorhydrat und Aluminium-Zirkonium-Chlorhydrat-Glycin-Komplex vor allem auf den Bereich des Schweißdrüsenausführungsganges, der das Stratum corneum durchquert.

9.2.3.1.2 Andere Wirkstoffe

Die schweißhemmende Wirkung von Formaldehyd soll stärker sein als von Aluminiumchlorid, obwohl sich der Effekt des Formaldehyd nur auf den oberen im Stratum corneum gelegenen Bereich des Akrosyringiums erstreckt (Záhenský u. Rovenský 1972). Die Zellen in diesem Areal werden durch die Formalinwirkung zerstört, und es kommt zu einer Verquellung des Lumens des Schweißdrüsenausführungsganges. Interessant ist, daß Formaldehyd im Gegensatz zu Aluminiumchlorid auch bei alten Menschen eine Schweißsekretionshemmung bewirkt (Hunziker et al. 1973). In der Praxis wird ein Kondensationsprodukt von Ammoniak und Formaldehyd, das Methenamin, heute häufiger angewendet als das Formaldehyd. Wenn es zur Einstellung eines sauren pH-Wertes auf der Haut durch Schwitzen kommt, wird daraus Formaldehyd und Ammoniak freigesetzt (Cullen 1975; Bergstresser u. Quero 1976). Ein Nachteil des Formaldehyds ist die irritative und sensibilisierende Wirkung. Die Indikation besteht weniger bei der axillären als bei der palmaren und plantaren Hyperhidrose.

Eine vergleichbare Wirkung wie Formaldehyd hat Glutaraldehyd, das ähnlich wie Formaldehyd ziemlich irritabel ist. Auch Glutaraldehyd bewirkt eine Verquellung des obersten Anteils des Akrosyringiums (Sato u. Dobson 1969). Eine ähnliche, jedoch deutlich schwächere Wirkung hat Zinkchlorid (Záhenský u. Rovenský 1972). Zirkoniumsalze werden häufig als Komplexe mit Aluminiumsalzen verwendet (Tabelle 9.5). Gelegentlich werden auch Gerbstoffe, wie Tannin, als schwach wirksame Antiperspiranzien verwendet. Einen kurzzeitigen Obstruktionseffekt auf die superfiziellen Anteile des Schweißdrüsenausführungsganges kann auch die Aufquellung der Hornschicht mit Wasser haben. So konnten Randall u. Peiss (1957) durch warmes Wasser eine Hemmung der Schweißdrüsensekretion erreichen. Eine ähnliche Wirkung fanden Gordon u. Maibach (1968) nach Okklusivverbänden.

9.2.3.2 Pharmaka mit Angriffspunkt an der nervalen Steuerung

9.2.3.2.1 Lokalanästhetika

Juhlin et al. (1979) haben eine Mischung von 5% Lidocain und 5% Prilocain lokal zur Anwendung gebracht. Diese Mischung führte zu einer deutlichen Reduktion der Zahl der sezernierenden Schweißdrüsen, wenn die Schweißdrüsensekretion durch Pilocarpin stimuliert wurde. Bei Patienten mit Hyperhidrose kam es teilweise zu einer klinisch befriedigenden Reduktion der Schweißdrüsensekretion, manchmal wurde die Wirkung bei längerer Anwendung geringer.

9.2.3.2.2 Anticholinergika

Eine große Zahl von Anticholinergika wurde mit Hilfe der Iontophorese bei der Hyperhidrosis eingesetzt. Teilweise sind diese Anticholinergika auch effektiv, wenn sie topisch in Externagrundlagen appliziert werden. Beispiele dafür sind vor allem das Propanthelinbromid (Knudsen u. Konstmann-Meier 1963; Puschmann 1980), das Hexapyroniumbromid (Stoughton et al. 1964; Bettley u. Grice 1965), das Poldine (Grice u. Bettley 1966) und verschiedene Scopolaminester (Shelley u. Horvath 1951; Macmillan et al. 1964). Die Formeln einiger für die Lokalbehandlung der Hyperhidrose wichtigen Anticholinergika finden sich in Abb. 9.7. Umfangreiche Übersichten, auch über für die praktische Therapie weniger wichtigen Agenzien, finden sich bei Macmillan et al. (1964) sowie Fiedler (1968).

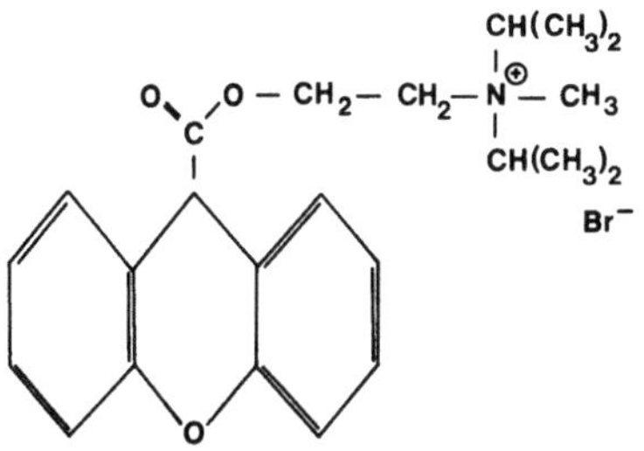

Propanthelinbromid

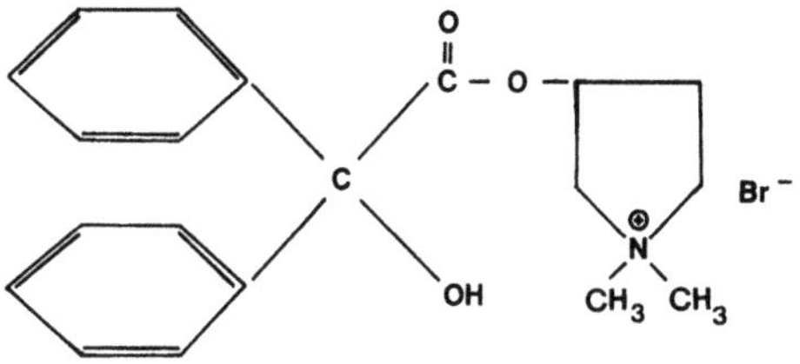

Hexapyroniumbromid

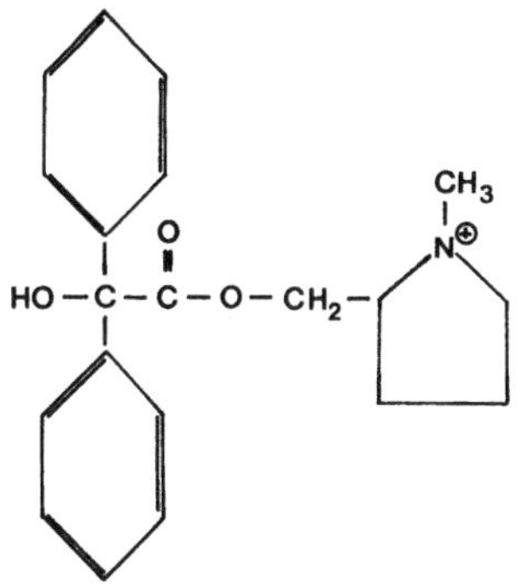

Poldine

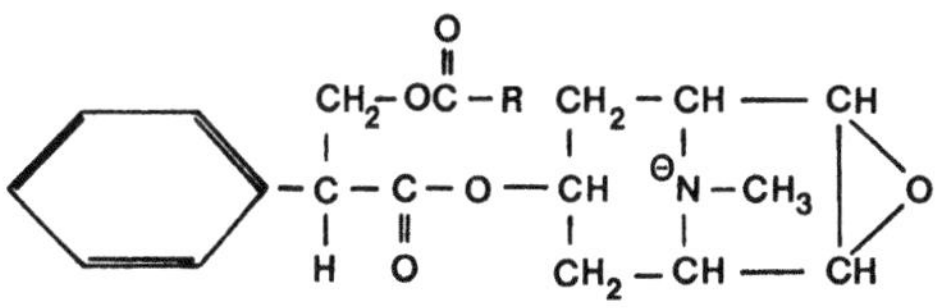

Scopolaminester

Abb. 9.7. Formeln einiger wichtiger Anticholinergika

9.2.3.3 Pharmaka mit Angriffspunkt an der Schweißdrüse

Wenn eine Schweißdrüse sezerniert, soll es zu einer Vermehrung der Malonat-Dehydrogenase in der Schweißdrüse kommen. Natriummalonat soll das genannte Enzym hemmen. Aus dieser Vorstellung heraus haben Rostenberg u. Gonzalez (1957) eine 20%ige Zubereitung von Natriummalonat bei der Hyperhidrose geprüft und eine schweißdrüsenhemmende Wirkung aufzeigen können.

9.3 Depigmentierende Wirkstoffe

9.3.1 Melaninsynthese

Melanin wird in den Melanozyten synthetisiert. In den Melanozyten finden sich Melanosomen. Diese machen in ihrer Entwicklung 4 Stadien durch. In der 1. Phase findet sich ein rundes, membranbegrenztes Bläschen, in dem sich Thyrosinaseaktivität nachweisen läßt. In der 2. Phase wird das Organell ovalär und enthält Filamente mit Periodizität. In der 3. Phase wird die filamentöse Struktur durch Melaninablagerungen verdeutlicht, in der 4. Phase wird die innere Struktur durch Melaninablagerungen verdeckt (Frenk 1978). Die Melanosomen werden von den Melanozyten auf eine nicht geklärte Weise an die umgebenden Keratinozyten weitergegeben. Bei der schwarzen Rasse sind die Melanozyten nicht vermehrt. Vermehrt und vergrößert sind jedoch die Melanosomen. Ihre Anordnung ist bei der schwarzen Rasse mehr diffus, bei der weißen Rasse mehr gruppiert (Hunter 1977). Die Melaninsynthese ist sowohl von der genetischen Determination als auch von den Umweltbedingungen, insbesondere der Lichteinstrahlung, abhängig (Roberts 1977).

Tabelle 9.6. Übersicht über die wichtigsten nichttumorösen Hypermelanosen. (Auszugsweise nach Frenk 1978)

Vorwiegend epidermale Hypermelanosen ohne Vermehrung der Melanozyten

Addison-Erkrankung
Epheliden
Albright-Syndrom
Chloasma
Isolierte Cafe-au-lait-Flecke
Metabolisch bedingte diffuse Hypermelanosen

Vorwiegend epidermale Hypermelanosen mit erhöhter Melanozytenzahl

Cafe-au-lait-Flecke bei Neurofibromatose
Naevus spilus
Lentigo

Hypermelanosen mit ausgeprägter dermaler Pigmentablagerung

Rhiel-Melanose
Hyperpigmentierung nach chemischer Photosensibilisierung
Hyperpigmentierung nach Arzneimitteldermatosen,
Lichen ruber, Lupus erythematodes, Erythema dichromicum
perstans, Incontinentia pigmenti

Hypermelanosen durch dermalen Melanozyten

Mongolenfleck
Okulodermale Melanozytose
Blaue Naevi

Die in den Melanozyten des Menschen gebildeten Melanine können in 2 Gruppen unterteilt werden, die braunschwarzen Eumelanine und die gelbroten Phäomelanine. Einzelheiten zur Biochemie finden sich bei Frenk (1978) sowie Leonhardi et al. (1980). Hyperpigmentierungen können mit einer Erhöhung der Melanozytenzahl einhergehen. Es ist jedoch auch möglich, daß die Melanozytenzahl unverändert ist. Physiologischerweise findet sich Melanin vor allem intraepidermal, bei manchen Dermatosen wird es jedoch auch dermal abgelagert (Tabelle 9.6). Einer externen, bleichenden Behandlung zugänglich sind im wesentlichen die epidermalen Hypermelanosen.

9.3.2 Prüfmethoden für bleichende Externa

Eine umfassende Darstellung der möglichen Prüfmethoden mit vergleichenden Befunden findet sich bei Curry (1974). Screeninguntersuchungen können am schwarzen Meerschweinchen oder am schwarzen Schwein durchgeführt werden. Beim Meerschweinchen tritt ein Aufhellungseffekt bereits nach ca. 10 Tagen, beim schwarzen Schwein erst nach 20–30 Tagen auf. Beim Menschen dauert es 4–6 Wochen, bis eine Wirkung erfolgt. Bei methodischen Vergleichen am Menschen erwies sich die visuelle semiquantitative Bewertung als überlegen über reflexionsphotometrische Messungen, Beurteilungen mit Farbskalen und photographische Techniken.

9.3.3 Wirkstoffe mit Bleichwirkung

In Kosmetika werden vielfach Keratoplastika als Bleichmittel eingesetzt, wie Salizylsäure und Resorcin. In der modernen dermatologischen Therapie wird aus der gleichen Indikation Vitamin-A-Säure verwendet. Diese Agenzien dürften einen aufhellenden Effekt über ihre exfoliative Wirkung bedingen. Ebenfalls verwendet in Kosmetika werden Ascorbinsäure und Peroxide verschiedener Art. Die schwache Wirkung dieser Substanzen soll auf einer Hemmung der Melaninsynthese beruhen (Hemsworth 1973). Quecksilberhaltige Externa sollen dadurch wirken, daß sie Kupfer ersetzen, das für die Thyrosinaseaktivität notwendig ist (Hemsworth 1973). Bei weitem wichtiger sind heute Hydrochinon, Hydrochinonmonobenzyläther und 4-Isopropylkatechol (Abb. 9.8). Hydrochinon hemmt die Bildung von Melanosomen, die Melaninsynthese in den Melanosomen und die Auflösung der Melanosomen. Außerdem werden die membranösen zytoplasmatischen Organellen geschädigt. Hydrochinonmonobenzyläther und 4-Isopropylcatechol sollen melanotoxisch wirken. Es sollen freie Radikale entstehen, die eine Lipoperoxidation in den Lipoproteinmembranen der Melanozyten bewirken. Dies soll zu einer irreversiblen Schädigung dieser Membranen und zum Zelltod führen (Bleehen 1977). Effektiv und relativ risikolos soll die Anwendung von 5% Hydrochinon, besonders zusammen mit 0,1% Vitamin-A-Säure und 0,1% Dexamethason, sein (Mills u. Kligman 1978). Sehr effektiv, jedoch mit erheblichen Nebenwirkungen (konfettiartige Depigmentierung, Irritation, Sensibilisierung) belastet, ist die Anwendung von Hydrochinonmonobenzyläther und 4-Isopropylcatechol (Bleehen 1977).

9.4 Antipruriginosa

9.4.1 Pathophysiologie

Der sog. Pruritus sine materia kann durch eine extreme Sebostase und Exsikkose der Haut bedingt sein. Als Ursache kommen außerdem Kälte, mechanische Reize (z.B.

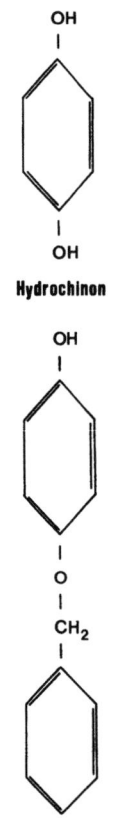

Abb. 9.8. Formeln von Hydrochinon und Hydrochinonmonobenzyläther

Berührung von Wolle) und mechanische Dekompression (z. B. Entkleidungspruritus) in Frage. Er kann außerdem ein Symptom internistischer Erkrankungen sein (z. B. Urämie, Diabetes mellitus, Hepatopathie, maligne Tumoren, verschiedene Blutkrankheiten, Retikulosen, Hyperthyreose, Hypothyreose). Gelegentlich wird Juckreiz außerdem bei Graviden und beim Vorliegen von Psychoneurosen beobachtet. Außerdem ist der Juckreiz ein überaus häufiges Symptom zahlreicher Dermatosen. Eine besondere Situation besteht bei der Urtikaria. Alle Ursachen der Urtikaria können bei schwacher Wirkungsintensität Juckreiz auslösen, ohne daß Hauteffloreszenzen zustandekommen.

Der Mechanismus der Juckreizempfindung ist noch weitgehend ungeklärt. Eine Rolle sollen vor allem Endopeptidasen und Histamin spielen. Beteiligt können auch das Kallikrein-Kinin-System und die Prostaglandine sein. Keine definitive Klarheit besteht über die Juckreizrezeptoren in der Haut. Man weiß lediglich mit Sicherheit, daß der Reiz in der Epidermis oder dem oberen Corium liegen muß. In manchen Fällen kann der Juckreiz eine spezielle Qualität aufweisen. So wird bei der Dermatitis herpetiformis Duhring typischerweise ein brennender Juckreiz angegeben. In manchen Fällen führt der Juckreiz kaum zu Kratzspuren oder gar anderen Hautveränderungen. Charakteristisch ist dies bei der Urtikaria. In anderen Fällen bedingt das durch den Juckreiz bedingte Kratzen neben Kratzspuren Hautveränderungen, wie Lichenifikation und möglicherweise Prurigoseropapeln (z. B. bei der Neurodermitis atopica). Vielfach ist schwer zu entscheiden, ob der Pruritus oder die Hautveränderung das primäre Symptom darstellen. Bezüglich weiterer Details zur Pathophysiologie und Klinik des Juckreizes sei auf Rajka (1980) verwiesen.

9.4.2 Prüfmethoden für Antipruriginosa

9.4.2.1 Histaminquaddel

Eine Histaminquaddel kann man durch Verabreichung einer 1:1000 verdünnten Histaminlösung auf skarifizierte Haut auslösen. Es kann geprüft werden, ob die Größe der Histaminquaddel durch ein Externum beeinflußt werden kann. Das Auftragen der Prüfsubstanz kann in verschiedenem Zeitabstand nach Auftragen des Histamins erfolgen (z.B. Demmler u. Klingbeil 1954).

9.4.2.2 Trypsinmethode

Bei der von Rajka (1962) angegebenen Methode wird eine Trypsinlösung (Trypure Novo) sehr oberflächlich in die Haut injiziert. Ein wesentliches Kriterium ist die Dauer des so ausgelösten Juckreizes. Überprüft wird u.a. deren Beeinflussung durch Antipruriginosa.

9.4.2.3 Mechanische Methode

Bei dem von Tronnier u. Schüle (1968) angegebenen Verfahren wird durch einen parallel zur Hautoberfläche schwingenden Stift Juckreiz ausgelöst. Optimal sind dabei eine Frequenz von 760 Hz und ein Auflagedruck von 4 p. Neben dem Juckreiz werden ein Erythem und eine Urtika hervorgerufen. Das Verfahren kann dazu benutzt werden, den antipruriginösen Effekt von Pharmaka zu quantifizieren.

9.4.2.4 Quantifizierung eines anästhesierenden Effekts

Bei dem Verfahren von Ziegenmeyer et al. (1976) wird am Meerschweinchen die Schmerzschwelle vor und nach Applikation von Oberflächenanästhetika überprüft. Als Reiz dient elektrischer Strom, als Schmerzschwelle gilt ein unwillkürliches Zucken der Haut.

9.4.2.5 Quantifizierung eines kühlenden Effektes

Bei der Methode von Watson et al. (1978) wird eine definierte Menge der Prüfsubstanz in entsprechenden Verdünnungen auf die Haut aufgebracht. Nach 30 min wird beurteilt, ob es zu einem Kühleffekt kommt. Der lange Zeitraum wird gewählt, um einen Grundlageneffekt auszuschließen.

9.4.3 Antipruriginöse Wirkstoffe

Im wesentlichen kommen folgende drei Substanzgruppen in Frage:
a) Antihistaminika. Als Beispiele seien genannt: Isothipendyl-Hydrochlorid (Andantol), Pheniramin-Hydrogenmaleat (Avil), Demetinden-Maleat (Fenistil), Bamipin-Lactat (Soventol), Clemastin-Hydrogenfumarat (Tavegil). Es handelt sich dabei sämtlich um H_1-Rezeptorenblocker, die sich von den in Abb. 9.9 angegebenen Grundformeln ableiten lassen.

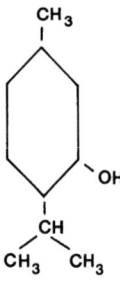

Abb. 9.9. Allgemeine Formeln der Anthihistaminika und Formel von Menthol

b) Oberflächenanästhestika. Als Beispiele seien genannt: Bencocain, Quinisocain, Mepivacain-Hydrochlorid, Fomocain, Isoprenalin-Sulfat, Lidocain.

c) Kühlende Substanzen. Dabei handelt es sich vor allem um das Menthol (Formel Tabelle 9.9).

Zahlreiche andere Wirkstoffe mit enzündungshemmender Wirkung, insbesondere alle Dermatokortikosteroide, zeigen einen antipruriginösen Effekt. Das gleiche gilt für Teere, Harnstoff, Resorcin u. a. Pharmaka, die meist primär aus anderen Gründen eingesetzt werden.

9.5 Enzympräparate

9.5.1 Pathophysiologie

Auf Ulzerationen verschiedenster Genese lagert sich nekrotisches Material, durchmischt mit Eiter und Blut, ab. Dieses Material begünstigt die Wundinfektion und stellt ein Hemmnis für die Wundheilung dar. Man versucht mit Enzympräparaten eine Abdauung des nekrotischen Materials zu erreichen.

9.5.2 Prüfmethoden

9.5.2.1 In-vitro-Methode

Hellgren u. Vincent (1977) haben nekrotische Beläge von Ulzerationen mechanisch entfernt und in vitro die Auflösung durch Enzymzubereitungen beurteilt.

9.5.2.2 In-vivo-Methode

Als Beispiel seien Untersuchungen von Klaue et al. (1979) genannt. Die Autoren setzten experimentell unter standardisierten Bedingungen Verbrennungen bei Ratten.

Sie beurteilten, in welchem Zeitraum eine Zubereitung die Nekrosen auf den Verbrennungswunden beseitigte.

9.5.2.3 Erweiterte Tierversuche

Als Beispiel seien Untersuchungen von Khanin et al. (1978) genannt. Die Autoren setzten experimentell an der Ratte Ulzerationen. Beurteilt wurde histologisch die Bildung von Fibroblasten und biochemisch die DNS-Synthese und die Glykosaminoglykansynthese.

9.5.2.4 Untersuchungen am Menschen

In allen Fällen ist problematisch, daß die Ausgangsbedingungen bei den Patienten stark unterschiedlich sind und der Spontanverlauf nicht absehbar ist.

9.5.3 Enzyme

Angewendet werden Proteasen der verschiedensten Art, Trypsin, Kollagenase, Fibrolysin und Desoxyribonuklease. Der Effekt ist in allen Fällen durch klinische Untersuchungen, in einzelnen Fällen auch durch experimentelle Befunde belegt.

Literatur

Algra RJ, Knox JM (1978) Topical photoprotective agents. Int J Derm 17:628–634
Alphin RS, Saunders D, Ward JW (1967) Method for the evaluation of antihidrotic substances in the anesthetized cat. J pharm Sci 56:449–452
Anglin JH (1976) Urocanic acid a natural sunscreen. Cosm Toil 91:47–49
Ankermann KJ, Lübbe H, Meffert H (1975) Testung von Lichtschutzmitteln unter praxisnahen Bedingungen auf der Rattenhaut in vitro. Derm Mschr 161:281–286
Barcroft H, Hamilton GTC (1948) Results of sympathectomy of the upper limb with special reference to Raynaud's disease. Lancet 1:441–444
Barth J (1978) Mouse screening test for evaluating protection to longwave ultraviolet radiation. Brit J Derm 99:357–360
Beadle PC, Burton JL (1981) Absorption of ultraviolet radiation by skin surface lipid. Brit J Derm 104:549–551
Berger RS, Mezick JA, Papa CM (1978) Design and evaluation of a water resistant sunscreen preparation. J Soc cosm Chem 29:641–649
Bergstresser PR, Quero R (1976) Treatment of hyperhidrosis with topical methenamine. Int J Derm 15:452–455
Bettley FR, Grice KA (1965) A method for measuring the trans-epidermal water loss and a means of inactivating sweat glands. Brit J Derm 77:627–638
Black K (1975) Problems in assessing new compounds as topical sunscreens. Proc Roy Soc Med 68:274–275
Bleehen SS (1977) Skin bleaching preparations. J Soc cosm Chem 28:407–412
Bottari F, Nannipieri E, Saettone MF, Serafini MF (1978) Substantivity of sunscreens: a study on the interaction of four alkyl 4-aminobenzoates with keratin. J Soc cosm Chem 29:353–363
Brandrup F, Larsen PØ (1978) Axillary hyperhidrosis: local treatment with aluminium chloride hexahydrate 25% in absolute ethanol. Act derm venereol 58:461–465
Brenner W, Gschnait F (1980) The value of topical sunscreens containing psoralens. Arch Derm Res 267:189–190
Catalano PM, Fulghum DD (1977) A water resistant sunscreen. Clin exp Derm 2:127–130
Charlet E, Finkel P (1978) Lichtschutzsubstanzen-Wirkstoffe in kosmetischen Präparaten. Ärztl Kosmetol 8:302–311

Charlet E, Finkel P (1979) Neue Aspekte für die Entwicklung von Lichtschutzmitteln. Ärztl Kosmetol 9:368–372

Cripps DJ (1981) Natural and artificial photoprotection. J invest Derm 76:154–157

Cullen StI (1975) Topical methenamine therapy for hyperhidrosis. Arch Derm 111:1158–1160

Cullum DC (1978) A rapid hot-room procedure for testing the performance of antiperspirants. J Soc cosm Chem 29:399–412

Cumpelik BM (1980) Sunscreens at skin application levels direct spectrophotometric evaluation. J Soc cosm Chem 31:361–366

Curry KV (1974) Evaluation of skin bleach creams. J Soc cosm Chem 25:339–354

Dahlen RF, Shapiro SI, Berry CZ, Schreiber MM (1970) A method for evaluating sunscreen protection from longwave ultraviolet. J invest Derm 55:164–169

Davis WB, Rees-Jones AM (1978) Evaluating the performance of antiperspirants J Soc cosm Chem 29:413–422

Demmler W, Klingbeil M (1954) Experimentelle und klinische Untersuchungen zur lokalen Antihistaminanwendung. Ärztl Wschr 9:10–13

Fiedler HP (1968) Der Schweiß – Entstehung, Zusammensetzung und Bekämpfung. 2. Aufl, Editio Cantor, Aulendorf i. Württ

Frain-Bell W (1973) The photodermatoses. In: Rook A (ed) Recent Advances in Dermatology. Churchill-Livingstone, Edinburgh London, p 101–133

Frankland JC, Seville RH (1971) The treatment of hyperhidrosis with topical propantheline – a new technique. Brit J Derm 85:577–581

Frenk E (1978) Erkrankungen des Melanin Pigment Systems. In: Schnyder UW (Hrsg) Histopathologie der Haut, Teil 1 Dermatosen. 2. Aufl, Springer, Berlin Heidelberg New York, S 449–478

Fusaro RM, Johnson JA (1975) Protection against long ultraviolet and/or visible light with topical dihydroxyacetone-Implication for the mechanism of action of the sunscreen combination dihydroxyacetone/naphtoquinone. Dermatologica 150:346–351

Gilchrest BA, Soter NA, Stoff JS, Mihm MC (1981) The human sunburn reaction: Histologic and biochemical studies. J Amer Acad Derm 5:411–422

Gloor M, Friederich HC (1970) Experimentelle Untersuchungen über die Schweißsekretion auf freien, autologen Vollhauttransplantaten am Menschen. Arch klin exp Derm 239:57–64

Gordon BJ, Maibach HI (1968) Studies on the mechanism of aluminium anhidrosis. J invest Derm 50:411–413

Greiter F, Doskoczil S (1977) Sonnenschutzfaktor: Problematik und neue Methoden zu seiner praxisgerechten Bestimmung. Parf Kosm 58:1–4

Greiter F, Doskoczil S, Bilek P (1978) Currently used sunscreen materials – formulation and testing. In: Cosmetic Science, Vol 1 Breuer MM (ed) Academic Press London New York San Francisco p 153–170

Greiter F, Bilek P, Doskoczil S, Washüttl J, Wurst F (1979) Methods for water resistance testing of sun protection products. Int J Cosm Sci 1:147–157

Grice KA, Bettley FR (1966) Inhibition of sweating by poldine methosulfate (Nacton)-its use for measuring insensible perspiration. Brit J Derm 78:458–464

Grice K, Sattar H, Baker H (1972) Treatment of idiopathic hyperhidrosis with iontophoresis of tap water and poldine methosulphate. Brit J Derm 86:72–78

Grove GL, Kaidbey KH (1980) Sunscreens prevent sunburn cell formation in human skin. J invest Derm 75:363–364

Groves GA, Agin PP, Sayre RM (1979) In vitro and in vivo methods to define sunscreen protection. Austr J Derm 20:112–119

Gschnait F, Brenner W, Wolff K (1979) Lichtschutz durch Psoralen-UVA-Behandlung. Experimentelle und klinische Ergebnisse. Wien klin Wschr 91:812–817

Gurish MF, Roberts LK, Krueger GG, Daynes RA (1981) The effect of various sunscreen agents on skin damage and the induction of tumor susceptibility in mice subjected to ultraviolet irradiation. J invest Derm 76:246–251

Hellgren L, Vincent J (1977) Degradation and liquefaction effect of streptokinase-streptodornase and stabilized trypsin on necroses, crusts of fibrinoid, purulent exsudate and clotted blood from leg ulcers. J int med Res 5:334–337

Hemsworth BN (1973) Biological changes due to topical application of skin lightening compounds. J Soc cosm Chem 24:727–733

Henne W (1978) Wirkungsweise, Technologie und Prüfungen von Lichtschutzmitteln. Ärztl Kosmetol 8:312–322

Hölzle E, Kligman AM (1979a) Mechanism of antiperspirant action of aluminium salts. J Soc cosm Chem 30:279–295

Hölzle E, Kligman AM (1979b) Factors influencing the anti-perspirant action of aluminium salts. J Soc cosm Chem 30:357–367

Hoppe U, Kopplow HJ, Wiskemann A (1975) Statische Auswertung des Lichtschutzfaktors. Arzneimittel Forsch 25:817–825

Hunter JA (1977) Causes of skin colouration, origin, development and structure of pigment cells. J Soc cosm Chem 28:621–627

Hunziker N, Brun R, Vidmar B, Laugier P (1973) Zur Wirkung der lokalen Antihidrotika. Hautarzt 24:301–304

Ippen H, Kölmel K (1980) Lichtschutz gegen Ultraviolett. Ärztl Kosmetol 10:219–226

Ippen H, Perschmann U (1970) Untersuchungen zur Lichtphysiologie der Haut III. Zum Verhalten floureszierender Lichtschutzmittel auf der Haut. Arch klin exp Derm 236:207–216

Ippen H, Hoppe U, Wiskemann A, Tronnier H (1977) Biologische Bewertung von Sonnenschutzmitteln – Empfehlungen zur Standardisierung. Ärztl Kosmetol 7:102–106

Jass HE (1980) The history of antiperspirant product development. Cosm Toil 95:25–31

Jellinek JSt (1976) Kosmetologie – Zweck und Aufbau kosmetischer Präparate. Hüthig, Heidelberg Mainz Basel, 3. Aufl, S 452

Jensen O, Karlsmark T (1980) Palmoplantar hyperhidrosis. Treatment with alcoholic solution of aluminium chloride hexahydrate: a simple method of transpiration measurement. Dermatologica 161:133–135

Johnson BE (1978) Changes in sunburn and mechanisms of protection. J Soc cosm Chem 29:31–44

Juhlin L, Evers H, Broberg F (1979) Inhibition of hyperhidrosis by topical application of a local anaesthetic composition. Acta derm venereol 59:556–559

Jung EG, Bohnert E (1979) Lichtbiologie der Haut. In: Handbuch der Haut- und Geschlechtskrankheiten, Ergänzungswerk Bd. 1/4A, Springer, Berlin Heidelberg New York, S 459–540

Kahn G, Wilcox G (1969) Sunscreen testing using sunlight: photographic and in vivo methods compared. J invest Derm 53:200–207

Kaidbey KH, Kligman AM (1978) Laboratory methods for appraising the efficacy of sunscreens. J Soc cosm Chem 29:525–536

Kaidbey KH, Kligman AM (1981) An appraisal of the efficacy and substantivity of the new high potency sunscreens. J Amer Acad Derm 4:566–570

Khanin AG, Tolstykh PI, Gostishchev VK, Levshenko AP (1978) Stimulation of healing of purulent wounds with proteolytic enzymes under experimental conditions. Klin Krhir (Kiev) 41–44

Klaue P, Dilbat G, Hinke G, Schmelzer U, Romen W (1979) Tierexperimentelle Untersuchungen zur enzymatischen Lokalbehandlung subdermaler Verbrennungen mit Bromelain. Therapiewoche 29:796–799

Kligman LH, Akin FJ, Kligman AM (1982) Prevention of ultraviolet damage to the dermis of hairless mice by sunscreens. J invest Derm 78:181–189

Knudsen EA, Konstmann-Meier CH (1963) Treatment of hyperhidrosis with topical propantheline bromide. Acta derm venereol 43:154–157

Kreysel HW, Stermann W, Wiskemann A, Kimmig J (1977) Das Bindegewebe der menschlichen Haut unter dem Einfluß von UV-Licht. J Soc cosm Chem 28:65–77

Langner A, Kligman AM (1972) Further sunscreen studies of aminobenzoic acid. Arch Derm 105:851–855

Lee S, Myung KB, Koo Cho C (1980) Studies on the antiperspiratory effect of a topical preparation of propantheline bromide and aluminium hydroxychloride. Ärztl Kosmetol 10:332–334

Leonhardi G, Neufahrt A, Reimer G (1980) Biochemie der Epidermis. In: Korting GW (Hrsg) Dermatologie in Praxis und Klinik, Bd. 1, 3.18–3.27, Thieme, Stuttgart New York

Lischka G, Jung EG (1979) Lichtkrankheiten der Haut. D Straube, Erlangen

Lorenzetti OJ (1976) Penetrability of sunscreens in human skin. Cosm Toil 91:65–67

Lowe NJ, Breeding J (1980) Evaluation of sunscreen protection by measurement of epidermal DNA synthesis. J invest Derm 74:181–182

Macleod TM, Frain-Bell W (1975) A study of physical light screening agents. Brit J Derm 92:149–156

MacMillan KFS, Reller HH, Synder FH (1964) The antiperspirant action of topically applied anticholinergics. J invest Derm 43:363–377

Marcy R, Quermonne MA (1976) Inhibition of palmar skin conductance in mice by antiperspirants relative anhidrotic activities. J Soc cosm Chem 27:333–344

Markland WR (1976) Sunscreens-safe and effective cosmetic drugs. Cosm Toil 91:79–81

Miescher G (1931) Die Schutzfunktion der Haut gegenüber Lichtstrahlen. Strahlentherapie 39, 601–618

Mills OH, Kligman AM (1978) Further experience with a topical cream for depigmenting human skin. J Soc cosm Chem 29:147–154

Owens DW, Knox JM, Hudson HT, Troll D (1974) Influence of wind on ultraviolet injury. Arch Derm 109:200–201

Pathak MA, Fitzpatrick TB, Frenk E (1969) Evaluation of topical agents that prevent sunburn-superiority of para-aminobenzoic acid and its ester in ethyl alcohol. N Engl J Med 280:1459–1463

Pines E (1978) A new technique to assess sunscreen effectiveness. J Soc cosm Chem 29:559–564

Piper HG (1963) Abhängigkeit der Wirkung absorptiver Lichtschutzmittel von Salbengrundlagen. Derm Wschr 147:401–411

Proserpio G (1976) Natural sunscreens: vegetable derivates as sunscreens and tanning agents. Cosm Toil 91:34–46

Puschmann M (1980) Untersuchungen über die schweißhemmende Wirkung von topisch appliziertem Propanthelinbromid in Kombination mit Aluminiumhydroxychlorid. Akt Derm 6:193–198

Quatrale RP, Stoner KL, Felger CB (1977) A method for the study of emotional sweating. J Soc cosm Chem 28:91–101

Quatrale RP, Waldman AH, Rogers JG, Felger CB (1981 a) The mechanism of antiperspirant action by aluminium salts. 1. The effect of cellophane tape stripping on aluminium salt-inhibited eccrine sweat glands. J Soc cosm Chem 32:67–73

Quatrale RP, Coble DW, Stoner KL, Felger CB (1981 b) The mechanism of antiperspirant action by aluminium salts. 2. Histological observations of human eccrine sweat glands inhibited by aluminium chlorohydrate. J Soc cosm Chem 32:107–136

Quatrale RP, Coble DW, Stoner KL, Felger CB (1981 c) The mechanism of antiperspirant action of aluminium salts. 3. Histological observations of human eccrine sweat glands inhibited by aluminium zirconium chlorhydrate glycine complex. J Soc cosm Chem 32:195–221

Raab W (1980) Die Wirkung von langwelligem Ultraviolettlicht (UV A) und von mittelwelliger Ultraviolettstrahlung (UV B) auf die menschliche Haut. Ein kritischer Vergleich. Z Hautkr 55:497–513

Rajka G (1968) Evaluation of drug influence on the itch duration in the skin of patients with atopic dermatitis, various eczemas and psoriasis. 2. Experiments in unaffected skin-comparisons with itch threshold technique and clinical evaluation. Acta derm-venereol 48:98–102

Rajka G (1980) Pruritus. In: Korting GW (Hrsg) Dermatologie in Praxis und Klinik. Bd. 1, 2.39–2.55, G Thieme, Stuttgart New York

Randall WC, Peiss CN (1957) The relationship between skin hydration and the suppression of sweating. J invest Derm 28:435–441

Roberts DF (1977) Human pigmentation: its geographic and racial distribution and biological significance. J Soc cosm Chem 28:329–342

Rostenberg A, Gonzalez EL (1957) The inhibition of perspiration by means of the topical application of malonic acid salts. J invest Derm 29:251–252

Sato K, Dobson RL (1969) Mechanism of the antiperspirant effect of topical glutaraldehyde. Arch Derm 100:564–569

Sayre RM, Desrochers DL, Marlowe E, Urbach F (1978) The correlation of indoor solar simulator and natural sunlight-testing of sunscreen preparation. Arch Derm 114:1649–1651

Sayre RM, Agin PP, LeVee GJ, Marlowe E (1979 a) A comparison of in vivo and in vitro testing of sunscreening formulas. Photochem Photobiol 29:559–566

Sayre RM, Marlowe E, Agin PP, LeVee GJ, Rosenberg WE (1979 b) Performance of six sunscreen formulations on human skin – a comparison. Arch Derm 115:46–49

Sayre RM, Agin PP, Desrochers DL, Marlowe E (1980) Sunscreen testing methods: in vitro predictions of effectiveness. J Soc cosm Chem 31:133–143

Sayre RM, Desrochers DL, Wilson CJ, Marlowe E (1981) Skin type, minimal erythema dose (MED), and sunlight acclimatization. J Amer Acad Derm 5:439–443

Schleider NR, Moskowitz RS, Cort DH, Horwitz SN, Frost P (1979) Effects of emollients on ultraviolet radiation induced erythema of the skin. Arch Derm 115:1188–1191

Schliack H, Schiffter R (1979) Neurophysiologie und -pathophysiologie der Schweißsekretion. In: Handbuch der Haut- und Geschlechtskrankheiten Ergänzungswerk, Bd. 1/4 A, Springer, Berlin Heidelberg New York, S 349–458

Shelley WB, Horvath PN (1951) Comparative study on the effect of anticholinergic compounds on sweating. J invest Derm 16:267–274

Sivadjian J (1978) Hygrophotographic technique for testing local antiperspirant activity. Pharmacology 16:214–216

Snyder ES (1976) Effect of topical indomethacin on UV B induced redness and prostaglandin E levels in sunburned guinea pig skin. Prostaglandins 11:631–643

Snyder DS, May M (1975) Ability of PABA to protect mammalian skin from ultraviolet light induced skin tumors and actinic damage. J invest Derm 65:543–546

Stott CW, Suskevich J, Campbell AH (1978) Evaluation of a polymeric film-forming sunscreen preparation in transquilized hairless mice. J Soc cosm Chem 29:565–571

Stoughton RB, Chiu F, Fritsch W, Nurse D (1964) Topical suppression of eccrine sweat delivery with an new anticholinergic agent. J invest Derm 42:151–155

Tronnier H (1970) Kosmetischer Lichtschutz. Cosmetologica 19:271–280

Tronnier H (1973) Die konservative Behandlung der Hyperhidrosis. Fortschr prakt Derm 7:265–271

Tronnier H, Schüle D (1968) Experimentell-klinische Untersuchungen zur Objektivierung des antipruriginösen Effektes von Pharmaka. Ärztl Forsch 22:203–212

Tronnier H, Mayerus MF, Rapp B, Schmitt B (1973) Ergebnisse eines praktischen Lichtschutztests. 1. Vergleichsuntersuchungen zur Lichtempfindlichkeit und Lichtschutzwirkung. Parf Kosm 54:140–146

Vogel HG, Alpermann HG, Futterer E (1981) Prevention of changes after UV-irradiation by sunscreen products in skin of hairless mice. Arch Derm Res 270:421–428

Walter JF (1981) Evaluation of seven sunscreens on hairless mouse skin. Arch Derm 117:547–550

Walter JF, de Quoy PR (1980) The hairless mouse as a model for evaluating sunscreens, prevention of ultraviolet B inhibition of epidermal DNA synthesis. Arch Derm 116:419–421

Watson HR, Hems R, Rowsell DG, Spring DJ (1978) New compounds with menthol cooling effect. J Soc cosm Chem 29:185–200

Wilkin JK (1978) A primer on the use of topicals for sun protection. J Tennessee Med Ass 71:834–836

Yankell SL, Khemani L, Dolan MM (1970) Sunscreen recovery studies in the mexican hairless dog. J invest Derm 55:31–33

Záhenský J, Rovenský J (1972) A comparison of the effectiveness of several external antiperspirants. J Soc cosm Chem 23:775–789

Ziegenmeyer J, Reuter N, Meyer F (1976) Lokalanästhesie nach percutaner Aufnahme. 2. Mitteilung. Arch int Pharmacodyn 224:338–350

10 Nebenwirkungen der topischen Therapie

In den vorausgegangenen Kapiteln wurde bereits eine Anzahl von Nebenwirkungen der dermatologischen Lokaltherapie besprochen. Im folgenden sollen die irritierende, sensibilisierende, phototoxische, photoallergische und kanzerogene Wirkung diskutiert werden.

10.1 Irritierende Wirkung

10.1.1 Wirkungsmechanismus

Ist der irritative Effekt nur gering, so beschränken sich die Hautveränderungen auf die Hornschicht. Malten u. Thiele (1973) zeigten, daß Irritanzien eine Veränderung von Parametern wie transepidermaler Wasserverlust, elektrischer Hautwiderstand und CO_2-Abgabe der Haut bewirken können, auch wenn die gewählte Anwendungsweise noch nicht zu einer erkennbaren klinischen Reaktion führt. Eine gute Beschreibung des morphologischen Bildes einer stärkeren irritativen Reaktion findet sich bei Jolly u. Swan (1980). Die Autoren erzeugten die irritative Wirkung bei der Ratte durch kontinuierlichen Kontakt der Haut mit Wasser über 1–3 Tage. Beteiligt an der Hautreaktion waren alle Hautschichten. In der Hornschicht kam es zu einer Verdikkung des Stratum conjunctum und einer Verdünnung des Stratum disjunctum. In der Epidermis fanden sich eine Akanthose, bei stärkerer Reaktion zusätzlich ein intrazelluläres Ödem und eine Bläschen- und Abszeßbildung. In der Dermis waren ein Ödem und ein gemischtzelliges perivaskulär angeordnetes, entzündliches Infiltrat nachweisbar. Bei starker Reaktion waren Erythrozytendurchtritte durch die Gefäßwand zu sehen. Reitamo et al. (1981) haben das entzündliche Infiltrat mit differenzierten Methoden bei toxischer und allergischer Kontaktdermatitis analysiert und fanden keine wesentlichen Unterschiede. Eine Vorstellung über den zeitlichen Verlauf der irritativen Reaktion geben Befunde von Dahl u. Trancik (1977). Die Autoren bewerteten Patchtests mit 10% Na-Laurylsulfat. Abb. 10.1 zeigt, daß es nach Abnahme des Pflasters mit einer Verzögerung von etwa 4 h zur maximalen entzündlichen Reaktion kam. Erst nach 96 h zeigte sich eine deutliche Verminderung der Reaktion, weshalb die Autoren bei der Epikutantestung zur Unterscheidung einer irritativen und allergischen Reaktion eine Spätablesung nach 96 h empfehlen.

Von großem Interesse ist die Feststellung von Björnberg (1968), daß die irritative Reaktion der Haut auf andere Irritanzien nicht vorausgesagt werden kann, wenn die Reaktion auf ein Irritans bekannt ist. Diese Feststellung wurde in jüngster Zeit von Czerwinska-Dihm u. Rudzki (1981) bestätigt. Diese Befunde deuten darauf hin, daß der Mechanismus der Hautschädigung bei den verschiedenen Irritanzien unterschiedlich ist.

Zahlreiche Untersuchungen wurden in der Literatur zum Mechanismus der Hautirritation durchgeführt. Irritanzien können primär ausschließlich eine Veränderung des Stratum corneum im Sinne einer starken Entfettung bewirken. Meist ist jedoch für die irritative Reaktion die Penetration des Irritans in die lebende Epidermis die Ursache. Sie kann durch eine Schädigung der Barrierefunktion besonders bei Tensiden gefördert werden (Smeenk 1969). Als Beispiel für die vielfältigen Einflüsse auf die Penetration von Irritanzien seien Befunde von Blank (1969) genannt, der zeigen konnte, daß Seifen bei neutraler Einstellung stärker penetrieren als bei alkalischer Reaktion.

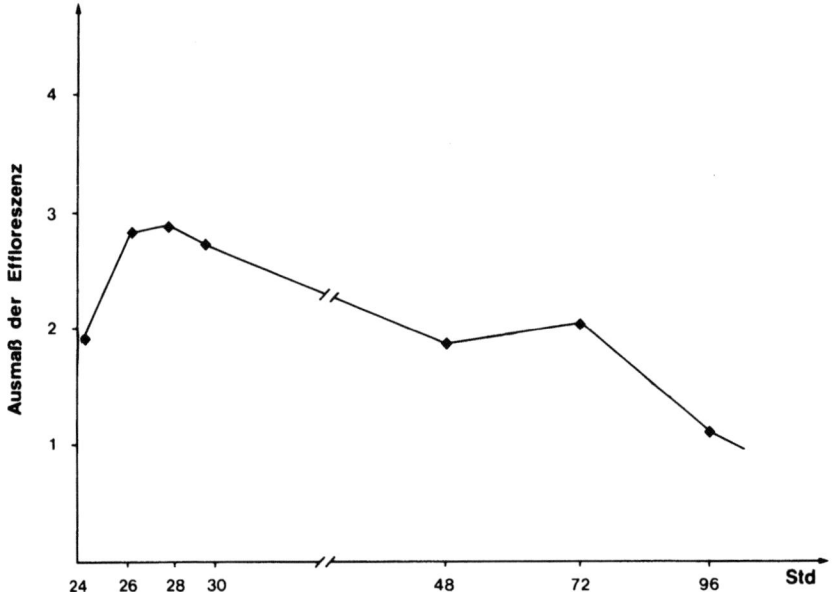

Abb. 10.1. Zeitlicher Ablauf der entzündlichen Reaktion nach 24stündiger Anwendung des Irritans Na-Laurylsulfat im Patch-Test. (Aus Dahl u. Trancik 1977)

Von zahlreichen Autoren wurde vor allem bei Detergenzien die irritierende Wirkung mit einer eiweißdenaturierenden Wirkung in einem Zusammenhang gebracht. Eine In-vitro-Methode stellt die Zein-Methode dar, die ursprünglich von Götte (1966) beschrieben wurde und in jüngster Zeit von Kästner u. Frosch (1981) in eine Beziehung zur irritativen Wirkung am Menschen gesetzt wurde. Es wird dabei die Aufspaltung von Zein – einem Protein aus der Hüllsubstanz des Maiskorns – über die Bestimmung des freien Stickstoffs analysiert. Blohm (1957) bestimmt den Gehalt von SH-Gruppen nach Exposition von Ovalbumin mit Tensiden und findet eine Beziehung zwischen eiweißdenaturierendem und irritierendem Effekt am Menschen bei Natrium-Alkylsulfaten. Prottey u. Ferguson (1975) bedienten sich des prinzipiell gleichen Vorgehens jedoch an dem Substrat Kallus und kamen zu ähnlichen Befunden. Die eiweißdenaturierende Wirkung bedingt eine Enzymhemmung, die von Tronnier et al. (1965) am Beispiel der Saccharasehemmung durch Tenside aufgezeigt wurde. Es resultiert aber auch eine Zerstörung biologischer Membranen, die ihrerseits eine verstärkte Zellproliferation mit erhöhter Synthese von Phospholipiden, Nukleinsäuren und säurelöslichem Material bewirkt (Mezei 1970).

Darüber hinaus bestehen auch andere Wirkungen von Irritanzien auf die Dermis. Futami et al. (1973) konnten zeigen, daß eine quaternäre Ammoniumverbindung zu einer verstärkten Kapillarpermeabilität führt. Diese erhöhte Kapillarpermeabilität verhielt sich parallel zu einer Hemmung der Succinat-Dehydrogenase. Erklärt werden könnte dieser Befund durch Ergebnisse von Prottey u. Ferguson (1975), die in vitro eine erhöhte Histaminliberation von Mastzellen unter dem Einfluß von oberflächenaktiven Substanzen beobachteten.

Für die Wirkung von Seifen wurde in der Vergangenheit auch eine Bedeutung der alkalischen Reaktion diskutiert. Schon vor langer Zeit hat jedoch Jacobi (1951) gezeigt, daß die Alkalisierung der Hautoberfläche weniger auf Grund der alkalischen Reaktion der Seife als auf Grund der Tatsache erfolgt, daß Puffersubstanzen durch Wasser aus der Haut herausgelöst werden. Diese Untersuchungen und spätere Ergebnisse von Schneider (1953) lassen vermuten, daß die negative Wirkung der alkalischen Seifenreaktion stark überschätzt wurde. Valér (1969) kommt allerdings auf Grund zahlreicher Untersuchungen zu der Auffassung, daß auf verletzter Haut Syndetlösungen, die auf einen pH-Wert von 10 eingestellt sind, stärker irritierend wirken als die gleichen Syndetlösungen mit niedereren pH-Werten. Es scheint ein additiver Effekt von Syndetirritation und Alkaliirritation vorzuliegen.

Wenig bekannt ist bisher über Entzündungsmediatoren bei der irritativen Hautreaktion. Nach neuen Ergebnissen von Kassis et al. (1981) scheint Prostaglandin E_1 dabei eine Rolle zu spielen.

10.1.2 Irritationsbereitschaft der Haut

10.1.2.1 Endogene Faktoren

Die Bereitschaft zu einer irritativen Reaktion dürfte genetisch verankert sein. Holst u. Möller (1975) haben den irritativen Effekt von Benzalkoniumchlorid, Natriumlaurylsulfat und Sapo kalinus bei 54 eineiigen und 46 zweieiigen Zwillingspaaren untersucht. Sie fanden in allen Fällen eine Tendenz zu einer größeren Konkordanz zwischen den eineiigen Zwillingen als zwischen den zweieiigen Zwillingen. Signifikant war diese Tendenz allerdings nur bezüglich Sapo kalinus. Zu analogen Ergebnissen kamen Gloor u. Schnyder (1977) bei Zwillingsuntersuchungen mit dem Alkaliresistenztest. Diese Befunde sprechen für eine genetische Determination der Irritationsbereitschaft der Haut.

Außerdem besteht eine Altersabhängigkeit. Beim Kleinkind ist die Irritationsbereitschaft wesentlich größer. Dies ist sowohl durch klinische Erfahrungen als auch durch die Häufigkeit irritativer Reaktionen im Epikutantest belegt (Röckl et al. 1966; Mathias u. Maibach 1978). Im Alter nimmt die Reaktion auf das Irritans Krotonöl ab, während die Reaktionen auf Thymochinon und Crotonaldehyd sich als unabhängig vom Lebensalter erweisen (Coenraads et al. 1975). Eine Geschlechtsabhängigkeit der Reaktion auf Irritanzien wird auf Grund neuerer Untersuchungen verneint (Björnberg 1975).

Schwierig ist die Rassenabhängigkeit zu beurteilen, da auf der Haut Farbiger ein Erythem sehr viel schwerer zu erkennen ist als auf der Haut der weißen Rasse. Immerhin sprechen Untersuchungen von Weigand u. Gaylor (1974) dafür, daß die Haut der schwarzen Rasse widerstandsfähiger gegen Irritanzien ist als die der weißen Rasse.

10.1.2.2 Exogene Faktoren

Jahreszeit und Temperatur können die irritative Reaktion beeinflussen. Als Beispiel seien die Untersuchungen von Warshaw u. Hermann (1952) genannt, die eine größere

Häufigkeit von irritativen Reaktionen gegen Propylenglykol in den Monaten April – Juni als zu anderen Jahreszeiten fanden. Als Beispiel für eine Temperaturabhängigkeit seien Befunde von Malten u. Thiele (1973) erwähnt, die bei hoher Umgebungstemperatur die Reaktion auf Na-Laurylsulfat stärker als bei niederer Temperatur fanden.

Wichtig ist die Frage, wie die Reaktionsbereitschaft auf Irritanzien durch vorausgegangenen Kontakt mit Irritanzien beeinflußt wird. McOsker u. Beck (1967) fanden, daß der vorausgegangene Kontakt mit Irritanzien die Haut resistenter gegen einen späteren Kontakt machen kann. Es gibt jedoch auch das umgekehrte Phänomen, daß nämlich sich die Irritanzieneinwirkung summiert (cumulative irritancy) (Mathias u. Maibach 1978).

10.1.2.3 Erkrankungen

Ekzemerkrankungen führen in ihrem akuten Stadium zu einer verstärkten Reaktion auf Irritanzien. Wenn das Ekzem jedoch abklingt, so normalisiert sich auch die Reaktion. Nicht so stark wie bei Patienten mit Kontaktekzem sind die Irritanzienreaktionen bei Neurodermitikern verstärkt. Bei anderen Hautkrankheiten, wie bei Vitiligo und Ichthyose, wird die Reaktion auf Irritanzien unterschiedlich beeinflußt (Mathias u. Maibach 1978).

10.1.3 Testverfahren

10.1.3.1 In-vitro-Tests

10.1.3.1.1 Zeintest

Der Test eignet sich für die Prüfung anionenaktiver Tenside. Geprüft wird die Eiweißdenaturierung. Zein ist ein Protein aus der Hüllsubstanz des Maiskorns. Überprüft wird die Aufspaltung dieses Proteins (Mikro-Kjeldahl-Methode). Genaue methodische Angaben finden sich bei Kästner u. Frosch (1981).

10.1.3.1.2 Hämolysetest

Beim Hämolysetest wird die Membranschädigung der Erythrozyten bewertet. Der Test, der exakt bei Kästner u. Frosch (1981) beschrieben ist, hat sich als wenig geeignet für die Beurteilung des Irritanseffektes an der Haut erwiesen.

10.1.3.1.3 Saccharasetest

Auch dieser Test überprüft die Eiweißdenaturierungsfähigkeit eines Irritans. Eine Versuchsanleitung findet sich bei Tronnier et al. (1965).

10.1.3.1.4 Zellschädigungstest

Dabei werden frisch isolierte Zellen aus der menschlichen Mundschleimhaut mit dem Prüfagens in Kontakt gebracht. Als Kriterium für einen irritativen Effekt gilt der Kernverlust bei Betrachtung im Phasenkontrastmikroskop (Bell et al. 1979).

10.1.3.2 Tierversuche

10.1.3.2.1 Akanthosetest

Der Akanthosetest am Meerschweinchen und an der Ratte ist das Verfahren, das in größtem Umfang bei Screeninguntersuchungen bezüglich des irritativen Effektes eingesetzt wurde. In der Regel wird etwa 10 Tage lang eine Behandlung durchgeführt. Bewertet wird die Dickenzunahme der Epidermis. Der Verdickungsfaktor wird als Akanthosefaktor bezeichnet und gibt einen Hinweis auf das Ausmaß der irritierenden Wirkung. Methodische Details finden sich bei Schaaf (1969).

10.1.3.2.2 Intrakutantest bei der Maus

Bei der weißen Maus werden 0,05 ml einer 5–10%igen, auf einen pH-Wert von 6–7 eingestellten Lösung des Irritans intradermal injiziert. 24 h nach Injektion werden die Mäuse getötet. Die Hautstücke, die die Injektionsstelle enthalten, werden nach dem Bewertungsschema, das sich in Tabelle 10.1 findet, bezüglich der entzündlichen Reaktion beurteilt. Detaillierte Angaben zu dem Verfahren finden sich bei Kästner u. Frosch (1981).

10.1.3.2.3 Epikutantests beim Tier

Grundsätzlich können derartige Untersuchungen an verschiedenen Tieren durchgeführt werden. Deutlich stärker reagieren auf Irritanzien im Vergleich zum Menschen Kaninchen und Meerschweinchen. Die haarlose Maus reagiert nur wenig stärker als der Mensch, so daß sie als das optimale Kleinversuchstier erscheint (Kästner 1977).

Ein praktikables Verfahren ist bei Kästner u. Frosch (1981) beschrieben. Es wurde dabei in offener Applikation an den 5 Arbeitstagen der Woche die zu prüfende Lösung 2mal täglich auf den Rücken aufgetropft. Der Versuch wurde 1–4 Wochen lang, je nach dem Grad der Reizung, durchgeführt. Die Bewertung der entzündlichen Reaktion erfolgte nach dem Beurteilungsschema von Draize (Tabelle 10.2). Eine Kurzzeitanwendung unter Okklusivbedingungen beschreiben Finkelstein et al. (1963). Vor Anlegen der Prüfsubstanzen wird die Haut dabei mit Formaldehyd geschädigt. Die Applikationsdauer beträgt 16 h. Um die Reaktion besser sichtbar zu machen, wird den Tieren Trypanblaulösung in die Axille gespritzt. Die Erhöhung der

Tabelle 10.1. Prüfung von Irritanzien: Bewertungsschema für den Intracutantest bei der Maus. (Aus Kästner u. Frosch 1981)

Bewertungsschema zum Intracutantest an weißen Mäusen		
Blutfleck oder Kolliquationsnekrose	Hautdefekt (Perforation)	Punktzahl
Fehlt	Fehlt	0
Angedeutet	Fehlt	1
Deutlich erkennbar ($\varnothing < 2$ mm)	Fehlt	2
Ausgeprägt ($\varnothing$ 2–4 mm)	Fehlt	4
Groß ($\varnothing > 4$ mm)	Fehlt	6
Groß ($\varnothing > 4$ mm)	Angedeutet ($\varnothing < 1$ mm)	8
Groß ($\varnothing > 4$ mm)	kleine Perforation ($\varnothing$ 1–2 mm)	10
Groß ($\varnothing > 4$ mm)	deutliche Perforation ($\varnothing$ 2–4 mm)	14
Groß ($\varnothing > 4$ mm)	Große Perforation ($\varnothing > 4$ mm)	18

Tabelle 10.2. Prüfung von Irritanzien: Bewertungsschema nach Draize für den offenen Epikutantest beim Tier. (Aus Kästner u. Frosch 1981)

Beurteilungsschema nach Draize zur Testmethode: „Wiederholte Applikation an haarlosen Mäusen"	
A) Beurteilung des Erythems und der Krustenbildung	Punktzahl
Kein Erythem	0
Eben wahrnehmbares Erythem	1
Leichtes Erythem, gut wahrnehmbar	2
Deutliches Erythem	3
Starkes Erythem mit beginnender Krustenbildung	4
B) Beurteilung des Ödems (Hautschwellung)	Punktzahl
Kein Ödem	0
Sehr leichtes Ödem, gerade wahrnehmbar	1
Leichtes Ödem, Ränder des Gebietes gut spürbar durch Schwellung	2
Mäßiges Ödem, deutliche Hautverdickung	3
Starkes Ödem, Krustenbildung	4

Gefäßpermeabilität im behandelten Areal ist dann durch die Blaufärbung erkennbar und dient als Maß für die irritative Wirkung.

Neben den beschriebenen Versuchsanordnungen gibt es eine große Zahl von methodischen Varianten, die aber alle im Prinzip auf das von Draize (1959) angegebene Verfahren zurückgehen. Erwähnt seien die Versuchsanordnungen von Uttley u. van Abbé (1973), Steinberg et al. (1975) sowie MacMillan et al. (1975). Variiert werden die Anwendungskonzentration, die Tierspezies, die Applikationsform und die Applikationsdauer. Beurteilungen erfolgen meist makroskopisch, teils aber auch histologisch.

10.1.3.2.4 Schleimhauttest am Auge

Auch diese meist am Kaninchenauge vorgenommenen Tests wurden in zahlreichen Varianten durchgeführt, gehen aber alle im Prinzip auf die Versuchsanordnung von Draize zurück. Ein mögliches Auswertungsverfahren ist das vereinfachte Schema von Kästner u. Frosch (1981) zur Bewertung von Veränderungen an Cornea, Iris und Konjunktiva (Tabelle 10.3). Bei allen Verfahren werden die zu prüfenden Substanzen in unterschiedlichen Konzentrationen in das Tierauge eingeträufelt. Details einer praktikablen Versuchsanordnung finden sich bei Kästner u. Frosch (1981). Eine etwas andere Versuchsanordnung und ein modifiziertes Bewertungsschema wurde von Aronson (1975) angegeben. Guillot et al. (1977) verwendet Fluorescein, um Defekte der Cornea sichtbar zu machen. Gershbein u. McDonald (1977) wuschen die Augen nach dem Kontakt mit dem Irritans aus, fanden jedoch, daß dadurch die Reaktion nur wenig beeinflußt wurde.

10.1.3.3 Untersuchungen am Menschen

Tierversuche erlauben die Erkennung hochgradig irritierender Substanzen. Im übrigen muß ihre Aussagekraft kritisch bewertet werden, wenn auch verschiedene Autoren bei vergleichenden tierexperimentellen Untersuchungen und Untersuchungen am

Tabelle 10.3. Prüfung von Irritanzien: Bewertungsschema für den Schleimhauttest am Kaninchenauge. (Aus Kästner u. Frosch 1981)

Beurteilungsschema nach Draize (gekürzt) zur Testmethode: „Schleimhautverträglichkeit am Kaninchenauge"	
1. Cornea	Punktzahl
A) Trübungsgrad (Gebiet der stärksten Trübung)	0–4
B) Betroffene Gebiete der Cornea ($^1/_4$, ..., $^4/_4$)	1–4
A · B · 5 maximales Produkt	80
2. Iris	
A) Normal	0
Faltung, Stauung, Schwellung, zirkumkorneale Injektion, Reaktion auf Licht = +	1
Hämorrhagie, Reaktion auf Licht = −	2
A · 5 maximales Produkt	10
3. Konjunktiva	Punktzahl
A) Rötung (palpebrale und bulböse Konjunktiva) Intensität der Verfärbung, Füllungszustand der Blutgefäße	0–3
B) Chemosis (Schwellung) Ab Punktzahl 2 Nachaußenkehren der Lider Ab Punktzahl 3 halb- oder ganzgeschlossene Lider	0–4
C) Exsudation (Ausfluß)	0
Keine Exsudation	0
Geringe Mengen im inneren Augenwinkel	1
Befeuchtung der Lider und Haare unmittelbar am Lid	2
Befeuchtung der Lider und Haare in einem beträchtlichen Gebiet um die Augen herum	3
(A + B + C) · 2 maximales Produkt	20

Menschen zu der Auffassung kommen, daß den Tierversuchen bei Screeninguntersuchungen durchaus ein Wert zukommt (Steinberg et al. 1975; MacMillan et al. 1975; Kästner u. Frosch 1981). Die Bewertung von Irritationstests am Menschen ist nicht problemfrei. Vor allem ist zu beachten, daß z. B. bei Aknetherapeutika eine relativ starke irritative Wirkung tolerabel ist, während z. B. bei Dermatika, die für die Ekzembehandlung bestimmt sind, nur eine geringe irritative Wirkung akzeptiert werden kann. Berücksichtigt werden soll außerdem die Anwendungskonzentration beim Menschen. Bei waschaktiven Substanzen hängt die Anwendungskonzentration stark von der reinigenden Wirkung ab, und es ist deshalb sinnvoll, die irritative Wirkung in eine Relation zur reinigenden Wirkung zu setzen. Standardisierte Versuchsanordnungen zur Ermittlung des Wascheffektes wurden von verschiedener Seite, u. a. von Jakobi (1949) und von Tronnier (1965), beschrieben.

10.1.3.3.1 Immersionstest

Der Armimmersionstest nach Smeenk (1969) eignet sich für die Prüfung von Waschlösungen und soll die physiologischen Anwendungsbedingungen imitieren. Es wird dabei der Arm täglich über eine definierte Zeit in die Waschlösung getaucht. Nach mehreren Tagen wird die Haut visuell beurteilt.

10.1.3.3.2 Patch-Test

Grundsätzlich ist zu unterscheiden zwischen Kurzzeitexpositionen (primary cutaneous irritation test) und Langzeitexpositionen (cumulative cutaneous irritation test)

(Guillot et al. 1977). Langzeittests werden meist 3 Wochen lang durchgeführt, wobei teilweise täglich der Okklusionsverband gewechselt wird (z.B. Steinberg et al. 1975) und teilweise der Okklusionsverband die ganze Zeit belassen wird (z.B. MacMillan et al. 1975). Valér (1969) prüft die irritative Wirkung durch 2- bis 3malige Applikation über 24 h auf nichtgestrippter und auf gestrippter Haut. Bei diesem Verfahren läßt sich ein schwacher irritativer Effekt nur bei vorherigem Strippen der Haut nachweisen. Kligman u. Wooding (1967) bestimmen bei der Prüfung starker Irritanzien die Konzentration, die bei 50% der Probanden bei okklusiver Kurzzeitanwendung zu einem irritativen Effekt führt. Bei schwachen Irritanzien wird die Zeitdauer der Anwendung bestimmt, die nötig ist, um bei 50% der Probanden eine Irritation zu erzeugen. Bei allen genannten Verfahren erfolgt die Bewertung der Irritation visuell. Bei der Bewertung der Ergebnisse ist zu beachten, daß der Test vielfach nicht den in der Praxis üblichen Anwendungsbedingungen entspricht.

10.1.3.3.3 Duhring-Kammertest

Der Duhring-Kammertest nach Frosch u. Kligman (1976) stellt eine weitere Modifikation der unter Abschn. 10.1.3.3.2 genannten Tests dar. Vor Applikation der zu prüfenden Substanzen wird die Haut skarifiziert. Dann wird in einer kleinen Aluminiumkammer 3 Tage lang die Prüfsubstanz auf der Haut appliziert. Diese Vorrichtung ähnelt der früher von Schulz u. Rose (1957) angegebenen Kammer für entsprechende Tests. Bei der Testung von Waschsubstanzen unterbleibt eine Skarifikation (Frosch 1981). Das Verfahren erlaubt die Erfassung auch geringer irritativer Wirkungen in einer kurzen Beobachtungszeit. Die Ergebnisse verhalten sich nicht immer parallel mit den Ergebnissen des Patch-Tests (Shellow u. Rapaport 1981). Bei der Bewertung muß bedacht werden, daß das Vorgehen nicht den physiologischen Anwendungsbedingungen entspricht. Schlußfolgerungen müssen dementsprechend mit großer Vorsicht gezogen werden. In jüngster Zeit haben Hassing et al. (1982) versucht das Verfahren bei Tensiden mehr an die praktischen Anwendungsbedingungen anzugleichen. Sie haben 1%ige Lösungen 24 h lang in einer Plastikkammer appliziert und 24 h nach Abnahme derselben den Irritationseffekt durch eine Messung des transepidermalen Wasserverlustes verifiziert.

10.1.4 Irritierende Substanzen

Sehr viele Externabestandteile weisen eine mehr oder weniger irritierende Wirkung auf. Die klinische Irritationswirkung ist dabei nicht völlig identisch mit den Reaktionen in den vorgenannten Tests. Ein wesentlicher Grund dafür ist möglicherweise, daß zusätzlich besonders bei waschaktiven Substanzen eine Extraktion von feuchtigkeitsbindenden Substanzen aus der Hornschicht und daraus resultierend eine Exsikkierung der Hornschicht erfolgen kann. Außerdem können die Hautoberflächenlipide in so starkem Maß entfernt werden, daß die Regenerationsfähigkeit nicht ausreicht, um genügend schnell eine Restitution zu erzielen. Eine rauhe und schuppende Oberflächenstruktur der Haut kann daraus resultieren, die mit das Bild der klinischen Irritation bestimmt.

Untersuchungen über irritierende Wirkungen finden sich in der Literatur in großer Zahl. Erwähnt werden sollen umfangreiche Befunde von Guillot et al. (1977, 1980) mit zahlreichen Kosmetikgrundstoffen. Als am stärksten irritierend erwiesen sich Proben von Oleylalkohol und Isopropylmyristat. Ebenfalls eine große Zahl von Kosmetikgrundstoffen hat Kästner (1977) an verschiedenen Tiermodellen untersucht.

Umfangreiche Untersuchungen mit verschiedenen Tensiden finden sich bei Prottey u. Ferguson (1975), Mezei (1970), Kästner u. Frosch (1981), Tronnier et al. (1965), Valér (1969) u.a. Die angewendeten Testverfahren sind immerhin so aussagekräftig, daß übereinstimmend gezeigt werden konnte, daß bei Fettsäuren und Alkylsulfaten die Kettenlänge C 12 weit mehr irritiert als die anderen Kettenlängen (Blohm 1957; Schulz u. Rose 1957; Stillman et al. 1975). In den USA wird zur Zeit eine umfangreiche Dokumentation über Testergebnisse mit Kosmetikgrundstoffen zusammengestellt, deren erster Band inzwischen erschienen ist (Elder 1980).

Vor allem von der Kosmetikindustrie ist zu fordern, daß die angebotenen Spezialitäten einen möglichst geringen irritierenden Effekt aufweisen. Bei den Dermatika ist die Situation unterschiedlich zu beurteilen. Manchmal muß ein hoher irritativer Effekt in Kauf genommen werden, z.B. bei Dithranol. Manchmal wird ein nicht zu starker irritativer Effekt von der Haut gut toleriert, z.B. bei Aknetherapeutika. Manchmal muß jedoch ähnlich wie bei Kosmetika eine möglichst geringe irritierende Wirkung gefordert werden, z.B. bei Dermatika für die Ekzembehandlung. Der Verwendungszweck eines Externums muß dementsprechend bei der Bewertung der Irritationstests in Betracht gezogen werden.

10.1.5 Anti-Irritants

Als Anti-Irritants werden Substanzen bezeichnet, die imstande sind, die irritierende Wirkung anderer Substanzen ganz oder teilweise zu verhindern. Auf Grund vor allem empirischer Erfahrungen wird einer Reihe von Substanzen eine derartige Wirkung zugeschrieben. Ein in der BRD seit längerer Zeit verwendeter derartiger Stoff ist das Softigen 701, ein Partialglyceridgemisch einer ungesättigten hydroxylgruppenreichen Fettsäure, dem zugeschrieben wird, daß es die freien reaktionsfähigen Gruppen in der Hornschicht absättigt und damit eine Sorption irritierender Substanzen vermeidet (Osteroth u. Heers 1971).

In den letzten Jahren ist es gelungen, den Wirkungseffekt einiger anderer Anti-Irritants zu dokumentieren. Goldemberg (1979) konnte zeigen, daß im Augenreiztest die irritierende Wirkung von Natrium-Laurylsulfat durch ein amphoteres Tensid stark vermindert wird (Tabelle 10.4). Faucher u. Goddard (1978a) fanden, daß durch ein amphoteres Tensid die Sorption von Natrium-Laurylsulfat an Haarkeratin reduziert wird (Abb. 10.2). In weiteren Untersuchungen konnten die gleichen Autoren (1978b) deutlich machen, daß die Permeation von Natrium-Laurylsulfat durch die Hornschicht durch die Vorbehandlung mit einem kationischen Cellulosepolymer weitgehend verhindert wird (Abb. 10.3).

Eine umfassende Darstellung der zur Verfügung stehenden Anti-Irritants auf Grund der vorliegenden Patentschriften findet sich bei Goldemberg (1979). Häufig handelt es sich bei diesen Substanzen um Dimer- und Trimersäuren, die auf die Linolsäure zurückgehen.

Tabelle 10.4. Irritationseffekt von Na-Laurylsulfat nach Anwendung ohne und mit einem Antiirritans (SS/RAM = Rizinussäure-Sulfosuccinat-Monoäthylamid). (Nach Goldemberg 1978)

	Irritationswirkung
10% Na-Laurylsulfat	35
10% Na-Laurylsulfat + 0,5% SS/RAM	16
10% Na-Laurylsulfat + 1,0% SS/RAM	6

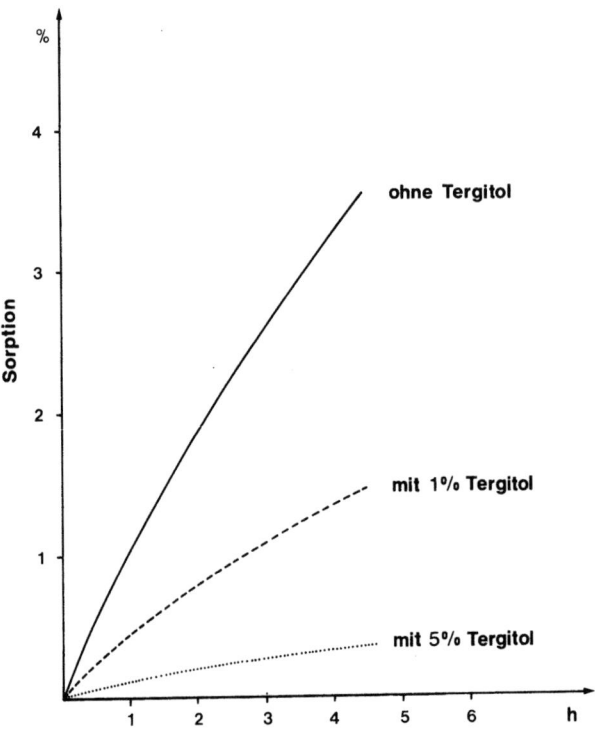

Abb. 10.2. Beeinflussung der Sorption von 10% Na-Laurylsulfat durch Haarkeratin bei Hinzufügung eines amphoteren Tensides. Dieses reduziert die Sorption erheblich. (Aus Faucher u. Goddard 1978 a)

Ein weiterer in der Kosmetikindustrie vielfach beschrittener Weg ist die Hinzufügung schwach entzündungshemmender Substanzen zu Externa, wie Azulen, Chamzulen und Guajazulen (Osteroth u. Heers 1971). Allerdings sind die Wirkungsnachweise für den entzündungshemmenden Effekt dieser Substanzen schlecht fundiert.

10.2 Sensibilisierende Wirkung

10.2.1 Wirkungsmechanismus

Das morphologische Bild der ekzematösen Reaktion läßt sich am besten am experimentellen Ekzem bei der Epikutantestung studieren. Primär findet sich ein entzündliches Infiltrat im Corium, aus dem einzelne Zellen interzellulär in die ödematös aufgelockerte Epidermis eindringen. Das entzündliche Infiltrat soll sich nur wenig in seiner Zusammensetzung von dem entzündlichen Infiltrat bei irritativer Dermatitis unterscheiden (Reitamo et al. 1981). Die Spongiose findet sich zunächst nur basal und dehnt sich innerhalb einiger Stunden bis Tage auf das ganze Stratum spinosum aus. Schließlich bilden sich spongiotische Bläschen und evtl. multilokuläre Willan-Bläschen aus. Im weiteren Verlauf der ekzematösen Reaktion kommt es dann zur Akanthose und zur parakeratotischen Verhornung. Außerdem werden die entzündlichen Infiltrate dichter und ordnen sich perivaskulär an.

Ein kontaktallergisches Geschehen kann sich jedoch auch in einer völlig anderen Weise manifestieren, nämlich bei der Kontakturtikaria. Dabei findet sich klinisch

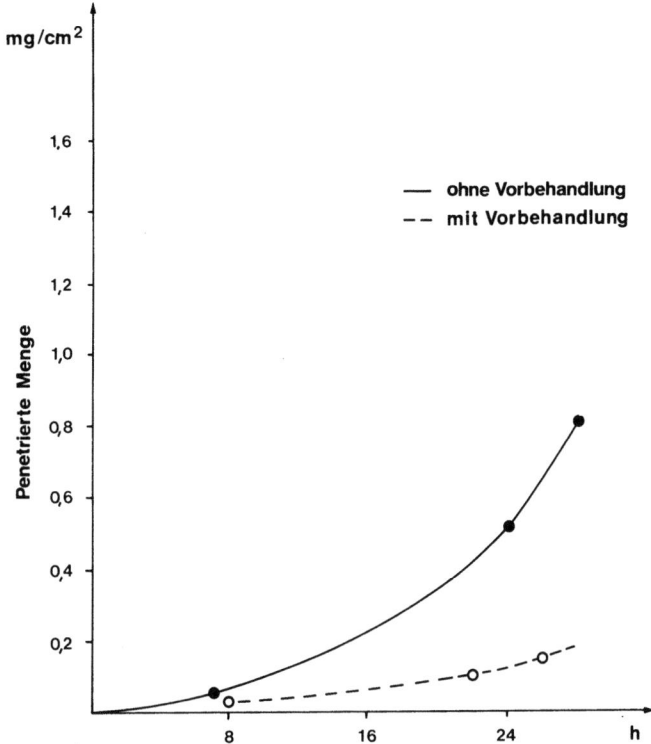

Abb. 10.3. Beeinflussung der Permeation von Na-Laurylsulfat durch die Hornschicht in vitro bei Vorbehandlung mit einem kationischen Cellulosepolymer. Dieser vermindert die Permeation der Irritans erheblich. (Vereinfacht nach Faucher u. Goddard 1978 b)

zumindest primär eine typische Urtika. Histologisch ist diese in erster Linie durch ein Ödem im Corium und ein gemischtzelliges, perivaskuläres Infiltrat charakterisiert (Ackerman 1978). Sekundär wird die urtikarielle Effloreszenz jedoch meist zerkratzt, so daß ein ähnliches klinisches Bild wie beim Kontaktekzem resultieren kann (Fisher 1977). Ein charakteristischer Hinweis in der Anamnese ist das rasche Auftreten nach Kontakt mit dem Allergen (Maibach u. Johnson 1975).

Über die Auslösung der üblicherweise vorliegenden Spätreaktion vom Ekzemtyp (sog. Typ IV-b-Reaktion) liegen differenzierte Befunde vor. Das in die Haut penetrierende Hapten bildet mit verschiedenen autologen Proteinen immunologisch aktive Konjugate. Diese Komplexbildung ist jedoch nur die erste Stufe bei der Ausbildung definitiver antigener Strukturen. Sog. Stimulatorzellen (in der Haut die Langerhans-Zellen, zusätzlich aber auch Stimulatorzellen im Lymphsystem) bilden aus diesen Komplexen definitive antigene Strukturen. Diese antigenen Strukturen stimulieren Lymphozyten, die in die Lymphknoten wandern, dort proliferieren und sich in Memory-T-Lymphozyten und Effektor-T-Lymphozyten differenzieren. Die Memory-T-Lymphozyten speichern die Information und führen zu einem erneuten Proliferationsschub von Memory- und Effektor-T-Lymphozyten im Lymphknoten bei erneutem Kontakt mit dem Antigen. Die Effektor-T-Lymphozyten setzen Mediatoren der Entzündung (Lymphokinine) frei, die für die Morphogenese der Effloreszenz verantwortlich sind. Die Effektor-T-Lymphozyten leben nur etwa 2 Wochen. Bei einem erneuten Antigenkontakt nach mehr als 2 Wochen vergeht deshalb ein Zeitraum, bis wieder Effektor-T-Lymphozyten proliferieren und die Ausbildung der Effloreszenz provozieren. Eine gewisse Kontrolle des Sensibilisierungsvorgangs üben die Suppressor-T-Lymphozyten aus, die ebenfalls im Lymphknoten proliferieren und den Effektor-T-Lymphozyten entgegenwirken. Eine gute Übersicht dazu findet sich bei Polak (1980).

Völlig anders sind die Verhältnisse bei der Kontakturtikaria. Dabei liegen IgE-Antikörper im Blut (Typ-1-Reaktion) vor. Bei einer Konfrontation mit dem Antigen kommt es zu einer Antigen-Antikörperreaktion mit Freisetzung von Mediatoren, die die urtikarielle Effloreszenz hervorrufen. Allerdings kann eine gleichartige klinische Reaktion auch auf nichtallergischem Weg durch andersartige Freisetzung von Mediatoren, in erster Linie von Histamin, erfolgen. Die Kontakturtikaria kann zusammen mit Asthma und anaphylaktischem Schock auftreten. Wahrscheinlich gibt es auch ein gemeinsames Vorkommen mit dem Angioödem. Die Kontakturtikaria kommt unvergleichlich seltener vor als die Typ-4b-Reaktion beim Kontaktekzem (Maibach u. Johnson 1975).

10.2.2 Sensibilisierungsbereitschaft

Ob es zu einer Sensibilisierung kommt, hängt von drei Faktoren ab:

1. Sensibilisierungspotenz des Allergens. Bezüglich der Gefahr einer Sensibilisierung bestehen große Unterschiede zwischen verschiedenen Agenzien. Ziel der pharmazeutischen und kosmetischen Industrie ist es, stark sensibilisierende Wirk- und Hilfsstoffe soweit möglich nicht zu verwenden.

2. Immunreaktion des Organismus. Wenn sich auch in Zwillingsuntersuchungen keine genetische Determination der Sensibilisierungsbereitschaft des Organismus nachweisen läßt, wie dies bei der Reaktionsbereitschaft auf Irritanzien der Fall ist, spielen doch genetische Gesichtspunkte eine Rolle. Einen Hinweis darauf gibt die bekannte Seltenheit von Sensibilisierungen beim Atopiker trotz der meist intensiven Kontakte mit sensibilisierenden Externa (Rajka 1975).

3. Lokalisation des Allergenkontaktes. Voraussetzung für die Sensibilisierung ist, daß das Allergen durch die Hornschicht penetriert. Eine intakte Barrierefunktion im Anwendungsbereich eines Externums wird deshalb meist eine Sensibilisierung verhindern. Dementsprechend sind primäre Sensibilisierungen durch Kosmetika selten. Auf der anderen Seite können Hautdefekte auf die Dauer eine Sensibilisierung stark begünstigen. Beispiele sind das Maurerekzem, bei dem meist auf dem Umweg über ein degeneratives Ekzem eine Chromsensibilisierung entsteht, und die Sensibilisierung beim Ulcus cruris. Beim Ulcus-cruris-Patienten erreicht die Sensibilisierungsquote gegen Externabestandteile 50–70% der Patienten (Ebner u. Lindemayr 1977; Fräki et al. 1979; u.a.). Konkrete Zahlen liegen über die Sensibilisierungsquote gegen Benzoylperoxid bei der Ulcus-cruris- und der Aknebehandlung vor. Jensen et al. (1980) fanden bei der Ulcus-cruris-Behandlung eine Sensibilisierungsquote von 56%, nach Kligman u. Epstein (1975) ist das Sensibilisierungsrisiko bei der Aknetherapie unter 1%. Keinen disponierenden Faktor stellt entgegen früheren Auffassungen die Seborrhö dar (Gloor et al. 1972).

10.2.3 Tests zur Vorhersage des Sensibilisierungsrisikos

Tests zur Vorhersage des Sensibilisierungsrisikos (predictive tests) beruhen im Prinzip darauf, daß experimentell überprüft wird, bei welchem Anteil von Tieren bzw. Menschen sich eine Sensibilisierung bei standardisierter Allergenexposition erzielen läßt.

Da einer breiten Durchführung derartiger Tests am Menschen moralische Bedenken entgegenstehen, weicht man möglichst auf Tierversuche aus, die allerdings nicht ohne weiteres auf den Menschen übertragbar sind, so daß orientierende Tests am Menschen zur Ergänzung erforderlich sind.

10.2.3.1 Tests am Tier

Die meisten Untersucher bedienen sich als Versuchstier des Meerschweinchens. Außerdem eignet sich der Hamster für derartige Versuche (Maguire 1980). Das Vorgehen unterscheidet sich jedoch bei den verschiedenen Untersuchern erheblich. Im folgenden seien Beispiele für derartige Versuchsanordnungen genannt:

10.2.3.1.1 Offener epikutaner Test (Klecak et al. 1977)

An 21 aufeinanderfolgenden Tagen wird in offener Applikationsweise das zu testende Agens in verschiedenen Verdünnungen, sowie nach Möglichkeit unverdünnt, einmal täglich auf die Haut aufgebracht. Am Ende der Induktionsphase und nach einer zweiwöchigen Latenzphase erneute epikutane Auftragung der Testsubstanz. Bewertet wird, ob es dabei bei submaximaler nichtirritierender oder geringerer Dosierung zu einer ekzematoiden Reaktion kommt. Das Verfahren soll Ergebnisse erbringen, die den Befunden am Menschen ähneln.

10.2.3.1.2 Repeated Insult Patch-Test (Buehler u. Griffith 1975)

In der dreiwöchigen Induktionsphase einmal wöchentlich okklusive Applikation des Testagens über 6 h. 2 Wochen später erneute okklusive Allergenexposition mit Ablesung 24 h später. Testkonzentration ist die submaximale nichtirritative Dosis. Nur 3% der Substanzen, die beim Menschen eine Sensibilisierung bewirken, sollen bei diesem Testverfahren eine negative Reaktion ergeben.

10.2.3.1.3 Kammertest (Kero u. Hannuksela 1980)

In der Induktionsphase 6 Tage lang Applikation des Testagens in einer Kammer. Ablesung nach erneuter Applikation am 21. Tag. Der Wert des Verfahrens ist noch nicht definitiv zu beurteilen.

10.2.3.1.4 Offener Test mit Irritation der Haut (Maurer et al. 1978)

Die Tiere werden alternierend mit einem Irritans und dem Allergen behandelt. Als Irritans wird 0,2% Krotonöl oder 2 bzw. 0,5% Na-Laurylsulfat verwendet. 2 und 4 Wochen nach der Induktionsphase Auslösung einer Ekzemreaktion durch eine gleichartige Behandlung zum Nachweis einer Sensibilisierung. Das Verfahren hat sich bei der Prüfung schwach sensibilisierender Agenzien als weniger effektiv erwiesen wie der Optimisationstest und der Maximisationstest (Maurer et al. 1979).

10.2.3.1.5 Patch-Test mit Irritation der Haut (Maguire 1975; Sato et al. 1981)

Bei Versuchsbeginn Schädigung der Haut durch Kälte. Am Tag 0, 2, 4 und 7 Auftragen der Testsubstanz im Patch-Verfahren. Am 4. Tag zusätzlich Injektion von

Freund-Adjuvans. Von Tag 9–20 keine Behandlung. Am 20. Tag erneute Exposition und Bewertung der Reaktion bei Ablesungen nach 24, 48 und 72 h (Maguire 1975). Ein neues von Sato et al. (1981) angegebenes Verfahren ist damit vergleichbar. Bei Versuchsbeginn Applikation von Freund-Adjuvans. Dann oberflächliche Verletzung des Stratum corneum und okklusive Anwendung des Testagens für 24 h. Die Stratum-corneum-Verletzung und die Applikation des Testagens wird an den beiden nächsten Tagen wiederholt. Am 9. Tag Irritation der Haut mit Na-Laurylsulfat und anschließend okklusive Anwendung des Testagens. Am 21. Tag Prüfung, ob es zu einer Sensibilisierung gekommen ist.

10.2.3.1.6 Draize-Test

In der Induktionsphase 10mal intradermale Applikation des Testagens. Nach einer Pause von 2 Wochen gleichartige Behandlung an einer anderen Stelle. Geprüft wird, ob es dabei zu einer Sensibilisierung gekommen ist (Draize 1959). Eine Modifikation dieses Tests findet sich bei Goodwin et al. (1981). In der Induktionsphase wird das Testagens 4mal intradermal appliziert. Nach zwei Wochen Ablesung bei erneuter intradermaler und epikutaner Applikation. Bei fehlender Sensibilisierung kann eine zweite Induktionsphase nachgeschoben werden. Auch dabei wird 2 Wochen nach Ende der Induktionsphase abgelesen.

10.2.3.1.7 Maximisationstest (Magnusson u. Kligman 1969)

Bei Versuchsbeginn intradermale Applikation des Prüfagens mit und ohne Freund-Adjuvans. Am 7. Tag Exposition im Patchtest mit Okklusion über 48 h. Diese Expositionen entsprechen der Induktionsphase. Am 21. Tag erneut Patchtest mit dem Testagens in subirritativer Dosis. Am 23. Tag Ablesung der Reaktion. Bei einer Modifikation des Tests, dem Single Injection Adjuvant Test, wird nur eine einmalige intradermale Injektion in der Induktionsphase vorgenommen. Überprüfung, ob es zur Sensibilisierung gekommen ist, 12 oder 14 Tage später (Goodwin et al. 1981). Beide Tests gelten als sensibel.

10.2.3.1.8 Optimisationstest (Maurer et al. 1975, 1979, 1980)

Die Induktionsphase dauert 3 Wochen. Während dieser Zeit wird das Allergen 3mal wöchentlich intradermal, teilweise zusammen mit Freund-Adjuvans, injiziert. 2 Wochen nach der Induktionsphase erneute intradermale Injektion und Beurteilung der Reaktion. Weitere 2 Wochen später Injektion einer submaximalen, nichtirritativ wirksamen Dosis und erneute Beurteilung der Reaktion. Bewertet wird das Reaktionsvolumen, das sich aus den größten Durchmessern der erythematösen Reaktion und der Faltendicke ergibt. Zusätzlich kann nach weiteren 10 Tagen eine epidermale Applikation erfolgen. Beurteilt wird dabei die entzündliche Reaktion der Haut. Es handelt sich um ein sensibles, aussagekräftiges Verfahren.

10.2.3.1.9 Test mit komplettem Freund-Adjuvans (Klecak et al. 1977)

5mal in 2tägigem Abstand Injektion der Testsubstanz mit komplettem Freund-Adjuvans intradermal. Bei den Kontrollen nur Behandlung mit komplettem Freund-Adjuvans. Nach dieser Induktionsphase am 21. und 35. Tag Epikutantestung.

10.2.3.2 Tests am Menschen

10.2.3.2.1 Repeated-Insult-Patch-Test (Shelanski u. Shelanski 1953)

Ähnlich wie bei den tierexperimentellen Verfahren wird in einer Induktionsphase eine Sensibilisierung durch wiederholte epikutane Applikation erzeugt. Es folgt eine Ruhephase und schließlich eine erneute Provokation zur Prüfung, ob es zu einer Sensibilisierung gekommen ist. Die einzelnen Phasen wurden stark variiert. Bezüglich detaillierter Angaben sei auf Draize (1959), Ludwig (1976) sowie Marzulli u. Maibach (1974) verwiesen.

10.2.3.2.2 Maximisationstest (Kligman 1966; Kligman u. Epstein 1975)

Der Maximisationstest erlaubt im Gegensatz zu den einfachen Repeated-Insult-Patch-Tests auch die Erfassung schwacher Sensibilisatoren. Der wesentliche Unterschied besteht darin, daß sowohl in der Induktionsphase als auch in der Prüfphase eine Vorbehandlung der Haut durch Na-Laurylsulfat erfolgt. Die ursprünglichen Testvorschriften wurden in vielfältiger Weise variiert. Die zweitgenannte Publikation gibt eine modifizierte Testanweisung, die umfangreiche Erfahrungen mit dem Test berücksichtigt.

Eine *umfangreiche Übersicht* über Testverfahren an Tier und Mensch, die detaillierte Angaben zu experimentellen Modifikationen und teilweise auch vergleichende Ergebnisse enthält, findet sich bei Hardy (1973).

10.2.4 Sensibilisierungspotenz von Externabestandteilen

Kligman u. Epstein (1975) betonen zu Recht, daß die Sensibilisierungspotenz einer Substanz nur einer der Faktoren ist, der für die Entstehung von Sensibilisierungen maßgebend ist. Das tatsächliche Risiko hängt außerdem von Anwendungshäufigkeit und Zustand der Haut im Kontaktbereich ab. Trotz des wegen der intakten Barrierefunktion der behandelten Haut geringen Sensibilisierungsrisikos sind an Kosmetika besonders strenge Richtlinien anzulegen.

Die Häufigkeit des Vorkommens positiver Reaktionen im Epikutantest hängt besonders bei Externabestandteilen stark davon ab, wie häufig eine Substanz in dem betreffenden Einzugsgebiet verwendet wird. Eine extreme Häufigkeit der Anwendung kann eine große Sensibilisierungspotenz vortäuschen. Ein Beispiel ist das Neomycin, das übereinstimmend in der Literatur als eines der häufigsten iatrogenen Allergene angesehen wird und das bei experimentellen Sensibilisierungen eine mittlere Sensibilisierungspotenz aufweist (Marzulli u. Maibach 1973). Bezieht man die Sensibilisierungsquote auf die Zahl der damit behandelten Personen, so erweist sie sich tatsächlich nicht als besonders groß (Leyden u. Kligman 1979).

Bei den Kontaktekzemen durch Externabestandteile spielen Antibiotika, Desinfizienzien und Antioxydanzien eine wichtige Rolle. Unter den Substanzen, gegen die häufig eine positive Reaktion im Epikutantest gefunden wird, sind organische und anorganische Quecksilberverbindungen, Formalin bzw. formalinfreisetzende Wirkstoffe, Marfanil und Chloracetamid auch bei den „Predictive Tests" als stark sensibilisierend einzustufen. Infolge einer sehr großen Anwendungshäufigkeit werden bei den p-Hydroxybenzoesäureestern (Parabene) und beim Neomycin ebenfalls häufig positive Testreaktionen nachgewiesen, obwohl es sich dabei nach den „Predictive Tests" um Agenzien mit mittlerer Sensibilisierungspotenz handelt. Während Sorbinsäure wahrscheinlich keine geringere Sensibilisierungspotenz aufweist wie Parabene, können Irgasan und Chlorhexidin als schwach sensibilisierende Substanzen angesehen werden. Das gleiche gilt unter den Antibiotika für die in der Aknebehandlung in erster Linie verwendeten Antibiotika Erythromycin, Tetracyclin und Clindamycin. Bezüglich der Ergebnisse der „Predictive Tests" sei auf Marzulli u. Maibach (1973), bezüglich der Häufigkeit positiver Reaktionen im Epikutantest auf Tabelle 10.5 verwiesen.

Tabelle 10.5. Häufigkeit positiver Ergebnisse bei Standardepikutantests. Gegenübergestellt sind Angaben von drei verschiedenen Arbeitsgruppen

	Bandmann et al. (1972) ♀	♂	North. Americ. Cont. Derm. Group 1971/2 1972/4 (Rudner et al. 1975)		Intern. Cont. Derm. Res. Group (Fregert et al. 1969)
Neomycin	3,6	3,7	6	4,7	3,7
Formalin	3,1	3,8	4	3,4	3,5
Parabene	1,3	2,3	3	3,5	1,9
Wollwachsalkohole	2,0	3,1	3	2,7	2,6
Perubalsam	4,6	7,6		7,2	
Jodchlor-hydroxychinolin	1,4	1,9			
Thiomersal			8	6,5	
Mercapto-benzothiazol			5	3,0	2
Benzocain	3,3	4,5	5	5	4

Unter den Lipidgrundlagen spielt Lanolin eine dominierende Rolle. Als wirksames Antigen müssen dabei Wollwachsalkohole angesehen werden. Daneben können Hydrierungsprodukte und Verunreinigungen (Ni, Co, Cr) eine Rolle als Allergen spielen (Sugai u. Higashi 1975). Wichtig sind Emulgatoren. Dabei finden sich häufig positive Reaktionen auf Lanette N. Aber auch Sensibilisierungen gegen andere Emulgatoren sind nicht selten (Hannuksela et al. 1976). Vor allem bei Kosmetika können Sensibilisierungen auch durch pflanzliche Öle hervorgerufen werden. Parallel mit dem Vorliegen einer derartigen Sensibilisierung pflegt eine positive Reaktion gegen Perubalsam vorzuliegen (Rudzki et al. 1976). Eine gewisse Rolle als Allergen spielt auch Propylenglykol, das in vielen Externa enthalten ist (Hannuksela 1979).

Abschließend sei vermerkt, daß auch zahlreiche andere Externabestandteile sensibilisierend wirken können. Besonders erwähnt seien Benzoylperoxid, Benzocain, Teere, Resorcin, Idoxuridin und Tromantadin-HCl. Eine sehr detaillierte Übersicht dazu haben Andersen u. Maibach (1980) publiziert. In den USA wird an einer umfangreichen Dokumentation über Ergebnisse u.a. von „Predictive Tests" an Kosmetikgrundstoffen gearbeitet, deren erster Band inzwischen erschienen ist (Elder 1980).

10.3 Phototoxische und photosensibilisierende Wirkung

10.3.1 Wirkungsmechanismus

Die phototoxische Wirkung beruht darauf, daß ein Photosensibilisator primär Licht absorbiert und diese Energie auf zelluläres Material überträgt, ohne sich selbst dabei zu verändern. Geschädigt werden dabei die Zellmembranen und die zelluläre DNS (Korhevar 1981). Die in der Dermatotherapie wichtigen phototoxischen Substanzen Teer und Eosin reagieren unter Energieaufnahme mit Sauerstoff und übertragen diese Energie weiter. Deshalb kommt die phototoxische Wirkung von Teer nicht zustande, wenn die arterielle Durchblutung unterbunden wird (Kaidbey u. Kligman 1977). Ein anderer Mechanismus liegt bei den Psoralenen vor, deren phototoxische Wirkung nicht sauerstoffabhängig ist (Jung u. Bohnert 1979). Die Photoabsorption der phototoxischen Substanzen liegt vor allem im Bereich des UV A und des sichtbaren Lichts.

Bei der Photoallergie liegt im Prinzip ein allergisches Kontaktekzem vor. Für die Bildung des Hapten-Protein-Komplexes in der Epidermis ist Licht notwendig. Bei einer Reihe von Substanzen konnte gezeigt werden, daß die Lichteinwirkung zu einer Veränderung des Haptens führt, die erst die Auslösung der typischen Reaktion ermöglicht. Ein eindrucksvolles Beispiel für derartige Befunde findet sich bei Willis u. Kligman (1968). Die Autoren konnten zeigen, daß zwei Photodekompensationsprodukte von 3,4',5-Tribromsalizylanilid im unbelichteten Epikutantest eine positive Reaktion ergeben bei Versuchspersonen, bei denen eine Photosensibilisierung gegen die Ausgangssubstanz bekannt ist. Eine In-vitro-Bestrahlung des bekannten Photoallergens und eine anschließende unbelichtete Epikutantestung führten ebenfalls zu einer positiven Reaktion. Nach Freeman u. Knox (1968) liegen die effektiven Wellenlängen im wesentlichen im UV-A-Bereich.

Klinisch handelt es sich bei der phototoxischen Reaktion um einen zweiphasigen Vorgang. Unmittelbar nach der Lichtwirkung kommt es zu einer brennenden Urtika, in der Folgezeit dann zu einer roten, infiltrierten Effloreszenz, die ihren Höhepunkt nach 24–48 h erreicht. Histologisch liegt in erster Linie ein ausgeprägtes intrazelluläres Ödem in der Epidermis vor, das gelegentlich zu Blasen führt (Kaidbey u. Kligman 1977). Bei der Photoallergie ähnelt das klinische Bild dem des Kontaktekzems. Bei wiederholtem Auftreten steht die Lichenifikation ganz im Vordergrund (Epstein et al. 1968). Im histologischen Bild sind Photoallergien und Kontaktekzeme schwer voneinander abgrenzbar. Nach Jung u. Hardmeier (1967) stehen die perivaskulären entzündlichen Infiltrate bei der Photoallergie und die epidermalen Veränderungen (Spongiose, Leukozytenimmigration, Akanthose) beim Kontaktekzem im Vordergrund. Der histologische Unterschied zwischen phototoxischer und photoallergischer Reaktion ist eindeutig. Hingewiesen sei darauf, daß sich im Gefolge einer Photosensibilisierung eine persistente Lichtreaktion in immerhin 10–30% der Fälle und seltener ein aktinisches Retikuloid ausbilden können (Jung u. Bohnert 1979).

10.3.2 Testverfahren

10.3.2.1 Prüfung der phototoxischen Wirkung

In der Vergangenheit wurde versucht, durch biochemische Tests und Untersuchungen an Zellkulturen Screeninguntersuchungen zur Phototoxizität durchzuführen, ohne daß allerdings damit zuverlässige Ergebnisse erhoben werden konnten (Harber 1981). In jüngster Zeit berichtete Horio (1981) sowie Weinberg u. Springer (1981) darüber, daß sich die phototoxische Wirkung zahlreicher bekannter phototoxischer Agenzien an Kulturen von Trichophyton mentagrophytes bzw. Bäckerhefe nachweisen läßt. Die Autoren schreiben dem Verfahren einen Wert als Screeninguntersuchung zu. Tierversuche können an einer Reihe von Labortieren durchgeführt werden. Meist bedient man sich des Meerschweinchens, der Ratte, der Maus (möglichst haarlose

Maus), des Kaninchens und des Minischweins. Besonders leicht läßt sich eine phototoxische Reaktion an der haarlosen Maus und am Meerschweinchen auslösen, während dies beim Minischwein nur nach Strippen der Haut möglich ist. Zwischen dem Auftragen des zu prüfenden Agens und der Belichtung sollte ein Zeitraum von ca. 1–2 h liegen. Bewertet wird in der Regel die klinische Reaktion (Maibach u. Marzulli 1975; Harber 1981). Möglichkeiten der Quantifizierung bestehen am Meerschweinchenohr durch Messung des Ohrdurchmessers (Stott et al. 1970) und an Maus und Ratte durch Messung des Schwanzdurchmessers (Harber 1981). Die Tierexperimente haben meist, jedoch nicht immer, übereinstimmende Ergebnisse mit den Befunden am Menschen erbracht, so daß zumindest orientierende Untersuchungen am Menschen hinzukommen müssen (Maibach u. Marzulli 1975).

Auch beim Menschen lassen sich Phototoxizitätsprüfungen leicht durchführen. Im Prinzip wird dabei in unterschiedlichem Abstand nach Auftragen des Testagens eine UV-Bestrahlung durchgeführt mit einer Dosis, die unter der minimalen Erythemdosis liegt. Als Lichtquelle kommt neben dem natürlichen Sonnenlicht vor allem die Xenonlampe in Frage. Bei schwach phototoxisch wirksamen Agenzien kann vor dem Auftragen der Prüfsubstanz die Haut gestrippt oder skarifiziert werden oder es kann die Prüfsubstanz intradermal appliziert werden. Evtl. kann man auch Versuchsstellen mit besonders guter Wirkstoffpenetration, wie z.B. das Skrotum, auswählen. Bezüglich Details sei auf die Arbeiten von Wiskemann u. Hoyer (1971), Kaidbey u. Kligman (1978) sowie Harber (1981) verwiesen. Eine andere Methode ist die Bestimmung der minimalen Erythemdosis mit und ohne vorherigem Auftragen des zu prüfenden Agens (Jung 1966).

10.3.2.2 Prüfung der photoallergischen Wirkung

Im Prinzip erfolgt die tierexperimentelle Prüfung, die im wesentlichen einen Screeningcharakter hat, in gleicher Weise wie die Predictive Tests für die lichtunabhängige Sensibilisierung am Meerschweinchen. Der Test besteht aus einer Induktionsphase, einer Latenzphase und einer Prüfphase. In der Induktionsphase kann das Prüfagens offen bzw. mit permeablen Verbänden (z.B. Harber u. Shalita 1975; Maurer et al. 1980) oder okklusiv (z.B. Kaidbey u. Allen 1981) aufgetragen werden. Bei den verabreichten Lichtqualitäten handelt es sich immer um UV A, teilweise zusätzlich um UV B. Um den Test sensibler zu machen, hat man sich der Natriumlaurylsulfatvorbehandlung und des Strippens bedient (Harber 1981). Als besonders empfindlichkeitssteigernd hat sich die Verabreichung von Freund-Adjuvans erwiesen (Maurer et al. 1980; Ichikawa et al. 1981). In den meisten Fällen gelingt es mit diesen Methoden, mit bekannten Photoallergenen Photoallergien zu induzieren. Die Latenzzeit beträgt in der Regel einige Wochen. In der Prüfphase wird durch eine Allergenexposition und nachfolgende UV-Bestrahlung die Induktion einer Photoallergie demonstriert. Die Tierversuche müssen allerdings kritisch bewertet werden. Selbst mit sensiblen Verfahren gelingt es nicht immer, eine Photoallergie zu induzieren. Als Beispiele seien Versuche von Maurer et al. (1980) mit 6-Methylcumarin sowie von Kaidbey u. Allen (1981) mit Benzocain genannt.

Bei den am Menschen angewendeten Methoden handelt es sich im Prinzip meist um einen Repeated Insult Patch Test, bei dem nach Abnahme des Pflasters eine Bestrahlung durchgeführt wird. Beispiele für derartige Untersuchungen finden sich bei Wendt (1977) sowie Kaidbey u. Kligman (1980). Der Versuch, den Test, ähnlich wie beim unbelichteten Maximisationstest, durch zusätzliche Anwendung von Na-Laurylsulfat sensibler zu machen, hat sich nicht als praktikabel erwiesen (Kaidbey u.

Kligman 1980). Außerdem wurde durch Tesafilmabrisse vor Beginn der Induktionsphase eine Verbesserung der Testsensibilität herbeizuführen versucht; offenbar wurde jedoch von der betreffenden Arbeitsgruppe auch dieses Vorgehen zwischenzeitlich verlassen (Willis u. Kligman 1968; Kaidbey u. Kligman 1980). Harber (1981) gibt zu bedenken, daß derartige Tests am Menschen nicht ungefährlich sind, da die Auslösung einer Persistent Light Reaction möglich ist.

10.3.3 Phototoxische und photoallergische Externabestandteile

Bei der PUVA-Therapie der Psoriasis bedient man sich der phototoxischen Wirkung von 8-Methoxypsoralen. Zwar wird 8-Methoxypsoralen heute meist systemisch verabreicht, in Einzelfällen besteht jedoch nach wie vor die Indikation zur Lokaltherapie (z. B. Palmar- und Plantarpsoriasis). Auch die phototoxische Wirkung von Teer wird in der Psoriasisbehandlung ausgenützt, nämlich bei der Goeckerman-Therapie. Vielfach ist die phototoxische Wirkung auch eine unerwünschte Nebenwirkung. Am ausgeprägtesten ist dies beim Teer der Fall, in geringerem Maß auch bei Eosin und Rivanol (Kaidbey u. Kligman 1978). Eine bekannte Nebenwirkung von Parfümbestandteilen ist die Photodermatitis pigmentosa (Berloque-Dermatitis), die mit einer oft jahrelang bestehenden Pigmentation einhergeht (Kaidbey u. Kligman 1978). Phototoxisch wirken außerdem halogenierte Phenolverbindungen, die als Antiseptika in Kosmetika und Dermatika enthalten sein können, deren Bedeutung als Photoallergene jedoch größer ist (Kaidbey u. Kligman 1978).

Die meisten Photoallergene, die in der Externabehandlung eine Rolle spielen, sind halogenierte Salizylanilide, die als Antiseptika und Antimykotika angewendet werden. Beispiele sind Tetrachlorsalizylanilid, Tribromsalizylanilid, Dibromsalan, Fentichlor, Buclosamid, Bithionol und 5-Bromsalicyl-4'-chloranilid. Eine Rolle spielen außerdem Hexachlorophen, Lichtschutzstoffe (p-Aminobenzoesäure, Digalloyl-Trioleat und Benzocain), Antihistaminika, Geruchsstoffe (Cumarinderivate) (Kaidbey u. Kligman 1981) und Hydrokortison (Rietschel 1978). Umfassende Literaturangaben dazu finden sich bei Jung u. Bohnert (1979).

10.4 Kanzerogene Wirkung

Ein Wirkstoff, der ohne Zweifel bei exzessiver und unsachgemäßer Anwendung in Externa kanzerogen wirksam sein kann, ist der Teer. Die kanzerogene Wirkung läßt sich im Tierversuch nachweisen (Hilfrich u. Mohr 1972; Hirohata 1973 u.a.). In der Praxis führt die therapeutische Teeranwendung jedoch nur selten zu Karzinomen. Aus der Mayo-Klinik stammen zwei Follow-up-Studien bei Neurodermitikern und Psoriatikern 25 Jahre nach exzessiver Teer- und UV-Lichttherapie. In beiden Fällen ließ sich keine signifikante Erhöhung der Zahl der aufgetretenen Tumoren nachweisen im Vergleich zu entsprechenden Kontrollpersonen (Maughan et al. 1980; Pittelkow et al. 1981). Dem steht eine vergleichbare Studie von Stern et al. (1980) bei Psoriatikern gegenüber, bei der eine Erhöhung des Risikos, an einem Hautkarzinom zu erkranken, um den Faktor 2,4 festgestellt wurde. Dieses Risiko bezieht sich jedoch nur auf Patienten mit sehr starker Teer- und UV-Lichtexposition. Im deutschen Schrifttum finden sich Literaturzusammenstellungen über Fälle, bei denen eine therapeutische Teeranwendung zu Karzinomen geführt hat, bei Greither et al. (1967) sowie Schmähl et al. (1976). Bei einer Umfrage unter 1075 deutschen Dermatologen ergaben sich nur 4mal Hinweise auf die Entstehung von Präkanzerosen und nur in einem Fall ein Hinweis auf die Entstehung eines Spinalioms. Insgesamt gesehen sind sich alle Autoren darin einig, daß das Risiko der Kanzerogenität auf keinen Fall so groß ist, daß es eine echte Kontraindikation für eine Teerbehandlung darstellen würde. Angezeigt scheinen uns Kontrollen zu sein, wenn eine sehr intensive und langdauernde Teerbehandlung durchgeführt worden ist und wenn besonders gefährdete Lokalisationen wie Skrotum und Vulva behandelt wurden. Im übrigen scheinen andere Teerpräperationen als der Steinkohlenteer auch im Tierversuch eine geringere kanzerogene Wirkung aufzuweisen (Hilfrich u. Mohr 1972). Einen interessanten Aspekt wirft Bickers (1981) auf. Er hält eine kanzerogene Wirkung resorbierter Teerbestandteile im Organismus für denkbar.

Konkrete Anhaltspunkte für eine kanzerogene Wirkung bestehen außerdem bei N- und S-Lost (Schmähl 1981) und bei der Photochemotherapie mit 8-Methoxypsoralen (Forbes et al. 1976). Bei der topischen S-Lost-Therapie soll das Kanzerogenitätsrisiko gering sein (Illig et al. 1979). Follow-up-Studien von Stern et al. (1979, 1981) 2 bzw. 4 Jahre nach PUVA-Behandlung lassen 4 Jahre nach der Behandlung das Risiko, an einem Hautkarzinom zu erkranken, um den Faktor 9,1 erhöht erscheinen. Diesen Befunden wird allerdings von Roenigk (1980), Hönigsmann et al. (1980) sowie Lassus et al. (1981) widersprochen, die bei Nachuntersuchungen nach PUVA-Behandlung kein erhöhtes Kanzerogenitätsrisiko fanden. Nach Auffassung der letztgenannten Autorengruppen stellt die PUVA-Behandlung nur bei Vorliegen von Risikofaktoren (vorausgegangene Röntgen- oder Arsentherapie, Spinaliome in der Anamnese) ein Kanzerogenitätsrisiko dar.

Schmähl u. Bertram (1981) weisen darauf hin, daß auch bei anderen in Externa häufig verwendeten Agenzien auf Grund der chemischen Struktur an eine kanzerogene Wirkung zu denken ist. Sie führen in diesem Zusammenhang Triphenylmethanfarbstoffe (insbesondere Fuchsin), Anthrachinone (vor allem Dithranol und Anthrarobin) und Acridinverbindungen (vor allem Rivanol) an. Es wird aber darauf hingewiesen, daß bisher nicht wahrschienlich gemacht werden konnte, daß diese Substanzen unter den in der Therapie üblichen Anwendungsbedingungen tatsächlich kanzerogen wirken.

Obwohl die Externabehandlung nach dem derzeitigen Kenntnisstand kaum zu iatrogenen Neoplasien geführt hat, wird zunehmend gefordert, daß bei neuen Wirkstoffen das Risiko einer kanzerogenen Wirkung ausgeschlossen wird. Dazu können nur Tierexperimente herangezogen werden, bei denen das zu prüfende Agens über lange Zeiträume aufgetragen wird. Als geeignetstes Versuchstier dafür kann die Maus gelten, als geeignetste Versuchsstelle die Interskapularregion. Da sich die kanzerogene Wirkung einer Substanz in der Regel bei Mensch und Tier parallel verhält, kann man davon ausgehen, daß der negative Ausfall von Tierversuchen eine kanzerogene Wirkung am Menschen unwahrscheinlich macht (Shubik 1975). Wie der Vergleich zwischen dem tierexperimentellen Nachweis einer kanzerogenen Wirkung bei Teer (Hilfreich u. Mohr 1972) und der Photochemotherapie mit 8-Methoxypsoralen (Forbes et al. 1976) und den klinischen Erfahrungen zeigt, dürfen umgekehrt tierexperimentelle Befunde nicht überinterpretiert werden.

Literatur

Ackermann BA (1978) Histologic diagnosis of inflammatory skin diseases – a method of pattern analysis. Lea & Febiger, Philadelphia

Andersen KE, Maibach HI (1980) Allergic reactions to drugs used topically. Clin Toxicol 16:415–465

Aronson SB (1975) The role of ocular irritation in evaluation of dermatotoxicity. In: Maibach H (ed) Animal Models in Dermatology. Churchill Livingstone, Edinburg London New York, S 23–35

Bandmann HJ, Calnan CD, Cronin E, Fregert S, Hjorth N, Magnusson B, Maibach H, Malten KE, Meneghini CL, Pirilä V, Wilkinson DS (1972) Dermatitis from applied medicaments. Arch Derm 106:335–337

Bell M, Holmes PM, Nisbet RM, Uttley M, van Abbe NJ (1979) Evaluating the potential eye irritancy of shampoos. Int J Cosm Sci 1:123–131

Bickers DR (1981) The carcinogenicity and mutagenicity of therapeutical coal tar – a perspective. J invest Derm 77:173–174

Björnberg A (1968) Skin reactions to primary irritants in patients with hand eczema. Oscar Isacsons Tryckeri AB, Gothenburg

Björnberg A (1975) Skin reactions to primary irritants in men and women. Acta derm-venereol 55:191–194

Blank IH (1969) Action of soaps and detergents on the skin. Practitioner 202:147–151

Blohm SG (1957) The connection between skin-irritating and protein-denaturing effects of some surface active agents. Acta derm-venereol 37:269–275

Buehler EV, Griffith JF (1975) Experimental skin sensitization in the guinea pig and man. In: Maibach H (ed) Animal Models in Dermatology. Churchill Livingstone, Edinburgh London New York, S 56–66

Coenraads PJ, Bleumink E, Nater JP (1975) Susceptibility to primary irritants. Age dependence and relation to contact allergic reactions. Cont Derm 1:377–381

Czerwinska-Dihm I, Rudzki E (1981) Skin reactions to primary irritants. Cont Derm 7:315–319

Dahl MV, Trancik RJ (1977) Sodium lauryl sulfate irritant patch tests: Degree of inflammation at various times. Cont Derm 3:263–266

Draize HJ (1959) Appraisal of the safety of chemicals in foods, drugs, and cosmetics. Assoc Food Drug Officials US

Ebner H, Lindemayr H (1977) Ulcus cruris und allergisches Kontaktekzem-Untersuchungen über die Häufigkeit lokaltherapeutisch induzierter Kontaktallergien. Wien klin Wschr 89:184–188

Elder RL (1980) Cosmetic ingredients-their safety assessment. Pathotox, Park Forest South Illinois

Epstein HJ, Wuepper KD, Maibach HI (1968) Photocontact dermatitis to halogenated salicylanilides and related compounds. Arch Derm 97:236–244

Faucher JA, Goddard ED (1978a) Interaction of keratinous substrates with sodium lauryl sulfate: I. Sorption. J Soc cosm Chem 29:323–337

Faucher JA, Goddard ED (1978b) Interaction of keratinous substrates with sodium lauryl sulfate: II. Permeation through stratum corneum. J Soc cosm Chem 29:339–352

Finkelstein P, Laden K, Miechowski W (1963) New methods for evaluating cosmetic irritancy. J invest Derm 40:11–14

Fisher AA (1977) Contact urticaria due to polyethylene glycol. Cutis 19:409–412

Forbes PD, Davies RE, Urbach F (1976) Phototoxicity and photocarcinogenesis: comparative effects of anthracene and 8-methoxypsoralen in the skin of mice. Food Cosm Toxicol 14:303–306

Fräki JE, Peltonen L, Hopsu-Havu VK (1979) Allergy to various components of topical preparations in stasis dermatitis and leg ulcer. Cont Derm 5:97–100

Freeman RG, Knox JM (1968) The action spectrum of photocontact dermatitis caused by halogenated salicylanilide and related compounds. Arch Derm 97:130–136

Fregert S et al. (1969) Epidemiology of contact dermatitis. Transact St John's Hosp Derm Soc (London) 55:17–35

Frosch PJ (1981) Hautverträglichkeitstestungen für neue kosmetische und dermatologische Stoffe mittels Epicutan Testungen (Duhring Kammer Tests). Akt Derm 7:166–170

Frosch PJ, Kligman AM (1976) The chamber-scarification test for irritancy. Cont Derm 2:314–324

Futami T, Nakamura J, Hayashi S (1973) Primary irritation of surfactant. I. Primary irritation of alkyldimethylbenzylammoniumchloride (Alkyl DBAC) (cationic surfactant). J pharm Soc Jap 93:1445–1451

Gershbein LL, McDonald JE (1977) Evaluation of the corneal irritancy of test shampoos and detergents in various animal species. Fd Cosm Toxicol 15:131–134

Gloor M, Schnyder UW (1977) Vererbung funktioneller Eigenschaften der Haut. Hautarzt 28:231–234

Gloor M, Strack R, Geissler H, Friederich HC (1972) Quantity and composition of skin surface lipids and alkaline resistance in subjects with contact allergy and in healthy controls. Arch Derm Forsch 245:184–190

Götte E (1966) Synthetische Tenside in medizinisch-kosmetischen Bädern. Asthet Med 15:313–319

Götz H, Deichmann B, Zabel M (1978) Zur Frage der iatrogenen Karzinomprovokation durch Teeranwendung in der Dermatologie. Z Hautkr 53:751–755

Goldemberg RL (1979) Antiirritants. J Soc cosm Chem 30:415–427

Goodwin BFJ, Crevel RWR, Johnson AW (1981) A comparison of three guinea pig sensitization procedures for the detection of 19 reported human contact sensitizers. Cont Derm 7:248–258

Greither A, Gisbertz C, Ippen H (1967) Teerbehandlung und Krebs. Z Haut-Geschl Kr 42:631–635

Guillot JP, Martini MC, Giauffret JY (1977) Safety evaluation of cosmetic raw materials. J Soc cosm Chem 28:377–393

Guillot JP, Giauffret JY, Martini MC, Gonnet JF, Soulé G (1980) Safety evaluation of cosmetic raw materials: results obtained with 160 samples from various origin. IFREB Lancaster CED Bericht, Lyon

Hannuksela M (1979) Allergic and toxic reactions caused by cream bases in dermatologic patients. Int J Cosm Sci 1:257–263

Hannuksela M, Kousa M, Pirilä V (1976) Contact sensitivity to emulsifiers. Cont Derm 2:201–204

Harber LC (1981) Current status of mammalian and human models for predicting drug photosensitivity. J invest Derm 77:65–70

Harber LC, Shalita AR (1975) The guinea pig as an effective model for the demonstration of immunologically mediated contact photosensitivity. In: Maibach H (ed) Animal Models in Dermatology. Churchill Livingstone, Edinburg London New York, p 90–102

Hardy J (1973) Allergy, hypersensitivity and cosmetics. J Soc cosm Chem 24:423–468

Hassing JH, Nater JP, Bleumink E (1982) Irritancy of low concentrations of soap and synthetic detergents as measured by skin water loss. Dermatologica 164:314–321

Hilfrich J, Mohr U (1972) Vergleichende Untersuchungen zur carcinogenen Wirkung des herkömmlichen Steinkohlenteers und einer neuen synthetischen Teermischung. Arch Derm Forsch 242:176–178

Hirohata T, Masuda Y, Horie A, Kuratsune M (1973) Carcinogenicity of tar-containing skin drugs: animal experiment and chemical analysis. Gann 64:323–330

Hönigsmann H, Wolff K, Gschnait F, Brenner W, Jaschke E (1980) Keratoses and non melanoma skin tumors in long-term photochemotherapy (PUVA). J Amer Acad Derm 3:406–414

Holst R, Möller J (1975) One hundred twin pairs patch tested with primary irritants. Brit J Derm 93:145–149

Horio T (1981) Evaluation of drug phototoxicity by photosensitization of Trichophyton mentagrophytes. Brit J Derm 105:365–370

Ichikawa H, Armstrong RR, Harber LC (1981) Photoallergic contact dermatitis in guinea pigs: improved induction technique using Freund's adjuvant. J invest Derm 76:498–501

Illig L, Paul E, Eyer P, Weger N, Born W (1979) Die Behandlung der Psoriasis vulgaris mit Schwefel-Lost extern unter besonderer Berücksichtigung ihres möglichen Carcinogeneserisikos – 3. Mitteilung: Klinisch experimentelle Untersuchungen über das Ausmaß der percutanen und inhalativen Aufnahme von Schwefel-Lost. Z Hautkr 54:941–951

Jacobi O (1949) Methode zur objektiven Prüfung der Reinigungswirkung von Waschmitteln auf der menschlichen Haut. Arch Derm Syph 188:197–201

Jacobi O (1951) Physiologische Reaktion der Haut und ihre Beeinflussung durch Seifen. Hautarzt 2:109–114

Jensen O, Petersen SH, Vesterager L (1980) Contact sensitization to benzoyl peroxide following topical treatment of chronic leg ulcers. Cont Derm 6:179–182

Jolly M, Swan AG (1980) The effects on rat skin of prolonged exposure to water. Brit J Derm 103:387–395

Jung EG (1966) Experimentelle Untersuchung und klinische Erprobung eines neuen Teer-Öl-Hautbades. Praxis 55:1077–1082

Jung EG, Bohnert E (1979) Lichtbiologie der Haut. In: Handbuch der Haut- und Geschlechtskrankheiten, Ergänzungswerk Bd 1, Teil 4A, Springer, Berlin Heidelberg New York S 459–540

Jung EG, Hardmeier T (1967) Zur Histologie der photoallergischen Testreaktion. Dermatologica 135:243–252

Kästner W (1977) Zur Speziesabhängigkeit der Hautverträglichkeit von Kosmetikgrundstoffen. J Soc cosm Chem 28:741–754

Kästner W, Frosch PJ (1981) Hautirritationen verschiedener anionenaktiver Tenside im Duhring-Kammer-Test am Menschen im Vergleich zu in vitro- und tierexperimentellen Methoden. Fette-Seifen-Anstrichmittel 83:33–46

Kaidbey KH, Allen H (1981) Photocontact allergy to benzocaine. Arch Derm 117:77–79

Kaidbey KH, Kligman AM (1977) Clinical and histological study of coal tar phototoxicity in humans. Arch Derm 113:592–595

Kaidbey KH, Kligman AM (1978) Identification of topical photosentizing agents in humans. J invest Derm 70:149–151

Kaidbey KH, Kligman AM (1980) Photomaximization test for identifying photoallergic contact sensitizers. Cont Derm 6:161–169

Kaidbey KH, Kligman AM (1981) Photosensitization by coumaren derivates. Arch Derm 117:258–263

Kassis V, Mortensen T, Søndergaard J (1981) Prostaglandin E_1 in suction-separated human epidermal tissue in primary irritant dermatitis. Acta derm venereol (Stockh.) 61:459–461

Kero M, Hannuksela M (1980) Guinea pig maximization test, open epicutaneous test and chamber test in induction of delayed contact hypersensivity. Cont Derm 6:341–344

Klecak G, Geleick H, Frey JR (1977) Screening of flagrance materials for allergenicity in the guinea pig. I. Comparison of four testing methods. J Soc cosm Chem 28:53–64

Kligman AM (1966) The identification of contact allergens by human assay I–III. J invest Derm 47:369–374, 375–392, 393–409

Kligman AM, Epstein W (1975) Updating the maximization test for identifying contact allergens. Cont Derm 1:231–239

Kligman AM, Wooding WM (1967) A method for the measurement and evaluation of irritants on human skin. J invest Derm 49:78–94

Korhevar IE (1981) Phototoxicity mechanisms: chlorpromazine photosenzited damage to DNA and cell membranes. J invest Derm 76:59–64

Lassus A, Reunala T, Idänpää-Heikkilä J, Juvakoski T, Salo O (1981) PUVA treatment and skin cancer: a follow-up study. Acta derm-venereol 61:141–145

Leyden JJ, Kligman AM (1979) Contact dermatitis to neomycin sulfate. J Amer med Ass 242:1276–1278

Ludwig E (1976) Möglichkeiten und Grenzen der Prüfung von Kosmetika auf Verträglichkeit am Menschen. J Soc cosm Chem 27:345–349

McMillan FSK, Rafft RR, Elvers WB (1975) A comparison of the skin irritation produced by cosmetic ingredients and formulations in the rabbit, guinea pig, and beagle dog to that observed in the human. In: Maibach H (ed) Animal Models in Dermatology. Churchill Livingstone, Edinburgh London New York, p 12–22

Magnusson B, Kligman AM (1969) The identification of contact allergens by animal assay. The guinea pig maximization test. J Invest Derm 52:268–276

Maguire HC (1975) Estimation of the allergenicity of prospective human contact sensitizers in the guinea pig. In: Maibach HI (ed) Animal Models in Dermatology. Churchill Livingstone, Edinburgh London New York, p 67–75

Maguire HC (1980) Allergic contact dermatitis in the hamster. J invest Derm 75:166–169

Maibach HI, Johnson HL (1975) Contact urticaria syndrome-contact urticaria to diethyltoluamide (immediate type hypersensitivity). Arch Derm 111:726–730

Maibach HI, Marzulli FN (1975) Phototoxicity (photoirritation) from topical agents In: Maibach HI (ed) Animal Models in Dermatology. Churchill Livingstone, Edinburgh London New York, p 84–89

Malten KE, Thiele FAJ (1973) Some theoretical aspects of "orthergic" (=irritant) dermatitis. Arch Belg Derm 28:9-22

Marzulli FN, Maibach HI (1973) Antimicrobials: Experimental contact sensitization in man. J Soc cosm Chem 24:399-421

Marzulli FN, Maibach HI (1974) The use of graded concentrations in studying skin sensitizers: experimental contact sensitization in man. Fd Cosm Toxicol 12:219-227

Marzulli FN, Maibach HI (1976) Contact allergy: predictive testing in man. Cont Derm 2:1-17

Mathias CGT, Maibach HI (1978) Dermatotoxicology monographs. I. Cutaneous irritation: Factors influencing the response to irritants. Clin Toxicol 13:333-346

Maughan WZ, Muller SA, Perry HO, Pittelkow MR, O'Brien PC (1980) Incidence of skin cancers in patients with atopic dermatitis treated with coal tar – a 25 year follow-up study. J Amer Acad Derm 3:612-615

Maurer Th, Thomann P, Weirich EG, Hess R (1975) The optimization test in the guinea pig. A method for the predictive evaluation of the contact allergenicity of chemicals. Agents Actions 5:174-179

Maurer Th, Thomann P, Weirich EG, Hess R (1978) Predictive evaluation in animals of the contact allergenic potential of medically important substances. 1. Comparison of different methods of inducing and measuring cutaneous sensitiziation. Cont Derm 4:321-333

Maurer Th, Thomann P, Weirich EG, Hess R (1979) Precicitve evaluation in animals of the contact allergenic potential of medically important substances. 2. Comparison of different methods of cutaneous sensitization with "weak" allergens. Cont Derm 5:1-10

Maurer Th, Weirich EG, Hess R (1980) The optimization test in the guinea pig in relation to other predictive sensitization methods. Toxicology 15:163-171

McOsker DE, Beck LW (1967) Characteristics of accomodated (hardened) skin. J invest Derm 48:372-383

Mezei M (1970) Dermatitic effect of nonionic surfactants. V. The effect of nonionic surfactants on rabbit skin as evaluated by radioactive tracer techniques in vivo. J invest Derm 54:510-517

Osteroth D, Heers W (1971) Hautschützende Zusätze zu Seifen. Seifen-Fette-Wachse 97:495-497

Pittelkow MR, Perry HO, Muller SA, Maughan WZ, O'Brien PC (1981) Skin cancer in patients with psoriasis treated with coal tar. Arch Derm 117:465-468

Polak L (1980) Current concept of allergic skin reactions. Int J cosm Sci 2:251-261

Prottey C, Ferguson T (1975) Factors which determine the skin irritation potential of soaps and detergents. J Soc cosm Chem 26:29-46

Rajka G (1975) Atopic dermatitis. WB Saunders, London Philadelphia Toronto

Reitamo S, Tolvanen E, Konttinen YT, Käyhkö K, Förström L, Salo OP (1981) Allergic and toxic contact dermatitis: inflammatory cell subtypes in epicutaneous test reactions. Brit J Derm 105:521-527

Rietschel RL (1978) Photocontact dermatitis to hydrocortisone. Cont Derm 4:334-337

Röckl H, Müller E, Holtermann W (1966) Zum Aussagewert positiver Epicutantests bei Säuglingen und Kindern. Arch klin exp Derm 226:407-419

Roenigk HH (1980) Skin cancer in the PUVA-48 cooperative study of psoriasis. J invest Derm 74:250

Rudner EJ, Clendenning WE, Epstein E, Fischer AA, Jillson OF, Jordan WP, Kanof N, Larsen W, Maibach HI, Mitchell JC, O'Quinn SE, Schorr WF, Sulzberger MB (1975) The frequency of contact sensitivity in North America 1972-74. Cont Derm 1:277-280

Rudzki E, Grzywa Z, Bruo WS (1976) Sensitivity to 35 essential oils. Cont Derm 2:196-200

Sato Y, Katsumura Y, Ichikawa H, Kobayashi T, Kozuka T, Morikawa F, Ohta S (1981) A modified technique of guinea pig testing to identify delayed hypersensitivity allergens. Cont Derm 7:225-237

Schaaf F (1969) Probleme dermatologischer Grundlagenforschung. A Hüthig, Heidelberg

Schmähl D (1977) Iatrogenic carcigonenesis. Springer, Berlin Heidelberg New York

Schmähl D (1981) Maligne Tumoren – Entstehung, Wachstum, Chemotherapie. 3. Auflage, Editio Cantor, Aulendorf

Schmähl D, Bertram B (1981) Chemische Carcinogene und ihre Bedeutung für die Krebsentstehung beim Menschen unter besonderer Berücksichtigung dermatologischer Aspekte. Dermatosen 29:75-79

Schneider W (1953) Hautschädigungen durch Seifen und Waschmittel. Fette-Seifen 55:309-312

Schulz KH, Rose G (1957) Untersuchungen über die Reizwirkung von Fettsäuren und Alkylsulfaten definierter Kettenlänge auf die menschliche Haut. Arch klin exp Derm 205:254–260

Shelanski HA, Shelanski MV (1953) A new technique of human patch test. Proc Sci Sect Toil Goods Ass 19:46–49

Shellow WVR, Rapaport MJ (1981) Comparison testing of soap irritancy using aluminium chamber and standard patch methods. Cont Derm 7:77–79

Shubik P (1975) Skin carcinogenesis. In: Maibach HI (ed) Animal Models in Dermatology. Churchill Livingstone, Edinburgh London New York, p 147–155

Smeenk G (1969) The influence of detergents on the skin (a clinical and biochemical study). Arch klin exp Derm 235:180–191

Steinberg M, Akers WA, Weeks M, McCreesh AH, Maibach HI (1975) A comparison of test techniques based on rabbit and human skin responses to irritants with recommendations regarding the evaluation of mildly or moderately irritating compounds. In: Maibach HI (ed) Animal Models in Dermatology. Churchill Livingstone, Edinburgh London New York, p 1–11

Stern RS, Thibodequ LA, Kleinerman RA, Parrish JA, Fitzpatrick TB (1979) Risk of cutaneous carcinoma in patients treated with oral methoxosalen photochemotherapy for psoriasis. New Engl J Med 300:809

Stern RS, Zierler S, Parrish JA (1980) Skin carcinoma in patients with psoriasis treated with topical tar and artificial ultraviolet radiation. Lancet I: 732–735

Stern RS, Parrish JA, Bleich HL, Fitzpatrick TB (1981) PUVA (psoralen and ultraviolet A) and squamous cell carcinoma in patients with psoriasis. J invest Derm 76:311

Stillman MA, Maibach HI, Shalita AR (1975) Relative irritancy of free acids of different chain length. Cont Derm 1:65–69

Stott CW, Stasse J, Bonomo R, Campbell AH (1970) Evaluation of the phototoxic potential of topically applied agents using long-wave ultraviolet light. J invest Derm 55:335–338

Sugai T, Higashi J (1975) Hypersensitivity to hydrogenated lanolin. Cont Derm 1:146–157

Tronnier H (1965) Zur Standardisierung von Waschversuchen an der menschlichen Haut. Fette-Seifen-Anstrichmittel 67:512–514

Tronnier H, Schuster G, Modde H (1965) Zusammenhänge zwischen Wascheffekt und Hautverträglichkeit anionenaktiver Tenside. Arch klin exp Derm 221:232–249

Uttley M, van Abbé NJ (1973) Primary irritation of the skin: mouse ear test and human patch test procedures. J Soc cosm Chem 24, 217–227

Valér M (1969) Die vergleichende Untersuchung der Reizwirkung von Waschmitteln auf die menschliche Haut. 2. Die Untersuchung von anionenaktiven bzw. nichtionogenen Detergenzien und alkalischen Waschmitteln. Die Untersuchung des Zusammenhanges zwischen dem pH-Wert und der Reizwirkung. Berufsdermatosen 17:136–162

Warshaw TG, Herrmann F (1952) Studies of skin reactions to propylene glycol. J invest Derm 19:423–429

Weigand DA, Gaylor JR (1974) Irritant reaction in negro and caucasian skin. South med J 67:548–552

Weinberg EH, Springer ST (1981) The evaluation in vitro of flagrance materials for phototoxic activity. J Soc cosm Chem 32:303–315

Wendt H (1977) Untersuchungen zur phototoxischen und photoallergischen Wirkung von Fluocortin-butylester-Creme, -Salbe und-Fettsalbe. Arzneimittel-Forsch 27:2238–2240

Willis I, Kligman AM (1968) The mechanism of photoallergic contact dermatitis. J invest Derm 51:378–384

Wiskemann A, Hoyer H (1971) Zur Phototoxizität von Teerpräparaten. Hautarzt 22:257–258

Sachverzeichnis

Abblaßeffekt der Haut 129
Abdeckung der Haut 20
Abrieb 17
Absorption eines Lichtschutzmittels in der Hornschicht 236
Absorptionsbasen für O/W-Emulsionen 3, 6, 7, 21, 22, 23
Absorptionsbasen für W/O-Emulsionen 3, 6, 7, 21, 22, 23
Absorptionsmethoden mit direkter Lipidbestimmung 216
Absorptionsmethoden mit indirekter Lipidbestimmung 216
Absorptionsspektrum von Lichtschutzsubstanzen 235
Acclovir 116
Acetamin 2
Aceton 1
Acetylsalizylsäure 140, 143
Acne cosmetica 185
Acne detergicans 185
Acne vulgaris 188, 211
Acridinverbindungen 280
Acyloguanosin 116
Addison-Erkrankung 249, 250
Adenin-Arabinosid 116
Adeps lanae 240
Adeps benzoatus 78
Äthanol 1, 114
Äther 116
Ätherische Öle 111
Äthyl-p-aminobenzoat 242
Aerobier 103, 210
2-Äthylhexylsalizylat 242
Agarverdünnungstest 99
α-Hydroxysäuren 199
Akanthose 49, 91, 166
Akanthosetest 265
Akne- und Kopfhauttherapeutika, antimikrobielle 105, 114
Akneeffloreszenzen, entzündliche 92
Akzeptormedium für den Wirkstoff 33, 35, 36
Albright-Syndrom 250
Alkalineutralisationszeitbestimmung 26
Alkaliresistenzreaktion 25
Alkalische Reaktion 263
Alkohole 1, 4, 111, 114
Alkoholgele 5, 6, 7, 21, 22, 23

Alkylierende Substanzen 177
Alkylsulfate 269
Allergisches Kontaktekzem 22
Aloesaft 241
Altershaut 46
Aluminiumverbindungen 247
Aluminium-Zirkonium-Salze 247
Ammoniumhydroxidblase 158
Amphotericin B 110, 111
Amylopektin 3
Amylum non mucilaginosum 3
α-Naphthylacetat 25
Anästhesierender Effekt 253
Androgenwirkung 209
Anthracenderivate 241
Anthrachinone 280
Anthrarobin 280
Anti-Irritants 269
Antiandrogentherapie 220
Antibiotikatherapie, lokale 109
Antibiotika 110, 275
Anticholinergika 69, 249
Antiexsudative Wirkung 138
Antihistaminika 141, 241, 253, 279
Antihistaminika (Grundformeln) 254
Antikortikoid 159
Antimikrobielle Wirkung 40, 91
Antimykotikaprüfung auf Tesafilmabrissen 100
Antimykotische Wirkstoffe 110, 113
Antioxidanzien 7, 275
Antiperspiranzien 244
Antipruriginosa, Prüfmethoden für 253
Antipruriginöse Wirkstoffe 253
Antiseptika 107, 113
Arzneimittelexanthem 21
Ascorbinsäure 7, 27, 251
α-Tokopherol 7
Atrophie, dermale 155
Austrocknung der Haut 80
Avil 253
Azulen 269

Bacitracin 109
Bakterienflora der Haut 210
Barrierefunktion der Hornschicht 22, 83, 187, 195
Basaliome 177
9-β-D-Arabinofuranosyladenin 116

Bendazac 141
Benetzbarkeit der Haut 19, 210
Bentonit 4, 5
Benzalkoniumchlorid 110, 114, 116, 167, 263
Benzethoniumchlorid 110
Benzimidazol 110
Benzocain 276, 278, 279
Benzoesäure 110, 114
Benzophenonderivate, Gemisch von 242
Benzoxazole 191
Benzoylperoxid 114, 172, 197, 198, 201, 222, 223, 276
Benzoylperoxid, Sensibilisierungsquote gegen 272
3-Benzyliden-D,L-Campher 243
Bergamottöl 244
Bestimmung der an der Basallamina haftenden markierten Zellen 214
Bestimmung des DNS-Syntheseleistungsindex 214
Betamethason-17-valerat 51, 159
Beurteilung der chemischen Lipogenese 214
Biogene Amine 127
Biotypisierung der Propionibakterien 96
Birkenteer 173
1,3-Bis-(2-chloräthyl)-1-nitrosoharnstoff 177
1,3-Bis-(2-methyl-4-aminochinolyl-6)-carbamid-Hydrochlorid 110
Bithionol 279
Blanchingeffekt 38, 46, 129
Blaue Naevi 250
Bleichende Externa 251
Bleioxid 194
Bleipflaster 194
Blutzirkulation, Störung der 125
β-Naphthol 222
Borsäure 53
Bräunungsmittel 244
Brillantgrün 111
5-Bromsalizyl-4-chloranilid 110, 279
Buchenteer 173
Buclosamid 110, 279
Bufexamac 141, 143
Butan-1,3-diol 111
Butylhydroxyanisol 7
Butylhydroxytoluol 7
B-Zellen 186

C. albicans 94, 97
C. parapsilosis 97
Cadmiumsulfid 178
Cafe-au-lait-Flecke bei Neurofibromatose 250
Calciumthioglykolat 193
cAMP 151, 154
Candida albicans 97, 100, 102, 103
Candidiasis 91, 94, 95
Cantharidinblasenmodell 165
Caprylsäure 110
Carbonsäuren, aliphatische 110
Carrageenan-Granulom 168
Carragheenin 139, 140
Casual level 215
Cellulose 3
Cellulosederivat 5
Cellulosemembran 37
Cetylpyridiniumchlorid 110
Cetylstearylalkohol, emulgierender 3, 4
cGMP 154, 157, 176
Chalone 151
Chamzulen 270
Charakterisierung des Zustandes von Wasser in der Hornschicht 68
Chemotaktische Wirkung der Komedonenlipide 211
Chemotaxine 126
Chinolinderivate 110, 113
Chloasma 250
Chloracetamid 114, 275
Chlorakne 189
Chloramin 80, 116
Chloramphenicol 37, 110
Chlorbromcyclohexan 111
Chlorbutanol 111
Chlorcarvacrol 111
Chlorhexidin 7, 114, 116
Chlorhexidinhydrochlorid 111
Chlormidazol 110
Chlorphenesin 111
Chlorphenylglycerinäther 111
Chlorquinaldol 110
6-Chlorthymol 111
Cholesterin 3, 165, 188, 193, 198, 207
Cholesterinester 207
Chronische Lichtschädigung 234
Chrysarobin 174
Ciclopiroxolamin 110, 112, 113
Cignolin 174
Clindamycin 54, 109
Clioquinol 53, 110, 114, 115
Clobetasolpropionat 51
Clodantoin 111
Clotrimazol 100, 101, 110
Cloxiquin 110
Cohesographie 192
Colcemidmethode 159, 213
Corynebacterium minutissimum 97
Corynebakterien, aerobe 96
CO_2-Abgabe der Haut 261
Crotonaldehyd 263
Cryptococcus 97
Cumarinderivate 279
Cumulative irritancy 264
Cyanoacrylatgel 105, 192
Cycloheximid 177

D-Sorbit 5
Dansylchlorid 192
Demethylchlortetracyclin 238
Depigmentierende Wirkstoffe 250
Depoteffekt 40
Dequaliniumchlorid 110
Dequaliniumdiacetat 110
Dequaliniumsalicylat 110
Dequaliniumundecylat 110
Dermale Veränderungen, Beurteilung 238
Dermale atrophisierende Potenz 170
Dermatokortikosteroide 141, 143
Dermatophyten 91, 92, 95, 98, 101
Desinfektionslösungen 1
Desinfizienzien 275
Desmosomen 185, 186, 187
Desquamation 186
Detergenzien 262
Dextran 139
Dextranpolymer 28
Diabetiker 94
Diäthanolaminsalz der p-Methoxyzimtsäure 242
Diäthyläther 1
Dianisoylmethan 243
Dibromsalan 279
5,5'-Dibromsalizyl 110
3,5-Dibromsalizylamid 110
5,4'-Dibromsalizylanilid 113
Dichlor-m-xylenol 113
2,4-Dichlorbenzylalkohol 111
Dichlorophen 111, 113
Dickenmessung der Dermis 158
Dielektrische Eigenschaften 77
Differentialscanningkalorimetrie 83
Diffusionstest 25, 99
Diflumidon 141
Digalloyl-Trioleat 279
5,6-Dihydro-5-azathymin 116
2,2'-Dihydroxy-4,4'-dimethoxybenzophenon 242
2,2'-Dihydroxy-4-methoxy-benzophenon 242
Dihydroxyaceton 244
Dijod-hydroxypropan 111
Dimer- und Trimersäuren, die auf die Linolsäure zurückgehen 269
3,4-Dimethoxy-phenylglyoxylsäure-Na-Salz 243
Dimethylacetamid 42, 51
Dimethylformamid 42, 51
5-(3,3-Dimethyl-2-norbornyliden)-3-penten-2-on 243
Dimethylsulfoxid 42, 51, 116
Dimetindemaleat 141
Dioxyphenon 242
Dithranol 8, 50, 52, 54, 174, 269, 280
DNS-Synthese, Messung der 238
DNS-Synthesehemmung 233
DNS-Syntheseleistungsindex 164
Donatorphase 35

Doppelmarkierungsverfahren 161, 214
Draize-Test 274
Dünnschichtchromatographische Methoden 18, 106, 217
Duhring-Kammertest 158, 268
Durchblutungsstörung 96
Dyskeratose 190

E-5-(2-Bromvinyl)-2,-desoxyuridin 116
Ecological-Shift-Test 105
Econazol 101, 112
Econazolnitrat 110
Effektor-T-Lymphozyten 271
Eindringeffekt eines Lichtschutzmittels in der Hornschicht 239
Eindringvermögen verschiedener Fette und Öle 17
Einfacher Okklusionstest 104
Einfachmarkierung mit ^{3}H-Thymidin 159
Eiweißdenaturierende Wirkung 262
Ektofermente 92
Ekzem 48, 190
Ekzemkonstitution 155
Elastische Eigenschaften 69
Elastizitätsmessung der Hornschicht in vitro 67
Elastizitätsmodul 83
Elektrische Eigenschaft der Haut 76
Elektrische Widerstandsmessung 69
Elektrischer Widerstand der Haut 68, 83, 245, 246, 261
Elektronenmikroskopie 193
Elektronenmikroskopische Untersuchungen 101, 193
Emulgatoren 3, 4, 276
Emulsionen, O/W 3, 4, 6, 7, 21, 22, 26, 73, 219
Emulsionen, W/O 3, 4, 6, 7, 21, 22, 26, 219
Entfettende Wirkung 18
Entzündung, Wirkung von Externagrundlagen auf die 20
Entzündungshemmende Potenz 125, 170
Entzündungsmediatoren 93
Enzyme 154, 255
Enzyme der Glykolyse 175
Enzympräparate 254
Eosin 277
Epheliden 250
Epidermal Growth Factor 151
Epidermale Lipide 165, 207
Epidermaler Wachstumsfaktor 151
Epidermis, morphologische Beurteilung der 238
Epidermisatrophie 234
Epidermisdicke 157, 169
Epidermishyperplasiehemmtest 139
Epidermophyton floccosum 98
Epidermotrope Wirkung 52
Epikutantest 26
Epikutantests beim Tier 265

Epithelisation 27, 28
Erdnußöl 3
Erreger-Wirt-Beziehung 91
Erucasäure 166
Erythema dichromicum perstans 250
Erythematodes 235
Erythemerzeugender Effekt 46
Erythemreaktion, Beurteilung der 238
Erythemschwellenzeiten 231, 238
Erythromycin 107, 109
Eucerin 240
Evaporimeter 69
Exotoxine 92
Expanded-Flora-Test 104
Experimentelles Ekzem 270
Exsudation, entzündliche 126
Extraktionsmethoden, direkte 215
Exzisionsreparatur 231

Farbstoffe 111
Faserdurchmesser, Messung der 158
Fentichlor 111, 279
Fettbasen inkl. Lipogel 6, 7, 21, 22, 23
Fettende Externagrundlagen 219
Fettende Wirkung 17
Fettfreie Zubereitungen 26
Fettsäuren 269
Feuchter Umschlag 6, 7
Feuchthaltemittel 5
Fibroblastenkulturen 156
Flow Cytometry 164
Flüssigkeitsstau 21
Fluocinolonacetonid 38, 135
Fluoranthren 238
5-Fluorcytosin 111
Fluorescein-Isothiocyanat 191
5-Fluoruracil 50, 98, 177
Fluprednyliden 142
Flurescein-Isothiocyanat 192
Fluvographie 72, 130
FMIR-(Frustrated Multiple Internal Reflection-)Anordnung 71
Formaldehyd 111, 114, 115, 116, 139, 248, 275
Formaldehyd-Metakresolsulfonsäure 111
Formaldehydfreisetzende Substanzen 114, 276
Formocortral 38
Framycetin 109
Freie Fettsäuren 106, 207, 211
Fry-Flo 3
Fuchsin 111, 280
Fusidinsäure 109

Gap junctions 187
Gaschromatographie 19
G_1-Chalon 151
G_2-Chalon 151
Gelbildner 4
Gele 5

Gemische mit moisturizierender Wirkung 86
Generationszeit der Zelle 152, 162
Generationszyklus 149
Gentamycin 109, 110
Gewebe- und Zellkulturen 155
Gleichgewichtsfeuchte 64
Gleichstromwiderstandsmessung 77
Glutaraldehyd 248
Glyceride 3, 207
Glycerin 4, 5, 85
Glycerinmonostearat 3
^{3}H-Glycin 164
Glykolipide 50
Glykolsäure 200
Glykolyse 154
Glykosaminoglykane 155, 156, 168, 234
Goeckerman-Therapie 279
Goldhamsterohrmodell 224
γ-Oryzanol 226
G_2-Phase 149, 151, 153, 208
Gradingverfahren 246
Gramnegative Follikulitis 97, 109
Gramnegative Stäbchen 96, 97
Granulation 27
Granulombildung 139
Guajazulen 270

Haarwäsche, häufige 219
Haarwasser 219
Hämolysetest 264
Häufigkeit der Anwendung 275
Haftungsvermögen 25
Hagenmann-Faktor und Plasmin 129
Hahnenkammtrichophytie 102
Halbdesmosomen 186
Halowaxmischung 191
Hamster flank organ 213
Hamsterohrmodell 205, 212
Hapten-Protein-Komplex 277
Harnspiegeluntersuchungen 46
Harnstoff 44, 48, 63, 82, 84, 177, 187, 188
Hautfaltendicken 158
Hautkarzinom 279
Hautoberfläche 192
Hautoberflächenlipide 95, 207, 215, 232
Hautschutzsalben 22, 25, 26
Hefen 97
Hemmkonzentration, minimale 98
Herpes simplex 91, 92
Herpesviren 98, 100, 103
Hexachlorcyclohexan 111
Hexachlorophen 51, 53, 111, 113, 114, 279
Hexadecan 140
Hexamethylentetramin 111
Hexamidin 111
Hexapyroniumbromid 249
Hexeditin 111
Hexylresorcin 111
Histamin 137, 234

Histamin-Erythemhemmtest 137
Histamin-Hydrochlorid 139
Histaminquaddel 253
Holzteer 173
Hormonelle Wirkstoffe 220
Hornschicht-Turn-over-Zeit 192
Hornschichtdarstellung 191
Hornschichtdepot 38, 40
Hornschichtdickenmessung 165
Hornschichtfeuchtigkeit, Regulation der 62
Hornschichthydratation 94
Hornschichtreißfestigkeit 192
Hyaluronidasen 92
Hyaluronsäure 168
Hydratisierende Wirkung 16, 42, 61
Hydrochinon 251, 252
Hydrochinonmonobenzyläther 251, 252
Hydrogele 5, 6, 7, 21, 22, 23
Hydrokortison 42, 51, 141, 142, 143, 173, 279
Hydrophile Salbe 240
Hydrophile Salbe, wasserhaltige nichtionische 4
Hydrophile Salbe, wasserhaltige 4
2-Hydroxy-2',4,4'-trichlordiphenyläther 113
2-Hydroxy-4-methoxy-benzophenon 242, 243
2-Hydroxy-4-methoxy-benzophenon-5-sulfonsäure 242
8-Hydroxychinolin 110, 113
8-Hydroxychinolin-d-Campher-β-sulfonsäure 110
8-Hydroxychinolinsalizylat 110
8-Hydroxychinolinsilicofluorid 110
8-Hydroxychinolinsulfat 110
Hydroxyprolin 156
Hygrophotographisches Verfahren 245
Hyperhidrosis 244
Hyperkeratose 190
Hyperkeratose im Talgdrüseninfundibulum 189
Hypermelanosen 250
Hyperpigmentierung nach Arzneimitteldermatosen 250
Hyperpigmentierung nach chemischer Photosensibilisierung 250
Hyperämie 125
Hyperämie im subpapillären Gefäßplexus 20
Hyperämisierende Substanzen 209, 226

Ichthyol 173, 178
Ichthyose 189
Idoxuridin 276
IgE-Antikörper 272
Imidazolderivate 100, 101, 110, 111, 113
Immersionstest 25, 267
Immunreaktion, zellvermittelte 95
Immunreaktion des Organismus 272
Impetigo contagiosa 94, 95, 96, 97

In-vitro-Stratum-corneum-Membran-Modell 44
Incontinentia pigmenti 250
Indometacin 140, 143
Induktionsphase 278
Infiltration, entzündliche 126
Infrarotspektroskopie 68, 71, 79
Infundibulum 93
Infundibulumwand, Lyse der 126
Inkompatibilitäten 8, 9
Inkompatibilitäten zwischen Wirkstoff und Hilfsstoffen 10
Inkompatibilitäten zwischen Wirkstoffen und Grundlagentypen 14
Inkompatibilitäten zwischen Wirkstoffen untereinander 12
Inkompatibilitäten, larvierte 9
Inkompatibilitäten, manifeste 9
Interdigitaler Fußinfekt 111
Interzellulärer Zement 185
Intrakutantest bei der Maus 265
Intrazelluläres Keratin 42
Intrazelluläres Material 42
Ionenaustauscher 26
Irridative Dermatitis, akute 24
Irridative Dermatitis, chronische 24
Irritanzien 261
Irritation der Haut 195
Irritative Dermatitis 22
Irritierende Substanzen 261, 268
Isoconazolnitrat 110
Isolierte Cafe-au-lait-Flecke 250
Isopropanol 1, 219
4-Isopropyl-dibenzoylmethan 243
4-Isopropylcatechol 251
Isopropylmyristat 268
Isopropylpalmitat 36

Jod 111
5-Jod-2,-desoxyuridin 116
7-Jod-5-chlor-8-hydroxychinolin 113
3-Jod-prop-2-in-yl-2,4,5-trichlorphenyläther 111
Jodhaltige Verbindungen 111
Jodiertes Rizinusöl 111
Jodkomplexe 114

Kaliumsorbat 7
Kammertest 273
Kaninchenohrmodell 197
Kaninchenohrtest 190
Kanzerogene Wirkung 238, 279
Kapillarpermeabilität 262
Kartoffelstärke 3
Kationische Proteine 129
Keloid 155
Keratin pattern 150, 167
Keratinasen 92
Keratinmuster 186
Keratinozyten 150

Keratinsubstanz der Hornschicht 63
Keratohyalinbildung 190
Keratolyse 185
Keratolytische Wirkstoffe 193
Keratoplastika 185, 251
Keratoplastika, direkte 185
Keratoplastika, indirekte 185
Keratoplastischer Effekt der Salizylsäure 195
Ketoconazol 110
Kieferwinkel 43
Kinine 128
Klebsiella 97
Kochsalz 84
Kohlenhydrate in der Hornschicht 63, 94
Kohlenwasserstoffgrundlage 3
Kohäsion, intrakorneale 187
Kollagen 156
Kollagenstoffwechsel 168, 234
Kolumnärstruktur 150, 186
Komedo 92, 105, 188
Komedogene Wirkung 185, 201
Komedonenmodell am Menschen 191
Kometogen 185
Kometolytisch 185
Komplementaktivierung 92
Komplementsystem 128
Komplettes Freund-Adjuvans 274
Konservierungsmittel 7, 107, 108, 113
Kontaktekzem 138, 154, 155
Kontaktekzemhemmtest 137
Kontakturtikaria 270, 272
Kopfhaut- und Haarlipide 192, 207
Kopfhautmikroben 93
Kopfschuppen 173, 190
Kopfschuppenbildung 93, 154
Korneozyten 150, 164, 186
Korneozytencount 154, 165, 192, 197
Korneozytengröße 165
Korneozytenwand 188
Korneozytenzählung 192
Kortikosteroide 40, 46, 49, 53, 96, 100, 110, 130, 135, 140, 141, 168, 178, 209
Koryneforme Stäbchen 97
Kosmetikgrundstoffe 268
Kostovertebrales Organ 213
Kristallviolett 111, 112
Krotonöl 263
Krotonölentzündung 138
Kühlende Substanzen 254
Kühlende Wirkung 20
Kühlender Effekt, Quantifizierung eines 253
Kühlsalben 21
Kupfernatriumzitrat 111

Laktat 188
Laktose 3
Lanette N 276
Lanolin 4, 276

Lawson 244
Lentigo 250
Leukotriene 128
Lichen ruber 250
Lichenifikation 252
Licht provozierte Dermatosen 235
Lichtabsorption, in-vitro-Messung der 235, 236
Lichtdermatosen 235, 241
Lichtdurchlässigkeit 236
Lichterythem 233
Lichtkarzinom 234
Lichtschutz 231
Lichtschutzfaktor 239
Lichtschutzsubstanzen 235, 240, 241
Lidocain 248
Lipasehemmung 106
Lipidanalysen 165
Lipidbestimmung, quantitative 18
Lipogele 5, 6, 7
Lipoproteine 187
Liposomen 86
Liquor (Carbonis detergens) 173
Lösungen 6, 7, 21, 22, 23
Lösungsmittel 50
Lokalanästhetika 248
Lokalisation des Allergenkontaktes 272
Lotio alba 4
Lotio alba spirituosa 4
Lotion 4
Luftfeuchtigkeit 44
Lupus erythematodes 250
Lymphokinine 128, 271
Lysosomale Enzyme 129

Maisstärke 3
Malachitgrün 111
Mallassezia furfur 97
Marfanil 275
Maximisationstest 274, 275
Mechanische Eigenschaften 74
Mechanische Methode 253
Mediatoren der entzündlichen Reaktion 127, 134
Meerschweinchentrichophytie 102
Melanin 232
Melaninsynthese 250
Melanosomen 250
Melanozyten 250
Membran, lipidhaltige 41
Membranmodell 37
Memory-T-Lymphozyten 271
Menthol 254
Mercaptane 193
Metabolisch bedingte diffuse Hypermelanosen 250
Metaboliten 44
Metallorganische Verbindungen 111
Methenamin 248
3-(4-Methylbenzyliden)-campher 243

8-Methoxypsoralen 176, 209, 234, 238, 279, 280
Methylenblau 25
Methylviolett 111, 112
Mg-Pyrithion 225, 226
Miconazol 112
Miconazolnitrat 110
Micrococcaceae-Species 96
Microsporon audouinii 98
Microsporon canis 98
Mikrobiell verursachte Erkrankung 91
Mikroemulsionen 4, 6, 7, 21, 22, 23
Mikrokokken sensu stricto 91
Mikrokomedo 188
Mikrophotographie 15
Milchsäure 62, 86
Minimale Erythemwerte 232
Mitosedauer 152
Mitosehemmender Effekt 46
Mitoseindex 152
Mitosephase 172
Mizellen 1
Modellschmutz 18
Moisturizer 48, 61, 82
Moisturizierende Wirkung, Testverfahren 64
Mongolenfleck 250
Morbus Favre-Racouchot 189
M-Phase 149, 153
Mykologische Untersuchungen 106
Mykosen 91
Mykosis fungoides 177

Na-Laktat 5
Na-Laurylsulfat 275
Na-Pyruvat 200
Nässende Dermatosen 20, 22
Naevus spilus 250
Nagelkeratin 96
Nalcip 3
Natrium-Laurylsulfat 269
Natriumbenzoat 7
Natriumcetylstearylsulfat 4
Natriumlaktat 85, 86
Natriumlaurylsulfat 2, 4, 167, 200, 263
Natriummalonat 250
Natriumsalz der Pyrrolidoncarbonsäure 85
Natriumstearat 2, 4
Natural Moisturizing Factors 62
N-Benzyl-N-bis-(2-hydroxyäthyl)-N-dodecylammoniumchlorid 110
N-Dimethyl-amino-isopropyl-thiophenyl-pyridylamin-Hydrochlorid 141
N-Phenyl-n-benzyl-4-amino-1-methyl-piperidin-(Bamipion-)Hydrochlorid 141
Neomycin 109, 110, 275
Neoplasien 155
Neurodermitis atopica 1, 7, 61, 95, 110, 154, 155, 174, 211

Niereninsuffizienz 53
Nifurparzine 109
Nikotinsäurebutoxyäthylester 137
Nikotinsäurederivate 136
Nikotinsäureerythem 25
Nikotinsäureester 42
5-Nitro-8-hydroxychinolin 110
N-Lost 177, 280
N-Octanol 36
Nordihydroguajaretsäure 7
N-propylierter p-Aminobenzoesäureäthylester 242
Nutzeffektfaktoren der Dermatokortikoide 142
Nystatin 110, 111

Oberflächenanästhetika 254
Oberflächenstruktur der Hornschicht 77
Obstruktion des Schweißdrüsenausführungsganges 247
Octyldimethyl-p-aminobenzoesäure 241, 242
Ölbadezusätze 18
Ölige Seborrhö 93, 211
Ölsäure 201
Östriol 52
Östrogene 53, 167, 209, 220
Offener Test mit Irritation der Haut für sensibilisierende Agenzien 273
Offener epikutaner Test für sensibilisierende Agenzien 273
Okklusionswirkung 70, 77
Okklusivbehandlung 28, 44, 48, 52, 168
Oktadecadiensäure 210
Okulodermale Melanozytose 250
Oleylalkohol 268
Olivenöl 3
Optimisationstest 274
Organkulturen 155
Osmiumsäuremethode 217
O-Thymotinsäure 110
Ovalbumin 139
O_2-Verbrauch 156
Oxybenzon 241
Oxyphenbutazon 141
Oxyphenon 242

P. acnes 96
P. avidum 96
P. granulosum 96
P. ovale 96
Palmar- und Plantarmykose 245
P-Aminobenzoesäure 236, 241, 242, 243, 279
P-Aminobenzoesäureglycerinester 242
P-Aminobenzoesäureäthylester 111, 242
Papierabsorptionsmethode 216
Paraffin, Hart- 3
Paraffin, dickflüssiges 3
Paraffine 3, 188, 207, 240

Paraformaldehyd 111
Parakeratose 91, 127, 190, 199
Parasympatikomimetikum 245
Pasta Zinci 5
Pasta Zinci mollis 5
Pasten 5, 6, 7, 21, 22, 23
Pasten, weiche 6, 7, 21, 22, 23
Patch-Test 267
Patch-Test mit Irritation der Haut 273
P-Bromphenoxypropylrhodanid 111
P-Chlor-m-kresol 7, 115
P-Chlor-m-xylenol 111
P-Dimethylaminobenzoesäure-2-
  äthylhexylester 242
P-Dimethylaminobenzoesäure-
  isoamylester 242
Pecilocin 110
Pemphigusgruppe 235
Penetration, interzelluläre 41
Penetration, transzelluläre 41
Penetrationsvermittler 42, 51, 52
Penoctoniumbromid 111
Penta- und Hexachlornaphthalin 191
Pentosephosphatzyklus 154, 169, 175
Permeationsshunt durch die
  Hautanhangsgebilde 42
Peroxide 251
Persistance-Test 104
Perubalsam 276
PGE1 151
PGE2 151
Phäomelanine 251
Phagentypisierung 96
Phenole 111, 113
Phenolverbindungen, halogenierte 279
2-Phenyl-5-methyl-benzoxazol 243
5-Phenyl-5-methylbenzoxazol 240
2-Phenylbenzimidazol-5-sulfonsäure 243
4-Phenylbenzophenon-2'-carbonsäure-
  2-äthylhexylester 242
Phenylbutazon 141
Phenylmercuriborat 111, 114
Phospholipoproteine 50
Phosphorsäure 7
Photoakustische Spektroskopie 69, 71, 236
Photoallergien 241, 277, 278
Photoallergische Wirkung 235, 278
Photoallergische Wirkung, Prüfung der 278
Photoaugmentation 233, 234
Photochemotherapie mit UV A 209
Photochemotherapie mit UV A und
  8-Methoxypsoralen 209
Photodermatitis pigmentosa 279
Photoreaktivierung 231
Photosensibilisator 276
Phototoxische Reaktionen 235, 238,
  241, 277
Phototoxische Wirkung von Teer 277
Phototoxische Wirkung, Prüfung
  der 277, 278

Phototoxische und photoallergische
  Externabestandteile 235, 279
P-Hydroxybenzoesäure-n-butylester 111
P-Hydroxybenzoesäureester 114, 115, 275
P-Hydroxybenzoesäuremethylester 7, 111
P-Hydroxybenzoesäurepropylester 7, 111
P-Hydroxybenzoesäureäthylester 111
Pigmente 244
Pilocarpin 245
Pimaricin 110, 111
Pitted Keratolysis 97
Pityriasis simplex capillitii 154
Pityriasis versicolor 91, 94, 95, 97, 245
Pityrosporon ovale 97
Plasmidbedingte Resistenz 109
P-Methoxyzimtsäure-2-
  äthoxyäthylester 242
P-Methoxyzimtsäure-2-äthylhexylester 242
P-Methoxyzimtsäure-isoamylester 242, 243
P-Methoxyzimtsäurecyclohexylester 242
P-Methoxyzimtsäureoctylester 242
P-Monochlorphenol 111
Podophyllin 98, 177
Poldine 249
Polyäthylen 5
Polyäthylenglykol-Fettalkoholäther 2
Polyäthylenglykol-Fettsäureester 2
Polyäthylenglykol-Sorbitan-Oleat 4
Polyäthylenglykole 4, 5, 300
Polyäthylenglykolgele 5, 6, 7, 21, 22, 23
Polyäthylenglykolsalbe 5
Polyenantibiotika 101, 113
Polyhydroxycarbonsäure-Na-Partialsalz 48,
  86
Polyvinylcarbonsäure 5
Polyvinylpyrrolidon-Jod-Komplex 111, 114
Postreplikationsreparatur 231
Präkanzerosen 177
Präputialdrüse 215
Predictive tests 272, 276
Prednison 142
Prilocain 248
Probenecidbehandlung 53
Profilometrie der Hautoberfläche 16
Progesteron 209, 220
Proliferation, entzündliche 127
Proliferationsakanthose 127, 140, 166, 199
Proliferationshemmung durch Teer 171
Proliferationshemmung in der Dermis 170
Proliferationshemmung, epidermale 170
Proliferationshyperkeratose 189
^{3}H-Prolin 156
Propanthelinbromid 249
Propionibakterien 91, 95, 96, 107, 109
Propionsaures Natrium 110
Propionsäure 110
Propylenglykol 5, 7, 42, 85, 200, 201, 276
Propylenphenoxytal 114
Propylgallat 7
17a-Propyltestosteron 220

Prostaglandin E1 263
Prostaglandine 128, 151, 234
Prostaglandinsynthesehemmer 135, 140
Prostaglandinähnliche Substanzen 93
Proteinasen 92
Proteus-Spezies 97
Proton-Magnetic-Resonance-
 Spectroskopie 68
Prozent-markierte-Mitosen-Verfahren 162, 214
Prüfung von Irritanzien: Bewertungsschema
 nach Draize 266
Prurigoseropapeln 252
Pseudokomedonen 191, 197
Pseudomonas aeruginosa 96, 97
Pseudomonassepsis 109
Psoriasis vulgaris 152, 168, 177, 190
Puder 6, 7, 21, 22, 23, 28
PUVA-Behandlung 244, 280
PUVA-Erythem 134, 135
Prurigoseropapeln 252
Pyrexal-Erythemhemmtest 135
Pyridone 110
Pyrimidin-Derivate 116
Pyrithione 54, 178, 225
Pyrithionzink 111
Pyrrolidoncarbonsäure 48, 62, 188
Pyrrolidoncarbonsäure-Na 48, 85
Pyrrolidoncarbonsäurehexadecylester 219

Quaddelbildung 126
Quasiemulsionen 4, 6, 7, 21, 22, 23
Quaternäre Ammoniumverbindungen 2, 114, 262
Quecksilberhaltige Externa 251, 275
Quellungseffekt 80

Rauhigkeit der Haut 16
Reflexionsphotometrie 130
Reibungswiderstand der Haut 16
Reifeverzögerungsakanthose 166
Reifungszeit 139
Reinigungslösungen 1
Reisstärke 3
Repairmechanismen 231
Repeated Insult Patch-Test 273, 275, 278
Repetive Belastungstests 108
Replacement sum 215
Reservoirbildung in der Hornschicht 38
Residentflora der Hautoberfläche 91, 97
Resistenzinduktion 54, 106, 107, 109, 114, 116
Resonanzfrequenz der Haut 74
Resorcin 53, 111, 276
Resorption 46
Retained level 215
Retentionsakanthose 166
Retentionshyperkeratosen 189
Rhiel-Melanose 250
Rhinomaus 191, 197

Rhodotorula 97
Rivanol 280
Rizinusöl 3
RNS-Polymerase 157
Röhrchenverdünnungstest 99
Röntgenabsorptionsmethode 158
Rosazea 235
Rubefaziens-Erythemhemmtest 136
Rückfettende Wirkung 19

Saccharase-Hemmung 262, 264
Salizylanilide, halogenierte 40, 279
Salizylsäure 8, 34, 36, 37, 46, 51, 53, 110, 114, 132, 140, 143, 195, 201
Salizylsäure-monoäthanolamin 110
Salizylsäurederivate 242
Salizylsäurekonzentration 134
Salizylsäuremethylester 110
Sapo kalinus 263
Sauerstoffverbrauch 100
S. aureus 95, 96, 97, 110, 210
S. epidermidis 107
S. spp. 107
Scanningelektronenmikroskopie 15, 193
Scanningkalorimetrie 68
Schleimhauttest am Kaninchenauge 267
Schuppendicke 166
Schuppengröße 166
Schuppenzahl 166
Schwefel 111, 189, 198, 199
Schwefel-Lost 177
Schwefelhaltige Verbindungen 114
Schweineschmalz 3
Schweißdrüsensekretion 188, 244
Schüttelmixturen 4, 6, 7, 21, 22, 23
Scopolaminester 249
Scrubmethode 105
Seborrhoisches Ekzem 235
Seborrhö 208, 211
Sebostase 208, 219
Seifen 262, 263
Sekundäre Infektion 20
Selendisulfid 54, 178, 224
Sensibilisierung 22
Sensibilisierungspotenz
 des Allergens 272, 275
Serotonin 139
Serotypisierung 96
Seruminaktivationstest 105
Sezernierende Schweißdrüsen, morphologischer Nachweis der 245
Silberkornindex 164
Silbernitrat 192
Silikonsalbe 70
Silikonöle 3, 26, 78
S-Lost 280
S-Phase 149, 152, 154, 172, 211
S-Phasenlänge 153, 161, 162
Sofortpigmentierung 233
Solar Comedones 189

Sonnenbrand 233
Sorbinsäure 7, 114, 115, 275
Sorbit 85
Soventol 253
Spans 3
Spinaliom 177
Spongiose 91, 126
Spongiotische Bläschen 20
Sporobolomyces 97
Spätpigmentierung 233
Spätreaktion vom Ekzemtyp 271
Squalen 165, 207, 211, 217
Stabilisatoren vom Typ der W/O-
  Emulgatoren 4
Staphylococcus aureus 92
Staphylokinase 92
Staphylokokken 91, 97, 101
Stärkearten 3
Stärkederivate 3
Stase 125
Steigerung der Lichtempfindlichkeit durch
  unbekannte Faktoren 235
Steinkohlenteer 173, 190
Steinkohlenteerdestillat 220, 221
Stempelmethode für
  Bakteriengewinnung 105
Stereomikroskop 158
Steroidale Wirkstoffe 141
Steroidatrophie 155, 170
Stratum conjunctum 39, 186
Stratum disjunctum 39, 186
Streptococcus zooepidemicus 101
Streptokinase 92
Streptokokken 96, 101
Streptolysin O 92
Streptolysin S 92
Subkorneale Pustulose 91
Succinat-Dehydrogenase 263
Sulbentin 111
Sulfonamide 37
Sunburn Cells 234, 238
Suppressor-T-Lymphozyten 272
Suspensionszubereitungen 34
Systemische Nebenwirkung 53
Säugling 46

Tachyphylaxiephänomen 132
Talgdrüsen 188, 205
Talgdrüsenchalone 208
Talgdrüsenfilamente 189
Talgdrüsenflächenbestimmung 215
Talgdrüsengröße 211, 214, 215
Talgdrüseninfundibula 91, 105
Talgdrüsenlipide 165, 207
Talgdrüsensekretion 64, 205, 207
Talgdrüsenzahl 211
Talkum 2
Tannin 248
Tavegil 253

Teer 111, 143, 171, 173, 178, 189, 220, 234,
  238, 276, 277, 279
Teer-UV-A-Behandlung nach
  Göckerman 174
Teerakanthose 171, 172
Teerbehandlung 127
Temperatur 44, 151
Tenside 1, 3, 4, 50, 66, 114, 200, 218
Tetrabrom-o-kresol 111
3,5,3′,4′-Tetrachlorsalizylanilid 113, 279
Tetracycline 109
2,2′-4,4′-Tetrahydroxybenzophenon 242
5:8:11:14-Tetraensäure 224
Tetrazyklin 109
Thermographie 246
Thioglykolsäureverbindungen 193
Thiomersal 111
Thrombose 125
^{3}H-Thymidin-Einfachmarkierung 213
^{3}H-Thymidin-Labelling-Index 153, 161
Thymochinon 263
Thymol 111
Tigh junctions 187
Tinea cruris 94
Tinea inguinalis 94, 95
Tinktur 6, 7, 21, 22, 23
Titandioxid 244
T.-mentagrophytes-Infektionen 106
Tolciclat 111, 112
Tolnaphtat 40, 111, 112
Total level 215
Transepidermaler Wasserverlust 69, 195,
  261
Transfer-Ribonukleinsäure 157
Transitzeit der Korneozyten 164
Transpirationshemmung 25, 239
Transsudation 126
Triäthanolamin 5
Triäthanolaminsalizylat 242
Triamcinolonacetonid 36, 38, 48, 51, 135
3,5,4′-Tribromsalizylanilid 114, 279
Trichloräthylen-Erythemhemmtest 135
Trichobacteriosis axillaris 97
Trichophyton mentagrophytes 98, 101
Trichophyton rubrum 98
Trichophyton schoenleinii 98
Trichophyton tonsurans 98
Trichophyton verrucosum 98
Triclosan 114
Triglyceride 91
Trinatrium-Phosphonoformiat 116
Triphenylmethanfarbstoffe 280
Tromantadin-HCl 116, 276
Trypsinmethode 253
Typ IV-b-Reaktion 271
Tyrothricin 109, 110

Ulcus-cruris-Patienten 97, 272
Umschlag, feuchter 1, 21, 22, 23

Undecylensäure 110
Undecylensäurediäthanolamid 110
Undecylensäuremonoäthanolamid 110
Undecylensäuremonoäthanolamid-
  sulfobernsteinsäureester 110
Undecylensäurephenolester 110
Undecylensäuremonoäthanolamid 110
Undecylensäuremonoäthanolamid-
  sulfobernsteinsäureester 110
Unguentum alcoholum lanae 78
Unguentum diachylon 194
Unguentum leniens 4
Urocanin-Säure 233, 241
Uronsäure 156
Urtikaria 21, 252
UV A 176, 231, 238
UV B 176, 231, 238
UV C 176, 231
UV-A-Filter 241
UV-A-Schutzwirkung, Beurteilung der 238
UV-B-Erythem 134
UV-B-Filter 241
UV-B-Früherythem 134
UV-B-Späterythem 135
UV-Erythemhemmtests 125, 134, 143

Vaseline 78, 240
Vaseline, gelbe 3, 240
Vaseline, weiße 3, 28, 240
Vasodilatatorische Reaktion 132
Verbrennungen 48
Verdünnung des Stratum corneum 169
Verdünnungstests 98
Verweildauer eines Externums auf der
  Haut 17
Virologische Untersuchungen 103
Virostatika 116
Virostatikaprüfung 100
Vitamin-A-Säure 167, 185, 194, 201, 251

Wärmeabgabe 156
Wärmeleitfähigkeit der Hornschicht 72
Wärmetransportzahl 1 72
Wachs, gebleichtes 3
Wachs, gelbes 3
Wachsester 207
Walrat 3
Warburg-Apparatur 100, 156
Waschaktive Substanzen 80
Waschlösungen 6, 7, 21, 22, 23
Waschversuch 26
Waschzahl 18
Wasser 1
Wasser, intrazelluläres 48
Wasserdampfabgabe der Haut 245, 246
Wasserexposition 239

Wassergehalt der Hornschicht 61, 62, 232
Wasserlösliches 95, 188
Wasserpermeabilität 43
Wasserretention der Hornschicht 65
Wasserverlust, transepidermaler 23, 48
Wechselstromwiderstandsmessung 77
Weiblicher Zyklus 151
Weichmachende Wirkung 17
Weizenstärke 3
Weißer Ton 2
Widerstandsmessung 76
Wind 232
Wirkstoffe mit Bleichwirkung 251
Wirkstoffe mit schweißhemmender
  Wirkung 247
Wirkstofffreigabe 33
Wirkstofffreigabemessung 35
Wirkstoffkonzentration in Epidermis und
  Dermis 33
Wirkstoffpenetration 33
Wirkstoffpermeation 40
Wörterassoziationstest 245
Wollwachs 3
Wollwachsalkohole 3, 276
Wollwachsalkoholsalbe, wasserhaltige 4
Wundheilung 27
Wundkontraktion 27

Zein-Methode 262
Zeintest 264
Zelldifferenzierung in der Epidermis 169
A-Zellen 186
Zellgröße 169
Zellmembranen 42
Zellproliferation 127, 149, 152, 171, 211
Zellproliferationshemmung 140
Zellschädigungstest 264
Zellzyklus 149
Zimtsäurederivate 242
Zink-Dithranol-Komplex 8
Zinkboryldisalizylat 110
Zinkoxid 2, 8
Zinksulfat 116
Zinkundecylenat 110
Zinköl 5
Zirkadiane Abhängigkeit 151
Zirkadianer Rhythmus 205
Zitronensäure 7, 110
Zitronensäurezyklus 154
Zwillingsuntersuchungen 94
Zyklische Nukleotide 129, 151
Zyklische Nukleotide bei Psoriasis 154
Zytopathische Effekte 100
Zytostatika 177
Zytostatikatherapie 155
Zytotaxine 92

Das Basaliom
Der häufigste Tumor der Haut

Herausgeber: F. Eichmann, U.W. Schnyder

1981. 117 Abbildungen (davon 16 farbig),
25 Tabellen. VII, 152 Seiten
DM 84,-
ISBN 3-540-10128-4

Hair Research
Status and Future Aspects

Editors: C.E. Orfanos, W. Montagna,
G. Stüttgen

1981. 407 figures, 163 tables.
XIX, 712 pages
Cloth DM 220,-
ISBN 3-540-10798-3

Histopathologie der Haut
Dermatosen

Von G. Achten, E.H. Beutner, T.P. Chorzelski, E. Frenk, E. Grosshans, S. Jablonska, O. Male, Th. Nasemann, U.W. Schnyder, F. Vakilzadeh, J. Wanet, H. Zaun
Redigiert von U.W. Schnyder

2. neubearbeitete und erweiterte Auflage.
1978. 298 Abbildungen in 435 Einzeldarstellungen, 17 Tabellen. XXII, 562 Seiten
(Spezielle pathologische Anatomie, Band 7, Teil 1)
Gebunden DM 260,-
Subskriptionspreis Gebunden DM 208,-
ISBN 3-540-08636-6

Histopathologie der Haut
Stoffwechselkrankheiten und Tumoren

Von T. Hardmeier, O.P. Hornstein,
M. Hundeiker, H. Kerl, H. Kresbach,
F. Weidner
Redigiert von U.W. Schnyder

2, neubearbeitete und erweiterte Auflage.
1979. 206 Abbildungen, 1 Farbtafel,
16 Tabellen. XV, 513 Seiten.
(Spezielle pathologische Anatomie, Band 7, Teil 2)
Gebunden DM 260,-
Subskriptionspreis Gebunden DM 208,-
ISBN 3-540-08957-8

S. Marghescu, H.H. Wolff
Untersuchungsverfahren in Dermatologie und Venerologie
Geleitwort von O. Braun-Falco

3., verbesserte und ergänzte Auflage. 1982.
105 Abbildungen, davon 75 farbig. Etwa
170 Seiten
ISBN 3-8070-0329-0
In Vorbereitung

T. Nasemann, W. Sauerbrey
Lehrbuch der Hautkrankheiten und venerischen Infektionen
Für Studierende und Ärzte unter Berücksichtigung des Gegenstandskataloges, mit differentialdiagnostischem Farbatlas von Hautkrankheiten und 45 Examensfragen.

4. erweiterte und überarbeitete Auflage.
1981. 328 Abbildungen, 8 Farbtaflen.
XXIII, 474 Seiten
DM 58,-
ISBN 3-540-10589-1

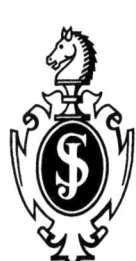

Springer-Verlag Berlin Heidelberg New York

New Trends in Allergy
Editors: J. Ring, G. Burg
Foreword: O. Braun Falco

1981. 106 figures, XI, 333 pages
DM 98,-
ISBN 3-540-10346-5

Normale und pathologische Physiologie der Haut II
Herausgeber: E. Schwarz, H. W. Spier, G. Stüttgen

1979. 196 Abbildungen, davon 3 farbig, 80 Tabellen. XI, 606 Seiten
(Handbuch der Haut- und Geschlechtskrankheiten, Ergänzungswerk, Band 1, Teil 4, A)
Gebunden DM 580,-
Subskriptionspreis Gebunden DM 464,-;
ISBN 3-540-09020-7

Normale und pathologische Physiologie der Haut III
Normal and Pathologic Physiology of the Skin III

1981. 411 figures, 216 tables.
XXII, 945 pages
(Handbuch der Haut- und Geschlechtskrankheiten, Ergänzungswerk, Band 1, Teil 4, B)
Cloth DM 820,-
Subskriptionspreis DM 656,-
ISBN 3-540-09653-1

Präkanzerosen und Papillomatosen der Haut
Herausgeber: J. Petres, R. Müller

1981. 156 Abbildungen. IX, 287 Seiten
DM 64,-
ISBN 3-540-10726-6

Retikulosen und Lymphome der Haut aus heutiger Sicht
Herausgeber: H. Kresbach, H. Kerl, O. Braun-Falco
Unter Mitarbeit von G. Burg

1979. 88 Abbildungen, 44 Tabellen.
V, 108 Seiten
(Supplement 4 zur Zeitschrift „Der Hautarzt")
DM 46,-
Vorzugspreis für Abonnenten der Zeitschrift „Der Hautarzt"
DM 36,80
ISBN 3-540-09165-3

Retinoids
Advances in Basic Research and Therapy

Proceedings of the International Dermatology Symposium (IDS), Berlin, October 13–15, 1980
Editors: C. E. Orfanos, O. Braun-Falco, E. M. Farber, C. Grupper, M. K. Polano, R. Schuppli

1981. 215 figures, 143 tables. XX, 527 pages
Cloth DM 78,-
ISBN 3-540-10673-1

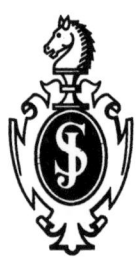

Springer-Verlag Berlin Heidelberg New York

If you have any concerns about our products,
you can contact us on
ProductSafety@springernature.com

In case Publisher is established outside the EU,
the EU authorized representative is:
**Springer Nature Customer Service Center GmbH
Europaplatz 3, 69115 Heidelberg, Germany**

Printed by Libri Plureos GmbH
in Hamburg, Germany